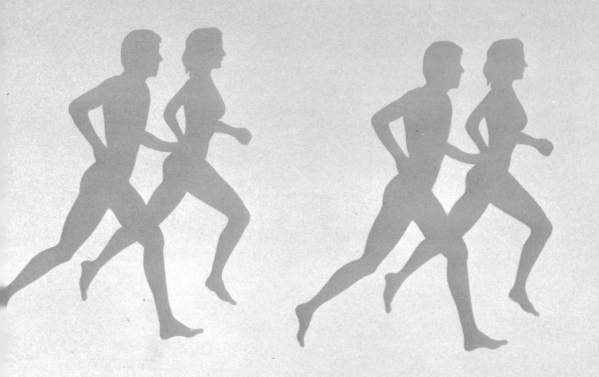

La MEJOR FORMA de estar en FORMA

La
MEJOR FORMA
de estar en
FORMA

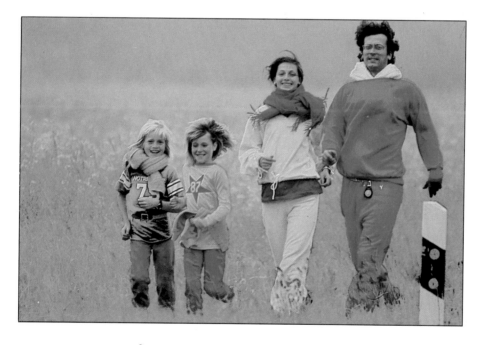

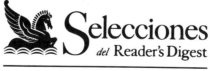

Selecciones
del Reader's Digest

México • Miami • Nueva York

Reader's Digest México, S.A. de C.V.
Departamento Editorial de Libros

Director: Gonzalo Ang
Editores: Sara Alatorre, Sara Giambruno, José López Andrade,
Martha Mendoza Delgado, Irene Paiz, Arturo Ramos Pluma,
Myriam Rudoy, Iván Vázquez
Auxiliares: Azucena Bautista, Silvia Estrada
Arte: Rafael Arenzana
Auxiliar de Arte: Adriana Rida

Esta obra ha sido traducida y adaptada de la obra *The Complete
Manual of Fitness and Well-Being*, © 1984 Marshall Editions
Limited, Londres, Inglaterra, publicada en el Reino Unido por
MacDonald & Co. y en los Estados Unidos por Viking Penguin
Inc., Nueva York.© 1988 The Reader's Digest Association, Inc.,
Pleasantville, Nueva York, Estados Unidos de América.

Reader's Digest México agradece a las siguientes personas su
colaboración en la elaboración de esta obra: Mario Sandoval
Pineda, Sarah Eugenia de Slim, Francisco Salazar.

Primera edición: noviembre de 1990 (100 000 ejemplares)
Primera reimpresión: marzo de 1991 (25 000 ejemplares)

Esta segunda reimpresión de 12 000 ejemplares, más sobrantes para
reposición, se terminó de imprimir el 6 de marzo de 1992, en los talleres de
Litografía Senefelder, S.A., Bernal Díaz del Castillo No. 33, Col. Guerrero,
México 3, D.F.

ISBN 968-28-0132-X

Editado en México por Reader's Digest México, S.A. de C.V.

Impreso en México
Printed in Mexico

PRÓLOGO

La salud es difícil de definir, pero ciertamente es más que la mera ausencia de enfermedad; deja traslucir el bienestar y la aptitud mental, social y física, y guarda estrecha relación con el tren de vida. LA MEJOR FORMA DE ESTAR EN FORMA es una guía práctica para la conservación de la salud en las distintas etapas de la vida.

Al contestar las pruebas y los cuestionarios del capítulo "¿Cómo está usted?", el lector podrá evaluar su estado de salud actual; más adelante, en "Planes, para toda la vida", descubrirá qué orientación es la más adecuada a su edad y sexo. Ambos capítulos forman la base que permite aprovechar al máximo los innumerables datos y sugerencias que se proporcionan en todo el libro.

"Comer para estar sanos" explica cómo el cuerpo humano utiliza los nutrientes, cuáles son los beneficios de una alimentación equilibrada y cómo puede conservarse el peso corporal óptimo; además, este capítulo expone por qué son indispensables las vitaminas y los minerales e indica qué alimentos los contienen; ofrece diversos menús, de 1 200, 1 800 y 2 400 calorías, así como menús vegetarianos y menús ricos en fibra y bajos en sodio.

"Alcanzar la meta... y sostenerla" explica por qué el ejercicio físico beneficia al organismo y favorece el bienestar; brinda también una amplia gama de planes de acción que hacen posible una buena condición física. De las series de ejercicios claramente descritas e ilustradas en este capítulo, el lector podrá elegir aquella que le permita obtener el mayor provecho.

"De la cabeza a los pies" especifica qué hacer día con día para reflejar la buena salud de que se disfruta; además, aconseja cuándo recurrir a la atención de los profesionales.

Una vida sexual satisfactoria es indispensable para el bienestar de todos los adultos. "La sexualidad" explica los aspectos físicos y afectivos del desarrollo y del comportamiento sexuales de la mujer y del hombre, y aclara, con sensatez y sentido práctico, algunos de los problemas que suelen impedir el logro de una vida sexual sana y plena.

Para que el recién nacido inicie su vida de la mejor manera posible, conviene que los padres mantengan la buena salud incluso antes de procrearlo, al igual que durante la gestación y después de dar a luz. "Gestación y alumbramiento" aconseja cómo prepararse para ello y cómo alimentarse, hacer ejercicio y relajarse durante el embarazo y en las semanas posteriores al parto; instruye también sobre cómo disponerse al trabajo de parto y explica muchos de los métodos de alumbramiento existentes.

Conforme avanza la edad se producen cambios corporales, de relación social y de tren de vida. "Siempre bien, siempre joven" examina dichos cambios y muestra cómo prepararse para ellos; asimismo, sugiere formas de cuidar y conservar la salud durante ese proceso.

La salud afectiva es tan importante para el bienestar como la salud física. "El estrés, puesto a raya" y "Métodos terapéuticos" proporcionan muchos planes de acción que el lector podrá adoptar para superar los problemas; además, orientan sobre la ayuda que al respecto brindan los profesionales.

Si el lector hace un esfuerzo por alcanzar y mantener una buena salud física y afectiva, habrá dado un paso importantísimo hacia una vida mejor y más prolongada.

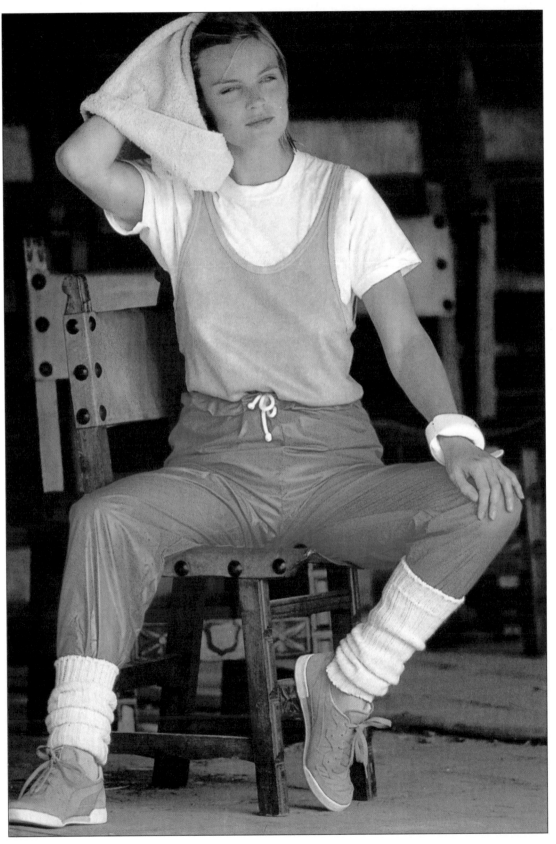

¿CÓMO ESTÁ USTED?

Antes de pensar en serio acerca de su salud y bienestar, debe usted hacerse algunas preguntas: por ejemplo, ¿sabe cuál es su estado físico, o si es capaz de controlar el estrés, o si se cuida como debe? El presente capítulo no sólo ayuda a encontrar las respuestas a estas y otras preguntas sino que, además, permite conocer qué cambios deben efectuarse para tener una vida más larga y sana.

Por más que se desee cambiar algunos aspectos de la vida diaria, difícilmente se hallará la mejor manera de hacerlo sin antes someterse a una autocrítica bien fundamentada. La presente sección evaluatoria ofrece una serie de pruebas que dan una base para ello y cuyos resultados permiten definir qué grados de condición física, de flexibilidad, de tensiones interna y externa y de vitalidad íntima y social se poseen. A partir de dichos resultados, podrá usted evaluar su forma de alimentarse y calcular su esperanza de vida.

La evaluación del estado de salud propio y de la actitud que para con uno mismo se tiene, hace posible obtener del presente libro el mayor provecho; además de indicar qué aspectos de la vida diaria se beneficiarían con un cambio, señala cuáles no son susceptibles de modificación y, por tanto, cómo hay que adaptarse a ellos.

Las pruebas que aparecen en este capítulo y en el resto del libro son sólo una guía de índole general. Si por alguna razón se sintiera usted intranquilo por su salud física y afectiva, deberá acudir al médico, ya que para obtener un dictamen fidedigno sobre el estado de salud es necesario pasar por un examen completo, que comprende un estudio clínico de los signos vitales y de todas las funciones corporales. Dicho estudio proporciona una medición exacta de, por ejemplo, el funcionamiento cardiaco y respiratorio en cada caso particular; o del porcentaje de grasas corporales, o de la composición sanguínea, todo lo cual permite ahondar en las características del metabolismo y de las necesidades alimentarias de la persona.

Es fácil equivocarse acerca del estado de salud: algunas personas hacen mucho ejercicio sin pensar en ello, y otras, muy poco pero creen estar en óptimas condiciones. Las siguientes pruebas permiten evaluarlo; la puntuación obtenida indica en qué aspectos hay que mejorar.

El capítulo 4 ("Alcanzar la meta... y sostenerla", págs. 94—159) proporciona información de utilidad y diversos programas de ejercicio. Escoja usted el más adecuado a su propósito; después de haberlo puesto en práctica durante seis semanas (o la mitad del tiempo que dura un programa aeróbico, según el caso), vuelva a realizar las presentes pruebas y, una vez más, después de otras seis semanas (o al concluir un programa aeróbico). ¡Verá usted los resultados!

PRUEBA 1
¿Cuál es su pulso en reposo?

Medir el pulso en reposo permite evaluar el grado de aptitud cardiovascular. Cuanto mayor sea ésta, el pulso será más espaciado y tendrá mayor regularidad y fuerza. Lo mejor es medirlo al despertar por la mañana, pues las emociones y la actividad física lo modificarán durante el resto del día. Existen variaciones de una persona a otra, pero en general las mujeres tienen un pulso algo más rápido que los hombres.

El pulso se toma en la cara interna de las muñecas (del lado del pulgar) o en el cuello (cerca del extremo de la mandíbula inferior). Mida usted su número de pulsaciones por minuto.

Advertencia: Si su pulso es "malo" según esta prueba, acuda al médico.

RESULTADOS	Número de pulsaciones por minuto, en reposo							
	HOMBRES				MUJERES			
Edad	Excelente	Bien	Regular	Mal	Excelente	Bien	Regular	Mal
20—29	59 o menos	60—69	70—85	86 +	71 o menos	72—77	78—95	96 +
30—39	63 o menos	64—71	72—85	86 +	71 o menos	72—79	80—97	98 +
40—49	65 o menos	66—73	74—89	90 +	73 o menos	75—79	80—98	99 +
50 +	67 o menos	68—75	76—89	90 +	75 o menos	77—83	84—102	103 +

PRUEBA 2
¿Cuál es su tiempo de recuperación cardiaca?

Esta sencilla prueba permite evaluar la capacidad y el vigor cardiorrespiratorios, es decir, revela con cuánta eficiencia el corazón y los pulmones proporcionan oxígeno al cuerpo. Para ello hay que medir el tiempo que el corazón tarda en volver a su ritmo normal tras haber sido acelerado por determinado ejercicio. No haga usted esta prueba si su pulso es "malo" según la tabla de la Prueba 1.

Suba usted un escalón normal (de unos 20 cm de altura) y vuelva a bajarlo alternando los pies, 24 veces por minuto durante tres minutos. Tómese el pulso, y después de 30 segundos vuelva a tomárselo y consulte la tabla. Tras de haber puesto en práctica algún programa de ejercicio aeróbico, vuelva a hacer la prueba y observe si su recuperación cardiaca es más rápida que antes. La aptitud cardiaca disminuye con la edad, así que no hay que pretender forzarse ni rebasar los límites prudentes.

RESULTADOS	Recuperación del pulso a los 30 segundos							
	HOMBRES				MUJERES			
Edad	Excelente	Bien	Regular	Mal	Excelente	Bien	Regular	Mal
20—29	74	76—84	86—100	102 +	86	88—92	93—110	112 +
30—39	78	80—86	88—100	102 +	86	88—94	95—112	114 +
40—49	80	82—88	90—104	106 +	88	90—94	96—114	116 +
50 +	83	84—90	92—104	106 +	90	92—98	100—116	118 +

PRUEBA 3
¿Cuál es su límite máximo de pulso seguro?

En cualquier ejercicio el corazón tiene que bombear
más sangre que en reposo. Tómese usted el pulso al
hacer ejercicio y no rebase nunca el límite máximo.

RESULTADOS	Límite máximo de pulso seguro			
Edad	20—29	30—39	40—49	50 +
Hombres	170	160	150	140
Mujeres	170	160	150	140

PRUEBA 4
¿Qué tan activo es usted?

Esta prueba indica el grado habitual de actividad de la
persona y si ésta debería hacer más ejercicio.

1. ¿Con qué frecuencia realiza usted actividades físicas
(incluso deportes y clases de gimnasia) que lo dejen
sin aliento?

a. Cuatro o más veces por semana
b. Dos o tres veces por semana
c. Una vez por semana
d. Menos de una vez por semana

2. ¿Cuánto camina diariamente?

a. Más de 5 km
b. Hasta 5 km
c. Menos de 1.5 km
d. Menos de 0.5 km

3. ¿Cómo va a su trabajo o de compras?

a. A pie o en bicicleta todo el camino
b. Parte del trayecto a pie o en bicicleta
c. A veces a pie o en bicicleta
d. En automóvil o en algún medio de transporte público
todo el camino

4. Cuando tiene posibilidad de elegir, ¿qué
prefiere usted?

a. Subir y bajar siempre por la escalera
b. Ir por la escalera si no hay que cargar nada
c. A veces, ir por la escalera
d. Subir y bajar por el elevador

5. ¿Qué suele hacer los fines de semana?

a. Pasar varias horas arreglando el jardín o la casa, o
decorándola, o haciendo algún deporte
b. Sentarme sólo para comer y por la noche
c. Caminar un poco
d. Estar sentado casi todo el tiempo, leyendo o viendo
la televisión

6. De lo siguiente, ¿qué hace usted sin pensarlo dos
veces?

a. Arreglar la casa después de trabajar fuera
b. Regresar a la tienda si se me olvidó comprar algo
c. Encargarle a otra persona mis mandados
d. Telefonear en vez de hacer una visita

RESULTADOS:
Sume la puntuación. Cada **a** vale 4 puntos; cada **b**,
3 puntos; cada **c**, 2 puntos, y cada **d**, 1 punto.

20 o más puntos
Por temperamento, usted es muy activo y
probablemente tiene muy buena condición física.

15—20 puntos
Usted es activo y tiene una actitud sana hacia el
cuidado de su estado físico y mental.

10—15 puntos
Usted no es muy activo; le beneficiaría hacer más
ejercicio.

Menos de 10 puntos
Usted es más bien perezoso; necesita cambiar su
actitud hacia la actividad. Procure organizarse de modo
que le quede tiempo para hacer algo de ejercicio.

PRUEBA 5
¿Qué puede usted hacer sin forzarse?

Al contestar cualquiera de las preguntas de abajo podrá
usted evaluar su estado físico actual. Sin forzarse,
¿cuánto tiempo tarda en...

1. ...caminar 5 km en terreno plano?

a. 75 minutos o más
b. Entre 50 y 75 minutos
c. Menos de 50 minutos

2. ...nadar 450 m?

a. 25 minutos o más
b. 20 minutos
c. 10 minutos o menos

3. ...correr 1.5 km en terreno plano?

a. 15 minutos o más
b. Entre 9 y 15 minutos
c. Menos de 9 minutos

RESULTADOS:
Si usted no obtiene una **a** en ninguna pregunta, necesita
iniciar sin tardanza un programa de ejercicio.

a. Va usted por buen camino. Siga ejercitándose hasta
que logre cubrir esa distancia con facilidad.

b. Su estado físico es razonable. Para mejorar, aumente
poco a poco la distancia y la velocidad.

c. Tiene usted una buena condición física y está listo
para iniciar un programa de ejercicio vigoroso.

La fuerza, la flexibilidad y el peso corporal son factores importantes para estar sano y en forma. Cuando los músculos están fláccidos y débiles, se lesionan y causan dolor. La obesidad y la rigidez dificultan el movimiento, a veces en forma grave, lo cual crea un círculo vicioso de inactividad: la falta de ejercicio causa rigidez y tiende a propiciar la obesidad; además, ésta se relaciona con diversas enfermedades, como la diabetes, la aterosclerosis, los padecimientos cardiacos y biliares y ciertas formas de cáncer. La fórmula que aparece en la página 73 permite determinar el índice de masa corporal, y las tablas de la página 75 señalan cuál es el peso corporal óptimo.

Las pruebas que a continuación se proporcionan permiten saber hasta qué punto se está en buenas condiciones. Repítalas usted con cierta regularidad y anote los resultados para evaluar cuánto ha adelantado después de seguir una dieta y un programa de ejercicio.

Las pruebas de la página 15 sirven para evaluar fácilmente el desempeño de determinados músculos, pero no el estado general de la persona en cuanto a fuerza y flexibilidad.

PRUEBA 1
¿Tiene usted demasiada grasa en el cuerpo?

Pellízquese la cintura y el brazo, abarcando tanta carne como le sea posible.

RESULTADOS:
Si puede pellizcarse más de 2.5 cm de carne, es probable que necesite perder un poco de grasa. Para ello, tal vez le baste con tonificar los músculos, que sustituirán a la grasa; si no, deberá bajar de peso. Cada 0.5 cm de grasa que exceda del máximo de 2.5 cm significa que hay unos 4 kg de grasa sobrante.

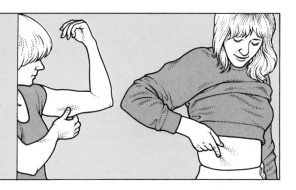

PRUEBA 2
¿Cuánto ha cambiado su figura?

Tanto en hombres como en mujeres la grasa tiende a acumularse en diversas partes del cuerpo. En los varones, generalmente es en la cintura, los hombros y los brazos; en las mujeres, suele ser en la cintura, las caderas, los muslos, los brazos y los senos.

Mídase usted con una cinta métrica. Si es hombre, mídase la cintura, el perímetro de un brazo y las caderas; espire relajando los músculos y después mídase la cintura a la altura del ombligo; luego inspire a fondo y mídase el perímetro del tórax. Si la cintura mide más que el tórax, significa que usted está excedido de grasa. (Anote los resultados para compararlos con los que obtenga más adelante.)

Si es usted mujer, mídase la cintura, las caderas, un muslo, un brazo y el busto. En el caso de las mujeres no es posible saber de una sola vez si hay exceso de peso, pero si usted se mide mensualmente, podrá saber si ha disminuido.

Si acostumbra nadar, hay un modo de averiguar si está bajando de peso o no: manténgase flotando de espaldas sin ayudarse con las manos, e inspire tanto como pueda; cuente cuántos segundos tarda en hundirse. Conforme pierda usted grasa, disminuirá su flotabilidad y se hundirá más deprisa.

PRUEBA 3
¿Qué tan eficientes son sus pulmones?

La medición exacta requiere una prueba de laboratorio (vea págs. 100—101), pero las pruebas siguientes dan una idea aproximada.

1. Inspire a fondo y mida cuánto tiempo puede contener la respiración.

2. Inspire y espire tan a fondo como pueda; mídase el tórax en cada caso.

RESULTADOS:
Su eficiencia pulmonar seguramente es buena si puede contener la respiración durante 45 o más segundos y si la diferencia entre las mediciones obtenidas es de 5 a 7.5 cm o mayor.

PRUEBA 4
¿Qué tan flexible es usted?

La flexibilidad es útil para toda actividad física y ayuda a prevenir el dolor y la rigidez tras hacer ejercicio. En general, las mujeres son más flexibles que los hombres.

Para medir su flexibilidad, ponga en el suelo una vara o una cinta de 1 m de largo y siéntese de modo que pueda tocarla con los talones; estire las piernas y separe un poco los pies; luego doble lentamente el cuerpo hacia adelante y estire los brazos cuanto pueda pero sin forzarse; deje una señal que indique dónde tocó el suelo con los dedos.

Mida la distancia que hay entre los talones y la señal; si ésta se halla al otro lado de la vara, anote la distancia con signo de más (+), y si está entre la vara y usted, anótela con signo de menos (—)

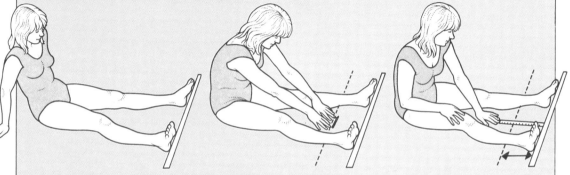

RESULTADOS	HOMBRES			MUJERES		
Calificación	Hasta 35 años	35-45	45+	Hasta 35 años	35-45	45+
Excelente	+6.5 cm	+5 cm	+4 cm	+8 cm	+7 cm	+6.5 cm
Bien	+3 cm	+2 cm	+1.5 cm	+5 cm	+4 cm	+3 cm
Regular	—5 cm	—5 cm	—6.5 cm	—1.5 cm	—2 cm	—3 cm
Mal	—8 cm	—10 cm	—10 cm	—4 cm	—5 cm	—6.5 cm

PRUEBA 5
¿Qué tan fuerte es usted?

La fuerza y la resistencia musculares son esenciales para estar en forma. Para lograr un buen rendimiento aeróbico, los músculos deben poder ejercitarse sin fatiga. Puede medir usted su fuerza contando el número de abdominales que es capaz de realizar.

Acuéstese de espaldas, con los tobillos bien sujetos bajo algún mueble pesado (o haga que alguien se los sujete); doble las rodillas y ponga las manos contra la nuca; luego, usando la fuerza de los músculos del abdomen, incorpórese hasta quedar sentado. Cuente las veces que puede incorporarse en 1 minuto. Compare los resultados con la tabla de abajo.

RESULTADOS	Calificación					
	HOMBRES			MUJERES		
Edad	Excelente	Bien	Mal	Excelente	Bien	Mal
12—14	45	35	25	44	34	24
15—19	50	40	30	40	30	20
20—29	40	30	20	33	23	13
30—39	35	25	20	27	17	12
40—49	30	20	15	22	12	7
50—59	25	15	10	20	10	5
60—69	23	13	8	17	7	4

¿COME USTED LO DEBIDO?

Comer es un placer y una necesidad, pero muchas personas o comen más de lo que deben y aumentan de peso, o se vuelven esclavas de las dietas. El cuestionario siguiente permite evaluar los hábitos alimentarios y darse cuenta de si necesitan modificarse. Para responder con veracidad, primero anote usted todo lo que coma —y a qué horas y en dónde— durante una semana. Recuerde que una buena alimentación beneficia a toda la familia, desde el más anciano hasta el más joven.

PRUEBA 1
¿Es adecuada su alimentación?

Conteste con **a**, **b** o **c** las siguientes preguntas:

1. ¿Cuántas veces al día acostumbra usted comer?

a. Tres o más
b. Dos
c. Una

2. ¿Desayuna usted habitualmente?

a. Siempre
b. Una o dos veces por semana
c. Rara vez

3. Si lo hace, ¿qué desayuna?

a. Cereal, pan tostado y algún líquido
b. Alimentos fritos, como huevos con tocino
c. Sólo algún líquido

4. ¿Cuántas veces al día come tentempiés?

a. Nunca, o muy rara vez
b. Una o dos veces
c. Tres o más veces

5. ¿Con qué frecuencia come carne de res?

a. Menos de tres veces por semana
b. De tres a seis veces por semana
c. Más de seis veces por semana

6. ¿Con qué frecuencia come fruta natural, verduras y ensaladas?

a. Tres veces al día
b. Una o dos veces al día
c. Tres o cuatro veces por semana, o menos

7. ¿Con qué frecuencia come alimentos fritos?

a. Una vez por semana, o menos
b. Tres o cuatro veces por semana
c. Casi todos los días

8. ¿Les pone sal a sus alimentos?

a. Muy poca o ninguna
b. Con moderación
c. Mucha

9. ¿Con qué frecuencia come postres con crema o chocolates?

a. Una vez por semana, o menos
b. De una a cuatro veces por semana
c. Casi todos los días

10. ¿Qué acostumbra untarle al pan?

a. Margarina (es decir, grasa vegetal poliinsaturada)
b. Una mezcla de margarina y mantequilla
c. Sólo mantequilla

11. ¿Cuántas veces por semana come pescado?

a. Más de dos
b. Una o dos
c. Una o menos

12. ¿Con qué frecuencia come cereales enteros o pan integral?

a. Por lo menos una vez al día
b. De tres a seis veces por semana
c. Menos de tres veces por semana

13. ¿Cuánta grasa le quita a la carne antes de cocinarla o de comerla?

a. Toda la que se puede
b. Una parte
c. Nada

14. ¿Cuántas tazas (1/4 de litro) de café o de té bebe al día?

a. Dos o menos
b. De tres a cinco
c. Seis o más

15. ¿Cuántas bebidas alcohólicas ingiere usted al día?

a. Una o menos
b. Dos o tres
c. Más de tres

RESULTADOS:
Para obtener la calificación, sume 2 puntos por cada **a**, 1 punto por cada **b** y 0 puntos por cada **c**.

25—30 puntos
Su alimentación es excelente; casi no necesita usted mejorarla.

20—25 puntos
Su alimentación es buena pero podría mejorarla un poco.

15—20 puntos
Su alimentación es regular y debe usted mejorarla en ciertos aspectos.

0—15 puntos
Su alimentación es mala; debe usted esforzarse por mejorarla mucho.

Si las calificaciones obtenidas indican que debe usted cambiar o su régimen o sus hábitos alimentarios, y si desea conocer las bases de una alimentación sana, vea los capítulos 3 ("Comer para estar sanos", págs. 52—93) y 9 ("El estrés, puesto a raya", págs. 258—297). En otros capítulos también se hace referencia a la alimentación.

Una vez modificada la alimentación conforme a los principios que en este libro se plantean, vuelva usted a hacer las pruebas de estas páginas.

PRUEBA 2
¿Cómo come usted?

En su caso particular y en el de su familia, ¿cuántas de las siguientes aseveraciones son ciertas?

1. Toda comida consta de tres platillos.
2. La comida es un premio por portarse bien.
3. Los dulces, las papas fritas y otros bocadillos nunca faltan en casa.
4. La comida compensa las desgracias y las desilusiones.
5. Quedarse sin comer es un castigo por haberse portado mal.
6. Se come deprisa y sin hablar.
7. Las tensiones y el aburrimiento impulsan a comer.
8. Se come de pie o a la carrera.
9. Servirse dos veces es la regla, no la excepción.
10. Las alacenas están atestadas de comida.
11. La comida se sirve en platos grandes y en raciones abundantes.
12. El televisor está encendido durante las comidas.

RESULTADOS:
Si contestó "sí" a tres o más aseveraciones, usted (o su familia) probablemente come más de lo debido y sin razonar. Es posible que sufra de exceso de peso.

PRUEBA 3
¿Cuántas grasas come usted?

En promedio, ¿cuántos de los alimentos que abajo se citan come a diario o los usa para cocinar?

RESULTADOS:
Si consume usted a diario tres o más de dichos comestibles, es posible que su alimentación esté excedida de grasas.

Mantequilla	Tocino	Donas, churros
Margarina	Aguacate	Crema
Aceite de cocina	Huevos	Papas fritas
Jamón, salchichas	Pasteles	Cacahuates, nueces, etc.
Salami u otros embutidos	Galletas	Helados
Mayonesa	Quesos duros	Lengua de res
Aderezos para ensaladas	Quesos cremosos	Carne con grasa
Pescado enlatado en aceite	Alimentos fritos, de cualquier especie	Chocolates
	Pays	Panqués

PRUEBA 4
¿Qué tanto sabe usted de comida?

¿Son ciertas las siguientes aseveraciones?

1. Las papas, los cereales y el pan engordan.
2. Casi siempre es necesario tomar complementos vitamínicos, aunque se coma bien.
3. Los alimentos vegetales no contienen proteínas.
4. El hígado es el único alimento que contiene mucho hierro.
5. Comer manzanas limpia los dientes.
6. Comer azúcar es lo mejor para obtener energía al instante.
7. La leche descremada contiene menos calcio y otros minerales que la leche entera.
8. Las verduras congeladas contienen pocas vitaminas.

RESPUESTA:
Todas las aseveraciones son falsas.

¿CUÁL ES SU TREN DE VIDA?

El tren de vida es importantísimo para la salud y el bienestar; además, refleja la personalidad y la filosofía de la vida de cada individuo. Es obvio que ciertos aspectos de ésta no pueden cambiarse con facilidad, como el lugar de trabajo y la casa donde se habita; pero hay aspectos que causan un estrés innecesario porque, aun cuando pueden modificarse, pasan inadvertidos para la persona. Al contestar las preguntas de estas páginas averiguará usted cuánto influye su tren de vida en su bienestar.

Para encontrar ideas y consejos acerca de cómo mejorar su forma de vivir, vea los capítulos 2 ("Planes para toda la vida", págs. 26—51), 6 ("La sexualidad", págs. 184—211), 8 ("Siempre bien, siempre joven", págs. 236—257), 9 ("El estrés, puesto a raya", págs. 258—297) y 10 ("Métodos terapéuticos", págs. 298—335).

Después de leer con atención las páginas que le conciernen, y tras resolver qué elementos de su tren de vida quiere usted cambiar y cómo hacerlo, ponga manos a la obra. Vuelva a hacer las pruebas de estas páginas al cabo de tres meses, y evalúe en qué grado su calificación y su tren de vida han mejorado.

PRUEBA 1
La vida de trabajo

A muchas personas les es indiferente su ambiente de trabajo; sin embargo, como la mayoría de la gente pasa unas ocho horas diarias trabajando, es conveniente que cada quien tenga en cuenta qué efecto le produce el lugar donde labora.

¿Considera usted que alguna de las siguientes características corresponde al lugar donde trabaja?

1. Expuesto a un ruido excesivo
2. Atestado de muebles o de equipo
3. Mal iluminado
4. Mal acondicionado en cuanto a ventilación y temperatura ambiente
5. Deslucido y triste
6. Casi siempre desordenado y sucio

RESULTADOS:
Si su lugar de trabajo tiene alguna de estas características, piense qué podría hacer para remediarlo; por ejemplo, acomodar los muebles de modo que haya más espacio y se aproveche mejor la luz natural, o animar el lugar con cuadros y plantas. Hable usted con sus superiores acerca de ello.

PRUEBA 2
El trabajo, ida y vuelta

Casi todo el mundo tiene que recorrer cierta distancia para ir al trabajo. Piense en ello y reflexione acerca de si usted lo hace del mejor modo.

1. ¿Tiene usted varias formas de ir y regresar?
2. ¿Tarda más de una hora en ir al trabajo o en volver a casa?
3. ¿Podría usted reducir el costo, el estrés y la contaminación que cada viaje implica?

RESULTADOS:
El mejor modo de transportarse es aquel que permite llegar pronto y con un mínimo de estrés y de molestias. ¿Vale la pena salir más temprano de casa para evitar los contratiempos de las horas de mayor tránsito? ¿Podría usted ir en bicicleta, o caminar algunos tramos para de paso hacer algo de ejercicio? ¿Podría acortar el tiempo de cada viaje tomando otra ruta? Si tiene que ir en automóvil, ¿podría turnarse con sus colegas para ir juntos en un solo vehículo?

PRUEBA 3
La vida doméstica

A veces se está tan acostumbrado al ambiente que priva en casa, que ni siquiera se piensa en cambiarlo. Al hacerse usted las siguientes preguntas, tal vez considere que le convendría hacerlo.

1. ¿Están todas las habitaciones arregladas con comodidad y sentido práctico?
2. ¿Hay buena luz para leer, coser y reposar?
3. ¿Son agradables la temperatura, el grado de humedad y la ventilación?
4. ¿Están limpias y tienen una apariencia alegre las paredes?
5. ¿Está usted a salvo del ruido de la calle?
6. ¿Tienen todos los miembros de su familia bastante espacio e intimidad propia?
7. ¿Funcionan bien todos los aparatos?

RESULTADOS:
Cada respuesta con un "no" indica que en casa hay un motivo de incomodidad y de tensión, que por supuesto perjudica el bienestar de todos. Si es así, busque usted el remedio; por ejemplo, ¿podría reacomodar los muebles para que las habitaciones resultasen más espaciosas, o cambiar la decoración para que fuese más alegre, o reparar los muebles estropeados o los aparatos que funcionen mal?

PRUEBA 4
La afectividad

1. ¿Tiene usted una buena relación con sus hijos?
2. ¿Son satisfactorias sus relaciones sexuales?
3. ¿Tiene una vida social equilibrada?
4. ¿Se sienten amados sus seres queridos?
5. ¿Se siente usted amado?

RESULTADOS:
La comunicación es la clave para que las respuestas "no" se conviertan en "sí". Si usted ha contestado "no" a alguna de estas preguntas, lo primero que debe hacer es preguntarse por qué; luego tome la iniciativa de hablar de ello con la persona o personas a quienes concierne. Recuerde que la comunicación consiste también en escuchar, y que las soluciones se hallan cuando se tiene buena voluntad.

PRUEBA 5
¿Qué hace usted en sus ratos libres?

¿Sabía usted que no es nada fácil aprovechar los ratos libres? ¿Que hay que organizarse para conseguirlos? ¿Que hace falta tener voluntad para no recaer en malos hábitos? Y, lo que es aún más importante, ¿disfruta usted plenamente sus ratos libres? Cuente sólo las respuestas afirmativas a las siguientes preguntas.

	Puntos
1. ¿Ve usted televisión más de 2 horas cada vez, cuatro o más veces por semana?	0
2. ¿Ve a los amigos dos o más veces por semana?	2
3. ¿Lleva a la familia a respirar aire fresco y a hacer ejercicio el fin de semana?	3
4. ¿Va a museos, al teatro o al cine?	2
5. ¿Curiosea en los almacenes, a falta de otra cosa que hacer?	1
6. ¿Hace "reparaciones" caseras?	1
7. ¿Se da tiempo para hacer ejercicio más de tres veces por semana?	4
8. ¿Dedica 4 o 5 horas por semana a algún pasatiempo activo?	4
9. ¿Dedica 4 o 5 horas por semana a algún pasatiempo sedentario?	3
10. ¿Hace deporte en equipo y con regularidad?	4
11. ¿Sale a cenar o a tomar una copa cada noche?	0
12. ¿Asiste a una clase o a un club algún día de la semana?	3
13. ¿Se da tiempo para estar a solas y reposar, pensar o meditar?	3
14. ¿Organiza las actividades de la familia?	0
15. ¿Se lleva trabajo a casa?	0
16. ¿No tiene ratos libres en realidad?	—4
17. ¿Hace trabajos domésticos?	3
18. ¿Convive con la familia?	3

RESULTADOS:
Sume los puntos obtenidos.

30 o más puntos
Tiene usted un tren de vida sano y equilibrado; merece sentirse dueño de un gran bienestar.

20—30 puntos
Su aprovechamiento de los ratos libres es adecuado pero le beneficiaría hacer más ejercicio físico.

10—20 puntos
Necesita sacar mejor partido de sus ratos libres pues no están bien equilibrados; déles más variedad y actividad.

Menos de 10 puntos
Probablemente no disfruta usted mucho su tiempo libre. Si suele sentirse ocioso, procure ampliar su círculo de amistades, haga más ejercicio y cultive alguna afición. Si lo que sucede es que no tiene ratos libres, intente reorganizarse.

PRUEBA 6
¿Son buenas para usted las vacaciones?

1. ¿Suele usted terminar trabajando en vez de salir?
2. ¿Se le olvida tomarse todos los días de vacaciones que le corresponden?
3. ¿Espera hasta última hora para hacer los planes pertinentes?
4. ¿Suele regresar cansado de la familia?
5. ¿Acostumbra viajar al mismo lugar?
6. ¿Busca pretextos para no tener unas vacaciones "activas"?
7. ¿Pasa las vacaciones haciendo trabajos del hogar?
8. ¿Termina siempre haciendo no lo que usted querría para unas vacaciones sino lo que quieren los demás?
9. ¿Preferiría realmente salir con otra persona?
10. ¿Obtiene raras veces lo que desea de las vacaciones?

RESULTADOS:
Si contestó "sí" a cualquiera de las preguntas anteriores, piense en el porqué y no cometa los mismos errores. Resuelva qué desea de unas vacaciones y analice todas las posibilidades; después trate el asunto con quienes lo acompañarán y procure llegar a un acuerdo que en verdad sea de provecho para todos. Las vacaciones son importantes para la salud.

¿ES SANA SU VIDA AFECTIVA?

Aunque esté usted en plena forma física, no conocerá el verdadero bienestar a menos que también esté sano en lo afectivo. Las pruebas de estas páginas le permitirán poner en claro sus actitudes hacia usted mismo, hacia su vida y hacia los demás.

Para conocerse mejor y para mejorar la idea que de usted mismo y de su tren de vida tiene, le será muy útil consultar con detenimiento los capítulos 2 ("Planes para toda la vida", págs. 26—51), 6 ("La sexualidad", págs. 184—211), 9 ("El estrés, puesto

PRUEBA 1
¿Marchan bien sus relaciones amorosas?

1. ¿Tiene usted problemas sexuales con su pareja?
2. ¿Le resulta difícil hablar con su pareja acerca de sus cuestiones íntimas?
3. ¿Suele tratar con brusquedad a sus seres queridos y lamentarlo después?
4. ¿Considera que su matrimonio o relación es unilateral en lo afectivo?
5. ¿Evita visitar a sus padres siempre que le es posible?
6. ¿Teme regresar a casa?
7. ¿Pasa usted mucho tiempo discutiendo acerca del dinero?
8. ¿Tiene celos de su pareja?
9. ¿Se siente atrapado en su relación?
10. ¿Piensa que su relación lo frena?
11. ¿Quisiera usted tener otra pareja?

RESULTADOS:
Si ha contestado "sí" a alguna de las preguntas, necesita recapacitar acerca de sus seres queridos o reconsiderar su actitud hacia ellos. Analice los lados bueno y malo de la situación y trate de llegar a una conclusión veraz; después, procure esclarecer qué lo lleva siempre a tener problemas en sus relaciones; ayúdese contestando las preguntas que a continuación se proporcionan; comente sus respuestas con su pareja o con un amigo íntimo y trate de cambiar las cosas.

Preguntas que debe hacerse uno mismo

1. ¿Sé ver las cosas desde el punto de vista de la otra persona? ¿Cómo me ve a mí y cómo ve la vida la otra persona? ¿Por qué siempre terminamos en bandos opuestos?
2. ¿Cómo podemos cambiar la situación sin tener que pelear?
3. ¿Han provocado más problemas las soluciones que otras veces hemos puesto en práctica?
4. ¿Qué hago yo que perpetúa el problema?

PRUEBA 2
¿Con qué actitud afronta usted la vida?

1. ¿Pierde usted el control de sus emociones?
2. ¿Tiende a huir de la gente y de las situaciones difíciles?
3. ¿Busca que todo el mundo apruebe lo que usted hace?
4. ¿Basa la opinión que tiene de sí mismo en lo que piensan los demás?
5. ¿Le da miedo la soledad?
6. ¿Se siente incapaz de tomar las riendas de su propia vida?
7. ¿Considera que sentir aflicción, angustia o ansiedad es signo de debilidad?
8. ¿Cree que es posible la relación perfecta?
9. ¿Se siente separado del mundo?
10. ¿Siente desagrado de usted mismo?
11. ¿Se siente deprimido y solo?
12. ¿Cree que no tiene nada que aportar?
13. ¿Se siente acosado por los demás?
14. ¿Evita el contacto con otras personas?
15. ¿Guarda usted remordimientos y rencores?

RESULTADOS:
Sume la puntuación. Cada "nunca" vale 1 punto; cada "rara vez", 2 puntos; cada "algunas veces", 3 puntos, y cada "a menudo" 4 puntos.

Menos de 20 puntos
Usted parece tener una visión muy racional de la vida, tal vez demasiado racional; quizá quienes lo rodean piensan que usted es fuerte y estable pero que a veces le quita algo de gracia a la vida.

20—35 puntos
Tiene usted suerte: su actitud es sana y equilibrada, pero la vida le sería aún más disfrutable si reconsiderara algunas de sus opiniones y expectativas.

35—50 puntos
Como casi todo el mundo, usted sufre de ciertas dudas e insatisfacciones; acéptese tal cual es y procure obtener el mejor partido de sí mismo.

50—60 puntos
Véase usted por el lado bueno y no tome tan a pecho las cosas; es hora de que cambie de actitud.

a raya", págs. 258—297) y 10 ("Métodos terapéuticos", págs. 298—335).

Si descubre tener algún problema, procure analizar las posibles soluciones, trazarse un plan de acción realista y no caer en trampas al respecto. Después de transcurridos tres meses, vuelva a hacer estas pruebas; seguramente comprobará que ha cambiado para bien.

PRUEBA 3
¿Qué tan fuerte es su autoestima?

Conteste tantas preguntas como crea pertinente.
1a. ¿Tiende usted a no creer los cumplidos?
b. ¿Le parece que casi siempre los cumplidos que le hacen carecen de fundamento?
c. ¿Se conoce usted mismo y considera que los cumplidos son intrascendentes?
d. ¿Cree merecer los cumplidos?

2a. ¿Se critica usted mismo continuamente?
b. ¿Le parece que casi todas las críticas que le hacen están justificadas?
c. ¿Acoge usted la crítica constructiva?
d. ¿Considera que las críticas denotan envidia?

3a. ¿Se siente más a gusto entre personas que considera inferiores?
b. ¿Prefiere estar con quienes considera sus iguales?
c. ¿Le gusta conocer gente de todas las clases?
d. ¿Prefiere codearse con personas influyentes y de prestigio?

4a. ¿Necesita usted que lo apoyen?
b. ¿Evita las discrepancias?

c. ¿Se fía de sus propios juicios y aptitudes?
d. ¿Cree tener la razón siempre?

RESULTADOS:
Sume la puntuación. Cada **a** vale 1 punto; cada **b**, 2 puntos; cada **c**, 3 puntos, y cada **d** 4 puntos.

4 puntos
Parece tener una opinión innecesariamente negativa de sí mismo. Concéntrese en su lado bueno y procure tomar menos a pecho las cosas; es hora de que comience a fortalecer su autoconfianza.

4—12 puntos
Empiece por determinar qué aspecto de sí mismo es el que más le incomoda y luego modifíquelo; ése es su punto de partida.

12—20 puntos
Usted tiene confianza en sí mismo y al parecer una opinión sana y realista acerca de su persona.

20—24 puntos
Quizá disimule usted con arrogancia su inseguridad; procure percibir cómo lo ven los demás y trate de lograr una mejor comprensión de sí mismo.

PRUEBA 4
¿Cuál es su actitud hacia el trabajo?

Conteste una pregunta de cada grupo.
1a. ¿Se siente usted muy tenso en el trabajo?
b. ¿Considera el trabajo como un medio de realización personal?
c. Después de hacer una pausa, ¿se siente deseoso de reanudar el trabajo?

2a. ¿Se reprocha hasta el más pequeño error y se siente molesto o incompetente?
b. ¿Admite sin alterarse sus errores ocasionales?
c. ¿Culpa de sus errores a los demás?

3a. ¿Siente que siempre tiene que terminar su trabajo a duras penas y laborando horas extra?
b. ¿Hace todas las pausas que conviene hacer?
c. ¿Se preocupa por lo de mañana antes de haber terminado lo de hoy?

4a. ¿Trabaja usted porque no hay otro remedio?
b. ¿Trabaja para ser útil, aprender, estimular la mente o porque le gusta?
c. ¿Trabaja para obtener reconocimiento, prestigio o poder?

RESULTADOS:
Mayoría de respuestas a
O usted no se da abasto con su trabajo o sus expectativas son demasiado ambiciosas. Recapacite sobre quién le echa a cuestas las responsabilidades, ¿usted mismo o su jefe? Si quiere conservar su puesto, tendrá que cambiar o el ritmo de trabajo o su propio nivel de rendimiento; si no lo hace, quizá haya consecuencias desagradables.

Mayoría de respuestas b
Su actitud hacia el trabajo es sana y equilibrada. Probablemente aporta mucho, le satisface trabajar y lleva una vida plena.

Mayoría de respuestas c
O es usted un empleado ambicioso pero compulsivo o le preocupa en demasía su propio desempeño. No permita que el trabajo merme su vida social ni que perjudique su bienestar mental, físico y afectivo; procure darle al trabajo el lugar que le corresponde.

¿SE DA USTED ABASTO?

En ciertos periodos de la vida es común experimentar un estrés intenso; esto generalmente sucede cuando ocurren cambios que la persona no puede controlar. También existe un estrés de origen psicológico, que puede ser puesto a raya una vez reconocido. El estrés continuo impone al corazón una carga excesiva, desvía la energía hacia propósitos improductivos y es extremadamente agotador; menoscaba las defensas del organismo y la capacidad para afrontar hasta las menores exigencias, ya sean afectivas, intelectuales o incluso las más simples de la vida diaria.

Para mayores datos acerca de las causas, los efectos y el tratamiento del estrés, vea usted el capítulo 9 ("El estrés, puesto a raya", págs. 258—297), así como los capítulos 4 ("Alcanzar la meta... y sostenerla", págs. 94—159) y 10 ("Métodos terapéuticos", págs. 298—335).

Una vez que se ha hallado la mejor forma de controlar el estrés según el caso particular, hay que poner en práctica las ideas. Después de tres meses conviene repetir las pruebas de estas páginas para evaluar cuánto se ha avanzado en la solución de los problemas. Si para entonces no se observa una mejoría, y si no ha ocurrido ninguna de las situaciones enumeradas en la Prueba 2, hay que persistir, releer las páginas pertinentes y buscar una solución diferente a la que ya se intentó.

PRUEBA 1
¿Es usted propenso al estrés?

1a. ¿Tiende usted a competir y a ser enérgico en el trabajo, los deportes y los juegos?
b. Si pierde unos puntos al jugar, ¿se da en seguida por vencido?
c. ¿Evita las confrontaciones?

2a. ¿Es usted ambicioso y ansía lograr mucho de inmediato?
b. ¿Espera a que le sucedan las cosas?
c. ¿Busca excusas para desentenderse de las cosas que tiene que hacer?

3a. ¿Le gusta que las cosas se hagan rápidamente y por ello se impacienta?
b. ¿Espera a que los demás lo impulsen a actuar?
c. ¿Suele repasar los sucesos del día y preocuparse por ellos?

4a. ¿Habla usted con rapidez y energía e interrumpe mucho a los demás?
b. ¿Acepta con ecuanimidad un "no" por respuesta?
c. ¿Le resulta difícil expresar sus sentimientos y preocupaciones?

5a. ¿Se aburre fácilmente?
b. ¿Le desagrada no tener que hacer?
c. ¿Accede siempre a los deseos de los demás, a costa de los propios?

6a. ¿Camina, come y bebe deprisa?
b. Si se le olvida hacer algo, ¿no le da importancia y no se preocupa?
c. ¿Se "traga" usted las noticias desagradables y los sentimientos de ansiedad?

RESULTADOS:
Sume la puntuación. Por cada "sí" a una pregunta **a**, anótese **6** puntos; por cada "sí" a una **b**, **4** puntos, y por cada "sí" a una **c**, **2** puntos.

24—36 puntos
Vive usted corriendo detrás del estrés y de diversos trastornos cardiacos, úlceras y otras enfermedades relacionadas con aquél. Por su propio bien, serénese y tómese tiempo para reposar; recapacite sobre su filosofía de la vida y procure ocupar su tiempo libre cultivando alguna afición no competitiva.

12—24 puntos
Usted es tranquilo y no sufre de estrés; sin embargo, un poco de estrés es sano e incita al logro. Si quiere conseguir más que ahora, procure ser menos apático.

0—12 puntos
Usted se provoca estrés por inactividad. Trate de remediar primero sus síntomas y después esfuércese por estimular su autoconfianza, su autoestima y su firmeza de carácter. Haga una lista de sus cualidades y concéntrese en ellas.

Aunque hasta cierto punto es posible modificar el modo de reaccionar ante las circunstancias y ante las personas que nos rodean, es difícil cambiar aquellos aspectos de la personalidad que se han desarrollado desde la infancia. No se sabe con certeza si los rasgos de la personalidad están determinados por factores hereditarios o si se deben a la educación y al ambiente; en todo caso, para cambiarlos hace falta firmeza de intención. Vale la pena persistir en ello, sobre todo cuando están de por medio la salud y el bienestar

PRUEBA 2
¿Cuál es su grado de estrés?

¿Por cuántas situaciones críticas ha pasado usted durante los seis últimos meses? Sume su puntuación conforme a la tabla de abajo —elaborada por el doctor Richard Rahe, de la Escuela de Medicina de Washington— y después considere cuánta protección contra el estrés necesita.

1.	Fallecimiento del cónyuge	100
2.	Divorcio	73
3.	Separación marital	65
4.	Condena a prisión	63
5.	Muerte de un familiar cercano	63
6.	Lesión o enfermedad personales	53
7.	Matrimonio	50
8.	Pérdida del empleo	47
9.	Reconciliación marital	45
10.	Jubilación	45
11.	Cambio en la salud de un familiar cercano	44
12.	Embarazo	40
13.	Problemas sexuales	39
14.	Ingreso de otro miembro en la familia	39
15.	Reajuste en los negocios	39
16.	Cambio de situación económica	38
17.	Fallecimiento de un amigo íntimo	37
18.	Cambio en el tipo de trabajo	36
19.	Más (o menos) pleitos matrimoniales	35
20.	Deuda monetaria elevada	31
21.	Vencimiento de una deuda	30
22.	Cambio en las responsabilidades laborales	29
23.	Un hijo o hija deja el hogar paterno	29
24.	Problemas con los suegros, el yerno, etc.	29
25.	Importante logro personal	28
26.	El cónyuge inicia (o deja) un trabajo	26
27.	Inicio (o fin) de clases	26
28.	Cambio en las condiciones de vida	25
29.	Cambio en los hábitos personales	24
30.	Problemas con el jefe en el trabajo	23
31.	Cambio de horario o de condiciones laborales	20
32.	Cambio de domicilio	20
33.	Cambio de escuela	20
34.	Cambio de actividades recreativas	19
35.	Cambio de actividades religiosas	19
36.	Cambio de actividades sociales	18
37.	Deuda monetaria moderada	17
38.	Cambio en los hábitos de sueño	16
39.	Más (o menos) reuniones familiares	15
40.	Cambio en los hábitos de alimentación	15
41.	Vacaciones	13
42.	Navidad	12
43.	Infracción menor de la ley	11

RESULTADOS:
Sume la puntuación.

100 o más puntos
Su grado de estrés ha alcanzado una magnitud preocupante; debe usted cambiar algún aspecto de su vida para intentar reducir esa puntuación.

80—100 puntos
Su grado de estrés está cerca del punto crítico. Para aprender a reducirlo, vea los capítulos 9 ("El estrés, puesto a raya", págs. 258—297) y 10 ("Métodos terapéuticos", págs. 298—335), donde hallará muchos datos y consejos útiles.

60—80 puntos
Su grado de estrés está por debajo de lo común.

59 o menos puntos
Está usted disfrutando de un periodo particularmente reposado: aprovéchelo al máximo.

PRUEBA 3
¿Qué tal controla usted el estrés?

1. ¿Suele usted querer romper en llanto?
2. ¿Tiene tics nerviosos, o se muerde las uñas, se retuerce los dedos o se enmaraña el cabello?
3. ¿Le es difícil concentrarse y tomar decisiones?
4. ¿Siente que no puede hablar con nadie?
5. ¿Se siente irritable, huraño e intratable?
6. ¿Come aun sin tener hambre?
7. ¿Se siente abrumado?
8. ¿A veces siente que va a estallar?
9. ¿Suele beber o fumar para calmarse?
10. ¿Duerme mal?
11. ¿Ríe raras veces, o se siente cada vez más abatido y suspicaz?
12. ¿Conduce usted el automóvil muy deprisa?
13. ¿Se siente desalentado, siempre cansado?
14. ¿Ha perdido interés por la sexualidad?

RESULTADOS:
Si ha contestado con "sí" más de cuatro preguntas, necesita reposar y distraerse. Trate de identificar el problema causante del estrés en su caso y haga algo para remediarlo, o bien, ponga en práctica alguna de estas ideas:

Escuchar música—Darse un descanso—Meditar, hacer yoga o relajarse—Hacer ejercicio con regularidad—Adquirir una mascota—Hablar con un amigo—Divertirse con alguien que le simpatice—Hacer una lista de las cosas buenas de la vida y disfrutar algunas de ellas—Darse tiempo para estar con otras personas—Comprarse alguna prenda de vestir—Sonreírle a alguien—Afiliarse a un club.

¿CUÁNTO CREE LLEGAR A VIVIR?

Las tablas y preguntas que aparecen en estas páginas dan una idea aproximada de cuál puede ser la esperanza de vida de una persona. Aunque existen algunos factores que no dependen de la voluntad, casi siempre es posible hacer algo para mejorar la calidad de vida; hay que recordar, por ejemplo, que es mucha la gente que fallece por enfermedades relacionadas con el tabaquismo.

A lo largo del libro hallará usted muchos datos referentes a cómo mejorar la esperanza de vida.

PRUEBA 1
¿Le espera una larga vida?

RESPUESTA:

La esperanza de vida está determinada desde el nacimiento por el tiempo, el lugar y la constitución genética. En los países más desarrollados la atención médica, la alimentación y las medidas preventivas han logrado mejorar las condiciones de vida a tal grado, que la gente puede esperar una vida 20 años más larga que la que hubiera tenido hace un siglo.

En cambio, en los países menos desarrollados el hambre y las carencias hacen que la esperanza de vida sea muy corta; sin embargo, incluso en las sociedades más opulentas la ambición desmedida, el estrés y la indolencia causan muchas muertes prematuras. En casi todos los países las mujeres viven en promedio entre 5 y 8 años más que los hombres, y esa diferencia tiende a aumentar cada década. Por lo que a México se refiere, la esperanza de vida es actualmente de unos 63 años en el caso de los hombres, y 68 en el de las mujeres, en promedio.

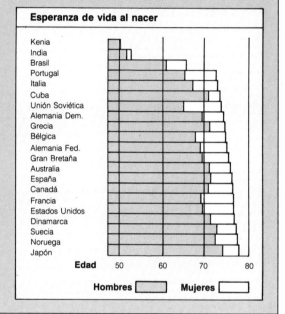

Esperanza de vida al nacer

Kenia, India, Brasil, Portugal, Italia, Cuba, Unión Soviética, Alemania Dem., Grecia, Bélgica, Alemania Fed., Gran Bretaña, Australia, España, Canadá, Francia, Estados Unidos, Dinamarca, Suecia, Noruega, Japón

Edad: 50 60 70 80

Hombres ☐   Mujeres ☐

PRUEBA 2
¿Heredó usted la longevidad?

RESPUESTA:

Si sus padres vivieron (o aún viven) hasta una edad avanzada y con buena salud, usted tiene muchas probabilidades de vivir largo tiempo; si alguno de ellos murió prematuramente, dichas probabilidades tal vez disminuyan.

Muchos defectos orgánicos y enfermedades que acortan la vida tienen una índole hereditaria; los más acuciantes son la espina bífida, la fibrosis quística, la hemofilia y la hiperlipidemia (exceso de colesterol en la sangre). Aunque no es posible determinar de qué modo se heredan padecimientos como la diabetes, el cáncer de mama y algunas afecciones biliares, lo cierto es que tienden a ser más frecuentes en determinadas familias. Si se toman las debidas medidas preventivas, puede retardarse la aparición de dichas enfermedades y, una vez que aparecen, el tratamiento oportuno suele dar los resultados apetecidos.

PRUEBA 3
Una cuestión de vida o muerte:
¿se ayuda usted?

1. ¿Ingiere al día más del equivalente a cuatro cervezas o dos tragos de bebidas fuertes?
2. ¿Tiene alta la presión arterial?
3. ¿Come muchas frituras y alimentos grasos?
4. ¿Está excedido de peso?
5. ¿Fuma?
6. ¿Hace poco ejercicio o ninguno?
7. ¿Toma medicamentos?
8. ¿Trabaja en un ambiente peligroso?
9. ¿Habita en una zona donde hay violencia?
10. ¿Su tren de vida implica mucho estrés?
11. ¿Tiene que manejar el automóvil a diario?

RESULTADOS:

Si ha contestado "sí" a cualquiera de las preguntas anteriores, está expuesto a una muerte prematura. Si desea vivir mucho tiempo, recapacite, cambie su modo de vida, haga ejercicio con regularidad y aliméntese en forma sana.

PRUEBA 4
¿Cuáles son los riesgos de fumar?

En la tabla de abajo se indica cómo el fumar disminuye la esperanza de vida. Si usted ya dejó de fumar, añada un año por cada cinco que hayan transcurrido desde que lo hizo. Lógicamente, la cantidad de años de vida que puede perder una persona de edad avanzada es menor que la que podría perder un joven, pero proporcionalmente es mucho mayor; es decir, una persona de 65 años parecería perder pocos años por fumar, pero esos años suponen un altísimo porcentaje de lo que aún le quedaría por vivir. La tabla de la derecha se refiere a la proporción de fumadores varones que mueren antes de los 65 años de edad, según la intensidad de su hábito.

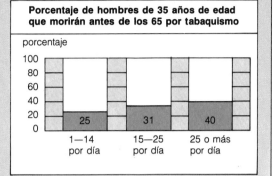

Porcentaje de hombres de 35 años de edad que morirán antes de los 65 por tabaquismo

porcentaje

	1—14 por día	15—25 por día	25 o más por día
	25	31	40

Cómo el fumar reduce la esperanza de vida

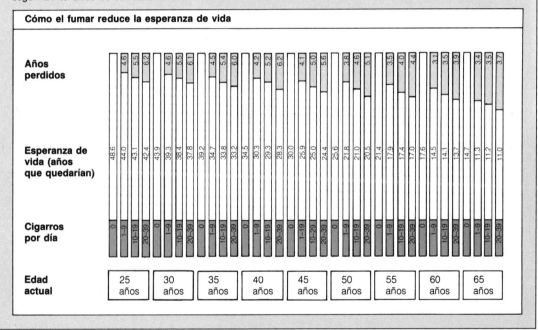

	25 años				30 años				35 años				40 años				45 años				50 años				55 años				60 años				65 años			
Cigarros por día	0	1–9	10–19	20–39	0	1–9	10–19	20–39	0	1–9	10–19	20–39	0	1–9	10–19	20–39	0	1–9	10–29	20–39	0	1–9	10–19	20–39	0	1–9	10–19	20–39	0	1–9	10–19	20–39	0	1–9	10–19	20–39
Años perdidos		4.6	5.5	6.2		4.6	5.5	6.1		4.5	5.4	6.0		4.2	5.2	6.2		4.1	5.0	5.6		3.8	4.6	5.1		3.5	4.0	4.4		3.1	3.5	3.9		3.4	3.5	3.7
Esperanza de vida (años que quedarían)	48.6	44.0	43.1	42.4	43.9	39.3	38.4	37.8	39.2	34.7	33.8	33.2	34.5	30.3	29.3	28.3	30.0	25.9	25.0	24.4	25.6	21.8	21.0	20.5	21.4	17.9	17.4	17.0	17.6	14.5	14.1	13.7	14.7	11.3	11.2	11.0

| Edad actual | 25 años | 30 años | 35 años | 40 años | 45 años | 50 años | 55 años | 60 años | 65 años |

PRUEBA 5
¿Cómo morirá usted?

RESPUESTA:
Las causas de su muerte dependerán, según se indica en la tabla de la derecha, de dónde viva usted. En los países o regiones más desarrollados (barras oscuras) predominan los decesos por trastornos cardiacos y por cáncer; en los demás países o regiones (barras claras) las causas de muerte más comunes son las enfermedades infecciosas y respiratorias. Estas diferencias se deben al modo de vida y a la atención médica prevalecientes en cada caso.

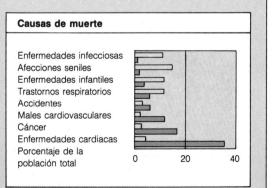

Causas de muerte

Enfermedades infecciosas
Afecciones seniles
Enfermedades infantiles
Trastornos respiratorios
Accidentes
Males cardiovasculares
Cáncer
Enfermedades cardiacas
Porcentaje de la población total

0   20   40

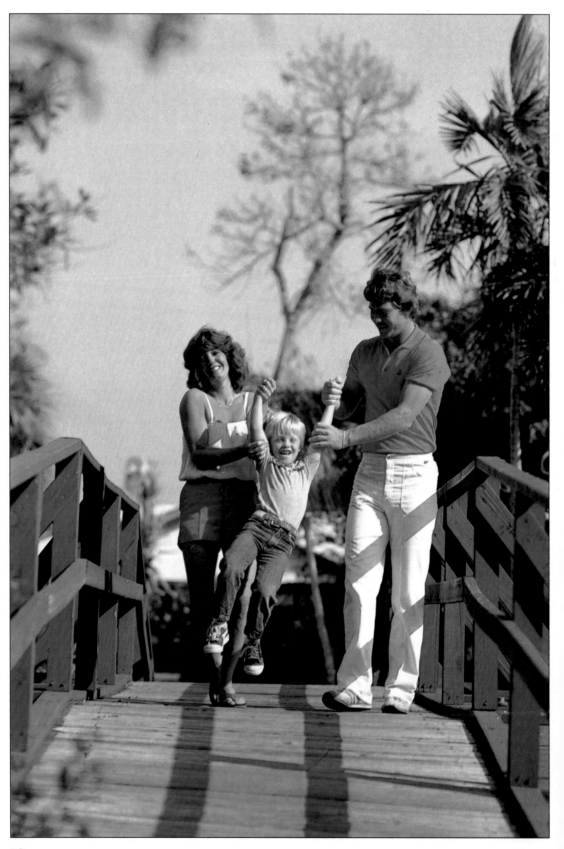

PLANES, PARA TODA LA VIDA

Sin que importe la edad, el tener una mentalidad optimista es una de las claves para estar en forma y lograr el bienestar. Pero aun siendo entusiasta, es necesario determinar qué pasos hay que seguir para alcanzar la meta de una vida sana y prolongada.

Los planes que componen el presente capítulo abarcan toda la vida y tienen el propósito de aclarar en qué consisten dichos pasos necesarios; además, se hace referencia a las páginas en que pueden hallarse muchos datos útiles al respecto. Estos planes tienen en cuenta los principales cambios que ocurren en el organismo y en la forma de vivir conforme avanza la edad; se basan en metas generales, referentes a los principales aspectos de una vida sana: la alimentación equilibrada, el ejercicio indispensable, el control del estrés, el no fumar y el moderar la ingestión de bebidas alcohólicas. Alcanzar estas metas es imprescindible para cumplir el propósito de cada plan de acción: mantener la salud y el bienestar.

Cada plan se divide en cinco aspectos determinantes de la forma de vida: la salud mental y afectiva, en la que el tiempo libre desempeña un papel fundamental; el trabajo, las finanzas y la familia; la aptitud física y el cuidado del cuerpo; la comida y la bebida, y las revisiones médicas.

Antes de poner en práctica el plan que corresponda a su edad y sexo, haga usted las pruebas incluidas en el capítulo anterior para que sepa cuáles aspectos necesitan mayor atención en su caso particular. Después, teniendo en cuenta los resultados obtenidos en dichas pruebas, esfuércese por cumplir el plan y fíjese nuevas metas conforme vaya avanzando. Naturalmente, tal vez habrá metas que ya haya alcanzado, lo cual sería óptimo, pero recuerde que para conservar la salud y el bienestar hay que persistir en el buen empeño toda la vida.

CRECER

En el periodo de crecimiento, hasta los 13 años de edad, los niños dejan de ser bebés y llegan al umbral de la vida adulta. Durante la infancia se forman hábitos de vida que después será muy difícil cambia por eso es tan importante que los padr enseñen a sus hijos unas normas de co ducta que les permitan ser adultos de pr

SALUD AFECTIVA Y MENTAL; TIEMPO LIBRE

● Ser cortés; los buenos modales ayudan a llevarse bien con los otros niños y con los adultos.
● Pensar antes de prometer. Los demás respetan a quien explica por qué no puede hacer alguna cosa, pero no a quien no cumple lo prometido.

● Leer para divertirse, por lo menos un libro cada semana; los libros instruyen y despiertan la imaginación.

● Ver el programa de televisión preferido, pero no pasar más de 1 hora al día frente al televisor.

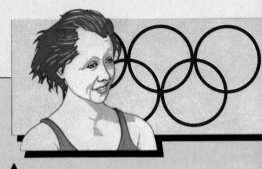

TRABAJO, FINANZAS Y FAMILIA

● Ayudar en las labores de casa; hacer la cama todos los días, ordenar los juguetes y los libros y recoger y guardar la ropa todas las noches.
● Aprender a compartir; dejar que los hermanos y hermanas usen los juguetes y los libros de uno.

▲
Marjorie Gestring, estadounidense, ganó una medalla olímpica de oro en 1936; tenía 13 años.

APTITUD FÍSICA Y CUIDADO CORPORAL

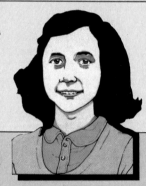

● Respetar el cuerpo; bañarse a diario y lavarse el cabello por lo menos una vez a la semana.

◀ **Ana Frank,** holandesa, comenzó a escribir su famoso diario mientras se ocultaba de los nazis, en 1943; tenía 13 años.

● Cortarse las uñas y mantenerlas limpias; cepillarse los dientes.
● Aprender a montar en bicicleta (vea págs. 110—111); una vez que se aprende, no se olvida, es buen ejercicio y permite transportarse con independencia.

COMIDA Y BEBIDA

● Sentarse a la mesa cuando hay que comer; masticar bien para que los alimentos sepan y se aprovechen mejor.

● Beber leche al comer y cuando se tiene sed; la leche es mucho mejor que los refrescos, pues alimenta y ayuda a tener huesos fuertes.
● Comer muy pocas frituras, pues contienen demasiada grasa y, en exceso, perjudican al organismo (págs. 52—93).

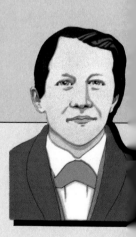

REVISIONES MÉDICAS

● Ir al dentista cada seis meses para que revise y limpie los dientes; hay que seguir sus consejos al cepillarse los dientes y las encías (págs. 178—179) y al usar y cuidar los frenos dentarios; así, los dientes serán más sanos y la sonrisa más grata.

Tomás Alva Edison, ▶ estadounidense, inició su vida profesional a los 12 años de edad, cuando publicó su propio periódico (el primero en ser impreso en un ferrocarril).

echo; además, deben inculcarles buenos hábitos de salud, que sean para ellos el cimiento de la aptitud física y del bienestar. Es fundamental que los niños aprendan a alimentarse en forma sana, a dormir lo necesario y a cuidar la higiene personal.

● Entender que se está madurando en lo afectivo. Saber que hace bien llorar cuando se está afligido, pero que eso no debe usarse para salirse uno con la suya.
● Aprender a dar la cara; no pensar que los padres siempre tienen que sacarlo a uno de los problemas.

● Unirse a un grupo, como los de niños y muchachos exploradores, para hacerse de amigos y participar en distintas actividades.

Shirley Temple, ▶
estadounidense, fue la primera niña que ganó un Óscar (1934); tenía 6 años.

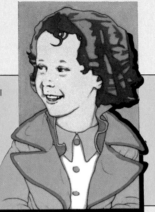

● De vez en cuando salir de vacaciones sin los padres; pedirles permiso para pasar algún fin de semana en casa de amigos o parientes. Ir a algún campamento de veraneo.
● Cultivar alguna afición o actividad novedosas.

● Tener consideración hacia el resto de la familia. Estar dispuesto a entender que los demás no siempre querrán participar en lo que uno hace, o que uno participe en lo que ellos hacen; respetar su intimidad, y no hacer ruido cuando otros estudian o conversan.

● Aprender lo que cuesta el dinero, y administrarlo para que dure; procurar ahorrar para luego darse algún gusto.

● Ser empeñoso en la escuela; no dudar en preguntar cuando no se ha entendido algo. El poner todo de parte propia hace sentirse bien.
● Ser servicial con los demás, sobre todo con los hermanos y hermanas menores.

◀ *Charles Chaplin, inglés, hizo su primera actuación escénica en 1897; tenía 8 años.*

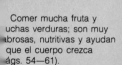

● Entender cómo se está cambiando físicamente (págs. 186—189); al crecer, se facilitan algunas cosas que antes eran difíciles de hacer.

● El ejercicio habitual ayuda a mantener la energía y a mejorar la coordinación.
● Saltar la reata (págs. 120—121) es un ejercicio sencillo y una buena preparación para diversos deportes; además, puede hacerse en cualquier parte.

● Aprender a nadar bien (págs. 116—117); este deporte beneficia a todos los músculos y mejora la coordinación.
● Esforzarse todo lo posible en los juegos y los deportes; lo importante no es ser mejor que otros, sino hacer lo mejor que uno puede.

● Comer pocas cosas saladas; el exceso de sal altera el equilibrio de los líquidos del organismo (págs. 90—91).
● Los dulces y los refrescos son muy tentadores, pero no hay que abusar de ellos; el azúcar es la principal causa de caries.

Franz Liszt, célebre ▶
pianista y compositor húngaro, dio su primer recital en 1820; tenía 9 años.

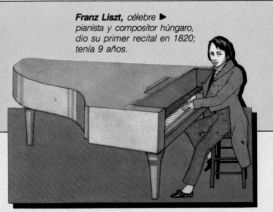

Comer mucha fruta y muchas verduras; son muy sabrosas, nutritivas y ayudan a que el cuerpo crezca (págs. 54—61).

● Ir al oculista una vez al año. Hay personas que necesitan usar anteojos o lentes de contacto para mejorar su visión (págs. 172—174); en estos casos, hay que aprender a cuidar dichos instrumentos.

● Hacerse revisar el peso corporal y la estatura una vez al año, al ir al examen médico general. No hay que preocuparse por el hecho de crecer más deprisa o más despacio que los demás: cada quien lleva su paso (págs. 186—187).

● Con regularidad hacerse revisar los oídos por un especialista (págs. 175—177)

HALLAR LA IDENTIDAD

La adolescencia es una edad tempestuosa y de rebeldía, en la que se tiende a rechazar —aunque sea por corto tiempo— las normas de los padres y los maestros. Son años de experimentación y de búsqueda de la autonomía y de la confianza en u[...] mismo; años en que hay que adaptarse [...] un cuerpo que aún está desarrollándose [...] en que se siente el despertar de la sexua[...] dad. La presión ejercida por los compañ[...]

SALUD AFECTIVA Y MENTAL; TIEMPO LIBRE

● Comprender que hay que coexistir con el resto de la sociedad. Tratar a los demás como uno mismo quisiera ser tratado; respetar las opiniones ajenas, aunque no concuerden con las propias.
● Aprender a pensar por uno mismo, y no atenerse sólo a lo que piensan otros.

● Aprender a aceptar los errores y las limitaciones (vea págs. 264—265); nadie puede ser ni perfecto ni triunfador de tiempo completo, aunque lo parezca.
● Aprender a estar solo (págs. 260—263). Darse tiempo para reposar, meditar o desarrollar algún interés.

TRABAJO, FINANZAS Y FAMILIA

● Es fácil ocuparse sólo de uno mismo, pero hay que recordar que se es parte de una familia: hay que saber demostrar interés y cariño por los hermanos, los padres y los abuelos.

● Pensar en el propio futuro y demostrar empeño en el estudio o en el trabajo.

▲ **Robert Fischer,** *estadounidense, ganó un torneo internacional de ajedr[...] en 1957; tenía 14 años.*

APTITUD FISICA Y CUIDADO CORPORAL

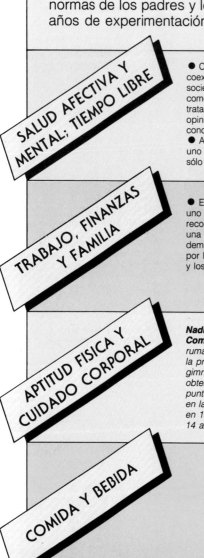

Nadia ▶ Comaneci, *rumana, fue la primera gimnasta en obtener la puntuación de 10 en las Olimpiadas, en 1976; tenía 14 años.*

● Hay que cuidar el cuerp[...] bañarse a diario, lavarse e[...] pelo con regularidad y cepillarse los dientes despu[...] de comer (págs. 160—183[...] La apariencia desaliñada e[...] desagradable para los dem[...]
● En los deportes, buscar siempre la superación; es muy grato disfrutar los logro[...]

COMIDA Y BEBIDA

● La edad a la que segúr[...] las leyes se permite ingerir bebidas alcohólicas puede[...] variar de un lugar a otro, pero lo importante es sabe[...] qué consecuencias tiene e[...] tomar bebidas embriagant[...] (págs. 287—291); el alcoh[...] no debe adueñarse de la persona.

REVISIONES MÉDICAS

● Hacerse revisar el peso[...] la estatura dos veces al añ[...] La alimentación equilibrada[...] el ejercicio suelen bastar para tener el peso y el ín[...] de masa corporal óptimos (págs. 72—75); pesar demasiado poco es tan perjudicial como pesar en exceso.

ADOLESCENTES 14-18 AÑOS

s hace difícil resistirse a ciertas tentaciones, como el alcohol y el tabaco. Es importante que los padres contribuyan a que sus hijos pasen por esta edad con desahogo y comprensión; que los ayuden a

aprender a controlar el estrés, a no caer en hábitos nocivos, a alimentarse adecuadamente y a hacer mucho ejercicio con regularidad. Los beneficios serán para siempre.

● Comprender los propios ulsos sexuales (págs. 6—189).
● Cultivar buenas relaciones n personas de uno y otro os. Saber confiar y ser no de confianza; abrir a demás la mente y el azón, y saber escuchar gs. 260—261).

● Nutrir con ideas la mente; leer muchos libros, revistas y periódicos para aprender, estar al día y como diversión.
● Ayudar de buen grado en casa, y hacerlo siempre sin esperar a que los demás tengan que pedirlo.

Ofelia Medina, actriz mexicana, realizó su primer papel importante en la obra teatral H₃O, dirigida por Alejandro Jodorowski; tenía 16 años. ▼

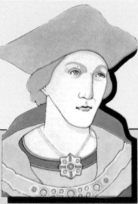

● Aprender a organizarse n eficiencia y sin sperdicio de tiempo. No ar para última hora el udio; lo que uno redacta a carrera y los exámenes e hace deprisa, no hacen ticia a lo que se es y sólo an preocupaciones.

▲ **Enrique VIII** *subió al trono de Inglaterra en 1509; tenía 17 años.*

● Saber usar el dinero; hacer una lista de gastos y determinar cuáles son indispensables y cuáles son por cosas que uno desearía y que tal vez se puedan obtener ganando algún dinero (cuidando a un niño o ayudando en algún trabajo a un vecino, por ejemplo).

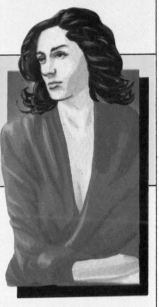

● Ser responsable en la conducta sexual (págs. 186—189).
● No usar drogas (págs. 280—281); no son de provecho para la vida, sino que perjudican la salud y el bienestar aunque de momento no lo parezca.

● Variar los deportes para adquirir más aptitudes y conocer a otras personas.
● Dormir siempre lo necesario para reponer la energía y tener despierta la mente (págs. 274—275).

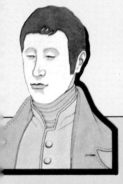

uis Braille, *francés, entó un alfabeto en eve, para ciegos, 1824; tenía 15 años.*

● Comer la menor cantidad posible de alimentos chatarra. Las frituras, los refrescos y las malteadas tienen demasiadas calorías y grasas (págs. 52—93).
● Comer mucha fruta y verduras; son tan asequibles como los alimentos chatarra pero mucho más sanas.

● Que la comida haga buen provecho: hay que comer con calma, masticar bien y darle al cuerpo ocasión de digerir, antes de volver a entrar en acción; no hay que ver televisión ni discutir mientras se come.

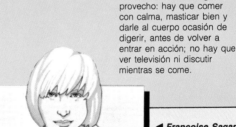

● Ir al oculista con ularidad. Cuando se cesite, usar anteojos o es de contacto; estos mos tienen algunas tajas (págs. 172—174).
● Ir al dentista cada seis ses y cuidar la higiene tal (págs. 178—179).

● Si se sufre de acné, consultar al médico de la familia o a un dermatólogo para saber cómo tratarlo.
● Las adolescentes deben revisarse los senos todos los meses (pág. 207); ésta es una parte fundamental del cuidado corporal, para toda la vida.

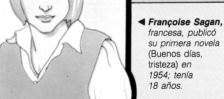

◄ **Françoise Sagan,** *francesa, publicó su primera novela (Buenos días, tristeza) en 1954; tenía 18 años.*

LOS JÓVENES ADULTOS

Éstos suelen ser años de riesgo: los accidentes de tránsito son la principal causa de muerte a esta edad. También son los años de la plenitud física, en los que hay que sacarle al cuerpo el mayor partido posible. Las metas de trabajo y sociales so generalmente las prioritarias en la ment de un hombre joven, aunque prosigue l fase experimental iniciada en la adolescer cia; por eso puede serle difícil hallar e

SALUD AFECTIVA Y MENTAL; TIEMPO LIBRE

● Fijarse metas sociales y perseguirlas pero sin demasiada obstinación; a medida que aumenta la seguridad en uno mismo, se facilita el cambiar de parecer.
● Nutrir con libros y música la imaginación. Ir a museos, al teatro, al cine, a galerías y a conciertos.

◀ **Pablo Neruda,** chileno, publicó su prime libro, Crepusculario, en 1923; tenía 19 años.

● Viajar tanto como sea factible; aprovechar los fines de semana para romper la rutina.

TRABAJO, FINANZAS Y FAMILIA

● Sacar el mayor provecho de las oportunidades educativas. Reflexionar si los estudios de posgrado representan o no una ventaja.
● Saber administrar el dinero; lograr que los ingresos sean mayores que los gastos, restringiendo éstos si es necesario.

● Ser objetivo acerca d las habilidades, la capacidad y los conocimientos propios y fijarse metas realistas, d corto y de largo plazos. Ésta es la oportunidad d adquirir la experiencia necesaria para ascender en la escala profesional.

APTITUD FÍSICA Y CUIDADO CORPORAL

● Mantener un alto grado de higiene personal (págs. 160—183) y no dejar de dormir lo necesario (págs. 274—275).

● Equilibrar la transición al trabajo sedentario practicando algún deporte o haciendo otro tipo de ejercicio. Exigirle mucho al cuerpo para sacar el mayor partido de estos años de plenitud (págs. 94—159).

● Ponerle un alto al hábito de fumar y restringir el consumo de bebidas alcohólicas, sobre todo si se va a ser padre; hay que hacerlo por uno mismo, por la pareja y por el bebé (págs. 214—215 y 282—286).

COMIDA Y BEBIDA

● Moderarse al beber en reuniones (págs. 287—291). El beber por hábito indica que hay algún problema no resuelto, pero el alcohol de nada servirá para resolverlo y, en cambio, es peligroso y debilitante.

REVISIONES MÉDICAS

● Hacerse medir la presión arterial cada año y practicarse un examen físico completo cada dos años.
● Ir al oculista es muy importante a esta edad; si s usan lentes, hay que hacers una revisión cada año (págs 172—174).

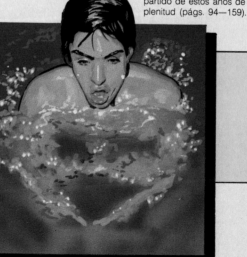

▲ **Felipe "Tibio" Muñoz,** nadador mexicano, obtuvo la medalla olímpica de oro en la prueba de 200 m pecho, en 1968; tenía 19 años.

quilibrio entre sus actividades académi-
as y todas las demás. Para los hombres
ue comienzan a trabajar a esta edad, es
na etapa de transición en la que ponen a
rueba su capacidad y su seguridad en sí

mismos, pues por vez primera tienen que
competir como adultos en un mundo de
adultos. Muchos hombres contraen matrimonio a esta edad... por primera vez.

Disfrutar una amplia gama
relaciones; se tiene
ucho tiempo por delante y
hay por qué casarse de
sa.
Aprender a comunicarse;
dejar de expresar las
eocupaciones y hacer algo
ra solucionarlas (vea págs.
0—273).

● Respetar a la pareja;
escuchar sus opiniones y
aspiraciones y manifestarle
las propias; entender que
ella también necesita
independencia e intimidad
(págs. 190—193).

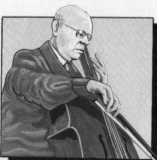

● Participar con interés en
la vida ciudadana y darse
tiempo para ello.
● Equilibrar el trabajo, los
deportes y las demás
actividades recreativas sin
olvidar que los ratos de
reposo son muy importantes
(págs. 270—271).

● Procurar vivir fuera del
hogar paterno; económica
y socialmente, podría ser
conveniente compartir con
amigos un sitio donde vivir.
● Ayudar a que el lugar
donde se vive esté limpio y
ordenado. Hay que saber
hacer de todo y ocuparse
uno mismo de la ropa sucia.

▲
Pablo Casals, español
de ejemplar conducta
ciudadana, inició su
brillante carrera como
violonchelista en 1899,
cuando tenía 22 años.

● Dedicarles tiempo a los
padres; decirles qué
objetivos se tienen y qué
logros se han alcanzado;
interesarse por sus vidas y
esforzarse por establecer con
ellos una relación de adultos.

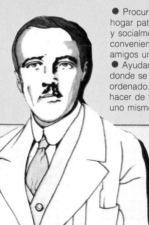

◀ **Charles Best,**
canadiense, fue
codescubridor
de la insulina
en 1921; tenía
22 años.

● Manejar con sensatez; de
ello pueden depender
muchas vidas, incluso la
propia. No manejar si se está
muy cansado, si se han
ingerido bebidas alcohólicas
o si se han tomado ciertos
medicamentos (por ejemplo,
contra la gripe) que provocan
somnolencia.

Conocer de nutrición
gs. 52—93); ésta es la
or manera de renunciar a
alimentos chatarra y de
e cuenta de lo fácil que
limentarse sanamente.

● Saber cocinar, lo cual
puede ser una ayuda para
comer como se debe, con
gusto y con un notable
ahorro de dinero; también es
una forma de agasajar a los
amigos, muy apreciada por
cierto.

Muhammad Alí, ▶
estadounidense,
ganó su primer
campeonato
mundial de
boxeo de peso
completo en
1964; tenía
22 años.

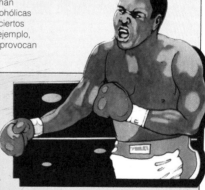

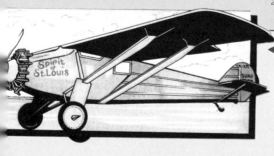

◀ **Charles Lindbergh,**
estadounidense, hizo el
primer vuelo trasatlántico
sin escalas y sin
copiloto en 1927;
tenía 25 años.

● Si se tiene una buena
higiene bucal, los dientes
pueden durar toda la vida
(págs. 178—179). Recordar
que hay que ir al dentista
cada seis meses.

LOS JÓVENES ADULTOS

A esta edad la carrera profesional y los intereses sociales tienden a ser igualmente importantes. Muchas mujeres se dedican a terminar sus estudios, pero también son muchas las que se casan durante este período; por eso a las jóvenes les resulta difícil equilibrar sus aspiraciones profesionales y sus deseos de formar una familia.

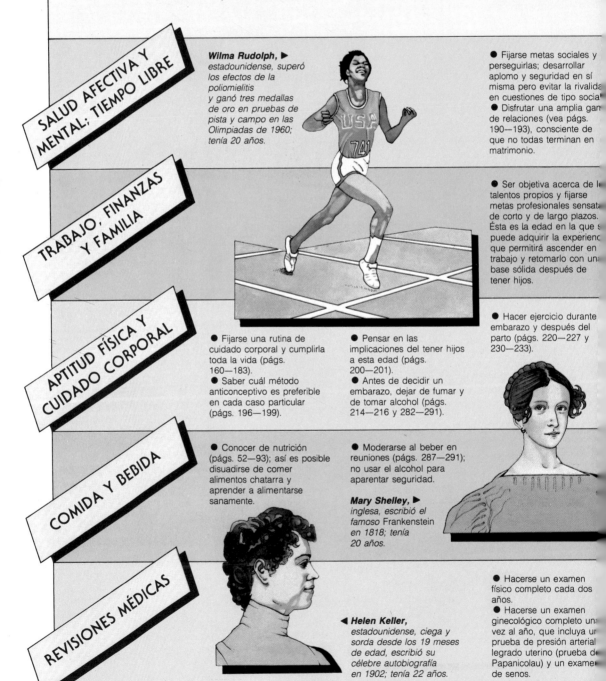

SALUD AFECTIVA Y MENTAL; TIEMPO LIBRE

Wilma Rudolph, ▶
estadounidense, superó los efectos de la poliomielitis y ganó tres medallas de oro en pruebas de pista y campo en las Olimpiadas de 1960; tenía 20 años.

● Fijarse metas sociales y perseguirlas; desarrollar aplomo y seguridad en sí misma pero evitar la rivalidad en cuestiones de tipo social.
● Disfrutar una amplia gama de relaciones (vea págs. 190—193), consciente de que no todas terminan en matrimonio.

TRABAJO, FINANZAS Y FAMILIA

● Ser objetiva acerca de los talentos propios y fijarse metas profesionales sensatas de corto y de largo plazos. Ésta es la edad en la que se puede adquirir la experiencia que permitirá ascender en el trabajo y retomarlo con una base sólida después de tener hijos.

APTITUD FÍSICA Y CUIDADO CORPORAL

● Fijarse una rutina de cuidado corporal y cumplirla toda la vida (págs. 160—183).
● Saber cuál método anticonceptivo es preferible en cada caso particular (págs. 196—199).

● Pensar en las implicaciones del tener hijos a esta edad (págs. 200—201).
● Antes de decidir un embarazo, dejar de fumar y de tomar alcohol (págs. 214—216 y 282—291).

● Hacer ejercicio durante el embarazo y después del parto (págs. 220—227 y 230—233).

COMIDA Y BEBIDA

● Conocer de nutrición (págs. 52—93); así es posible disuadirse de comer alimentos chatarra y aprender a alimentarse sanamente.

● Moderarse al beber en reuniones (págs. 287—291); no usar el alcohol para aparentar seguridad.

Mary Shelley, ▶
inglesa, escribió el famoso Frankenstein en 1818; tenía 20 años.

REVISIONES MÉDICAS

◀ **Helen Keller,**
estadounidense, ciega y sorda desde los 19 meses de edad, escribió su célebre autobiografía en 1902; tenía 22 años.

● Hacerse un examen físico completo cada dos años.
● Hacerse un examen ginecológico completo una vez al año, que incluya un prueba de presión arterial, legrado uterino (prueba de Papanicolau) y un examen de senos.

unque estos años son los más seguros
ara tener hijos, muchas mujeres prefieren
guardar un poco, hasta haber logrado una
osición de responsabilidad en el trabajo.

Virginia Fábregas, *actriz teatral mexicana, hizo su debut profesional en 1892, en la comedia* Divorciémonos*; tenía 20 años.*

● Nutrir la imaginación: leer, escuchar música, ir al teatro, a galerías, etc.

● Viajar tanto como sea posible; romper la rutina los fines de semana; salir de vacaciones, pero no sin haberlas planeado.
● Saber comunicarse; no dejar de expresar las preocupaciones y hacer lo necesario para resolverlas (págs. 260—273).

● Saber estar sola, dedicada a las cosas que a una le interesan.
● Interesarse en la vida cívica y buscar formas de participar en ella.
● Equilibrar el trabajo, los deportes y otras ocupaciones de tiempo libre y darse ratos de reposo.

Saber administrar el ero; lograr que los gastos n menores que los esos, reduciendo aquéllos caso necesario; procurar rrar con miras a unas aciones o algún otro o.

● Decidir si se proseguirá o no la carrera después del matrimonio (págs. 200—201)
● Planear el vivir fuera del hogar paterno; podría ser conveniente compartir con amigas un sitio donde habitar.

● Dedicarles tiempo a los padres; expresarles los logros propios e interesarse por sus vidas; tratar de establecer con ellos una relación de adultos.
● Ayudar a mantener limpio y ordenado el lugar donde se vive, y no dejar que las tareas caseras se acumulen.

quilibrar la transición al ajo sedentario (si es aso) haciendo algún rte u otro tipo de cicio; a este respecto muchas opciones s. 94—159).

● A esta edad existe la tentación de vivir deprisa, pero no hay que dejar de dormir lo debido (págs. 274—275) para poder distrutar realmente todo lo que se hace.

Victoria de los Ángeles, ▶ *española, triunfó en el Concurso Internacional de Ginebra, Suiza, en 1947, lo que dio inicio a su brillante carrera como soprano; tenía 24 años.*

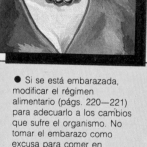

nsayar diversos tipos de a; basarse en los cimientos sobre nutrición idear platillos sanos que en del agrado de una a, de la familia y de los os.

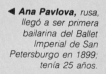

◀ **Ana Pavlova,** *rusa, llegó a ser primera bailarina del Ballet Imperial de San Petersburgo en 1899; tenía 25 años.*

● Si se está embarazada, modificar el régimen alimentario (págs. 220—221) para adecuarlo a los cambios que sufre el organismo. No tomar el embarazo como excusa para comer en exceso o para caer en malos hábitos de alimentación.

toexaminarse los senos mes (pág. 207), lo cual unos pocos minutos y e salvar la vida. al dentista cada seis s (págs. 178—179); ltarlo de nuevo si se embarazada, pues as mujeres necesitan calcio complementario.

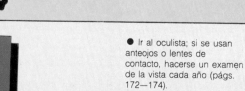

● Ir al oculista; si se usan anteojos o lentes de contacto, hacerse un examen de la vista cada año (págs. 172—174).
● Evitar las dietas drásticas para adelgazar, pues pueden dañar la salud en forma grave y permanente.

SENTAR CABEZA

A esta edad los hombres comienzan a llevar una forma de vida más asentada, lo que suele relacionarse con las obligaciones matrimoniales y de trabajo; en lo profe-sional, progresan hacia posiciones de res[ponsabilidad. Éste suele ser un period[o] de estrés y ansiedad mayores, causado[s] por la carga de trabajo y por los retos inhe[rentes

SALUD AFECTIVA Y MENTAL; TIEMPO LIBRE

● Tomarse todos los días de vacaciones a que se tenga derecho, para después rendir más en el trabajo y en lo familiar y para renovar las energías y refrescar la mente.
● Analizar qué efectos tiene la carrera profesional en la vida afectiva y social.

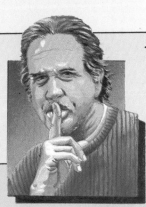

◄ **Carlos Fuentes,** mexicano, publicó La región más transparente en 1958; tenía 30 años.

● Reconsiderar las metas sociales conforme a los logros obtenidos y a las nuevas circunstancias. Mantener las amistades.

TRABAJO, FINANZAS Y FAMILIA

● El crecimiento de la familia suele ocasionar muchos gastos. Hay que hacer una lista de prioridades, administrar con eficacia el dinero y aprender a usar las tarjetas de crédito para aprovecharlas sin incurrir en gastos superfluos.

● Equilibrar la atención que se presta al trabajo, a la familia y al tiempo libre. Que las preocupaciones del trabajo no perjudiquen lo demás.

● Esforzarse mucho en bie[n] del matrimonio o de la relación afectiva; dar amor y comprensión, que son su sustento (págs. 194—195 y 200—201).
● Dedicarles tiempo a los padres y favorecer una buena relación entre éstos y sus nietos.

APTITUD FÍSICA Y CUIDADO CORPORAL

● Exigirle actividad al cuerpo para contrarrestar el sedentarismo y el estrés laborales (págs. 94—159). No tomar la prisa como pretexto para ir en automóvil en vez de caminar o usar el elevador para no subir las escaleras.

● Si los deportes que antes uno hacía ya no resultan interesantes, practicar otros, tal vez antes de ir al trabajo, o hacer ejercicios antes de comer (págs. 142—147).

● Practicar algún deporte con los hijos (págs. 154—155), lo cual sirve pa[ra] ejercitarse uno mismo y pa[ra] darles el ejemplo.
● Manejar con precaución, sobre todo cuando hay qu[e] recorrer muchos kilómetros tras una jornada agotadora (págs. 268—269).

COMIDA Y BEBIDA

◄ **Edmund Hillary,** neozelandés, compartió con Sherpa Tensing la gloria de ser el primero en alcanzar la cumbre del Everest, el 29 de mayo de 1953; tenía 33 años.

● Evitar comer sólo tortas, sandwiches a mediodía; si las presiones del trabajo impiden salir a comer, hay que procurar variar el contenido de la lonchera e incluir siempre alguna ensalada y frutas (págs. 52—93).

REVISIONES MÉDICAS

● Ir al dentista cada seis meses; hacer uso permanente del hilo denta[l], los enjuagues para conser[var] la higiene bucal y evitar e[l] mal aliento (págs. 178—17[9]).

entes al afán de prosperar. A esta edad también empiezan a aumentar los riesgos de sufrir padecimientos cardiocirculatoios, por lo que es muy importante tomar precauciones: sobre todo, cuidar la alimentación, hacer ejercicio y dejar el nocivo hábito de fumar.

orge Luis Borges, ▶
rgentino, fundó en 1925
a revista Martín Fierro;
enía 26 años.

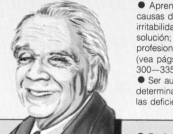

● Tener consideración acia los demás en el trabajo en el hogar; recordar que dos sufrimos presiones y nemos responsabilidades.

● Ayudar en las labores omésticas y en la crianza e los hijos, sobre todo si la areja también trabaja fuera e casa (págs. 200—201).
● Demostrar cariño a la areja con pequeños detalles acerle un regalo esperado, por ejemplo) y mper la monotonía.

● Trabajar con ahínco; tener iniciativa y asumir nuevas responsabilidades.

● Convenir con la pareja erca de los métodos ticonceptivos; buscar otra ución si la actual no es tisfactoria (págs. 6—199).

● Cuidar la apariencia física; tal vez haya algunos músculos que necesiten un poco más de ejercicio (págs. 142—147); no descuidar el cuerpo (págs. 160—183).

● Aprender a reconocer las causas del estrés y de la irritabilidad y buscarles solución; solicitar ayuda profesional en caso necesario (vea págs. 270—273 y 300—335).
● Ser autocrítico y actuar con determinación para superar las deficiencias propias.

● Dedicarles tiempo a los hijos (leerles cuentos, jugar con ellos, etc.); interesarse por lo que hacen y alentarlos, pero sin caer en la tentación de prevalecer en sus actividades; estimular su soltura.

● Ser atento con los vecinos y los nuevos compañeros de trabajo y sentar las bases de una buena relación con ellos.
● Darse tiempo para la diversión; leer libros e ir a conciertos y al cine.

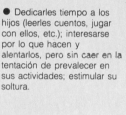

**Martín
Luther King,** ▶
estadounidense,
ganó el Premio
Nobel de Paz
en 1964; tenía
35 años.

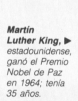

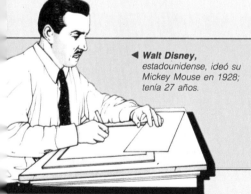

◀ **Walt Disney,**
estadounidense, ideó su
Mickey Mouse en 1928;
tenía 27 años.

● Moderarse en las comidas de trabajo; comer demasiado perjudica la digestión y beber en exceso pone en peligro el empleo.
● No abusar de las bebidas después del trabajo o antes de la cena: pueden conducir al alcoholismo (págs. 287—291).

● Cuidar la alimentación y los hábitos alimentarios, y no dejar de moderar la ingestión de colesterol (págs. 54—55).

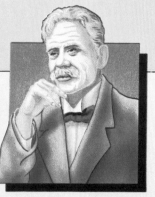

Albert Schweitzer, ▶
francés, siendo músico y
teólogo inició en 1905
sus estudios de medicina
para después ejercerla
como misionero en
África; tenía 30 años.

Ir al oculista; si se usan eojos o lentes de tacto, hacerse un examen la vista cada año (págs. —174).

● Hacerse medir la presión arterial cada año, pues a esta edad aumenta el riesgo de padecer del corazón. Hacerse un examen físico completo (págs. 210—211).

SENTAR CABEZA

A esta edad casi todas las mujeres están dedicadas a consolidar una familia. Los riesgos relacionados con el embarazo tienden a aumentar, al igual que el riesgo de contraer cánceres de mama y uterino, lo cual hace indispensables los exámenes ginecológicos periódicos. Es frecuente que a esta edad las mujeres dediquen meno

SALUD AFECTIVA Y MENTAL; TIEMPO LIBRE

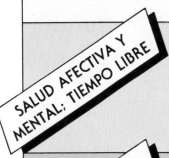

● Tomarse todos los días de vacaciones a que se tenga derecho y dedicarlos a romper la rutina cotidiana.

◀ *Valentina Teréshkova,* *soviética, fue la primera mujer que realizó un viaje espacial, en junio de 1963; tenía 26 años.*

● Mantener el optimismo; si se está deprimida, tensa o irritable, hallar la causa y buscarle remedio (vea págs. 202—203 y 270—273); hablar con la pareja y los hijos acerca de los problemas o buscar ayuda profesional (págs. 298—335)

TRABAJO, FINANZAS Y FAMILIA

● Esforzarse mucho en bien del matrimonio o de la relación afectiva (págs. 194—195 y 200—201). Compartir con la pareja las vivencias de cada día e interesarse en su vida.

Amelia Earhart, ▶ *estadounidense, fue la primera mujer que cruzó sola el Atlántico piloteando un avión, en mayo de 1932; tenía 33 años.*

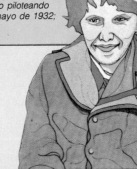

APTITUD FÍSICA Y CUIDADO CORPORAL

● Darse tiempo para hacer ejercicio con regularidad, sobre todo si se tiene un empleo sedentario; así se tendrá mejor disposición y más energía para atender la casa y la familia (págs. 94—159).

COMIDA Y BEBIDA

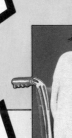

● Comer bien (págs. 52—93), a las horas debidas y sin apresuramiento; tener siempre a la mano lo necesario para preparar bocadillos nutritivos y sabrosos, sobre todo para los hijos.

● Moderar la ingestión de bebidas alcohólicas en las reuniones; no beber por aburrimiento, por tensión o solas (págs. 287—291).
● Ser mesurada en las comidas de trabajo, de mo que éstas no alteren el plan de alimentación habitual.

REVISIONES MÉDICAS

● Hacerse un examen ginecológico completo cada año. A esta edad aumenta riesgo de contraer cáncere de mama y uterino y la detección oportuna es la mejor vía para un tratamiento eficaz (págs. 204—207).

▲ *Gaby Brimmer, poetisa mexicana, víctima de parálisis cerebral desde su nacimiento, publicó su biografía en 1979; tenía 32 años.*

atención a sus carreras profesionales, lo que suele estar relacionado con la maternidad y el cuidado de los hijos. Y son años peligrosos para el matrimonio: los divorcios son frecuentes y muchas mujeres se casan por segunda vez.

Florence Graham, ▶ canadiense, abrió su primer salón Elizabeth Arden en Nueva York, en 1912; tenía 28 años.

● Ser atenta con los vecinos sentar las bases de una buena relación con ellos.

● Reconsiderar las metas profesionales; pensar en cómo las afectará el tener familia (págs. 200—201) y si volverá o no al trabajo después de tener hijos.
● Dedicarles tiempo a los padres y propiciar una buena relación entre éstos y sus hijos.

● Convenir con la pareja acerca de los métodos anticonceptivos; buscar otra solución si la actual no es satisfactoria (págs. 196—199).
● Dejar de fumar y de ingerir alcohol antes de decidir un embarazo (págs. 214—215 y 282—291).

Gabriela Mistral, ▼ chilena cuyo verdadero nombre era Lucila Godoy, escribió su primer libro de poemas (Desolación) en 1922; tenía 33 años.

● Participar en la vida ciudadana y en las asociaciones de padres de familia; ésta es una buena forma de conocer a otras personas y de contribuir al mejoramiento de la comunidad.

● No atarse a la casa; idear una forma de que toda la familia ayude en algo y que permita disponer de tiempo para las actividades propias.

● Cuidar la apariencia física; darse tiempo para embellecer el cuerpo (págs. 160—183); tal vez convenga fortalecer algunos músculos (págs. 142—147 y 232—233).

● Evitar los alimentos chatarra, las comilonas y las dietas drásticas para adelgazar.

● Aprender a ser imparcial con los hijos; dedicarles tiempo e interesarse de verdad en lo que hacen; estimular su independencia (págs. 186—189 y 262—263).

● No tomar medicamentos sin necesidad, sobre todo durante el embarazo (págs. 278—281).

Fanny Anitúa, contralto ▶ mexicana, cantó en 1916 al lado de Enrico Caruso El barbero de Sevilla, en Pésaro, Italia; tenía 32 años.

● Si de verdad se necesita bajar de peso, hay que hacerlo con prudencia (págs. 72—83).

● Darse tiempo para estar a solas y leer libros, reposar o darse algún gusto (págs. 300—309).
● Ejercer la autocrítica y siempre buscar la superación propia (págs. 330—335).

● El crecimiento de la familia suele ocasionar muchos gastos. Hay que hacer una lista de prioridades, administrar con eficacia el dinero y aprender a usar las tarjetas de crédito para aprovecharlas sin caer en gastos superfluos.

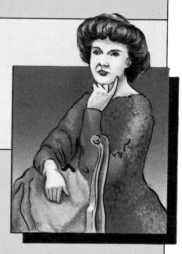

● No olvidar autoexaminarse los senos todos los meses (pág. 207); acudir al médico si se perciben anomalías en ellos.
● Ir al dentista cada seis meses o si se está embarazada; mantener una buena higiene bucal (págs. 178—179).

● Ir al oculista; si se usan anteojos o lentes de contacto, consultarlo cada año (págs. 172—174).
● Hacerse medir la presión arterial todos los años.

HECHO Y DERECHO

Para muchos hombres estos años son de ansiedad; los riesgos de sufrir enfermedades cardiacas continúan en aumento y se percibe la amenaza del agotamiento afectivo. En estos años algunos hombres se enredan en breves aventuras amorosas con mujeres de menor edad que ellos, en un intento por aferrarse a la juventud. E

SALUD AFECTIVA Y MENTAL; TIEMPO LIBRE

● Dar nuevos cauces a las energías y las ambiciones: poner en práctica los métodos de relajamiento o aficionarse a la natación (vea págs. 116—117 y 270—271). De vez en cuando, permitirse alguna extravagancia.

● Revisar la situación en cuanto a las amistades; tal vez sea el momento de reanudar viejos lazos y de ampliar el círculo de amigos.

◀ *James Joyce,* irlandés, *publicó su célebre* Ulises *en febrero de 1922; tenía 40 años.*

TRABAJO, FINANZAS Y FAMILIA

● A esta edad es común sobrecargarse de responsabilidades; el trabajo, la familia y las obligaciones económicas ejercen presiones afectivas y mentales; hay que esforzarse por mantener un equilibrio (págs. 264—273).

● Buscar cómo dedicarle más —y mejor— tiempo a la familia (págs. 154—155).

● Si se considera merecer un ascenso en el trabajo, ha que procurar conseguirlo.

APTITUD FÍSICA Y CUIDADO CORPORAL

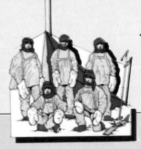

◀ *Roald Amundsen,* noruego, *fue el primero en llegar al Polo Sur, el 14 de diciembre de 1911; tenía 39 años.*

● Darse tiempo para hacer ejercicio al menos tres veces por semana; si la excusa es falta de tiempo, hay que buscar la manera de motivarse (págs. 94—159).

COMIDA Y BEBIDA

● Hay que vigilar la ingestión de calorías y de bebidas alcohólicas; variar los alimentos para no caer en rutinas y, si es el caso, limitar el número de comidas de trabajo que se tendrán en la semana.

● Darse cuenta de que a esta edad el metabolismo es más lento y, por lo tanto, que se requieren menos calorías que antes. A los 45 años los hombres necesitan entre 250 y 300 calorías menos por día que a los 18 años.

REVISIONES MÉDICAS

● El desempeño del organismo decae con la edad. Los exámenes físicos anuales permiten detectar los primeros signos de anomalía (págs. 100—101).

Jonas Salk, estadounidense, probó ▶ *con éxito su vacuna contra la poliomielitis en 1952; tenía 37 años.*

ejercicio, un tren de vida saludable y las revisiones médicas periódicas ayudan a mantener a raya las tensiones propias de esta edad y, una vez cumplidos los 40, a sentirse más conforme con uno mismo y mejor preparado para los años postreros de la madurez.

● Revitalizar la vida sexual (págs. 194—195); aun las parejas más felices necesitan restituir la lozanía a sus relaciones íntimas.

● Tomar parte activa en la colectividad; muchos aspectos fundamentales para ésta dependen del trabajo de voluntarios de edad madura y con experiencia.
● No dejar de tomar vacaciones todos los años, aun sin tener grandes planes.

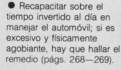

● Cada semana leer por lo menos un buen libro y asistir a algún espectáculo.

◀ **Eduardo VIII** abdicó al trono británico el 10 de diciembre de 1936 para casarse con Wallis Simpson; tenía 42 años.

◀ **José Clemente Orozco,** mexicano, comenzó a pintar sus famosos murales de la Escuela Nacional Preparatoria en 1923; tenía 39 años.

● Recapacitar sobre el tiempo invertido al día en manejar el automóvil; si es excesivo y físicamente agobiante, hay que hallar el remedio (págs. 268—269).

● No gastar impulsivamente el dinero para competir con los demás o para deslumbrarlos.

Muchos hombres que ya tienen los hijos que deseaban piensan en hacerse la vasectomía a esta edad; sin embargo, hay que recordar que dicha operación suele ser irreversible (págs. 196—199).

● Quizá sea el momento de practicar alguno de los deportes que por una razón u otra se han dejado en el olvido; hay que variar las aficiones.

Neil Armstrong, estadounidense, ▶ fue el primer hombre que pisó el suelo lunar, el 20 de julio de 1969; tenía 38 años.

● No tomar psicofármacos sin estricta necesidad, ni buscar medios ''instantáneos'' para huir de los problemas (págs. 278—279).

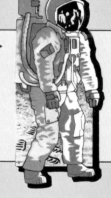

Cuando se necesita un trago para sobrellevar el día, posiblemente se está desarrollando un problema de alcoholismo. Hay que buscar ayuda sin excusas ni demora cuando se considera haber perdido el control en la ingestión de alcohol (págs. 290—291).

◀ **Christiaan Barnard,** cirujano sudafricano, fue el primero en efectuar un trasplante de corazón, el 3 de diciembre de 1967; tenía 45 años.

● Las comidas apresuradas y a deshora tienden a provocar trastornos digestivos y a fomentar los excesos alimentarios (págs. 52—93).

Hacerse cada año un análisis sanguíneo para determinar el nivel de colesterol, que, si es alto, puede ser causa de arteriosclerosis y enfermedades cardiacas (págs. 53—71).

● Ir al dentista cada seis meses; las revisiones, la higiene y el tratamiento (cuando se necesita) ayudan a conservar una dentadura sana de por vida (págs. 178—179).

● La vista sufre cambios a esta edad; la presbicia es común y por eso es necesario hacerse exámenes oftalmológicos con regularidad (págs. 172—174).

● Hacerse medir la presión arterial todos los años; la hipertensión se relaciona con diversos trastornos renales y cardiacos (págs. 95—101).

HECHO Y DERECHO

Entre los 36 y los 45 años de edad la mujer está en posibilidad de sacar de su vigor y experiencia el mejor partido; por ejemplo, a los 36 años muchas mujeres ya tienen los hijos que deseaban y todos van a la escuela, lo que les permite a ellas reorganizar su vida y volver a trabajar fuera de casa o, si no han interrumpido su carrera

SALUD AFECTIVA Y MENTAL; TIEMPO LIBRE

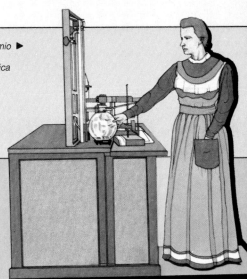

Marie Curie, *francesa, ganó el Premio* ▶ *Nobel de Química en 1911, a los 43 años; ya había ganado el de Física en 1903.*

● Revitalizar la vida sexual (vea págs. 194—195); aun las parejas más felices necesitan restituir la lozanía a sus relaciones íntimas.

TRABAJO, FINANZAS Y FAMILIA

● Es común sobrecargarse de deberes en casa, en el trabajo y en otros aspectos; no hay que echarse a cuestas demasiadas obligaciones (págs. 264—273) y hay que aprender a delegar.

APTITUD FÍSICA Y CUIDADO CORPORAL

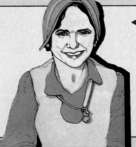

◀ **Gabrielle "Coco" Chanel,** *francesa, introdujo en el mercado su primer perfume famoso (Chanel No. 5) en 1922; tenía 39 años.*

● Darse tiempo para hacer ejercicio al menos tres veces por semana (págs. 94—159) cuando no se halla motivación para hacerlo en casa, conviene inscribirse en alguna clase o practicar algún deporte de grupo o de parejas. El ejercicio ahuyenta el decaimiento.

COMIDA Y BEBIDA

● Comer con sensatez en toda ocasión (págs. 52—93); en los restaurantes las porciones pueden ser demasiado abundantes, pero no hay por qué acabárselas.
● Cuidarse de las "grasas ocultas" en alimentos preparados (págs. 64—65).

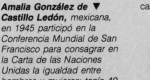

Amalia González de ▼ **Castillo Ledón,** *mexicana, en 1945 participó en la Conferencia Mundial de San Francisco para consagrar en la Carta de las Naciones Unidas la igualdad entre hombres y mujeres; tenía 40 años.*

● Reducir la ingestión de calorías y de sal.

REVISIONES MÉDICAS

● Hacerse cada año una prueba de aptitud física como parte del examen médico general (págs. 96—101); esto permite detectar a tiempo cualquier síntoma de trastorno cardiaco y ayuda a determinar qué tipos de alimentación y de ejercicio son los indicados.

● Hacerse cada año un legrado uterino (págs. 204—205), pues la detección oportuna es la mejor forma de atajar el cáncer.
● Autoexaminarse los senos todos los meses (pág. 207); una vez al año, este examen debe efectuarlo el médico.

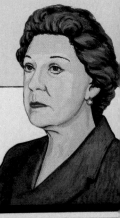

desarrollarla más. Pero esto hace que al riesgo de contraer cánceres de mama y uterino se añada el de sufrir enfermedades cardiacas, como en el caso de los hombres a esta misma edad. Teniendo esto en mente, la mujer debe procurar mantenerse en forma, en lo físico y en lo mental, conforme avanza hacia la edad madura.

● No recriminar todo el tiempo; hablar francamente con la pareja acerca de los problemas y buscar las mejores soluciones (págs. 200—203).
● Conforme crecen los hijos, volver a verse como persona y no sólo como instrumento de la familia.

● Buscar cómo reducir las tensiones cotidianas, ya sea mejorando la actitud ante ellas o suprimiendo de raíz las causas; darse tiempo para la reflexión y la relajación (págs. 264—267 y 298—309).

● Cada semana leer al menos un buen libro y asistir a algún espectáculo. De vez en cuando, permitirse alguna extravagancia.

◀ *Josefa Ortiz de Domínguez,* *mexicana, participó en las juntas independentistas en 1810; tenía 41 años.*

Emmeline Pankhurst, ▼ *inglesa, fundó la Unión Política y Social Femenina en 1903, en favor de los derechos de la mujer; tenía 45 años.*

● Recapacitar sobre la carrera y sobre si el trabajo actual es plenamente satisfactorio; si se considera merecer un ascenso o se desea un cambio de giro en el trabajo, hay que procurar conseguirlo (págs. 258—297).

● Reorganizarse cuando todos los hijos ya van a la escuela; tal vez convendría trabajar en un empleo estimulante, aun si requiriera capacitación.
● Compartir más tiempo con la familia en actividades gratas para todos (págs. 154—155).

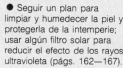

● Seguir un plan para limpiar y humedecer la piel y protegerla de la intemperie; usar algún filtro solar para reducir el efecto de los rayos ultravioleta (págs. 162—167).

● Mirarse en el espejo: si en la apariencia física hay algún aspecto que pueda mejorarse o cambiarse, éste es el momento de hacerlo (págs. 142—147 y 160—183).

● Tal vez convendría suspender el uso de píldoras anticonceptivas y seguir algún otro método (págs. 196—199); a esta edad aumenta el riesgo de sufrir de trombosis, que parece relacionarse con la píldora entre otros factores.

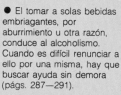

● El tomar a solas bebidas embriagantes, por aburrimiento u otra razón, conduce al alcoholismo. Cuando es difícil renunciar a ello por una misma, hay que buscar ayuda sin demora (págs. 287—291).

Margaret Mitchell, ▶ *estadounidense, publicó* Lo que el viento se llevó *en 1936, a los 36 años; un año después, ganó el Premio Pulitzer.*

Comer muchas frutas y verduras; casi todas contienen pocas calorías, poco sodio y potasio (págs. 78—79) y mucha fibra.

Hacerse medir la presión arterial una vez al año; la hipertensión se relaciona con trastornos renales y cardiacos indica que es preferible no tomar píldoras anticonceptivas.

● Con la edad aumenta la tendencia a la presbicia (págs. 172—174). Ir al oculista cada año permite determinar con exactitud la graduación de los lentes.
● Ir al dentista cada seis meses, y nunca descuidar la higiene bucal (págs. 178—179).

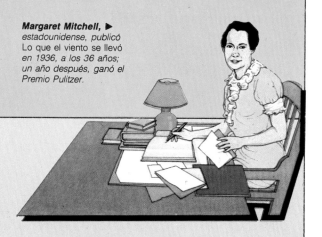

LA EDAD MADURA

A partir de los 45 años las enfermedades cardiacas suelen ser el principal riesgo en cuanto a salud, pero nunca es tarde para que un hombre fomente su bienestar físico y con ello alargue su esperanza de vida. Durante la transición a la edad madura algunos hombres se deprimen, o sienten un irreprimible impulso de oponerse, median-

SALUD AFECTIVA Y MENTAL; TIEMPO LIBRE

● Nada hace envejecer tanto como la cerrazón de mente y la rigidez en las actitudes; hay que tener la valentía de aceptar las ideas nuevas y cambiar de punto de vista e incluso de forma de conducta en determinados casos (vea págs. 236—257).

● Tener ánimo; aún quedan por delante muchos años y hay que planear lo que uno querría hacer.

León Felipe, poeta ▶ español, se estableció por segunda vez en México en 1940, a los 56 años.

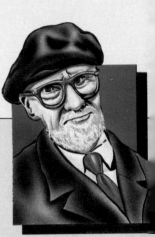

TRABAJO, FINANZAS Y FAMILIA

● Recapacitar sobre la vida de trabajo. ¿Es satisfactoria? ¿Hay formas de reducir el estrés que causa? (págs. 264—267). Aprender el arte de delegar responsabilidades; adaptarse a los nuevos tiempos, métodos y tecnologías.

APTITUD FÍSICA Y CUIDADO CORPORAL

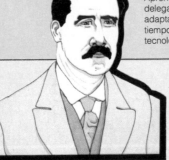

◀ *Howard Carter, inglés, descubrió la tumba del faraón egipcio Tutankamón en noviembre de 1922; tenía 49 años.*

● Darse tiempo para hacer ejercicio al menos tres veces por semana; si se ha estado inactivo, hay que comenzar poco a poco (págs. 94—159 y 248—253).
● No tomar medicamentos superfluos (págs. 278—281); si se siente desgana, es preferible hacer ejercicio.

COMIDA Y BEBIDA

● Vigilar los hábitos de bebida; no dejarse seducir por el espejismo de poder controlar con alcohol el estrés; recordar que el alcohol es un depresivo y que lleva a beber más y a resolver menos (págs. 287—291).

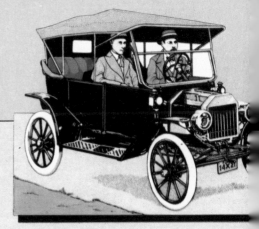

REVISIONES MÉDICAS

Henry Ford, estadounidense, ▶ ideó la línea de montaje en serie en 1913; tenía 50 años.

● Seguir yendo al dentista con regularidad, cada seis meses, y mantener una buena higiene bucal (págs. 178—179).

e actitudes desesperadas, al proceso de envejecimiento. Ambos tipos de reacción pueden tener graves consecuencias; en cambio, cuidar con sensatez el estado físi-co y mental permite que los varones lleguen a los 60 años de edad con confianza y seguridad, dispuestos a disfrutar al máximo la siguiente etapa de su vida.

● Basarse en la experiencia para fijarse nuevas metas que sean de verdad vivificantes (págs. 258—261).
● Procurar mejorar todas las relaciones (págs. 186—213); el tiempo consagrado a los demás hay que emplearlo con optimismo, sin rencores ni recriminaciones.

● Aprovechar con ingenio los ratos libres; darse tiempo para las actividades constructivas y para el reposo (pags. 258—297).

Víctor Hugo, francés, ▶ *publicó en 1862 su célebre novela* Los miserables; *tenía 60 años.*

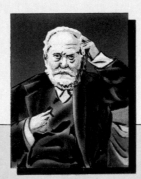

● Alegrarse por el éxito de los jóvenes y ser tolerante hacia su forma de ver la vida.
● Tomar todas las vacaciones a que se tenga derecho; aprovecharlas para salir y romper la rutina (págs. 258—297).

● Alentar a los hijos mayores para que se independicen; no perder el interés por ellos pero respetar su autonomía y desarrollar con ellos una relación de adultos.

● Comenzar a pensar en la jubilación y en cómo planearla; revisar los proyectos en cuanto a finanzas, teniendo lo anterior en mente (págs. 240—243).

● Aprender a ser un buen abuelo (págs. 236—239).

● Cuando todos los hijos hayan dejado el hogar paterno, pensar si convendría o no cambiarse de casa; analizar con la pareja cuál sería la mejor opción (págs. 242—243).

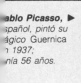

Pablo Picasso, ▶ *español, pintó su trágico* Guernica *en 1937; tenía 56 años.*

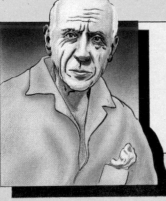

● Mirarse con detenimiento ante el espejo: ¿podría mejorarse la apariencia? En general, la ropa masculina no varía mucho según la edad, pero hay que evitar usar ropa de moda para adolescentes.

● Revisar el peso y el índice de masa corporales (págs. 72—75) y la postura (págs. 138—141); no dejar que crezca la barriga (págs. 142—143).

● Preferir los alimentos con poca grasa y poco sodio, para ayudar al corazón (págs. 64—65).

Alexandre Eiffel, francés, terminó de construir su famosa torre parisiense en 1889; tenía 56 años.
▼

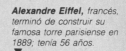

Las necesidades calóricas disminuyen conforme se es menos activo; hay que ir modificando los hábitos alimentarios (págs. 52—93).

● Comer siempre con cordura; no tomar las comidas de negocios como pretexto para desmedirse (págs. 52—93).

Hacerse examinar el oído (págs. 175—177).
Hacerse un examen físico completo todos los años, que incluya una medición de la presión arterial y un examen de próstata (págs. 210—211).

● Hacerse un examen de la vista. A esta edad la visión continúa cambiando y suele ser necesario usar lentes, sobre todo para ver a distancias corta y media (págs. 172—174).

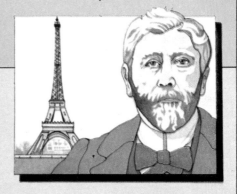

LA EDAD MADURA

La menopausia es el principal obstáculo que la mujer tiene que salvar a esta edad; en promedio, ocurre a los 51 años. Con ello se relacionan ciertos trastornos físicos y emocionales, pero el esfuerzo por mantenerse en forma ayuda mucho durante esta etapa de transición. A esta edad las principales causas de muerte son el cáncer

SALUD AFECTIVA Y MENTAL; TIEMPO LIBRE

- Prepararse para pasar por una crisis de identidad; como los hijos ya son mayores e independientes, queda libre un tiempo que puede dedicarse a intereses personales (vea págs. 258—297).
- Fijarse nuevas metas y cultivar otras aficiones.

- Buscar con la pareja soluciones eficaces y evitar los reproches (págs. 200—201 y 292—297).

Margaret Thatcher fue la ▶ *primera mujer que ocupó el cargo de Primer Ministro de Gran Bretaña, en 1979; tenía 53 años.*

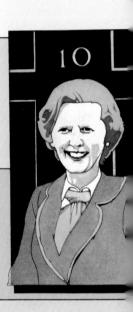

TRABAJO, FINANZAS Y FAMILIA

- Recapacitar sobre la vida de trabajo: ¿hay posibilidad de reducir el estrés y aumentar la satisfacción? (págs. 264—267). Debe actualizarse, y estar dispuesta a delegar responsabilidades.

- Alentar a los hijos mayores para que se independicen; estar dispuesta a ayudarlos pero sin coartarlos, y entablar con ellos una buena relación de adultos.

APTITUD FÍSICA Y CUIDADO CORPORAL

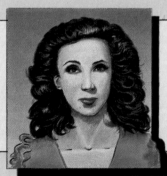

◀ *Dolores del Río, mexicana, hizo su debut teatral en 1956 en la obra* Anastasia, *en Estados Unidos; tenía 52 años. En 1958, a los 54 de edad, debutó en México con* El abanico de Lady Windermere.

- Animarse a hacer ejercicio; si este aspecto se ha descuidado por mucho tiempo, comenzar en forma gradual (págs. 94—159 y 248—253).
- Actuar con entusiasmo para contrarrestar los efectos de la menopausia (págs. 208—209).

COMIDA Y BEBIDA

- Las necesidades calóricas disminuyen conforme se es menos activo; hay que hacer pequeños ajustes a la alimentación (págs. 52—93).

- No comer por aburrimiento, tristeza o mal humor; los alimentos no son para aplacar las emociones sino para nutrir el cuerpo.

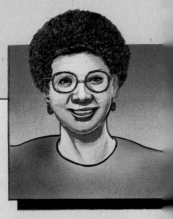

REVISIONES MÉDICAS

- Hacerse un examen físico todos los años, que incluya un examen ginecológico completo, una medición de la presión arterial y un examen de senos (págs. 204—207).

Corazón Aquino, ▶ *filipina, tras denunciar el fraude electoral de Ferdinando Marcos fue declarada presidenta de su país en 1986; tenía 53 años.*

y las enfermedades cardiacas, lo que hace indispensables las revisiones médicas periódicas. Por otra parte, en estos años los hijos pequeños ya no lo son tanto, y los mayores tal vez se hayan independizado; la transición puede conducir a una libertad renovada y grata para los padres, que les permita planear sus años futuros.

● Mantener la vitalidad y el interés sexuales; reconocer los cambios en las necesidades y deseos propios y de la pareja (págs. 194—195).
● Alegrarse por los logros de los jóvenes; no ceder a los celos por la juventud y el dinamismo de los hijos.

● Ver con optimismo el futuro; seguramente quedan por delante muchos años de actividad y buena salud, y hay que empezar a planear lo que se desearía hacer (págs. 236—247).

● No dejarse atrapar por una rutina que haga sentirse estancada y senil (págs. 236—257); ser valiente y aceptar ideas nuevas.

Melina Mercouri, ▶
actriz griega, en 1977 fue electa diputada, cuando tenía 52 años.

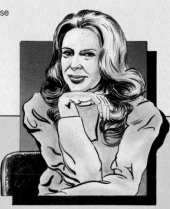

● Una vez que los hijos hayan dejado el hogar, tal vez la casa resulte demasiado grande; hablar con la pareja acerca de la posibilidad de mudarse (págs. 242—243).

● Aprender a ser una buena abuela (págs. 236—239).

● Comenzar a pensar en la jubilación y en cómo planearla; revisar los proyectos en cuanto a finanzas, teniendo lo anterior en mente (págs. 240—243).

Simone de Beauvoir, ▶
escritora feminista francesa, ganó el Premio Goncourt en 1954 por su obra Los mandarines; tenía 46 años.

● Estar al tanto del desarrollo de la moda.

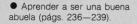

● No desentenderse del cuidado corporal; no dejar de darse tiempo para arreglarse el cabello, la piel, las uñas y sobre todo los pies (págs. 160—183).
● Vestir bien, pero evitar usar ropa de moda para adolescentes.

● Cultivar las aficiones constructivas y el reposo (págs. 245—247).
● No tomar medicamentos superfluos (págs. 278—281); para combatir el hastío, la depresión y el insomnio, no hay que tomar pastillas sino actuar con inteligencia.

● Cuando se es invitada a una comida, no siempre es factible decidir qué se servirá a la mesa, pero sí qué y cuánto comer; no hay que penarse por declinar un platillo que tenga mucha grasa, sal y calorías que una no desea ingerir.

● Las bebidas alcohólicas exigen cordura; hay que evitar consumirlas a solas. El alcohol es depresivo y tiene muchas calorías (págs. 287—291).

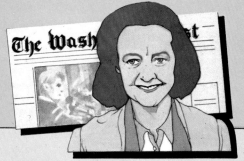

● Las mujeres posmenopáusicas son más propensas a la osteoporosis, por lo que hay que hacerse un examen osteológico todos los años (págs. 208—209).
● No dejar de autoexaminarse los senos cada mes (pág. 207).

● Ir al oculista; si se necesitan lentes bifocales, hay que usar anteojos con armazón cómoda (págs. 172—174).
● Hacerse un examen del oído (págs. 175—177).

● Ir con regularidad al dentista, cada seis meses, y mantener una buena higiene bucal (págs. 178—179).

▲
Katharine Graham,
estadounidense, en 1963 pasó a ser propietaria única del diario The Washington Post, famoso por su calidad periodística; tenía 46 años.

AVENIRSE AL RETIRO

Tanto para los hombres como para las mujeres, entre los 60 y los 70 años de edad hay que avenirse al hecho de la jubilación.

Estos años, si se han planeado bien, pueden significar la consumación de toda la vida. Las claves de una buena condición

SALUD AFECTIVA Y MENTAL; TIEMPO LIBRE

● Poner en práctica los planes para la jubilación; no dejar de emplear las horas hábiles en actividades interesantes (vea págs. 240—244).

● Conservar la juventud de mente y de corazón (págs. 256—257); interesarse en lo que ocurre en el mundo y adaptarse a los nuevos tiempos.

● Cultivar aquellas aficiones para las que no se había tenido tiempo (págs. 245—247) y participar en la vida colectiva.
● Hacer aquel viaje por el que tanto se había soñado.
● Reanudar viejas amistades y hacer cosas juntos, ahora que se tiene tiempo.

TRABAJO, FINANZAS Y FAMILIA

● Ser abuelos activos y disfrutar de estar con los nietos.
● Analizar la posibilidad de hacer trabajos voluntarios, lo que suele ser factible en diversas instituciones altruistas (págs. 245—247).

APTITUD FÍSICA Y CUIDADO CORPORAL

● Hacer ejercicio con regularidad; comenzar poco a poco si se ha estado inactivo (págs. 248—253). Puede ser estimulante hacer ejercicio en grupo.

● Descansar, pero procurar no dormir en exceso (págs. 274—275).

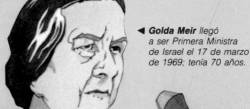

▲ **Boris Pasternak,** *soviético, ganó el Premio Nobel de Literatura por su novela Doctor Zhivago en 1958; tenía 68 años.*

COMIDA Y BEBIDA

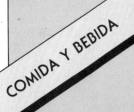

◀ **Golda Meir** *llegó a ser Primera Ministra de Israel el 17 de marzo de 1969; tenía 70 años.*

● La alimentación diaria debe incluir algún guisado, a menos una vez al día (págs. 52—93); no cenar demasiado
● Variar mucho los alimentos y comer de todo, aunque con moderación; est es muy importante (págs. 62—65).

REVISIONES MÉDICAS

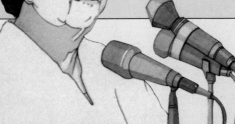

● Es frecuente que a esta edad disminuya el sentido del oído, por lo que conviene hacerse un examen cada año y aprovechar los adelantos técnicos en mater. de audición (págs. 175—177 y 238—239).

...sica y mental son el optimismo y la disposición a un nuevo comienzo, en un periodo n que la pareja tiene por fin todo el tiempo libre. Pero como las mujeres suelen vivir más que los hombres, ésta es generalmente la edad en que empiezan a enviudar.

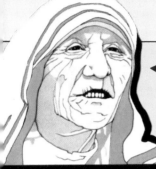

◀ *La Madre Teresa de Calcuta,* albanesa, ganó el primer Premio de Paz Juan XXIII en 1971, a los 61 años, y el Premio Nobel de Paz en 1979.

● Aprender a afrontar la muerte de los amigos y parientes, y no temer hablar de la muerte propia a los seres queridos (págs. 256—257).
● Aprender a reposar pero sin caer en la apatía (págs. 248—253 y 270—273).

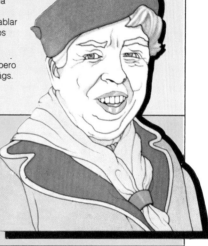

Eleanor Roosevelt, ▶ estadounidense, fue nombrada Presidenta de la Comisión de Derechos Humanos de las Naciones Unidas en 1946; tenía 61 años.

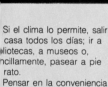

Si el clima lo permite, salir casa todos los días; ir a liotecas, a museos o, ncillamente, pasear a pie rato.
Pensar en la conveniencia mudarse a una casa o un partamento más pequeño gs. 240—244).

● Cuidar las finanzas y saber en qué se gasta el dinero; no derrocharlo, pero tampoco privarse de lo necesario.
● Hacer un testamento o revisarlo si ya está hecho (págs. 256—257).

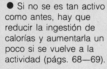

● No descuidar el cuerpo; sobre todo, no dejar que la piel se reseque y cuidar los pies (págs. 160—183).

◀ *Miguel Ángel Asturias,* guatemalteco, recibió en 1967 el Premio Nobel de Literatura; tenía 68 años.

● Aceptar la idea de que tal vez no se pueda hacer todo con la eficiencia y la facilidad de antes, y que hay que tener cuidado al hacerlo (págs. 254—255); recapacitar sobre si aún se está en condiciones de manejar automóvil.

● Evitar las temperaturas extremosas, y en invierno abrigarse bien.

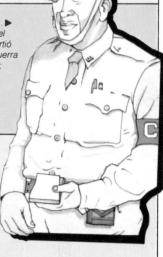

● Si no se es tan activo como antes, hay que reducir la ingestión de calorías y aumentarla un poco si se vuelve a la actividad (págs. 68—69).

Edgar Rice Burroughs, ▶ estadounidense, autor del famoso *Tarzán, se convirtió* en el corresponsal de guerra de mayor edad en 1942; tenía 66 años.

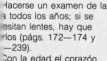

Hacerse un examen de la a todos los años; si se esitan lentes, hay que rlos (págs. 172—174 y —239).
Con la edad el corazón erdiendo eficiencia; cada hay que hacerse un y medirse la presión ial (págs. 96—97).

● Las mujeres deben seguir autoexaminándose los senos cada mes (pág. 207); una vez al año, al hacerse el legrado uterino, este examen debe efectuarlo el médico (págs. 204—206).

● Ir al dentista cada seis meses y mantener una buena higiene bucal (págs. 178—179).

ENVEJECER CON ILUSIÓN

La vida a partir de los 70 años debería disfrutarse a plenitud; la historia abunda en logros alcanzados por hombres y mujeres mayores de dicha edad, y no hay por qué pensar que hayan sido casos irrepetibles. Aunque éstos son los años en que el proceso de envejecimiento físico hace sentir sus mayores efectos, el mantener una act

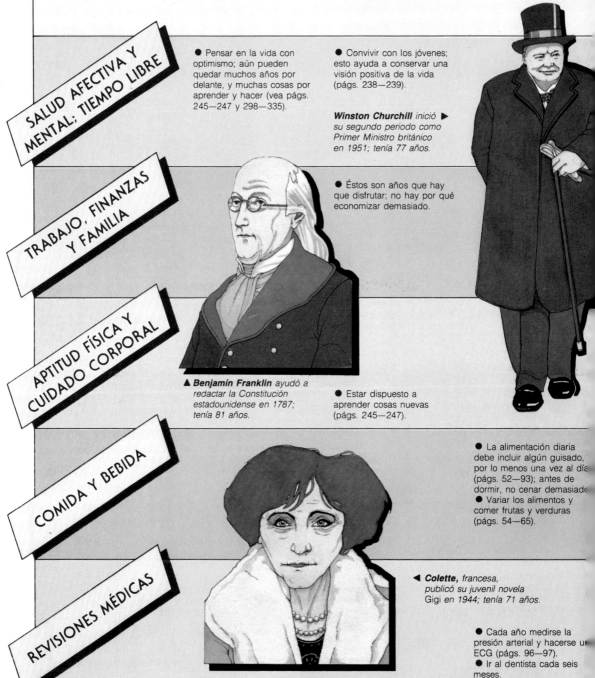

SALUD AFECTIVA Y MENTAL; TIEMPO LIBRE

● Pensar en la vida con optimismo; aún pueden quedar muchos años por delante, y muchas cosas por aprender y hacer (vea págs. 245—247 y 298—335).

● Convivir con los jóvenes; esto ayuda a conservar una visión positiva de la vida (págs. 238—239).

Winston Churchill inició ▶ su segundo periodo como Primer Ministro británico en 1951; tenía 77 años.

TRABAJO, FINANZAS Y FAMILIA

● Éstos son años que hay que disfrutar; no hay por qué economizar demasiado.

APTITUD FÍSICA Y CUIDADO CORPORAL

▲ *Benjamín Franklin ayudó a redactar la Constitución estadounidense en 1787; tenía 81 años.*

● Estar dispuesto a aprender cosas nuevas (págs. 245—247).

COMIDA Y BEBIDA

● La alimentación diaria debe incluir algún guisado, por lo menos una vez al día (págs. 52—93); antes de dormir, no cenar demasiado
● Variar los alimentos y comer frutas y verduras (págs. 54—65).

REVISIONES MÉDICAS

◀ *Colette, francesa, publicó su juvenil novela Gigi en 1944; tenía 71 años.*

● Cada año medirse la presión arterial y hacerse un ECG (págs. 96—97).
● Ir al dentista cada seis meses.

...ud optimista, que se manifieste en el de-...eo de aprender, participar y disfrutar, rin-

de valiosísimos frutos en cuanto a calidad y esperanza de vida.

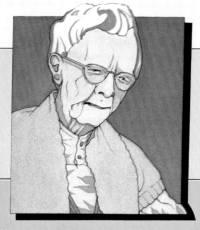

● Afrontar el hecho de la muerte y hablar de ello con la familia (págs. 256—257 y 296—297).

◀ *Grandma Moses, estadounidense, realizó su primera exposición de pintura en 1940; tenía 80 años.*

● Hacer un testamento o revisarlo si ya está hecho (págs. 256—257).

Claude Monet, francés, ▶ pintó su famosa serie de nenúfares de 1916 a 1925; al terminar tenía 84 años.

● Hablar de la experiencia propia y de los recuerdos; estar dispuestos a ayudar a los jóvenes, a quienes puede enseñarse mucho.
● Divertirse: reír, ir al cine, al teatro o salir a cenar.

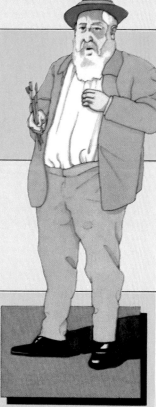

Seguir siendo buenos ...igos con los hijos, y ...uelos amorosos con los ...tos.

● Salir de casa todos los días si es posible; siempre hay alguna actividad sencilla e interesante por realizar.

La mayoría de las ...sonas necesitan menos ...as de sueño conforme ...nza la edad (págs. ...—275). Hay que evitar ...mir por aburrimiento; hay ...chas cosas interesantes ... hacer.

● Motivarse a hacer ejercicio para mantener la fuerza y la flexibilidad, pero sin excederse (págs. 248—253).

● No perder el interés en la apariencia propia y cuidar metódicamente el cuerpo (págs. 160—183).
● No tomar más medicamentos que los indispensables (págs. 278—281).

● Puede ser necesario ajustar la ingestión de calorías según el grado de actividad, pero no hay que dejar de comer lo suficiente para mantenerse activos (págs. 68—69).
● Beber muchos líquidos (págs. 90—91), sobre todo en tiempo caluroso.

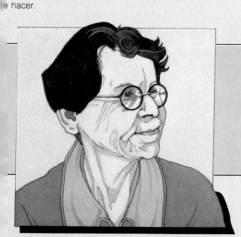

▲ *Bárbara McClintock, estadounidense, ganó el Premio Nobel de Medicina en 1983; tenía 81 años.*

● A esta edad es normal perder un poco el sentido del oído. Existen muchos auxiliares auditivos, cómodos de usar; hay que hacerse un examen del oído todos los años (págs. 175—177 y 238—239).

● Hacerse un examen de la vista cada año (págs. 172—174).
● Las mujeres deben seguir autoexaminándose los senos una vez al mes (pág. 207).

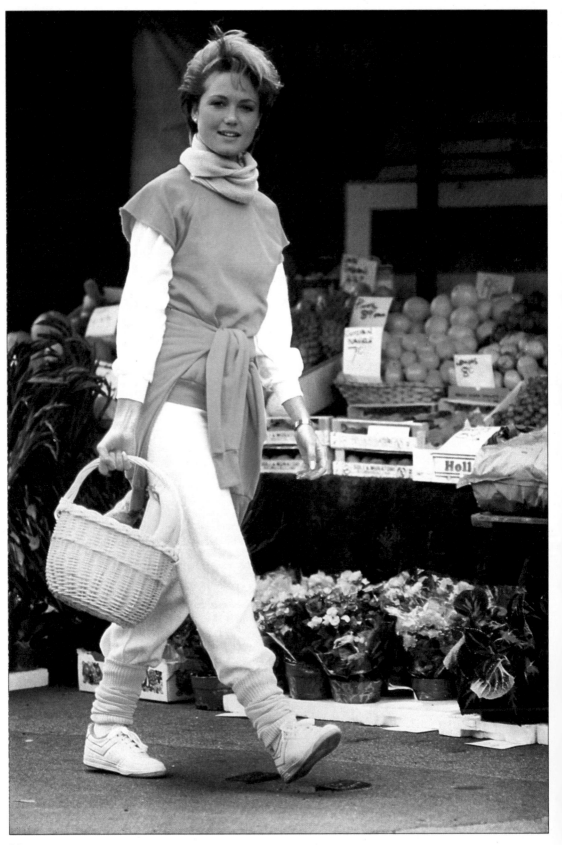

COMER PARA ESTAR SANOS

Todos sabemos que la comida es el sustento del organismo, y que los placeres de la mesa alegran la vida. El presente capítulo, aunque decididamente propugna por la salud, no se opone al deleite; su propósito es contribuir a que el comer sea gustoso pero sin dejar de moderar o incluso eliminar ciertos hábitos alimentarios que a la larga minan la salud y el bienestar.

Los sencillos principios en que se basa este capítulo favorecen la salud porque toman en cuenta qué nutrientes son necesarios y cuáles salen sobrando; cuáles permiten que el cuerpo se desarrolle y se mantenga en plenitud y qué ocasiona ciertas enfermedades degenerativas en la edad madura, que impiden llegar a la vejez disfrutando de una buena calidad de vida.

Por supuesto, no se pretende aquí ofrecer una garantía a toda prueba contra todo tipo de enfermedades, pero sí se trata de aproximarse lo más posible al tipo de alimentación óptimo; sobre todo, se procura contribuir a que cada persona ingiera las vitaminas y minerales indispensables, a que reduzca la ingestión de sodio y de colesterol y a que comprenda las posibles causas de las alergias alimentarias.

Los principios en que se basa la alimentación sana conciernen a todos los miembros de la familia y satisfacen los gustos y las costumbres internacionales. Esta clase de alimentación se compone de comestibles que a todos agradan, evita los preparativos engorrosos, ayuda a mantener a raya el peso corporal y salvaguarda el presupuesto hogareño. Para quienes necesitan bajar de peso, no faltarán en este capítulo consejos de gran utilidad.

LOS NUTRIENTES

La alimentación consiste en proporcionar al cuerpo los nutrientes que necesita no sólo para estar en forma sino, ante todo, para vivir. Las tres principales clases de nutrientes son las proteínas, las grasas y los carbohidratos, todos los cuales dan energía al cuerpo y le permiten crecer y subsistir; hay que comerlos a diario y en cantidad considerable para mantener una buena salud.

Pero hay que escogerlos con muy buen juicio, lo cual no siempre es fácil, puesto que muchas ideas tradicionales han sido modificadas o incluso radicalmente cambiadas conforme la ciencia ha adelantado en su conocimiento acerca de cómo el organismo los utiliza.

Por ejemplo, hasta hace poco se consideraba que la carne era una excelente fuente de proteínas y que, para una buena alimentación, había que comer mucha carne de res. Hasta cierto punto no se carecía de razón, dado que las proteínas son indispensables y la carne de res las contiene de la mejor calidad y en abundancia; pero, por otra parte, es difícil comerla en gran cantidad sin ingerir al mismo tiempo mucha grasa animal, que es perjudicial. Además, los especialistas en nutrición han hallado que no tiene caso suministrar al organismo más proteínas que las que necesita; y como las proteínas de ciertas gramíneas y legumbres no son de "segunda clase", como a veces suele decirse, sino de primera calidad cuando se combinan en la forma debida, resulta que es mucho más saludable comer una mezcla equilibrada de proteínas animales y vegetales que comer en cantidad preponderante las de origen animal.

Las proteínas
El cuerpo humano está hecho de proteínas, y los componentes de las células que impiden que éstas se desintegren y que les permiten realizar sus funciones, constan básicamente de proteínas. Para una explicación sencilla, podría decirse que cada tipo de proteína está formado por una serie específica de "tabiques"; éstos se denominan aminoácidos. El cuerpo humano necesita unos 22 aminoácidos para formar todas las proteínas de que se compone; en sus células se "fabrican" 14 tipos de aminoácidos, pero los restantes, llamados aminoácidos esenciales, tiene que obtenerlos de la comida. Gran parte de la actividad química del organismo consiste en deshacer las series de "tabiques" presentes en los alimentos y reordenarlas para formar otras series, es decir, otras proteínas.

Los carbohidratos
Los carbohidratos son los nutrientes más menospreciados, pero proporcionan energía al organismo, lo ayudan a regular la desintegración de las proteínas y lo protegen de las toxinas.

La glucosa, por ejemplo, es el principal "combustible" del cuerpo humano, en cuyas células toda reacción química productora de energía está basada en el aprovechamiento de ese carbohidrato, aunque las células también pueden utilizar otros combustibles, entre ellos las grasas. La glucosa es uno de los carbohidratos llamados monosacáridos, es decir, sustancias de sabor dulce, compuestas de una sola molécula.

Los polisacáridos, de los cuales el más importante es el almidón, suelen denominarse carbohidratos complejos y constan de muchas moléculas de monosacáridos; el organismo los descompone en dos o más carbohidratos simples. Se hallan en las frutas, verduras y gramíneas y son muy nutritivos pues, además de los monosacáridos, se componen de vitaminas, minerales, proteínas y fibra. Los polisacáridos son relativamente lentos de digerir y por eso quitan la sensación de hambre.

Las grasas
Las grasas son parte indispensable de la alimentación, pero no todas son saludables si se ingieren en cantidad excesiva.

Todas las grasas comestibles se componen de ácidos grasos: largas moléculas de carbono, hidrógeno y oxígeno; permiten obtener más del doble de energía que los carbohidratos y contienen vitaminas A, D, E y K. El organismo necesita las grasas para crecer y restaurarse, y además las almacena en los tejidos para mantenerse a una temperatura constante y para protegerse de la intemperie y de las contusiones.

En nutrición, la principal característica de las grasas es su grado de saturación, que se refiere a su estructura molecular. Las grasas insaturadas no propician tanta acumulación de colesterol en la sangre como las saturadas, y como el exceso de colesterol en la sangre parece causar trastornos cardiacos, lo más aconsejable es comer pocas grasas saturadas. En general se recomienda que la ingestión de grasas se reduzca a 30 por ciento o menos del total de calorías ingeridas, y que las grasas saturadas no excedan de 10 por ciento de dicho total.

Todas las grasas comestibles son una mezcla de ácidos grasos saturados e insaturados, pero por lo regular las de origen animal son más saturadas que las de origen vegetal; las excepciones son las carnes de aves y el pescado, cuyas grasas tienden a ser insaturadas, y el aceite de coco, que aun siendo de origen vegetal contiene abundantes ácidos grasos saturados.

El colesterol

El colesterol es una sustancia cerosa y compleja que forma parte importante de las membranas celulares. El organismo lo aprovecha también para producir vitamina D, hormonas, ácidos biliares y para formar tejido nervioso. Es transportado en el torrente sanguíneo por las lipoproteínas, es decir, proteínas que contienen lípidos o grasas. Según ciertos estudios, al aumentar en la sangre la cantidad de colesterol, es mayor el riesgo de sufrir enfermedades cardiacas.

El colesterol se encuentra en los alimentos, pero sólo 15 por ciento de todo el colesterol presente en la sangre procede de la comida, lo cual significa que si se reduce al mínimo la ingestión de colesterol, de todas formas el efecto que ello tendrá en la sangre será casi insignificante dado que en su mayor parte éste lo produce el propio organismo, en el hígado. Por otra parte, se considera que la excesiva ingestión de grasas saturadas estimula la producción de colesterol en el hígado.

El tipo de lipoproteína que transporta al colesterol en el organismo desempeña un papel importante entre los factores que hacen aumentar el riesgo de sufrir una trombosis coronaria. La mayor parte del colesterol sanguíneo se enlaza químicamente a lipoproteínas de baja densidad, y éste es el peligroso en cuanto al estado de salud.

En cambio, otra parte del colesterol sanguíneo se enlaza a lipoproteínas de alta densidad y parece ayudar a prevenir las trombosis coronarias, por lo cual se considera que cuanto mayor sea su presencia en la sangre, tanto mejor será su efecto para la salud.

Desde el punto de vista de la alimentación, lo que conviene hacer es tratar de que aumente la cantidad de colesterol benéfico y que disminuya la de colesterol dañino. Por ejemplo, si habitualmente se ingerían entre 450 y 500 mg diarios de colesterol, habrá que reducir esa cantidad a 300 mg, que según muchos cardiólogos es el límite máximo aconsejable. Para lograrlo bastará moderar la ingestión de huevos y de vísceras; además, convendrá hacer ejercicio, lo cual ayuda a incrementar en cierta medida la cantidad de colesterol benéfico. Por último, es recomendable hacerse cada año un análisis del nivel de colesterol presente en la sangre, sobre todo en el caso de los hombres a partir de la edad madura.

EL COLESTEROL Y LA TROMBOSIS CORONARIA

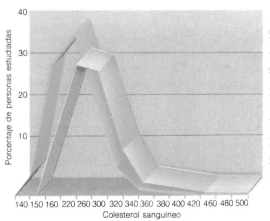

El estudio de Framingham demostró que los hombres de entre 30 y 49 años de edad enfermos de trombosis coronaria (amarillo) tendían a tener en la sangre más colesterol que los sanos (verde). Sin embargo, en promedio los niveles eran altos en ambos casos, y en determinado punto coincidían. No se puede predecir una trombosis basándose en el nivel de colesterol, pero reducir éste ayuda a disminuir el riesgo.

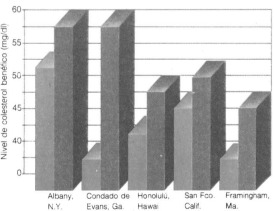

En diversas localidades estadounidenses se estudió la relación existente entre el colesterol y la trombosis coronaria. Los resultados indican que cuanto mayor sea el nivel de colesterol enlazado a lipoproteínas de alta densidad, menor es el riesgo. En la gráfica se compara, con base en dicho nivel, la cantidad de hombres enfermos de trombosis (azul) y la de hombres sanos (morado), según los resultados obtenidos.

GRUPOS DE ALIMENTOS

El organismo necesita obtener de los alimentos alrededor de 40 nutrientes esenciales: vitaminas, minerales, proteínas y grasas que no puede producir por sí mismo, o no en cantidad suficiente.

Para satisfacer la necesidad de nutrientes hay que comer una gran variedad de alimentos. Por lo general cada alimento contiene varios nutrientes, pero ninguno los contiene todos; además, el tipo y la cantidad de los nutrientes contenidos en determinado alimento pueden ser escasos. Por ejemplo, la leche contiene proteínas, grasas, carbohidratos, calcio, fósforo, riboflavina y otras vitaminas del grupo B y vitaminas A y D, pero en cambio tiene poco hierro y muy poca vitamina C. La falta de un nutriente no puede compensarse con una sobreingestión de otro.

Una alimentación variada
Si la alimentación diaria es variada y equilibrada, bastará para obtener todos los nutrientes necesarios. Los alimentos pueden clasificarse según los tipos y cantidades de nutrientes que contienen. Los siguientes datos, y los de las páginas 62—83, permiten equilibrar la ingestión diaria de proteínas, minerales, vitaminas y fibra vegetal y limitar la de grasas, carbohidratos y sodio, cuyo exceso perjudica la salud.

El pan y los cereales
Los alimentos pertenecientes a este grupo engordan mucho menos de lo que suele creerse (lo que sí hace engordar son las grasas y los azúcares que generalmente se les añaden). Todos los alimentos de este grupo contienen vitaminas B y hierro; y además, si son del tipo "integral", aportan al organismo fibra, magnesio, cinc y ácido fólico.

Verduras y legumbres
El término "verduras" se refiere no sólo a las hortalizas de color verde sino a muchas otras, como los jitomates, el betabel, la col, los rábanos, el nabo, las cebollas, las papas, las zanahorias, etc. Por su parte, el término "legumbres" incluye los frijoles, habas, alubias, lentejas, garbanzos y otros frutos o semillas que crecen en vainas.

En general, en nuestro país la alimentación es rica en ciertas legumbres pero bastante escasa en verduras, que suelen quedar relegadas a un segundo plano, meramente decorativo en ocasiones. Y lo cierto es que hay que comer muchas verduras para conservar una buena salud. Por ejemplo, las zanahorias y el jitomate contienen mucha vitamina A, al igual que las verduras de hojas grandes y de color verde oscuro; además, contienen ácido fólico, magnesio, cinc y fibra. Las verduras de color verde oscuro contienen también hierro y calcio. Por su parte, las hortalizas crucíferas, tales como la col y el brócoli, parecen ayudar a prevenir ciertos tipos de cáncer.

Por su parte, las legumbres contienen carbohidratos, fibra, vitaminas C y B_6, hierro y magnesio. El frijol, los garbanzos y los chícharos secos contienen proteínas, ácido fólico, fósforo y cinc.

Las frutas
Todas las frutas, en especial los cítricos, contienen vitamina C, ácido fólico, potasio y otros nutrientes; en cambio, aportan pocas calorías, sodio y grasas. Aquellas cuyas semillas y piel son comestibles proporcionan bastante fibra.

Carnes, pescados y huevos
Estos alimentos son muy ricos en proteínas y además contienen fósforo, niacina y, en menor cantidad, hierro, cinc y otros minerales y vitaminas B_6 y B_{12}. Algunas carnes (la de puerco y ciertos cortes de carne de res) contienen mucha grasa y calorías, pero otras (las de aves) las contienen en cantidad moderada.

La leche y los lácteos
La leche, la crema, el yogur, el queso y la mantequilla son la principal fuente de calcio en la alimentación. También contienen bastantes proteínas y vitaminas A, B_2 (riboflavina), B_6 y B_{12}. La leche entera y sus derivados contienen más grasa y calorías que la leche descremada y sus derivados.

Grasas, postres preparados y alcohol
Aunque tentadores al paladar, estos alimentos contienen muchas calorías y casi nada más; su ingestión debe apegarse a las necesidades calóricas de cada persona.

El aparato digestivo
Para que el organismo obtenga provecho de los alimentos tiene que someterlos a una serie de cambios físicos y químicos. La función del aparato digestivo es descomponer las complejas moléculas de proteínas, carbohidratos y grasas en moléculas reducidas, asimilar las que el cuerpo necesita y expeler los residuos.

Lo anterior supone diversos procesos mecánicos y químicos. Por ejemplo, la masticación es un proceso mecánico, al igual que los movimientos musculares del estómago y de los intestinos; en cambio, las hormonas provocan la secreción de otras sustancias químicas —ácidos, enzimas y bilis— que ayudan a descomponer las partículas y moléculas alimenticias y a extraer los nutrientes.

La mala alimentación puede ocasionar diversos trastornos, desde caries hasta cálculos biliares y quizá incluso algunos cánceres del aparato digestivo. El estrés y los trastornos afectivos (vea págs. 264—267) también perjudican la función digestiva y pueden ocasionar úlceras gástricas. En el cuadro de abajo se explica cómo se relacionan la alimentación y la digestión.

ALIMENTACIÓN Y DIGESTIÓN

Duración	Órganos digestivos	Trastornos	Prevención y remedio
Boca y esófago; unos minutos	**Boca y dientes** La masticación ablanda los alimentos, la insalivación inicia el proceso digestivo y la deglución permite que continúe.	La interacción de las bacterias y el azúcar u otros carbohidratos deteriora el esmalte de los dientes y produce caries.	El comer pocos dulces pegajosos y la buena higiene dental ayudan a prevenir la caries.
	Esófago El bolo alimenticio pasa al estómago por el esófago.	Las agruras se deben a que el jugo gástrico refluye al esófago.	Las agruras se tratan con antiácidos; es útil comer en cantidades moderadas.
Estómago; 4 horas	**Vesícula biliar** La vesícula (en verde, izq.) almacena la bilis segregada por el hígado y la vierte en el duodeno.	Los cálculos biliares se deben a una alteración del metabolismo de las grasas.	Una alimentación sana, escasa en grasas animales, ayuda a evitar los cálculos biliares.
Duodeno e intestino delgado; 4 1/2 horas	**Estómago** En esta bolsa muscular se mezclan ácidos con los alimentos, que luego pasan al intestino.	La irritación, la infección y el exceso de ácido pueden causar dolor y vómitos. Los irritantes, el alcohol y el fumar agravan las úlceras.	Durante las recaídas hay que evitar ciertos alimentos y bebidas y procurar no fumar.
	Intestino delgado En él se vierten las secreciones alcalinas del páncreas y de la vesícula, que descomponen las grasas y neutralizan los ácidos gástricos. En el extremo superior (el duodeno), los alimentos se mezclan con dichas secreciones y son absorbidos en el resto del trayecto.	Si pasa demasiado ácido al duodeno, tiende a causar indigestión y úlceras. Las úlceras duodenales se deben también al alcohol, al tabaquismo y al estrés. Los cólicos intestinales son muy dolorosos.	Durante las recaídas hay que evitar ciertos alimentos y bebidas y procurar no fumar.
Intestino grueso; unas 12 horas	**Intestino grueso** En éste termina la absorción, sobre todo de líquidos. Los residuos quedan convertidos en heces.	La formación de heces pequeñas y duras causa estreñimiento, malestar y dolor.	El comer mucha fibra vegetal aumenta el volumen de las heces y facilita la defecación.

VITAMINAS

Las vitaminas son sustancias que el organismo necesita para asimilar otros nutrientes, regular el sistema nervioso y ayudar a la formación del material genético y de las proteínas, los glóbulos rojos y las hormonas. Como el cuerpo no puede producir ciertas vitaminas, y otras las produce en cantidad insuficiente, tiene que obtenerlas de los alimentos.

Dado que algunas vitaminas se destruyen por efecto de la luz natural y al guardar los alimentos, éstos deben ser tan frescos como sea posible; en particular, hay que evitar cocer en exceso las verduras. Las vitaminas B tienden a disolverse en el jugo de la carne, por lo que es aconsejable no tirar éste sino usarlo como salsa.

Los complementos vitamínicos

Si la alimentación es variada y equilibrada, pocas veces será necesario tomar complementos vitamí-

VITAMINAS ESENCIALES			
Vitamina	Fuentes más abundantes	Función	Cantidad recomendada*
Vitamina A (retinol)	Hígado, leche, huevos, mantequilla, zanahorias, espinacas, acelgas, jitomate, chabacano, mango y mamey. El organismo convierte en vitamina A el caroteno de las frutas y verduras.	Necesaria para las membranas del organismo, como la retina, la pleura y las del aparato digestivo; necesaria también para los huesos y los dientes.	1 mg aprox.
Tiamina (vitamina B$_1$)	Carne de puerco, harinas y cereales, nueces, cacahuates, chícharos, frijoles y ajonjolí.	Permite el eficiente aprovechamiento de los carbohidratos.	1.0-1.4 mg
Riboflavina (vitamina B$_2$)	Leche, queso, huevos, hígado y carnes de aves.	Necesaria para que las células liberen energía y se regeneren.	1.2-1.7 mg
Niacina (ácido nicotínico)	Cereales y harinas, hígado, carne magra y de aves.	Necesaria para el metabolismo celular.	13-19 mg
Piridoxina (vitamina B$_6$)	Hígado, carne magra, cereales enteros, leche y huevos.	Necesaria para el sistema nervioso y los glóbulos rojos.	2 mg aprox.
Ácido pantoténico	Yema de huevo, carne, nueces, cacahuates y cereales enteros.	Necesaria para que las células generen energía.	4-7 mg
Biotina	Hígado, riñón, yema de huevo, nueces, cacahuates y verduras.	Necesaria para la piel y el aparato circulatorio.	100-200 microgramos
Vitamina B$_{12}$	Huevos, carne y lácteos.	Necesaria para que la médula ósea produzca glóbulos rojos y para el sistema nervioso.	3 microgramos
Ácido fólico	Verduras frescas, carnes de aves y pescado.	Necesario para la producción de glóbulos rojos.	400 microgramos
Vitamina C (ácido ascórbico)	Cítricos, jitomates, pimiento morrón, papas, fresas, guayabas y zapote.	Necesaria para regenerar los huesos, dientes y tejidos.	60 mg
Vitamina D	Pescados grasos, aceite de hígado de pescado, lácteos y huevos.	Se necesita para mantener el nivel de calcio en la sangre y para el crecimiento óseo; en parte la produce la piel por efecto de los rayos solares.	5-10 microgramos
Vitamina E (tocoferol)	Aceites vegetales y muchos otros comestibles.	Necesaria para que los tejidos utilicen las grasas y para las membranas celulares.	8-10 mg
Vitamina K	Verduras de hojas grandes y de color verde oscuro.	Necesaria para la coagulación normal de la sangre.	70-140 microgramos

* Para adultos, salvo gestantes y lactantes.

nicos; éstos no pueden sustituir a los alimentos naturales porque no contienen nutrientes energéticos y porque carecen de fibra. Para la mayoría de las personas el problema no es la falta de vitaminas en el organismo sino el exceso de calorías, grasas, azúcares y sodio.

Pero hay veces en que sí se requieren. Por ejemplo, los bebés necesitan vitamina D, y las adolescentes embarazadas, que aún no han terminado la etapa de crecimiento, suelen necesitar complementos polivitamínicos y de minerales; en general, a todas las gestantes se les aconseja tomar suplementos de ácido fólico.

Los vegetarianos que se abstienen de todo alimento de origen animal (vea págs. 86—89) suelen necesitar complementos de vitamina B_{12} y de otros nutrientes, y las personas que ingieran menos de 1 600 calorías diarias durante periodos largos, posiblemente necesiten compensar la insuficiencia de vitaminas.

Algunas enfermedades hereditarias alteran el metabolismo de las vitaminas, y los trastornos intestinales crónicos, las intervenciones quirúrgicas y ciertos tratamientos prolongados pueden hacer necesarios los complementos vitamínicos y de minerales. Los alcohólicos tienden a padecer cierto grado de desnutrición, pues no se alimentan bien y su organismo no absorbe determinados minerales y vitaminas, en particular el ácido fólico y otros componentes del grupo B; por eso se les aconseja tomar complementos hasta que hayan vencido el alcoholismo y hayan vuelto a alimentarse con normalidad.

Tomar complementos con cordura

La forma más sensata de tomar complementos vitamínicos consiste en seguir las instrucciones del médico; en todo caso, hay que preguntarle cuáles son las dosis seguras.

Las vitaminas y los minerales, aun cuando se trate de fármacos muy concentrados, pueden obtenerse sin receta médica, lo cual no significa que para tomarlos pueda prescindirse del sentido común. Cuando se toman dosis muy grandes de ciertos nutrientes, se corre el riesgo de sufrir efectos dañinos; hay complementos vitamínicos que pueden resultar de 10 a 100 veces más potentes que lo conveniente para determinadas personas, y sus efectos, lógicamente, son muy perjudiciales, sobre todo en el caso de los niños y en particular cuando se trata de dosis muy concentradas de vitaminas

A y D, que se acumulan con mucha facilidad en los tejidos del organismo.

A menos que el médico haya prescrito tomar determinado complemento, lo más prudente es recurrir a aquellos cuya concentración sea moderada y que contengan diversas vitaminas (polivitamínicos) y minerales. Los fármacos que se componen de una sola vitamina o mineral son por lo regular muy concentrados.

Lo mejor es tomar los complementos junto con los alimentos, pues el organismo los absorberá con más facilidad y eficiencia, pero es preferible no dejarlos sobre la mesa pues los niños pueden ingerirlos por curiosidad y con graves consecuencias. Por otra parte, tampoco es conveniente guardarlos en un sitio donde se olvide que hay que tomarlos.

Se ha llegado a la conclusión de que las vitaminas naturales, derivadas de los productos comestibles, no tienen ninguna ventaja comparadas con las vitaminas puramente sintéticas: el organismo no distingue entre unas y otras. No obstante, los complementos que se anuncian como ''naturales'' suelen ser más caros; asimismo, ciertas marcas difieren de otras en cuanto a dosis y al tipo de nutrientes que contienen, pero por lo demás son similares salvo en el precio.

Dos sustancias, incorrectamente denominadas vitaminas B_{15} y B_{17}, son en realidad ácido pangámico, o pangamato, y laetril. No se ha demostrado ninguna utilidad del ácido pangámico en cuanto a nutrición, y el laetril contiene cianuro y, por tanto, es peligroso.

Es necesario insistir en que los complementos vitamínicos, por concentrados que sean, ni previenen ni curan la gripe; en cambio, su mal uso puede hacer que aumente el riesgo de sufrir cálculos renales y biliares, diarrea, irritación de las vías urinarias y formación de coágulos en la sangre. No existen pruebas científicas de que dichos complementos sirvan para el tratamiento de la esquizofrenia, la hiperactividad, la artritis, los trastornos geriátricos, la depresión, las neurosis, el alcoholismo ni la deficiencia mental.

Antes de tomar complementos vitamínicos hay que considerar si la alimentación diaria cumple con los requerimientos mínimos referentes a cada grupo de nutrientes (págs. 62—63). Si no los cumple, es probable que haya no sólo una deficiencia de vitaminas y minerales sino, además, un exceso de grasas, azúcar y calorías. Los complementos no sustituyen a la alimentación sana.

MINERALES

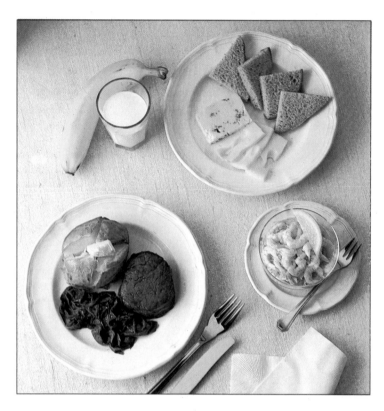

Esta comida balanceada, *compuesta de coctel de camarón, carne a la parrilla, espinacas, papa al horno, pan integral, queso, leche descremada y un plátano, es rica en minerales esenciales y otros nutrientes.*

Los minerales son sustancias inorgánicas que el cuerpo necesita para formar los huesos, dientes y glóbulos rojos, para secundar las reacciones químicas celulares y para regular los líquidos corporales. Los minerales esenciales (o indispensables para la vida del organismo) se clasifican en dos grupos: los macrominerales —calcio, cloro, magnesio, fósforo, potasio, sodio y azufre—, de los cuales se necesitan más de 100 mg diarios, y los microminerales —cobalto, cobre, flúor, yodo, hierro, manganeso, molibdeno, selenio y cinc, entre otros—, de los que se necesitan cantidades diarias muy pequeñas.

¿Cuánto se necesita?
El organismo necesita cantidades pequeñas de minerales esenciales y sólo puede obtenerlos de los alimentos o de los complementos sintéticos; dichas cantidades varían según la edad y ciertas circunstancias de cada persona, como el embarazo, por ejemplo. Existen instituciones científicas que han estudiado y determinado qué cantidades diarias de cada nutriente se necesitan; en algunos casos, han reconocido carecer aún de datos definitivos, aunque sí han logrado establecer un margen de dosis

prudentes, lo cual es muy útil porque el exceso de ciertos minerales no sólo es dañino en sí mismo, sino que además obstaculiza la función de los otros minerales.

En la etiqueta de algunos comestibles se indica su contenido de nutrientes, lo mismo que, desde luego, en el caso de los complementos vitamínicos y de minerales, lo cual permite tener una idea de hasta qué punto satisfacen las necesidades diarias de diversas sustancias. A este respecto también pueden consultarse las páginas 56-57.

Alimentos enriquecidos
Hay muchos comestibles a los que durante su elaboración se les agregan vitaminas y minerales para reforzar las cantidades que en forma natural tienen; éste es el caso de muchas marcas de cereales y de ciertos alimentos especiales para bebés. Por otra parte, hay comestibles que durante su elaboración pierden algunos nutrientes, que después vuelven a añadírseles en cantidades incluso mayores que las que tenían. Tal es el caso de la harina blanca enriquecida, a la que se agrega hierro, riboflavina, niacina y tiamina.

Complementos de minerales

Los minerales no se destruyen durante la preparación de la comida. Toda persona que se alimente en forma variada y equilibrada (tal como se explica en este capítulo), rara vez necesitará tomar complementos remineralizantes; sin embargo, hay algunas excepciones importantes.

Por ejemplo, durante sus años de fertilidad las mujeres pueden necesitar complementos de hierro porque al menstruar pierden cierta cantidad de este mineral, abundante en la sangre, y porque tienen que proporcionárselo al feto cuando están embarazadas. A casi todas las gestantes se les prescribe tomar complementos de hierro, incluso hasta algunos meses después del parto.

De modo similar, a aquellas mujeres que durante la gestación y la lactancia no desean o no pueden comer queso, yogur y otros productos lácteos, los cuales son ricos en calcio, se les aconseja tomar complementos de este mineral, indispensable para el sano desarrollo del feto y para la secreción de leche materna.

Desde la edad de cuatro a seis meses los bebés pueden necesitar complementos de hierro, además de alimentos sólidos ricos en dicho mineral, sobre todo si en su alimentación no se han incluido cereales u otros productos enriquecidos.

Los complementos remineralizantes suelen ser prescritos a las personas enfermas o cuya alimentación es muy escasa en calorías (por ejemplo, al seguir una dieta para adelgazar), pero no deben ser utilizados sin aprobación del médico pues las dosis excesivas pueden perjudicar el hígado, el páncreas y el corazón.

MINERALES ESENCIALES

Mineral	Fuentes más abundantes	Función	Cantidad recomendada*
Calcio	Lácteos, verduras verdes, maíz y frijol	Básico para la coagulación sanguínea y para la formación de huesos y dientes; necesario para el sistema nervioso y la actividad eléctrica de los tejidos.	800 mg aprox.; más durante el crecimiento
Fósforo	Carne, lácteos, chícharos, frijoles, garbanzos y cereales	Reserva básica de energía para las células; elemento clave de las reacciones celulares.	800 mg aprox.; más durante el crecimiento
Potasio	Aguacate, plátano, acelgas, papas, lentejas y betabel	Esencial para el equilibrio de líquidos corporales y para numerosas reacciones celulares.	No se ha determinado
Magnesio	Frijoles, chícharos, nueces, cereales y verduras verdes de hojas grandes	Necesario para las células e importante para la actividad eléctrica muscular y nerviosa.	300—350 mg
Yodo	Pescados y mariscos y sal yodada	Necesario para la glándula tiroides.	0.1 mg aprox.
Hierro	Hígado, carne, huevos, cereales enriquecidos, berros y acelgas	Necesario para la formación de hemoglobina, portadora de oxígeno en la sangre.	10—18 mg
Flúor Cobre Cinc	Agua fluorada y dentífricos Pescados y mariscos, carne Pescados y mariscos, carne, trigo entero, frijoles y nueces	Ayuda a prevenir la caries. Básico para el metabolismo celular. Necesario para formar las enzimas celulares.	— 1.5 mg aprox. 15 mg
Cromo Selenio Molibdeno Manganeso	Muchos alimentos los contienen en cantidades mínimas pero suficientes.	Desempeñan funciones secundarias en la actividad química del organismo.	Cantidades mínimas
Sodio	Casi todos los alimentos, salvo las frutas	Necesario para el equilibrio de los líquidos corporales, los músculos y los nervios.	1100—3 300 mg

* Para adultos, salvo gestantes y lactantes.

PARA UNA ALIMENTACIÓN SALUDABLE/1

En las últimas décadas los expertos en nutrición han dejado de atender exclusivamente la necesidad de establecer un tipo de alimentación que permita prevenir las enfermedades debidas a carencias nutricionales y, en cambio, han hecho hincapié en el equilibrio y la moderación, para prevenir ciertos padecimientos degenerativos. Existe una tendencia general a insistir en que hay que comer una diversidad de alimentos que proporcionen las cantidades indispensables de nutrientes y de energía y que, a la vez, permitan mantener el peso corporal dentro de márgenes saludables. Se aconseja comer alimentos ricos en almidón y fibra, evitar el exceso de grasas, colesterol, azúcar y sodio e ingerir con mucha moderación las bebidas alcohólicas, o suprimirlas por completo.

Estos lineamientos no hacen sino poner de manifiesto cuán lejos se está del tipo de alimentación óptimo. Por lo regular, en la práctica se observa que tendemos a comer demasiadas grasas, sodio, colesterol y azúcar y que, en cambio, comemos pocas verduras. En cuanto a bebidas, preferimos los refrescos a los jugos de frutas o la leche; y por lo

que se refiere a las fuentes de proteínas, tendemos a comer poco pescado. A los niños se les permite comprar toda clase de golosinas y alimentos chatarra, en vez de enseñarles a preferir una fruta, algún lácteo o un bocadillo realmente nutritivo. Es evidente que muchas veces comemos no para alimentarnos sino para mitigar el hambre, incluso con adversas consecuencias monetarias, puesto que los alimentos chatarra no son precisamente baratos.

Lo que se denomina alimentación sana es el resultado de todos los descubrimientos y adelantos que en materia de nutrición se han logrado a partir de la Segunda Guerra Mundial; su propósito es fomentar el crecimiento, la salud, el bienestar, la aptitud física y la vitalidad y reducir al mínimo el riesgo de contraer alguna enfermedad relacionada con las deficiencias y los excesos alimentarios.

Para que un adulto sano obtenga todos los nutrientes y la energía que necesita, basta con que coma todos los días las raciones debidas de cada grupo de alimentos (vea págs. 56—57), según se indica en la tabla de abajo, y que se apegue a tres principios: variedad, equilibrio y moderación.

GUÍA PARA UNA ALIMENTACIÓN SANA		
Grupo de alimentos	Raciones diarias	A qué equivale una ración (aprox.)
Pan, cereales y otras gramíneas	6—11	1 rebanada de pan, o 1 tortilla, o 1/2—3/4 de taza de cereal, o 1/2 taza de pasta o de arroz. Un bolillo o telera equivale a dos raciones.
Hortalizas Verduras Legumbres Otras	3—5 Al menos una Al menos una Al menos una	Un plato pequeño de ensalada o 1/2 taza de verduras cocidas.
Frutas Cítricos Frutas carnosas Otras	2—4 Al menos una Al menos una	1 fruta mediana sin pelar, o 1 taza de fruta picada, o 1/2—3/4 de taza de jugo.
Carnes, pescado, carnes de aves y huevos	Al menos dos	Una ración consta de unos 75 g. Un huevo equivale a 30 g de carne. Otros equivalentes son: 1 taza de frijoles cocidos = 60 g de carne magra, de ave o de pescado más 2 rebanadas de pan integral o enriquecido.
Lácteos	Al menos dos (tres para adolescentes, gestantes y lactantes)	1 taza (1/4 de litro) de leche, o 45 g de queso, o 3/4—1 taza de yogur.
Grasas, dulces y alcohol	Moderación	

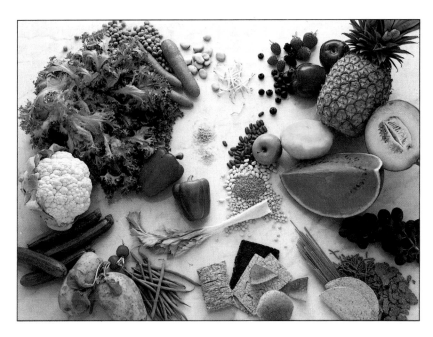

La benéfica fibra se halla en una gran variedad de frutas, verduras, cereales y productos de harina integral, por lo que es muy fácil aumentar su ingestión hasta la cantidad que los expertos recomiendan.

Variedad

Cuanto mayor sea la variedad de alimentos, menor será el riesgo de enfermar por carencia o por exceso de un nutriente; además, la variedad hace que el comer sea placentero, ahuyenta el tedio del "siempre lo mismo" e impide descuidarse en cuanto a alimentación.

Equilibrio

Para mantenerse en el peso corporal óptimo es muy importante equilibrar la ingestión de alimentos en proporción a la energía que el organismo produce. También debe existir un equilibrio entre los nutrientes energéticos que se ingieren, es decir, las grasas, los carbohidratos y las proteínas; lo mejor es comer pocas grasas, sobre todo si son saturadas, y en cambio comer muchos carbohidratos complejos y mucha fibra vegetal.

Moderación

No siempre es cierto que si un poco es bueno, mucho es mejor; en realidad la moderación en el comer debe ser un hábito. Los especialistas han señalado que a la mayoría de las personas les haría bien reducir la ingestión de calorías, grasas, colesterol, azúcar y sal. Por otra parte, se ha demostrado que no existe ninguna ventaja en comer más proteínas que las necesarias: ni se desarrollarán por ello músculos más grandes ni mejorará el desempeño

atlético de una persona. Y aunque la demasía de proteínas no parece tener efectos perjudiciales, el exceso de ciertos minerales y vitaminas sí puede llegar a ser dañino para el organismo.

La fibra

Antes se decía que era "puro bagazo", pero lo cierto es que la fibra vegetal es necesaria para lograr el equilibrio alimentario. Beneficia al aparato digestivo, ayuda a prevenir el estreñimiento y reduce el riesgo de sufrir hemorroides; además, tal vez la fibra ayude a prevenir ciertos cánceres y otras enfermedades del aparato digestivo.

La fibra es aquella parte de los alimentos de origen vegetal que el estómago del hombre no puede digerir, y cuya digestión se realiza sólo parcialmente en el intestino. Existen varios tipos de fibra, y para aprovecharlos todos hay que comer muy diversos alimentos; en general, casi toda la fibra que comemos procede de los cereales enteros, las frutas y las verduras (sobre todo, la piel de éstas).

Muchos especialistas aconsejan comer todos los días de 25 a 35 g de fibra, dependiendo de la complexión de la persona; la mejor forma de conseguirlo consiste en comer varias veces al día alimentos que la contengan en abundancia. Los complementos de fibra sola no reportan ninguna ventaja y es preferible evitarlos, a menos que el médico los haya prescrito.

Todos los expertos concuerdan en que la mayoría de las personas necesitan comer menos grasas, menos sodio y menos azúcar.

Menos azúcar

Es muy común el comer azúcar en exceso; en su mayor parte, se trata de la sacarosa, es decir, del azúcar que en todos los hogares llena las azucareras y cuya ingestión es fácil medir. Pero también se ingiere una buena cantidad de edulcorantes "ocultos" en muy diversos alimentos; los fabricantes de comestibles no pierden de vista que a casi todo el mundo le gustan los sabores dulces, y por eso los alimentos procesados tienden a contener mucha azúcar. No sólo se trata de los productos más obvios, tales como las mermeladas, cajetas, galletas, pasteles, helados, jarabes, refrescos y cereales, sino también de las frutas y verduras en conserva y de las sopas, salsas y jugos enlatados.

Para estar sanos no se necesita comer azúcar, pues la glucosa que el organismo requiere la obtiene de muchos otros carbohidratos. Además, la mayoría de los comestibles hechos a base de azúcar tienen muchísimas calorías pero, si acaso, muy pocas vitaminas y minerales, mientras

Para evitar el azúcar

● Reduzca la ingestión de miel, jarabes, azúcar refinada, piloncillo, azúcar morena y productos similares.

● Lea la etiqueta de los comestibles procesados. Éstos tienen un alto contenido de azúcar si entre los ingredientes figura en primer término cualquiera de los siguientes nombres: sacarosa, glucosa, fructosa, maltosa, dextrosa o almíbar.

● Opte por las frutas frescas, las enlatadas sin azúcar o las conservadas en almíbar que no sea espeso.

Para evitar el sodio

Procure reducir la ingestión de alimentos procesados que contengan algunas de las sustancias siguientes:

● Glutamato monosódico (saborizante)

● Nitrito de sodio (conservador)

● Bicarbonato de sodio (fermentativo)

● Fosfato de sodio (humedecedor)

● Benzoato de sodio (conservador)

● Las sales de sodio de la sacarina, el propionato y el ascorbato

● Salmuera y demás líquidos para encurtir

● Salsa de soya u otras similares

EL SODIO

El sodio es indispensable para el equilibrio de los líquidos corporales, para la contractilidad muscular y para las reacciones del sistema nervioso. Lo contienen casi todos los alimentos salvo las frutas, pero en gran parte procede de la sal de mesa y de los alimentos procesados, por lo que es fácil reducir su ingestión. Los expertos aconsejan que la ingestión de sodio se mantenga dentro de un margen de 1 100 a 3 300 mg diarios.

Ingestión diaria de sal, en promedio

La mayoría de las personas ingiere unos 10 g de sal cada día. En la lista de abajo se indica qué porcentaje corresponde a algunos de los alimentos más comunes.

Alimento	%
Sal de mesa	32
Comestibles de gramíneas	27
Carne, huevos, leche	19
Queso, crema, grasas, helados	15
Papas, zanahorias, rábanos, nabo	2
Otras verduras	3
Pescado fresco	1
Frutas, azúcar	casi nulo
Bebidas	casi nulo
Total	100

Contenido de sodio y potasio de algunos alimentos

Alimento	Sodio (mg/100g)	Potasio (mg por cada mg de sodio)
Pan integral	560	3.5
Queso cheddar	610	5.08
Mantequilla salada	870	58
Margarina	800	160
Tocino sin ahumar	1 470	6.39
Sierra fresca	120	0.40
Sierra ahumada	1 220	4.2
Papa cocida	4	0.01
Papas fritas	550	0.46
Chícharos frescos	1	0.002
Chícharos en conserva	230	1.77
Chícharos congelados	2	0.02
Salsa catsup	1 120	1.90

Para comer menos grasas

A continuación se indican algunas formas de reducir la ingestión de grasas saturadas.

- Ase, hornee o cueza, en vez de freír.
- Cocine con antelación; deje enfriar la grasa, quítela, vuelva a calentar los guisos y sírvalos.
- Vacíe de grasa la cacerola antes de servir.
- Al guisar use más caldo que grasa.
- Como fuente de proteínas, prefiera la carne magra o de aves, el pescado y los frijoles, garbanzos y chícharos.
- Quítele toda la grasa que pueda a la carne, y a la de aves quítele la piel.

- Reduzca la cantidad de salsas y aderezos para ensaladas, tanto al cocinar como en la mesa.
- En vez de leche entera, tome leche descremada o semidescremada.
- Tratándose de quesos, opte por los menos grasosos (lea la etiqueta).
- Limite la ingestión de mantequilla, crema, margarinas hidrogenadas, manteca, aceite de coco y los comestibles que contengan dichas grasas.
- Acostúmbrese a leer las etiquetas de los comestibles procesados para saber qué tipos de grasas contienen y en qué cantidad.
- Prefiera aquellos productos en cuya etiqueta se señale que contienen pocas grasas.

que los alimentos naturales ricos en azúcar suelen contener otros nutrientes. Por último, hay que recordar que los dulces, chocolates y chiclosos impregnan la boca durante mucho tiempo y tienden a provocar caries.

Menos sodio

Se considera que la ingestión de sodio debe restringirse a un margen de 1 100 a 3 300 mg diarios, aunque el organismo no necesita más que 200 mg al día; no obstante, muchas personas ingieren hasta 7 000 mg, lo cual no les reporta ningún beneficio y, en cambio, las expone a los riesgos de la hipertensión arterial. Dado que no existe ningún tipo de análisis que permita saber quién es propenso a la hipertensión, lo más sensato es que todo el mundo procure reducir la ingestión de sodio.

No es lo mismo la sal que el sodio; la sal de mesa es cloruro de sodio y, por peso, se compone de 40 por ciento de sodio. Éste forma parte de muchos alimentos naturales y es añadido a muchos comestibles y bebidas procesados; algunos medicamentos muy comunes, como ciertos analgésicos, antiácidos y laxantes, lo contienen en gran cantidad. Alrededor de un tercio del sodio que cada persona ingiere proviene de la sal que se añade a los alimentos en la cocina y en la mesa; hasta 50 por ciento proviene de alimentos procesados, y el resto, de los alimentos naturales. La forma más sencilla de reducir la ingestión de sodio consiste en poner menos sal a la comida y en comer menos alimentos procesados.

Como en gustos no hay nada escrito, lo que para una persona es salado resulta insípido para otra, pero en el fondo se trata de una cuestión de costumbre y, por fortuna, sobre todo si al cocinar se utilizan hierbas aromáticas, toma muy poco tiempo habituarse a comer con menos sal.

Menos grasa

Son muchos los cardiólogos y cancerólogos que aconsejan que las calorías proporcionadas por las grasas no excedan de 30 por ciento del total que se obtiene de los alimentos. Por ejemplo, si una persona ingiere 2 500 calorías diarias, lo óptimo es que coma unos 83 g de grasas, o el equivalente a siete cucharadas de mantequilla; si ingiere 2 000 calorías diarias, no debe comer más de 67 g de grasa, y si sólo ingiere 1 500 calorías, su ingestión de grasas debe reducirse al equivalente a unos 55 g de mantequilla.

Para lograrlo no se necesita dejar de comer ciertos alimentos que, por cierto, pueden ser precisamente los más apetitosos, sino comerlos con menos frecuencia y en menor cantidad. Los menús de las páginas 80—85 cumplen con los requisitos óptimos en cuanto a grasas.

Pero al reducir la ingestión de grasas, deberá aumentar proporcionalmente la cantidad de calorías que se obtienen de los carbohidratos complejos, como los contenidos en comestibles de harinas integrales y en los cereales, verduras y frutas, que además de energía aportan diversos nutrientes y fibra vegetal.

● Sentarse a la mesa y usar cubiertos.

● Cerrar las puertas a los alimentos chatarra.

● Dedicar por lo menos media hora a cada comida.

● Saborear cada bocado, masticar bien y, entre un bocado y otro, dejar sobre la mesa el cuchillo y el tenedor.

● Antes de comprar los alimentos, hacer una lista y atenerse a ella; no comprar por antojo.

● No tomar bebidas alcohólicas a mediodía.

● Procurar que las comidas en casa sean distintas cada día de la semana; calcular bien las raciones para que ni sobre ni falte.

● En casa, destinar a las comidas dos lugares solamente.

● A la hora de comer hay que evitar las discusiones, no leer y apagar el televisor.

● Leer las etiquetas de los comestibles; evitar aquellos que contengan demasiada sal o azúcar.

● Preferir siempre los alimentos frescos a los procesados.

● Desayunarse bien, cenar con moderación.

● Si se siente hambre entre comidas, comer fruta o un bocadillo nutritivo.

La obesidad aqueja a un número considerable de personas, y muchas otras reconocen estar algo más que robustas. Lo anterior se refiere a hombres y a mujeres pero, pese a todas las dietas imaginables y a todo lo que se dice en contra de la obesidad, ésta no parece ceder.

Controlar el apetito

¿Por qué a algunas personas les cuesta tanto trabajo controlar el apetito? Mientras que la mayoría logra mantener aproximadamente el mismo peso corporal a lo largo de muchos años, hay personas que no lo consiguen o, por lo menos, no tanto como desearían.

La primera vez que los científicos estudiaron el hambre pensaron que el comer estaba regulado, por lo menos en gran parte, por la necesidad que el organismo tiene de alimentarse, la cual se manifestaría por una sensación específica originada en el cerebro, concretamente en el hipotálamo. Pero en realidad éste actúa no como único regulador sino como una central de recepción y distribución de datos procedentes de todo el cuerpo.

Comer entre horas puede ser sano si se escogen con sensatez los alimentos, pero no hay que comer a la carrera.

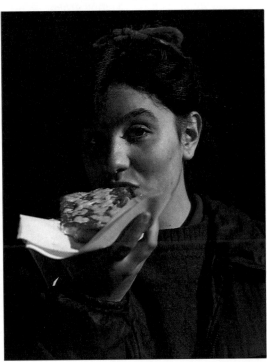

● Colmar los alimentos con sal, azúcar, grasa, salsas o aderezos.

● Comer lo que los niños dejaron.

● Acompañarlo todo con papas fritas o totopos.

● Utilizar la comida como premio, castigo o consuelo.

● Cenar en exceso o comer algo justo antes de dormir.

● Aceptar por cortesía más de lo que en realidad se desea comer.

● Empezar a comer por impulso al salir a tomar una copa, al manejar, en la cama, en el cine o al ver televisión.

● Comer por aburrimiento o por tristeza.

● Comer siempre en cafeterías y loncherías, por hábito.

● Comer a la carrera.

● Comer muchas frituras y antojitos.

● Excederse y después ayunar.

● Hacer más de una comida fuerte al día.

Poco a poco los científicos han llegado a la conclusión de que en aquellas personas que raras veces pasan más de unas cuantas horas sin comer, o cuando mucho un día de vez en cuando, el apetito obedece más a factores sociales, ambientales y psicológicos que a razones fisiológicas. Esto hace suponer que no todos los obesos están predestinados a serlo, aunque por otro lado significa que hay muchos factores externos que los impulsan a comer.

Cuando se vive entre una enorme variedad de alimentos tentadores, sobre todo los ricos en grasas, azúcar y calorías pero que no llenan el estómago, es común comer en exceso. La publicidad y el hecho de que en los restaurantes y cafeterías prevalecen los menús ricos en calorías, complican la tarea de controlar el peso corporal. A veces son los seres queridos de una persona quienes de buena fe se encargan de hacerla comer más de lo debido y, por otra parte, hay personas que reaccionan al estrés o a la depresión comiendo, aunque en realidad no sientan hambre.

Comidas corridas, comidas preparadas
Hoy día es mucha la gente que tiene que comer fuera de casa, o que, para ahorrar tiempo, compra alimentos preparados. En este último caso hay que procurar apegarse a los principios de variedad, equilibrio y moderación y tratar de comer alimentos de todos los grupos. En cuanto a las comidas corridas, conviene buscar aquellos lugares en que además de pasta y arroz, se sirva verdura con regularidad. Como las ensaladas implican cierto riesgo de contraer parasitosis, hay que preferir las verduras cocidas; por otra parte, los jugos naturales son mucho más sanos que los refrescos embotellados.

Comer entre horas
Pese a todo lo que se diga en favor del comer a las horas debidas, la realidad es que muchas personas comen también (o exclusivamente) ''entre horas''. Al organismo no suele importarle mucho si, dentro de ciertos límites, se le da el alimento ''al contado'' o ''en abonos''. Más bien el problema consiste en que muchas personas tienden a comer sólo alimentos ricos en grasas, azúcar y calorías y descuidan los demás nutrientes y la fibra. Si en lugar de las comidas ''reglamentarias'' se ingieren tentempiés sanos y bien equilibrados en cuanto a valor nutritivo, el comer entre horas no tiene por qué ser reprobable; a muchas personas les beneficia repartir sus alimentos a lo largo del día, pero hay que cuidar la variedad, el equilibrio y la moderación.

Los mejores alimentos para comer entre horas son las frutas, las verduras, el yogur natural y pequeñas cantidades de comestibles de los demás grupos básicos. Los alimentos ricos en grasas y en calorías, aunque por sí mismos no son dañinos, pueden impulsar a comerlos en exceso pues no producen la sensación de llenura en el estómago. Las botanas saladas son apetitosas pero hay que comerlas con mucha moderación. Los dulces pegajosos y los postres rebosantes de azúcar son perjudiciales para los dientes.

LOS MEJORES TENTEMPIÉS		
Grupo de alimentos	Buenos	No tan buenos
Lácteos	Leche descremada, quesos, yogur natural	Helados, leche malteada, leche con sabor de chocolate, yogur con frutas
Panes, cereales	Galletas sin azúcar, pan tostado, granola, tortillas, hojuelas de maíz	Pasteles, pays, donas, bizcochos, galletas dulces
Carne, pescado, aves, huevos	Ensalada de huevo, pollo o jamón cocido; sardinas y atún sin aceite	Hot dogs, ''pollas''
Frutas y semillas	Frutas frescas, nueces, almendras, ''alegrías'', cacahuates, jugos naturales, aguas frescas	Frutas en almíbar, ates, mermeladas, jaleas, frutas cristalizadas, jugos enlatados
Verduras	Verduras frescas; zanahoria, betabel y jícama rallados	Camote y calabaza en tacha; papas fritas
Otros alimentos	Refrescos sin azúcar, té negro, café	Refrescos con azúcar, cajetas, miel, jarabes, caramelos

ENERGÍA Y CALORÍAS

Los valores energéticos de los alimentos suelen expresarse en "calorías", aunque con este término en realidad se hace referencia a las kilocalorías. En términos breves, una kilocaloría es la cantidad de calor necesaria para hacer que la temperatura de un litro de agua aumente un grado centígrado.

Las calorías de los alimentos

Estamos acostumbrados a pensar en los alimentos en términos de sabor, o en términos de cuán fácil o complicada puede ser su preparación; pero es bueno habituarse también a pensar en términos de cuánta energía es capaz de proporcionar al organismo cada alimento, energía que se mide en calorías. El valor energético varía mucho de un alimento a otro (y, por consiguiente, varía proporcionalmente su valor en calorías), según la cantidad de sustancias energéticas que cada uno contenga. Las grasas proporcionan el mayor número de calorías con relación a su peso: 9 calorías por gramo; los carbohidratos, como el azúcar y el almidón o fécula, aportan casi la mitad que las grasas: 4 calorías por gramo, y éste es también el valor calórico de las proteínas. Y el alcohol, 7 calorías por gramo. El agua, la fibra, las vitaminas, los minerales y otros componentes de los alimentos, como los saborizantes, los colorantes y los conservadores, no tienen ningún valor calórico.

Cuando se dice que un alimento tiene mucha densidad calórica, significa que proporciona muchas calorías con relación a su peso. La mantequilla, el alcohol y el chocolate tienen mucha densidad calórica; en cambio, las zanahorias y la lechuga, que contienen mucha agua, tienen poca densidad calórica.

Las calorías y el peso corporal

Para que el peso corporal sea constante, todos los días hay que equilibrar la ingestión y el consumo de energéticos. Si una persona ingiere más energéticos que los que consume o gasta, su organismo acumulará en forma de grasa el remanente. Por cada 3 500 calorías remanentes (es decir, no utilizadas por el organismo) se acumula alrededor de 0.5 kg de grasa. Por otra parte, si la persona consume o gasta más energía que la que ingiere, su organismo utilizará los energéticos de que están formadas las células y adelgazará. La cantidad de calorías que se necesitan para mantener constante el peso depende de la edad, la estatura, el tren de vida, la complexión y los factores hereditarios.

EN QUÉ SE GASTA LA ENERGÍA
La cantidad de energía que se consume en un día depende de la intensidad y del tipo de actividad que se realice. Este cuadro permite darse una idea de la cantidad de calorías que se gastan por hora, según la actividad.

Actividad	Dormir	Trabajo de escritorio Manejar Cocinar
Tiempo que se requiere para gastar 500 calorías	7 h, 40 min	5 h
Calorías por hora	65	

Al comparar los alimentos según sus calorías salta a la vista cuántas grasas y azúcares contienen los más energéticos. Por ejemplo, una ración ordinaria de pay de nuez tiene la misma cantidad de calorías que un platón de fruta: unas 500, es decir, cerca de una cuarta parte de las que, por día y en promedio, necesitaría una mujer poco activa.

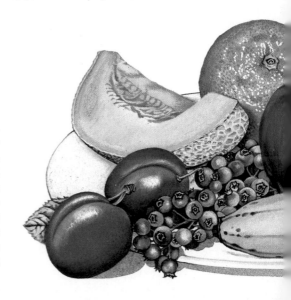

Caminar (unos 4 km por hora) Bailar Jugar bádminton	Caminar deprisa (unos 6.5 km por hora) Jugar tenis Patinar Pasear en bicicleta Trotar pausadamente	Correr despacio Jugar futbol Escalar	Cortar leña Nadar Esquiar	Correr Jugar squash Nadar en competencias Jugar polo acuático Levantar pesas
2 h	1 h, 40 min	1 h, 15 min	1 h	45 min
250	300	400	500	650

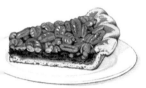

NECESIDADES CALÓRICAS DIARIAS

Este cuadro se refiere a los márgenes de calorías aconsejables para personas de distintas edades. Aquellas que sean mucho más altas, corpulentas o activas que el promedio, deben aumentar un poco los valores que abajo se indican; en cambio, aquellas cuya estatura o grado de actividad sean menores que el promedio, deben ingerir menos calorías que las abajo señaladas.

Categoría	Edad en años	Peso en kg	Estatura en m	Necesidades energéticas (y su margen) en calorías	
Bebés	Hasta 6 meses	6	0.60	675	(560— 860)
	6—12 meses	9	0.71	950	(725—1 225)
Niños	1— 3	13	0.89	1 300	(900—1 800)
	4— 6	20	1.11	1 700	(1 300—2 300)
	7—10	28	1.32	2 400	(1 650—3 300)
Hombres	11—14	45	1.57	2 700	(2 000—3 700)
	15—18	66	1.75	2 800	(2 100—3 900)
	19—22	70	1.78	2 900	(2 500—3 300)
	23—50	70	1.78	2 700	(2 300—3 100)
	51—75	70	1.78	2 400	(2 000—2 800)
	76 +	70	1.78	2 050	(1 650—2 450)
Mujeres	11—14	46	1.57	2 200	(1 500—3 000)
	15—18	54	1.62	2 100	(1 200—3 000)
	19—22	54	1.62	2 100	(1 700—2 500)
	23—50	54	1.62	2 000	(1 600—2 400)
	51—75	54	1.62	1 800	(1 400—2 200)
	76 +	54	1.62	1 600	(1 200—2 000)
Gestantes				+300	
Lactantes				+500	

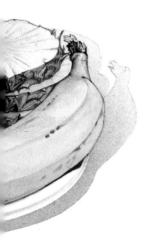

EL METABOLISMO

Dicho brevemente, el metabolismo es la suma de toda la actividad química que ocurre en las células del organismo. Para realizarla las células necesitan energía, es decir, alimento. Éste se descompone en el aparato digestivo (vea pág. 57) y es absorbido en el torrente sanguíneo, que lo distribuye por todo el cuerpo; si queda algún remanente, el organismo lo almacena. Para abastecerse de energía las células recurren a las moléculas de trifosfato de adenosina (ATP); al romper los enlaces químicos del ATP, las células extraen la energía, ya sea en forma de calor o de trabajo mecánico, como en el caso de las células musculares al caminar o esquiar.

El combustible básico
La glucosa es el combustible que las células pueden aprovechar más fácilmente. En el hígado todos los carbohidratos que la persona ingiere se convierten en glucosa; ésta pasa después a la sangre, que a su vez la transporta hasta las células; donde cada molécula de glucosa sufre una extraordinaria serie de reacciones que forman un ciclo continuo, llamado ciclo de Krebs. Durante el transcurso de este ciclo se utiliza oxígeno —pues es un ciclo aeróbico—, y se libera una gran cantidad de energía en forma de calor; tanta, que la actividad celular es suficiente para mantener caliente a la persona, a menos que esté en un lugar muy frío.

Los demás combustibles
Cuando la glucosa escasea en el organismo, las células aprovechan los productos de la descomposición de otros carbohidratos y de las proteínas, las grasas y el alcohol. Cuando una persona se pone a dieta para adelgazar, las células de su organismo utilizan mucho las grasas, sobre todo si la dieta es muy escasa en carbohidratos. La combustión de las grasas da origen a unas sustancias remanentes, llamadas cetonas, inutilizables para muchas de las células. Las personas que padecen hambre producen también muchas cetonas, puesto que sus células consumen muchas grasas. Algunos diabéticos no pueden utilizar con eficiencia la glucosa; sus células queman demasiada grasa y por eso su organismo produce cetonas si no se les inyecta insulina. Las cetonas huelen como el quitaesmalte de uñas y dejan en la boca un mal sabor; pueden "delatar" a las personas que con demasiada rapidez tratan de perder peso.

Las células también pueden usar como combustible las proteínas, si la glucosa escasea; si además

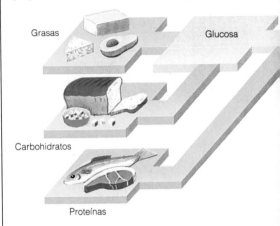

en el organismo hay muy pocas grasas, como puede suceder en personas extremadamente delgadas, las células queman proteínas con rapidez. Dado que las células se componen de proteínas, cuando estas últimas se usan como combustible el organismo empieza a "comerse" a sí mismo; este fenómeno constituye el último recurso del metabolismo humano y puede ser un peligroso resultado del hambre prolongada, del ayuno inmoderado y de ciertas enfermedades.

El glucógeno: un almacén de energía
La producción de energía depende principalmente de que haya en el organismo oxígeno y algún combustible químico, como la glucosa. Los carbohidratos son la fuente de energía más accesible y, junto con las grasas, son el puntal de la contractilidad muscular; los carbohidratos, si se ingieren en cantidad suficiente, satisfacen las necesidades energéticas inmediatas y son convertidos por el hígado y los músculos en pequeñas cantidades de glucógeno, que allí mismo se almacena.

El glucógeno es un almidón que el cuerpo produce para obtener energía con rapidez; es fundamental para la contractilidad muscular pero se al-

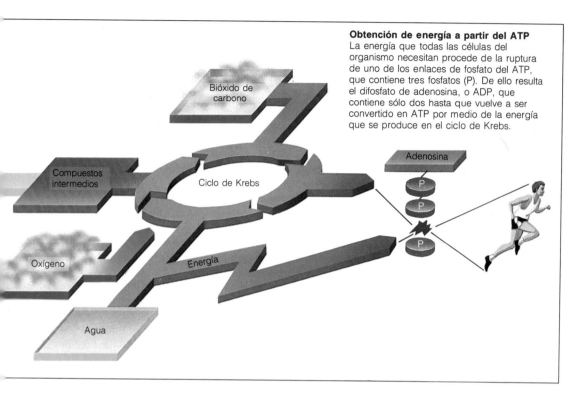

Obtención de energía a partir del ATP
La energía que todas las células del organismo necesitan procede de la ruptura de uno de los enlaces de fosfato del ATP, que contiene tres fosfatos (P). De ello resulta el difosfato de adenosina, o ADP, que contiene sólo dos hasta que vuelve a ser convertido en ATP por medio de la energía que se produce en el ciclo de Krebs.

macena en cantidad limitada, sin que importe si la persona es delgada u obesa. Cuando el glucógeno se agota, el organismo utiliza las grasas almacenadas debajo de la piel y alrededor de los órganos corporales; pero aunque esta grasa permite obtener energía, los músculos no la pueden emplear con eficiencia: no se contraen adecuadamente sino que se debilitan.

Es posible regular la alimentación y el ejercicio de tal forma que en los músculos aumente la cantidad de glucógeno almacenado y la persona pueda efectuar con mayor facilidad un ejercicio continuo, intenso y prolongado, durante 90 minutos o más. El organismo almacena por lo general alrededor de 0.5 kg de glucógeno, equivalente a unas 3 500 calorías; pero esta cantidad puede aumentar considerablemente si, tras varios días de privarse de carbohidratos, la persona, sin dejar de hacer ejercicio, los ingiere en gran cantidad en cada comida. A este método se le denomina supercompensación de glucógeno; no es útil para ejercicios relativamente breves, para los que las reservas normales de glucógeno son más que suficientes, pero sí puede representar una ayuda para efectuar los ejercicios de resistencia, como la carrera de fondo.

Ejercicio y agotamiento
La actividad física intensa requiere mucha energía. A veces las células trabajan a tal grado, que les llega a faltar oxígeno; pueden seguir liberando energía a pesar de esta carencia (y entonces su actividad se vuelve anaeróbica) pero sólo por corto tiempo. En los músculos la actividad anaeróbica provoca acumulación de ácido láctico, que causa dolor e indica que hay que descansar.

El metabolismo en reposo
Hay personas que comen mucho y no engordan; en cambio, otras engordan aunque traten de comer lo menos posible. Esto puede deberse a lo que se denomina "metabolismo en reposo", es decir, la proporción en que el organismo utiliza la energía cuando está inactivo. Si esta proporción se mide en ciertas condiciones especiales, se denomina metabolismo basal.

El metabolismo en reposo varía mucho según la edad, el sexo y la complexión de la persona (se relaciona con la cantidad de tejido muscular y por eso suele ser más rápido en los hombres que en las mujeres); aumenta con el ejercicio y disminuye con la edad al ser menor la cantidad de tejido muscular.

EL PESO CORPORAL JUSTO/1

Un significativo informe publicado en 1985 en Estados Unidos señaló que la obesidad tiene muchos efectos perjudiciales para la salud: ocasiona conflictos psicológicos, aumenta la gravedad de muchas enfermedades y merma la longevidad. Por otra parte, ciertos estudios oncológicos realizados en dicho país demostraron que entre los hombres obesos son relativamente frecuentes los fallecimientos por cánceres de colon, recto y próstata, y entre las mujeres obesas, los decesos por cánceres de útero, ovarios, mama (después de la menopausia) y vesícula y conductos biliares. Las personas obesas son relativamente más propensas a la hipertensión arterial, la acumulación de colesterol y los ataques de apoplejía. En la edad madura, el inicio de una diabetes es más común entre los obesos que entre quienes tienen el peso corporal justo; aunque la diabetes es hereditaria, puede ser controlada mediante la reducción del peso corporal.

¿Quién es obeso?
Las gráficas referentes a las tasas de mortalidad entre hombres y mujeres (página siguiente) son elocuentes acerca de los riesgos que se asocian con la obesidad. Dado que cada persona tiene un peso y una estatura peculiares, para medir el grado de obesidad se utiliza en dichas gráficas el índice de masa corporal (IMC). Para obtener el índice de masa corporal hay que dividir el peso corporal (en kilogramos) entre la estatura (en metros) elevada al cuadrado, como se muestra en el ejemplo de la página siguiente.

No existe modo de determinar en qué punto preciso la obesidad comienza a implicar riesgos; sin embargo, en términos generales puede decirse que cuando el IMC es mayor de 27.8 en los hombres y mayor de 27.3 en las mujeres (es decir, un 20 por ciento mayor que el peso corporal aceptable), la obesidad es ya evidente y requiere tratamiento. Las personas extremadamente obesas (50 kilos por encima del peso deseable) corren riesgos de salud muchísimo mayores que aquellas personas cuyo peso corporal es normal.

Pero no todos los obesos están muy excedidos de peso. Es sabido que muchas personas tienen kilos de más pero no demasiados, lo cual suele deberse a que tienden a ser físicamente inactivos. Como estas personas rara vez utilizan sus músculos mayores, tienden a desarrollar poco tejido magro y a acumular grasa; en la báscula lo anterior no salta a la vista, pero sí en la apariencia del cuerpo, que

tiende a ser un tanto fofo. Para saber si se pertenece a este grupo sólo se necesita hacer la prueba "del pellizco" (página 14); aquellas personas que pueden pellizcarse más de 2.5 cm seguramente están excedidas de peso.

Ciertos atletas son muy robustos y tienen huesos grandes y músculos muy desarrollados; en cuanto a peso, tal vez estén excedidos aunque en realidad no sean gordos, pero rara vez pesan más de 20 por ciento por arriba de lo normal. Sin embargo, el hecho de ser o haber sido un atleta no debe dar pie a hacerse ilusiones acerca de poder entrar en esta categoría, porque lo cierto es que el exceso de peso y la gordura van casi siempre de la mano.

Fumar: un riesgo adicional
Los riesgos que la gordura implica aumentan entre los fumadores. Las gráficas de la página siguiente señalan las tasas de mortalidad de quienes no fuman y de quienes fuman más de 20 cigarros al día, y demuestran que no tiene caso preocuparse por unos kilos de más cuando por otra parte se está expuesto a un riesgo muchísimo peor: el de fumar. Para que un obeso que no fume tenga los mismos riesgos que un fumador cuyo peso corporal sea óptimo, tiene que ser enormemente obeso. Por ejemplo, una mujer no fumadora cuyo IMC fuera de 29 (claramente obesa) tendría igual riesgo de morir que el promedio de la gente, y dicho riesgo sería un poco menor si ella fuese más delgada; pero si fumara, el riesgo sería muy alto fuese cual fuese su grado de obesidad. Aunque no se ha demostrado, es posible que el alimentarse sanamente y el estar en forma ayuden a alejar los riesgos de los fumadores, pero es evidente que lo mejor para la salud y la longevidad es dejar de fumar (páginas 282—286).

Reducir los riesgos
Prácticamente todas las personas que pesen más de 20 por ciento por arriba de lo óptimo, ganarán en salud si adelgazan. El adelgazar ha salvado la vida de personas tan excedidas de peso, que padecían del corazón y tenían dificultad para respirar, y ha beneficiado a muchas otras que sufrían de hipertensión arterial o de exceso de colesterol en la sangre. Quienes padecen trastornos coronarios, gota u otros males que se agravan por la obesidad, tales como el enfisema y la artritis de los miembros inferiores, que soportan el peso del cuerpo, probablemente sentirán cierto grado de alivio si adelgazan aunque sea sólo un poco.

LOS RIESGOS DE LA OBESIDAD Y DEL FUMAR

Las gráficas de al lado muestran cuál es el riesgo de los hombres y mujeres que fuman más de 20 cigarros al día y que son obesos. El grado de obesidad se expresa por medio del índice de masa corporal (ver recuadro, abajo). El riesgo de fallecimiento se expresa según los valores promedio; si el índice es menor de 1.0, las probabilidades de vivir son mayores que el promedio. Los riesgos de fumar son mucho mayores que los de la obesidad por sí sola, según puede apreciarse; y si ambos se combinan, las probabilidades de vivir se reducen doblemente.

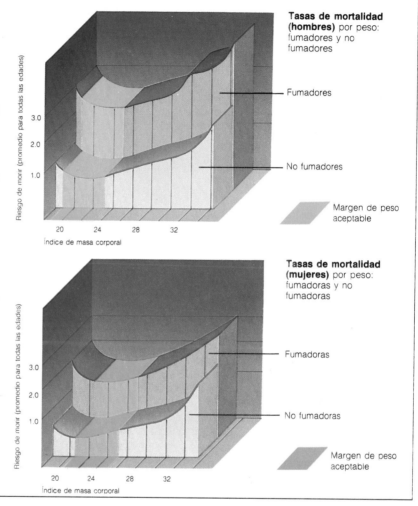

Tasas de mortalidad (hombres) por peso: fumadores y no fumadores

Fumadores

No fumadores

Margen de peso aceptable

Tasas de mortalidad (mujeres) por peso: fumadoras y no fumadoras

Fumadoras

No fumadoras

Margen de peso aceptable

EL ÍNDICE DE MASA CORPORAL (IMC)

Para calcular el IMC de una determinada persona, hay que ensayar con el ejemplo que aquí se proporciona. De ser necesario, después habrá que fijar una meta dentro del margen aceptable que se indica en las gráficas de arriba. Al seguir una dieta para adelgazar, no hay que bajar más de 1 kg por semana.

El índice de masa corporal es útil para medir el grado de obesidad (o de normalidad del peso, si fuese el caso). Tanto el IMC como la meta que después suele ser necesario fijar, pueden determinarse con ayuda de una calculadora.

$$IMC = \frac{peso\ en\ kilogramos}{(altura\ en\ metros)^2}$$

Por ejemplo, si una mujer pesara 76.5 kg y midiera 1.65 m de estatura,

$$IMC = \frac{76.5}{1.65 \times 1.65} = \frac{76.5}{2.72} = 28.1$$

Este IMC está por arriba del límite aceptable, por lo que la mujer deberá procurar perder algo de peso.

Para calcular una meta de peso que corresponda al IMC elegido, hay que usar la siguiente fórmula:

$$Meta = IMC \times estatura^2$$

Así, si se eligiera un IMC de 23, la meta de peso sería

$$23 \times (1.65)^2 = 62.6\ kg$$

La mujer de nuestro ejemplo tendría que adelgazar casi 14 kg.

Las tablas que se proporcionan en la página siguiente permiten darse una idea de si se está demasiado delgado o demasiado gordo. Para ello, antes hay que determinar la complexión; y como esto no puede hacerse a ojo, hay que recurrir a la tabla de la parte superior de esa misma página. Después hay que medirse la estatura descalzo, y pesarse sin ropa (lo mejor es pesarse antes de desayunar). Por último, a partir de la cifra que corresponda a la estatura, hay que buscar el margen de peso correspondiente a la complexión siguiendo el renglón hacia la derecha.

Dicho margen de peso está basado en las menores cifras de mortalidad según los datos obtenidos por algunas empresas aseguradoras. Sin embargo, cuando se sufren ciertos trastornos de la salud, como hipertensión arterial, niveles altos de colesterol y exceso de azúcar en la sangre, por ejemplo, es conveniente consultar al médico porque tal vez el peso corporal deseable sea inferior al que se indica en estas tablas.

Exceso de peso en menores

Las tablas no son adecuadas para menores de 21 años de edad. En el caso de los niños, el peso corporal deseable debe ser determinado por el pediatra, sin cuya opinión nunca debe someterse a un niño a una dieta para adelgazar: el crecimiento, la maduración, los hábitos alimentarios y la relación entre los padres y el niño pueden sufrir efectos muy adversos si la dieta no es la correcta.

Pero lo anterior no significa que la obesidad infantil carezca de importancia: no sólo no es una situación sana, sino que además puede perjudicar la relación del niño con sus coetáneos al hacerlo sentirse incapaz de desempeñar las mismas actividades físicas que ellos. La obesidad infantil no forzosamente se prolonga hasta la edad adulta, pero sí vuelve más probable ese riesgo. Para el niño será de gran ayuda el ejemplo de unos padres que comen sanamente, tienen una vida físicamente activa y mantienen a raya su propio peso corporal. Además, hay que evitar el usar la comida como premio, alentar el ejercicio físico y limitar los tentempiés a frutas, galletas y otros alimentos con pocas calorías.

Los ancianos

Las tablas de la página siguiente tampoco han sido calculadas para personas mayores de 60 años; pueden ser útiles como guía para quienes ya han rebasado esa edad, pero lo mejor es consultar al médico acerca del peso corporal óptimo. A cualquier edad, particularmente si se es anciano, toda pérdida de peso mayor de 2.5 kg y que no haya sido intencional debe ser comunicada al médico, pues podría ser señal de algún trastorno de la salud.

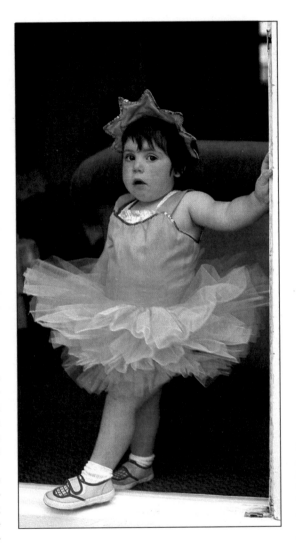

El exceso de peso no es sano a ninguna edad. Los malos hábitos alimentarios que conducen a la obesidad suelen iniciarse en la infancia, pero es también más fácil acostumbrarse a los buenos hábitos durante la niñez que en la edad adulta.

PARA DETERMINAR LA COMPLEXIÓN

1. Doble usted el antebrazo formando un ángulo de 90°.
2. Doble la muñeca hacia el cuerpo.
3. Con el índice y el pulgar de la otra mano, haga una pinza sobre los huesos que sobresalen a ambos lados del codo.
4. Mida el espacio que abarcó la pinza usando una regla o una cinta métrica (hay que medir el espacio entre la punta del índice y la del pulgar, en línea recta).
5. Busque en la tabla de la derecha la cifra que corresponda a su estatura.
6. Si la anchura de su codo queda comprendida dentro del margen señalado en la tabla según el sexo y la estatura, usted es de complexión regular; en caso contrario, es de complexión o delgada o robusta, según que esa medida sea menor o mayor que la indicada en la tabla.

Estatura en cm (descalzo)		Anchura del codo para complexión regular en cm
Hombres		
	155 — 157.5	5.6 — 5.9
	160 — 167.5	5.7 — 6.5
	170 — 178	5.8 — 7.5
	180.5 — 188	5.8 — 7.7
	190.5 o más	6 — 7.9
Mujeres		
	145 — 147.5	5.3 — 5.5
	150 — 157.5	5.4 — 5.6
	160 — 167.5	5.5 — 5.7
	170 — 178	5.5 — 5.7
	180 o más	5.6 — 5.8

PESO CORPORAL DESEABLE, POR ESTATURA Y COMPLEXIÓN

	Estatura en cm (descalzo)	Margen de peso en kg (sin ropa)		
		Complexión delgada	Complexión regular	Complexión robusta
Hombres	152.5	56 — 58.5	57 — 61.5	60.5 — 66
	157.5	56.5 — 59.5	58 — 62.5	61 — 67
	160	57.5 — 60.5	59 — 63.5	62 — 68.5
	162.5	58.5 — 61	60 — 65	63 — 70.5
	165	59.5 — 62	61 — 66	64 — 72
	167.5	60.5 — 63.5	62 — 67	65.5 — 74
	170	61 — 65	63 — 68	66.5 — 75.5
	172.5	62 — 66	65 — 69	68 — 77.5
	175	63 — 67.5	66 — 71.5	69.5 — 79.5
	177.5	64 — 69	67.5 — 73	70.5 — 81
	180.5	65.5 — 70.5	69 — 75	72 — 83
	183	66.5 — 72	70.5 — 76.5	74 — 85
	185.5	68 — 74	72 — 78.5	75.5 — 87
	188	69.5 — 76	73.5 — 80	77.5 — 89.5
	190.5	71 — 77.5	75 — 82.5	80 — 91.5
Mujeres	145	45 — 49	48 — 53.5	52 — 58
	147.5	45.5 — 50	49 — 54.5	53 — 59.5
	150	46 — 51	50 — 56	54 — 61
	152.5	46.5 — 52	51 — 57	55.5 — 62
	155	47.5 — 53.5	52 — 58.5	56.5 — 64
	157.5	49 — 55	53.5 — 60	58 — 65.5
	160	50.5 — 56	55 — 61	59.5 — 67
	162.5	51.5 — 57.5	56 — 62.5	61 — 69
	165	53 — 59	57.5 — 64	62 — 71
	167.5	54.5 — 60.5	59 — 65.5	63.5 — 72.5
	170	56 — 61.5	60.5 — 66.5	65 — 74.5
	173	57 — 63	61.5 — 68	66 — 76
	175	58.5 — 64.5	63 — 69.5	67.5 — 77
	178	60 — 66	64.5 — 71	69 — 78.5
	180.5	61 — 67	66 — 72	70.5 — 80

Más vale prevenir que lamentar, dice el refrán, y éste es el mejor consejo para mantenerse a raya en cuanto a peso corporal. Una vez que se ha engordado, es difícil adelgazar.

El organismo es como una cuenta bancaria: si se le depositan más calorías que las que se consumen, el excedente se acumula en forma de grasa; y si se gastan más calorías que las que hay en la cuenta, hay que cubrir el déficit, en este caso con tejido corporal. La mayor parte del tejido que el organismo usa para este fin es grasa, lo cual es una ventaja si se trata de adelgazar, pero la desventaja es que también se pierde algo de tejido muscular, necesario para el funcionamiento corporal. La manera de adelgazar influye en la proporción de grasa y de tejido muscular que se pierde, así como en el mayor o menor grado en que se satisfacen las necesidades de proteínas, vitaminas y minerales y en el equilibrio de los líquidos corporales. Para la mayoría de las personas, la mejor manera de bajar de peso consiste en una moderada reducción de 500 a 1 000 calorías diarias y en un incremento del ejercicio físico, sobre todo del aeróbico.

¿Es aconsejable adelgazar sin supervisión?
Nunca está de más hacerse un examen médico antes de emprender la tarea de adelgazar, pero puede decirse que no existe riesgo siempre y cuando haya que bajar no más de 4.5 a 6 kg y se sigan las pautas que aquí se proporcionan. Lea usted el recuadro de la derecha para saber si necesita o no consultar al médico.

Elección de la dieta
Cada año se idean y publican muchísimas dietas para adelgazar. Lo importante es escoger aquella que permita perder peso sin menoscabar la salud, y que aliente a seguir durante el resto de la vida unas pautas de alimentación sanas.

Si se pretende adelgazar sin supervisión médica, hay que estar seguros de ingerir por lo menos 1 200 calorías diarias, para no correr el riesgo de sufrir insuficiencias nutricionales y metabólicas. La diferencia de calorías que exista entre la alimentación habitual y la dieta, determinará con qué rapidez se perderá grasa; esto implica que una misma dieta tendrá efectos distintos según la persona y según su alimentación habitual.

La dieta debe ser equilibrada y contener las cantidades de proteínas, minerales y vitaminas recomendadas en las páginas 54—61. Al adelgazar, el

Dieta bajo supervisión médica

Si cualquiera de los siguientes puntos corresponde al caso de usted, deberá consultar al médico antes de iniciar una dieta para adelgazar.

- Tener más de 6 kg de sobrepeso.

- Haber estado excedido de peso casi toda la vida, en cuyo caso se necesita ayuda especial para superar hábitos muy arraigados.

- Estar embarazada; la dieta puede perjudicar al feto.

- Estar en la edad infantil o en la adolescencia, en cuyo caso se requiere ayuda especial para perder grasa sin dejar de desarrollar tejido muscular.

- Sufrir algún trastorno físico, como hipertensión arterial, diabetes o exceso de colesterol en la sangre, que requieren vigilancia médica.

- Pretender seguir una dieta drástica, de menos de 800 calorías diarias.

- Querer usar supresores del apetito u otros medicamentos; lo mejor es que los recete el médico.

- Sufrir trastornos afectivos; la dieta puede añadir un estrés difícil o imposible de controlar sin ayuda especial.

- Presentar síntomas de trastorno físico al seguir la dieta, como dolor de pecho repentino, náuseas, mareos y depresión.

Si necesita usted ayuda médica, recurra a un profesional que le sea conocido, el cual podrá recomendarle a un dietista competente.

organismo no aprovecha las proteínas con la misma eficiencia; si durante la dieta se ingieren menos que las necesarias, el organismo tendrá que recurrir en exceso a las propias, lo cual sería nocivo. Por otra parte, ingerir demasiadas proteínas no parece ser perjudicial, pero resulta costoso.

Asimismo, la dieta debe contener por lo menos 100 g diarios de carbohidratos, para que el organismo no tenga que recurrir a sus propios tejidos musculares. Si la dieta fuese inferior en dicho contenido, o inferior a 800 calorías en total, se acumularían cetonas en el organismo, y éste tendería a perder mucha agua durante la micción; de este modo, parecería perderse peso corporal (el peso del

● Propóngase metas razonables.

● Hágase a la idea de perder peso para siempre, pero comiendo sanamente.

● Haga un recuento de sus deficiencias y excesos alimentarios, y anótelos durante una semana antes de ponerse a dieta; repáselos de vez en cuando para no quitar el dedo del renglón en cuanto a botanas y tentempiés con demasiadas calorías, o comer por antojo, o sobrepasarse el fin de semana.

● Planee sus comidas; no las deje a merced de la casualidad.

● Las primeras semanas, mida las raciones para aprender las cantidades y no sobrepasarse.

● En vez de renunciar del todo a los alimentos que más le agraden, cómalos en pequeña cantidad.

● Procure servir la comida en platos chicos.

● Si le gusta comer entre horas, tenga a la mano algunos comestibles para ese propósito, pero que contengan pocas calorías.

● No se sirva dos veces.

agua), pero en realidad ese peso se recuperaría al terminar la dieta. En cambio, las dietas muy ricas en carbohidratos suelen serlo también en fibra, lo cual, además de hacerlas más satisfactorias para muchas personas, explica que sean más eficaces que las anteriores.

Por raro que parezca, no hay que dejar de comer algunas grasas mientras se adelgaza. El organismo necesita entre 15 y 30 g de grasa diariamente para obtener los ácidos grasos esenciales y poder asimilar las vitaminas A, D, E y K. A la mayoría de las personas les gusta comer mucha más grasa que la indispensable, y aunque existen dietas para perder peso ricas en grasas, no son aconsejables pues además de que pueden elevar el nivel de grasas en la sangre, contienen tan pocos carbohidratos, que lo que se pierde no es grasa sino tan sólo agua, cuyo peso se recupera al concluir la dieta.

Productos para bajar de peso

Como es imposible proscribir todas las malas dietas y los productos para adelgazar ineficaces, al público le corresponde determinar si es o no honesta la forma en que se anuncian y expenden. Por ejemplo, hay que rechazar aquellas dietas de las que cada ''beneficiario'' se convierte en propagandista y vendedor, o aquéllas de las que se asegura el éxito al 100 por ciento, o de las que se dice han revolucionado los conceptos dietéticos; la verdad es que hasta los expertos fallan de vez en cuando. Por lo que se refiere a los productos que de puerta en puerta tratan de vender ciertos agentes locuaces, lo mejor es no probarlos sino hasta que las autoridades sanitarias, o por lo menos un médico, hayan emitido su dictamen.

Hay que desconfiar también de todo método o producto cuyos promotores se quejen de haber sido repudiados por los médicos profesionales. En ciencia hay pocos secretos y conspiraciones. Por ejemplo, hay dietistas que dicen tener pastillas o inyecciones hormonales que los médicos no conocen. Se han hecho numerosos estudios acerca de tales productos; algunos son supresores del apetito, que al principio ayudan a vencer el hambre y a cumplir con la dieta, pero a la larga se demuestra que quienes los tomaron no bajan más kilos que quienes se abstuvieron de ellos. En cuanto a las inyecciones hormonales y otros medicamentos, no son eficaces para acelerar la pérdida de peso y, por lo contrario, entrañan ciertos peligros, razón por la cual los médicos ni los usan ni los aconsejan.

● Reduzca o suprima la ingestión de alimentos ricos en azúcar, alcohol y grasas, como mantequilla, crema, ciertas carnes, aderezos para ensaladas, pastelillos y galletas. Prefiera las verduras, la fruta y jugos diluidos, que contienen más fibra, minerales y vitaminas.

● Al ver televisión o leer, prohíbase comer o beber.

● En lugar de salsas ricas en calorías, use hierbas y especias para sazonar los alimentos.

● Equilibre las comidas y los tentempiés, de modo que todos los días coma algún alimento de cada grupo.

● Procure reducir al mínimo la ingestión de bebidas alcohólicas. Beba mucha agua; ésta no tiene calorías.

● Coma despacio.

● Elimine de la despensa los alimentos irresistibles pero engordadores.

● No sienta remordimientos si alguna vez se propasa; limítese a volver al buen camino.

● Procure aumentar el ejercicio físico por lo menos 30 minutos más que lo que suele hacer.

● Téngase fe: usted puede alcanzar la meta, y lo demostrará.

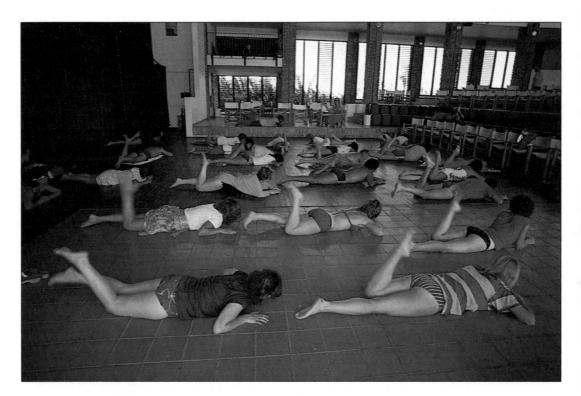

Si a la vez que se ingieren menos calorías se hace más ejercicio al tratar de bajar de peso, es más probable obtener buenos resultados; se logrará mejor condición física, la figura será más esbelta y, además, la dieta en sí no tendrá que ser tan implacable. El hacer ejercicio no impulsa a comer más, sino que ayuda a quemar las calorías sobrantes y a que el metabolismo basal no decaiga.

El ejercicio que se escoja no tiene por qué ser muy vigoroso para que resulte eficaz. Por ejemplo, las personas sedentarias se beneficiarán caminando, subiendo escaleras y alzando objetos según lo requieran las circunstancias, pero es aconsejable esforzarse un poco más cada día; después convendrá empezar a practicar algún ejercicio aeróbico vigoroso, hasta el límite de la capacidad corporal, varias veces por semana, lo cual ayudará a eliminar una buena cantidad de calorías sobrantes.

Hay que elegir el tipo de ejercicio que más agradable resulte, para que sea más fácil persistir. Quienes se sientan un poco apenados por su figura, tal vez prefieran hacer ejercicio solos o en compañía de algunas personas de confianza. Hay quienes prefieren unirse a un grupo para sentirse más alentados e incluso para divertirse. Antes de trazar el

En muchas organizaciones comerciales dedicadas a combatir la obesidad, el ejercicio forma parte importante del programa de actividades. En cada sesión, antes de hacer ejercicio se dan consejos sobre nutrición y se pesa a los participantes.

plan de ejercicios, conviene leer "Alcanzar la meta... y sostenerla" (págs. 94—159).

Clínicas y grupos

Existen firmas comerciales dedicadas a combatir la obesidad, que ofrecen el apoyo de un grupo, dietas controladas y programas de ejercicio. Aquéllas en que se utilizan dietas de más de 800 calorías y cuyo costo no es excesivo son, por supuesto, las mejores; hay que desconfiar de aquellas que por adelantado exigen un fuerte desembolso.

Las clínicas, hoteles y otras instalaciones de este género tienen la ventaja de proporcionar un ambiente en el que todo está planeado para alejar las tentaciones alimenticias; suelen brindar además otros servicios (sauna, masaje, tratamientos de belleza, etc.), pero rara vez son útiles en el largo plazo, a menos que inculquen hábitos alimentarios perdurables. Hay que evitar los establecimientos en que se insiste en recurrir a dietas drásticas.

Algunos establecimientos para adelgazar son muy lujosos y caros; además, como la estancia no dura mucho tiempo, las dietas tienen que ser bastante drásticas para que surtan efecto. Aun así, hay personas que optan por acudir a esos establecimientos y disfrutan su permanencia en ellos, aunque la pérdida de peso resulte ser sólo temporal.

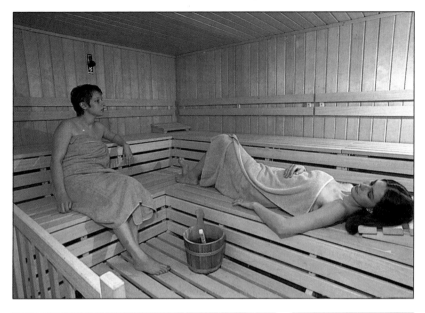

Quienes participan en los grupos de Weight Watchers tienen que pesarse delante de los demás cada semana. En la reunión semanal, cada miembro habla sin cortapisas acerca de su caso y recibe ayuda para superar los problemas emocionales que suelen relacionarse con la obesidad y con el ansia de comer; además, recibe asesoramiento para que adopte un programa alimentario adecuado y se habitúe a ingerir menos calorías.

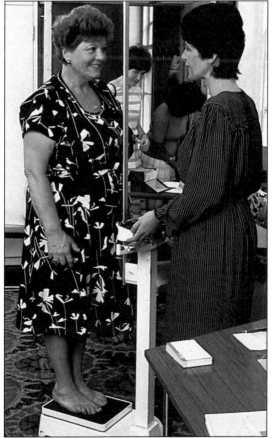

Tome nota de su progreso

Aunque usted no acuda a las reuniones de un grupo dedicado al adelgazamiento, puede aprovechar en casa algunos métodos útiles. He aquí dos de ellos:

● Haga una lista de números, por ejemplo del 1 al 20, que representen los medios kilos que se proponga perder, y táchelos conforme vaya alcanzando cada meta parcial.

● Trace una gráfica en que se relacionen el peso y el tiempo, y vaya intersectando puntos en ella cada semana, después de pesarse.

DIETAS PARA ADELGAZAR

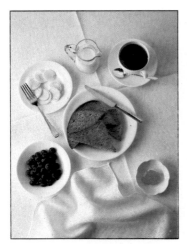 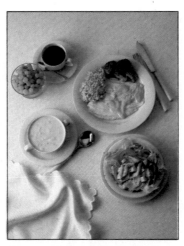 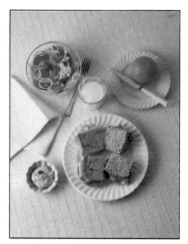

Un desayuno apetitoso y equilibrado: *fruta fresca; pan integral tostado y mermelada; un huevo cocido, leche descremada y café negro (ver menús de 1 200 calorías).*

Una suculenta comida: *sopa de verduras y pescado; pescado al horno; brócoli; arroz integral; ensalada mixta con aderezo, uvas y café (ver menús de 2 400 calorías).*

Una sabrosa cena: *sandwich de pan integral, jamón y queso; ensalada mixta con aderezo; una naranja y leche semidescremada (ver menús de 1 800 calorías).*

Los menús que aparecen en la página opuesta sirven para seguir una dieta baja en calorías, relativamente escasa en grasas y suficiente en proteínas, minerales y vitaminas. Esta dieta para adelgazar puede seguirse durante una o dos semanas, pero si usted desea continuarla por más tiempo, deberá tomar algún complemento polivitamínico y mineralizante, pues es difícil que una dieta con tan escaso margen de calorías proporcione en el plazo largo las cantidades que se necesitan de ciertos nutrientes, por bien planeada que esté.

Lo que hay que hacer

Estos menús dan pie para hacer algunas observaciones que conciernen también a las demás clases de dietas para adelgazar.

Primero, esta dieta es moderadamente baja en calorías. Si usted se propone seguir otra, aún más baja, deberá consultar antes al médico. Es difícil que las dietas muy rigurosas incluyan todas las proteínas, minerales y vitaminas indispensables para bajar de peso sin riesgo; y como ocasionan cambios metabólicos y del equilibrio de líquidos corporales, exigen vigiláncia médica.

Segundo, una buena dieta para adelgazar no excluye por completo ningún grupo de alimentos; si lo hace, implica riesgos.

Tercero, aunque no es necesario renunciar del todo a ningún alimento, sí hay que moderar las raciones. Notará usted que en estos menús las raciones son pequeñas, y que pocas veces se incluyen alimentos muy ricos en calorías.

Pocas personas se dan cuenta de la enorme diferencia que los pequeños cambios implican en una dieta. Por ejemplo, si estos menús incluyeran leche entera en vez de descremada, más aceite en las ensaladas, un pastel en vez de fruta, o rebanadas de carne más grandes, la diferencia sería de varios cientos de calorías por día.

Y cuarto, la manera de preparar los alimentos es tan importante como la cantidad que se come. La carne debe ser magra y hay que quitarle toda la grasa que se pueda; el pescado debe ser fresco y poco graso, y a las piezas de pollo hay que quitarles la piel. Conviene asar a la plancha o a la parrilla, y cocer en agua, al vapor o a fuego bajo, pero no freír ni sofreír. Hay que acostumbrarse además a tomar sin azúcar y sin leche ni crema el café y el té. Los menús de las páginas 81—83 dan margen para una taza de café o té negros y sin azúcar.

Una dieta para toda la vida

Al considerar los siguientes menús, se observará que con unas cuantas adiciones y con raciones algo mayores pueden usarse para mantener el peso justo. A la larga, la única forma de controlar la obesidad es regular la ingestión de calorías y mantenerse físicamente activo. Por eso las dietas para adelgazar deben poder adaptarse no sólo al uso de una semana o un mes, sino de por vida.

MENÚS DE 1 200 CALORÍAS (EJEMPLOS)

Esta dieta para adelgazar es útil para los adultos, salvo las gestantes. La pérdida de peso dependerá de la diferencia de calorías que exista entre la dieta y lo que antes se comía; por ejemplo, si habitualmente la alimentación diaria constaba de 2 400 calorías, habrá un déficit de 1 200 por día (u 8 400 por semana) y la pérdida de grasa corporal será de 1 kg a la semana.

MENÚS DE 1 200 CALORÍAS

Día	Desayuno	Comida	Cena	Tentempiés
1.	1/2 taza de jugo de naranja natural 1 panecillo de trigo integral, con 1/2 plátano rebanado 1 taza de leche descremada	115 g de pierna de puerco magra, asada 1/4 de taza de camote cocido 1/2 taza de frijoles 1/2 taza de espinacas 4 rábanos 1/2 taza de frutas naturales, picadas 1 taza de leche descremada	Ensalada de atún: 1/4 de taza de atún (enlatado en agua), 2 cucharaditas de mayonesa, 1 cucharada de apio y 1 de germinado de alfalfa, 2 hojas de lechuga pequeñas 1 pan árabe pequeño 1 taza de jugo de tomate 1 manzana chica	1 durazno chico 1 taza de refresco dietético
2.	1/2 toronja 1 cucharadita de azúcar 1/3 de taza de salvado 1 taza de leche descremada	85 g de bistec magro, cocido en caldo de res y hierbas de olor 1 papa hervida, mediana 1 cucharadita de margarina blanda 1/2 taza de zanahorias cocidas 1/2 taza de colecitas de Bruselas cocidas 1/2 taza de lechuga picada y jitomate 1 cucharadita de aderezo para ensaladas 2 rebanadas de melón chino	Sandwich de pavo: 55 g de pavo deshebrado, 1 cucharadita de mostaza, 1 cucharadita de margarina blanda, 2 hojas de lechuga, 1 rodaja de jitomate, 2 rebanadas de pan de trigo integral 1 mandarina chica 1 taza de leche descremada	2 galletas "Graham" 1 pera chica Té de hierbas
3.	1/2 manzana 1 huevo cocido, pequeño 1 rebanada de pan de trigo integral, tostado 2 cucharaditas de mermelada de naranja 1 taza de leche descremada	115 g de costilla de res (sin el hueso), a la plancha 1/2 taza de espagueti 1 cucharadita de margarina blanda 1/2 taza de ejotes rebanados 1/2 taza de coliflor con 1 cucharadita de pimentón 1 rebanadita de bizcocho 1/4 de pera	1 taza de yogur descremado 1/2 taza de fresas picadas 4 galletitas de centeno 1 cucharadita de margarina blanda 1 taza de jugo de tomate	1/2 taza de zanahoria y apio rallados 1 pera
4.	3/4 de taza de fresas con 2 cucharaditas de azúcar 1 rebanada de pan de avena, tostado 2 cucharaditas de mermelada de fresa 1 taza de leche descremada	Apio y rábano rallados 1 ración de pescado al horno con puré de tomate y albahaca, y con 1 cucharadita de margarina blanda 1/2 taza de arroz integral 1/2 taza de brócoli cocido 1/2 taza de zanahoria cocida, en rodajas 1/2 taza de trocitos de piña natural	Ensalada griega: 1/2 taza de espinacas crudas, 1/2 taza de lechuga picada, 30 g de queso fresco, 30 g de sardina, 1/2 taza de jitomate rebanado, 2 aceitunas, 1 cucharadita de aderezo bajo en calorías 4 palitos de pan 1 naranja 1/2 taza de leche fría	2 galletas "Graham" 1 taza de refresco dietético
5.	1/2 taza de hojuelas de salvado 1 durazno natural 1 pan dulce 1 taza de leche descremada	Zanahoria y apio rallados 85 g de pavo al horno, sin piel 1/2 taza de puré de papa con 1 cucharadita de mantequilla 2 cucharadas de salsa de arándano 1/2 taza de ejotes cocidos 1/2 chilacayote con piloncillo 1/2 taza de fruta picada	1/2 taza de queso cottage 1/4 de toronja 1 rebanada de pan con pasas	1/4 de taza de nieve de limón 1 taza de leche descremada
6.	1/2 toronja con 1 cucharadita de azúcar 1 rebanada de pan de trigo integral, tostado 2 cucharaditas de jalea de uva	115 g de espaldilla de res 1 papa al horno, grande 1 cucharadita de margarina blanda 1/2 taza de puntas de brócoli 1 taza de lechuga picada 1/2 naranja	1 taza de yogur descremado 1 manzana grande 3 galletitas de centeno 1 taza de jugo de tomate	1 taza de leche descremada 2 ciruelas chicas
7.	1 taza de jugo de naranja 1 taza de avena cocida, con 1 cucharadita de piloncillo 1 rebanada de pan tostado 1 cucharadita de margarina blanda 1 taza de leche descremada	115 g de carne molida de res, asada a la plancha; pan francés, 2 cucharaditas de salsa catsup, 2 de mayonesa, 1/2 pimiento rebanado, cebolla y pepinillos 1 taza de ensalada de pepino y jitomate 1 taza de leche descremada 1/2 taza de duraznos	1/2 taza de queso cottage 1 ración de ensalada de frutas en gelatina, servida sobre 1 hoja de lechuga 2 rodajas de piña natural 1 taza de té helado	1 rebanada de pan integral con 1 1/2 cucharaditas de crema de cacahuate y con 1 cucharadita de mermelada 1 taza de refresco dietético

MENÚS DE 1 800 CALORÍAS (EJEMPLOS)

Los menús de esta página son adecuados para casi todas las mujeres adultas y ejemplifican cuatro principios básicos de las dietas bajas en grasas:
- Preferir lácteos escasos en grasas.
- Escoger carnes magras y quitarles toda la grasa

que sea posible; también se aconseja quitarles la piel a las carnes de aves.
- Cocinar con muy poca grasa o sin ella.
- Reducir la adición de grasas en la mesa.
Se admiten el café o té negros, sin azúcar.

MENÚS DE 1 800 CALORÍAS

Día	Desayuno	Comida	Cena	Tentempiés
1.	3/4 de taza de jugo de toronja natural 1 huevo revuelto 2 rebanadas de pan tostado	115 g de carne magra de res, cocida 3/4 de taza de puré de papa 1/2 taza de ejotes 1 taza de ensalada de espinaca 1 cucharada de aderezo para ensaladas 1 rebanada de pan blanco enriquecido 1 cucharadita de margarina blanda 1/2 taza de gajos de naranja y piña picada	Sandwich de ensalada de pollo: 55 g de pollo deshebrado, 1 cucharada de apio, 1 cucharadita de cebolla, 2 cucharaditas de mayonesa, 2 rebanadas de pan de centeno 1 naranja 1 taza de leche descremada	1 taza de verduras crudas: zanahoria, apio y pimiento verde 1/4 de taza de yogur
2.	1/3 de taza de duraznos naturales rebanados 1/3 de taza de salvado con 1/2 taza de leche semidescremada 1 rebanada de pan con pasas 1 cucharada de mermelada	1 ración de pollo a la cazadora 1 taza de espagueti enriquecido 1/2 taza de ejotes 1 1/2 tazas de ensalada verde 1 cucharada de aderezo para ensaladas 1 rebanada de pan blanco 1 cucharadita de margarina blanda 1/2 taza de uvas sin semilla	Hamburguesa: 55 g de carne molida de res, 30 g de queso americano y 1 bollo 1/2 taza de ensalada de col con aderezo 30 g de papitas fritas 1 taza de leche semidescremada	1 taza de jugo de naranja 1 pera mediana 2 galletitas habaneras, sin sal
3.	2 rebanadas de melón 1 mollete de harina enriquecida 1 cucharada de mermelada de naranja 1 huevo cocido 1 taza de leche semidescremada	1 ración de pescado a la florentina 1 papa al horno, mediana 2 cucharadas de crema agria 1/2 taza de chícharos 1 panecillo de harina de trigo integral 1 cucharadita de margarina blanda 1/2 taza de fresas naturales	Sandwich de jamón y queso: 30 g de jamón cocido, 30 g de queso suizo, 2 rebanadas de pan de centeno, 2 cucharaditas de mayonesa, 1 cucharadita de mostaza 1 1/4 tazas de ensalada mixta 1 cucharada de aderezo para ensaladas 1 naranja mediana 1 taza de leche semidescremada	1 panecillo de avena, mediano 1 cucharadita de margarina 1/2 taza de yogur descremado
4.	1/2 taza de jugo de naranja natural 2 rebanadas de pan de centeno tostado 1 cucharada de mermelada 1 taza de leche descremada enriquecida	1 ración de ensalada de alubias 1 ración de pescado al horno con salsa de especias 1/2 taza de colecitas de Bruselas 1/2 taza de arroz integral 2 rebanadas de pan integral 2 cucharaditas de margarina 1 pera	Ensalada de pavo: 55 g de pavo, 1/2 taza de lechuga picada, 1/2 taza de espinacas, 1/2 jitomate, 1/4 de taza de pimiento rebanado 3 cucharadas de aderezo para ensaladas 1 rebanada de pan negro 1 cucharadita de margarina blanda 1 manzana 1 taza de leche descremada	1 rebanada de pan de jengibre
5.	1/2 toronja mediana 2 rebanadas de pan de trigo integral 1 cucharada de mermelada de fresa 1 taza de leche descremada enriquecida	1 zanahoria rallada, grande 115 g de carne magra de res, molida y a la plancha 1/2 taza de puré de papa con 1 cucharadita de margarina blanda 1/2 taza de ejotes 1 manzana al horno con 2 cucharaditas de piloncillo	3/4 de taza de jugo de verduras 1 1/2 tazas de ensalada verde con 40 g de queso suizo 1 cucharada de aderezo para ensaladas 2 panecillos de salvado 2 cucharaditas de margarina blanda 1 mandarina chica 1 taza de leche descremada enriquecida	3 galletas "Graham" 1 taza de jugo de naranja
6.	3/4 de taza de jugo de toronja 2 hot cakes de harina de trigo sarraceno 1 cucharada de miel de arce (maple) 1 cucharadita de margarina blanda 1 taza de leche descremada	115 g de pierna de puerco al horno 1 camote pequeño, al horno 1/2 taza de espinacas cocidas 1 taza de ensalada mixta 1 cucharada de aderezo para ensaladas 1 panecillo de centeno 1 cucharadita de margarina 1/2 taza de piña en conserva con 1/2 taza de nieve de limón	Sandwich de rosbif: 55 g de rosbif, 1 cucharadita de cebolla, 1 cucharada de queso cheddar, 1 cucharada de lechuga picada, 1 rodaja de jitomate, 2 rebanadas de pan integral 3/4 de taza de frutas picadas: naranja, manzana y plátano 1 taza de leche descremada	2 soletas 1 refresco dietético 1 manzana chica
7.	1 naranja chica 1/2 taza de avena cocida con 1 cucharadita de piloncillo 1/2 taza de leche semidescremada	1 ración de carne de res con verduras cocidas en baño María 1/2 taza de arroz blanco enriquecido 2 galletas de coco	1 taza de sopa de lenteja Sandwich de ensalada de pollo: 55 g de pollo, 1 cucharada de apio, 1 cucharadita de cebolla, 2 cucharaditas de mayonesa, lechuga, 2 rebanadas de pan de centeno 1 durazno 1 taza de leche descremada	1/2 taza de trocitos de piña en conserva 2 rebanadas de pan de frutas 1 taza de leche descremada

MENÚS DE 2 400 CALORÍAS (EJEMPLOS)

Estos menús son adecuados para casi todos los hombres adultos y relativamente sedentarios. Los jóvenes activos y los adolescentes suelen necesitar más calorías y, por tanto, podrán comer raciones más grandes o añadir otros alimentos.

Para cada día se incluyen alimentos de todos los grupos, de modo que proporcionen todos los nutrientes esenciales. Las cantidades de grasas, azúcares y alcohol se han reducido al mínimo. Se admiten el café o té negros, sin azúcar.

MENÚS DE 2 400 CALORÍAS

Día	Desayuno	Comida	Cena	Tentempiés
1.	3/4 de taza de jugo de naranja natural 1 huevo tibio, grande 2 rebanadas de pan de frutas	115 g de carne magra de res, cocida a fuego bajo 3/4 de taza de puré de papa 1/2 taza de ejotes cocidos 1 taza de ensalada de espinacas 1 cucharada de aderezo para ensaladas 1 cucharadita de margarina blanda 1 taza de gajos de naranja y piña picada	Sandwich de ensalada de atún: 55 g de atún (enlatado en agua), 1 cucharada de apio, 1 cucharadita de cebolla, 2 cucharaditas de mayonesa, 2 rebanadas de pan integral 1 pera	1 taza de verduras crudas, ralladas 1/2 taza de yogur 6 galletitas de trigo integral 1 1/2 tazas de jugo de uva
2.	1/2 taza de fresas naturales 2 bollitos de trigo integral y 1/2 plátano rebanado 1 cucharada de azúcar	1 ración de pollo a la cazadora 1 taza de espagueti enriquecido 1/2 taza de calabacitas cocidas 1 1/2 tazas de ensalada verde 1 cucharada de aderezo para ensaladas 2 rebanadas de pan enriquecido 2 cucharaditas de margarina blanda 1 durazno mediano 1/2 copa de vino tinto	Hamburguesa de 85 g de carne con 30 g de queso fundido 1 bollo 1 cucharadita de salsa catsup 2 rebanadas de pepino encurtido 1 ración de papas fritas 1 taza de agua de limón	2 galletas "Graham"
3.	3/4 de taza de jugo de naranja natural 1 huevo revuelto, grande 1 rosquilla 2 cucharadas de queso crema 1 cucharada de mermelada	1 ración de sopa de pescado con verduras 1 1/2 raciones de pescado al horno 1/2 taza de puntas de brócoli cocidas 1/2 taza de arroz integral 1 1/2 tazas de ensalada mixta con jitomate 1 cucharada de aderezo para ensaladas 1 taza de uvas sin semilla	2 sandwiches de pollo: 85 g de pollo deshebrado, 2 hojas de lechuga, 3 cucharaditas de aderezo para ensaladas, 4 rebanadas de pan integral 1 ración de ensalada de alubias 1 manzana mediana	1 rebanada de pan de jengibre 1 pera mediana
4.	2 rebanadas de melón chino 2 panecillos de centeno 2 cucharaditas de margarina blanda 2 cucharaditas de jalea de uva 1 taza de leche entera	1 ración de pescado a la florentina 1 papa al horno, mediana 2 cucharaditas de crema agria 1/2 taza de chícharos cocidos 1 panecillo de trigo integral 1 cucharadita de margarina blanda 1 taza de yogur natural con 1/2 taza de fresas	1 chuleta magra de puerco, grande 1/2 taza de frijoles 1/2 taza de arroz enriquecido 1 pan blanco de harina enriquecida 1 cucharadita de margarina blanda 1/2 taza de duraznos rebanados (enlatados en agua) 3/4 de taza de sidra	1 bollo grande, de harina enriquecida 2 cucharaditas de margarina blanda 1 cucharada de mermelada
5.	1/2 toronja mediana 2 rebanadas de pan de trigo integral, tostado 1 cucharadita de margarina blanda 1 cucharada de mermelada de guayaba	115 g de carne magra de res, molida y a la plancha 2 elotes tiernos, cocidos 2 cucharaditas de margarina blanda 2 panes de centeno 1 manzana al horno, con 2 cucharadas de azúcar	3/4 de taza de jugo de tomate Ensalada del chef: 55 g de pavo, 30 g de jamón cocido, 40 g de queso suizo, 1 1/2 tazas de lechuga picada, escarola y espinacas 1 1/2 cucharadas de aderezo para ensaladas 2 duraznos chicos	Sandwich: pan integral, 1 cucharada de crema de cacahuate, 2 cucharaditas de mermelada 1 taza de jugo de naranja natural
6.	3/4 de taza de jugo de naranja natural 3 hot cakes de harina integral 2 cucharaditas de margarina blanda 1 ración de miel de arce (maple)	115 g de asado de lomo magro de puerco 1 camote cocido, mediano 1/2 taza de escarola 1 1/4 tazas de lechuga picada 1 cucharada de aderezo para ensaladas 2 panecillos de harina enriquecida 1 cucharada de miel	2 tacos de bistec 3/4 de taza de frutas picadas: naranja, manzana y plátano	4 galletas "Graham" 1 manzana 1 1/2 tazas de jugo de naranja natural
7.	3/4 de taza de trocitos de piña (enlatados en agua) 1 taza de avena cocida, con canela y 3 cucharadas de pasas 2 cucharaditas de piloncillo	1 1/2 raciones de carne de res con verduras cocidas en baño María 3/4 de taza de arroz blanco enriquecido 1 ración de pay de manzana	1 taza de sopa de chícharos Jitomate relleno: 1 jitomate mediano, 55 g de pollo cocido, 1 cucharada de apio, 1 cucharadita de cebolla, 2 cucharaditas de mayonesa 6 galletas de centeno 2 cucharaditas de margarina blanda 3/4 de taza de nieve de limón	

DIETA RICA EN FIBRA

Los menús siguientes proporcionan por día unos 30 g más de fibra que lo común para muchas personas, es decir, alrededor del doble; y ejemplifican varios aspectos que son esenciales para adoptar una alimentación rica en fibra vegetal:

Es importante comer productos hechos con harinas integrales, que contienen casi toda la parte comestible del grano.

Hay que comer mucha fruta y verduras crudas todos los días, de preferencia con la cáscara.

En cada comida que se haga en el día hay que incluir alimentos ricos en fibra, como se ilustra en estos menús, y no hay inconveniente en añadir una taza de café o té.

Lo mejor es comer muy diversos alimentos ricos en fibra, pues existen varios tipos de fibra vegetal.

MENÚS RICOS EN FIBRA VEGETAL

Día	Desayuno	Comida	Cena	Tentempiés
1.	Leche descremada Hojuelas de salvado 1 durazno natural Pan integral tostado Margarina blanda Café	Pescado a la parrilla, relleno de camarón y pulpo Brócoli Arroz integral Ensalada de pimiento, escarola y lechuga, con aderezo Piña natural	Ensalada de lechuga y jitomate con aderezo y germinado de trigo Sandwich de pollo deshebrado y mayonesa con pan de centeno Leche descremada Naranja	Galletas de centeno Manzana Leche con chocolate
2.	Toronja asada con piloncillo Salvado con leche descremada Bollito de salvado con margarina Leche descremada Café	Ensalada de alubias con vinagreta Pollo horneado al limón, con salsa de naranja Papas al horno, con salsa de yogur descremado y cebolletas Ejotes Zanahorias Tartaleta de fresas naturales	Ensalada de pepino, lechuga y jitomate con germinado de soya y aderezo de yogur descremado Sandwich de ensalada de atún con pan integral Pera Leche descremada Galletas de avena	Sandwich de crema de cacahuate con pan integral Leche descremada Manzana
3.	Salvado con leche descremada Fresas Jugo de chabacano Panecillo de elote Café	Pescado en salsa de tomate verde Arroz integral Ejotes Pan de trigo integral, con margarina blanda Ensalada de zanahorias Leche descremada Duraznos rebanados y nieve de limón	Sopa de frijol Sandwich de jamón cocido y queso suizo con pan negro Apio y zanahoria rallados Leche descremada Mandarina Dulce de coco	Bollito de salvado con jalea Gajos de toronja y naranja Leche descremada
4.	Salvado con pasas y leche descremada Pan de avena tostado, con mermelada de fresa Naranja Leche descremada Café	Verduras ralladas con yogur descremado Asado de lomo de puerco (magro) Chayote al horno Habas espolvoreadas con ajonjolí Arroz integral con jugo de carne Frutas naturales, picadas	Tacos de pollo Ensalada de alubias, pimiento y ejotes Leche descremada Té Pera	Galletas "Graham" Melón chino Leche descremada
5.	Salvado con leche descremada 1 mandarina Bollito de salvado con mermelada de piña Café Leche descremada	Verduras ralladas Frijoles Chícharos Pan negro Ensalada verde, picada Naranja con coco rallado	Ensalada de frutas naturales con queso cottage Galletas de centeno Agua de limón	Fresas naturales Palomitas de maíz Leche descremada
6.	Avena cocida con germen de trigo Leche descremada Ciruelas y chabacanos Panecillos de trigo integral y pasas, con crema de cacahuate Café	Ensalada verde, con aderezo Pescado al horno en salsa de especias Calabacitas cocidas Rodajas de zanahoria cocidas Germinado de trigo al vapor con margarina blanda Uvas moscatel	Sopa de lenteja Sandwich de ensalada de atún y lechuga con pan negro Leche descremada Toronja	Hojuelas de salvado y leche descremada Manzana
7.	Hojuelas de trigo, con rebanadas de durazno, leche y azúcar Jugo de naranja Panecillo de trigo integral con mermelada Café Leche descremada	Espagueti de trigo integral con albóndigas de carne magra en salsa de tomate Pan integral y margarina blanda Ensalada de habas, coliflor y pimiento Lechuga picada, con aderezo Leche descremada Melón chino	Sandwich de ensalada de huevo, lechuga y jitomate Betabel y zanahoria rallados Leche descremada	Zanahoria rallada Bollito de salvado con jalea Manzana

Esta dieta proporciona entre 1 000 y 1 500 miligramos de sodio (alrededor de media cucharadita) por día. Es adecuada para quienes desean disminuir la ingestión de sodio o tienen que hacerlo por prescripción médica. En este último caso hay que preguntar al médico qué dieta es la más conveniente, pues existen varios grados de restricción. Estos menús dan margen para una taza de café o de té.

Al salir a comer fuera de casa, hay que pedir expresamente que no se les ponga sal a los alimentos; es conveniente pedir platillos a la plancha, para que sea más fácil omitir la sal, y acompañarlos de una papa al horno, por ejemplo, a la cual por lo general no se le pone sal al prepararla. Lo mejor es pedir las ensaladas sin aderezar, y solicitar aparte aceite y vinagre.

DIETA BAJA EN SODIO

Día	Desayuno	Comida	Cena	Tentempiés
1.	Jugo de naranja Panecillo con margarina, bajos en sodio Huevo tibio Leche descremada Café	Rosbif Ejotes Rodajas de zanahoria Arroz hervido Ensalada verde con aceite y vinagre Pan integral y margarina (bajos en sodio) Plátano con fresas	Porción chica de pescado a la plancha Pan y margarina bajos en sodio Brócoli sin sal Leche semidescremada Duraznos	Manzana al horno con azúcar Manzana Galletitas sin sal
2.	Hojuelas de trigo con plátano y leche Piña en trocitos Panecillo bajo en sodio con mermelada de fresa Leche descremada Café	Carne de res con verduras estilo chino (sin sal ni salsa de soya) Arroz hervido Ensalada verde con aceite y vinagre Galletitas chinas con piña en trocitos	Jitomate relleno de pollo al estragón Lechuga picada con aceite y vinagre Pan y margarina bajos en sodio Té Peras	Plátano con nueces Naranja Leche semi-descremada
3.	1/2 toronja Pan tostado con margarina (bajos en sodio) y jalea Leche semidescremada Cereal de arroz, con leche Café	Carne magra de res a la parrilla Elote con margarina baja en sodio Ejotes cocidos Rebanadas de jitomate con perejil, pimiento morrón, aceite y vinagre Manzana al horno con piloncillo	Jugo de tomate Ensalada del chef con queso bajo en sodio, pavo, verduras y aderezo sin sal Panecillo de elote y margarina bajos en sodio Durazno	Ciruelas Galletas "Graham" Leche descremada
4.	Gajos de naranja Panecillo con margarina (bajos en sodio) y mermelada de piña Yogur descremado Café	Escalopas de ternera Tallarines hervidos sin sal Puntas de espárragos cocidas sin sal Pan integral con margarina (bajos en sodio) Nieve de limón con fresas rebanadas	Gazpacho, preparado sin sal Sandwich de pollo con mayonesa, germinado de soya y pan integral Lechuga con apio, sal y vinagre Peras Leche descremada	Galletas de avena Manzana Jugo de naranja
5.	Melón chino Hot cakes de harina integral (baja en sodio) con puré de manzana Leche semidescremada Café	Lomo de cerdo asado (sólo carne magra) Camote cocido Espinacas cocidas y picadas Ensalada mixta con aceite y vinagre Bizcocho con miel y margarina baja en sodio Merengue con fresas	Ensalada de pastas con aderezo bajo en sodio Pan con margarina, bajos en sodio Copa de frutas frescas (naranja, manzana y plátano) Té helado	Jugo de toronja Galletitas sin sal Uvas Leche descremada
6.	Jugo de naranja Huevo revuelto Pan tostado (bajo en sodio) con jalea Leche descremada Café	Palitos de verdura Pescado al horno con pimiento verde y cebolla Papa al horno con yogur y cebollitas Pan y margarina bajos en sodio Brócoli Ensalada mixta con aceite y vinagre Copa de frutas frescas	Sandwich de pollo rebanado, mayonesa y pan integral Ensalada de ejotes con vinagreta Manzana Leche descremada	Pera Panecillo con jalea Leche descremada
7.	Fresas frescas Hojuelas de trigo con plátano rebanado y azúcar Leche semidescremada Café	Carne magra de res, cocida sin sal a fuego bajo con hierbas de olor Puré de papas, sin sal y con margarina baja en sodio Ejotes cocidos sin sal Ensalada de espinaca y jitomate con aceite y vinagre Pan integral con margarina baja en sodio Copa de piña y naranja	Sandwich de ensalada de atún, con apio, cebolla, mayonesa y pan integral, sin añadir sal Pera Jugo de manzana	Manzana Galletas "Graham" Yogur descremado con fruta

Existen varios tipos de dietas propia o impropiamente denominadas vegetarianas. El tipo más común es en realidad una dieta semivegetariana, en la que se excluye la carne roja pero se admiten los demás alimentos de origen animal: la carne de aves, el pescado, la leche y los huevos; en la dieta ovoláctica, más restringida, se admiten sólo los lácteos y los huevos, y la más estricta y menos común, o dieta vegan, excluye todos los alimentos de origen animal. Desde el punto de vista de la nutrición, estas diferencias son importantes porque la ingestión de nutrientes y las posibles deficiencias varían mucho de un caso a otro.

Además de las restricciones señaladas, muchos vegetarianos suelen comer sólo alimentos naturales y rechazar los comestibles industrializados, los enriquecidos y los complementos vitamínicos y remineralizantes.

¿Tiene ventajas ser vegetariano?

Algunos vegetarianos lo son por motivos religiosos, o porque consideran que para comer no se debe matar a los animales; otros afirman que la alimentación vegetariana no sólo es más sana para el organismo sino que además beneficia el desarrollo espiritual. Pero hay muchas personas que adoptan el vegetarianismo sencillamente porque creen que favorecerá su salud.

Desde este último punto de vista, la alimentación vegetariana tiene muchos aspectos a su favor: generalmente contiene menos grasas, calorías y azúcares que la alimentación común y, en cambio, es abundante en frutas, verduras, legumbres y cereales; es también rica en fibra y escasa en sodio, todo lo cual es ciertamente lo que en la actualidad aconsejan los nutriólogos. Pero los vegetarianos no son ni más ni menos sanos que quienes se alimentan conforme a las pautas señaladas en las páginas 62—65 del presente capítulo.

Puesto que la exclusión total o parcial de los alimentos de origen animal restringe las fuentes de nutrientes, la alimentación vegetariana, estricta o incluso moderada, exige una cuidadosa planeación para reducir sus posibles riesgos y aprovechar sus innegables ventajas. Por lo regular, los problemas de salud relacionados con el vegetarianismo se refieren a la insuficiencia de calorías y de nutrientes (a la inversa de la alimentación común), lo cual puede ser un problema grave en las gestantes, las lactantes y los niños, cuyas necesidades de nutrientes son particularmente altas.

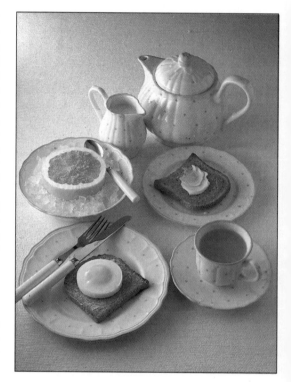

Ejemplo de desayuno vegetariano: media toronja, huevo cocido, pan integral tostado, margarina poliinsaturada, té y leche descremada.

Problemas de la dieta vegan

Los riesgos de sufrir deficiencias nutricionales son considerables en el caso de la dieta vegan o estricta, sobre todo si se aúna al rechazo de los alimentos procesados. Además, los niños y algunos adultos pueden tener dificultades para digerir la gran cantidad de verduras que necesitan comer para obtener suficientes proteínas y carbohidratos.

Al estudiar el grado de crecimiento de muchos niños vegetarianos menores de seis años, en la Universidad Tufts de Boston, Estados Unidos, se vio que era inferior al de la generalidad. Más que a una deficiencia de proteínas, el hecho pareció ser atribuible a una insuficiencia energética, que en parte se explica por la bajísima cantidad de grasas que caracteriza a la alimentación vegan. Algunos de esos niños sufrían deficiencias de vitaminas D y B_{12}, lo cual también limita el crecimiento.

No debe someterse a los niños a ese régimen alimenticio tan estricto, a menos que un médico lo haya aprobado.

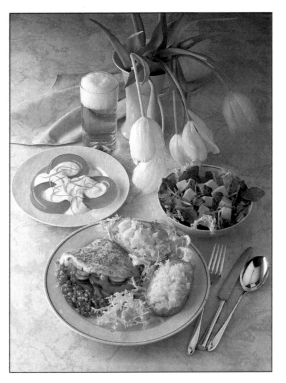

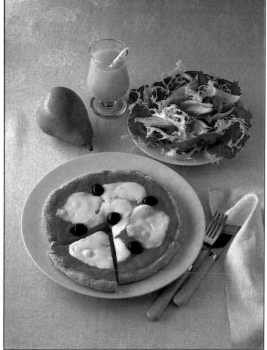

Menú para la comida: plato de trigo sarraceno y verduras con remate de yogur, papa al horno, ensalada de tofu (requesón de soya), gelatina de naranja con yogur y cerveza.

Una cena sin carne: pizza de trigo integral, ensalada mixta, una pera y un jugo de naranja natural.

El cambio a una dieta vegetariana

Para adoptar una dieta vegetariana hay que proceder gradualmente, lo que evita trastornos digestivos temporales. Puede comenzarse por suprimir la carne roja, después la de puerco y ternera, la de aves y, por último, el pescado y los mariscos. En cada etapa, las proteínas de origen animal tienen que ser sustituidas con las de origen vegetal, presentes en las legumbres (chícharos, frijoles, lentejas, etc.) y las semillas (cacahuates, nueces, etc.), verduras, lácteos y huevos.

Conviene procurar la mayor variedad posible y seguir las pautas señaladas en las páginas 88—89 para evitar la posibilidad de sufrir deficiencias nutricionales. Como algunos nutrientes faltan en los alimentos de origen vegetal, o son menos abundantes o menos fácilmente aprovechables que en los de origen animal, hay que conocer bien qué combinaciones de alimentos se necesitan, sobre todo cuando se trata de adoptar una dieta vegetariana estricta. La dieta ovoláctica tiene la ventaja de que el hierro y otros minerales insuficientemente presentes en los alimentos de origen vegetal, pueden obtenerse de la leche enriquecida y de los huevos; pero esto de ningún modo quiere decir que pueda reducirse la cantidad o la variedad de frutas, verduras y legumbres.

Los niños, las gestantes, las lactantes y los convalecientes de enfermedades graves, si han optado por la dieta vegetariana, quizá necesiten complementos vitamínicos y remineralizantes.

En el caso de la dieta vegan hay que tener mucho cuidado para evitar las deficiencias graves, sobre todo de vitamina B_{12}, que sólo se encuentra en alimentos de origen animal. Los efectos de esta deficiencia pueden pasar inadvertidos durante muchos años, pero a la larga suelen dañar seriamente el sistema nervioso.

En la página 88 se trata con más detalles la dieta vegan. Como el adoptarla implica cambios radicales, es muy aconsejable consultar antes a un médico o a un experto en nutrición.

Los menús de la página siguiente son ejemplos de lo que habría que comer para seguir una dieta ovoláctica equilibrada. Las calorías, calculadas conforme a una sola ración en cada caso, son las indispensables para el promedio de las mujeres; el nivel de grasas es de 34 por ciento. Como en todas las dietas sanas, se hace hincapié en comer verduras, legumbres, frutas y productos de grano entero; además, se demuestra que hasta en una alimentación en la que no se incluyen las carnes pueden idearse menús variados y apetitosos.

Se aconseja ingerir el mínimo posible de comestibles ''vacíos'', es decir, ricos en calorías pero escasos en nutrientes, como los pasteles, las bebidas alcohólicas y los refrescos. Son preferibles, sin comparación, los alimentos que proporcionan una combinación equilibrada de proteínas, minerales, vitaminas y calorías. Por ejemplo, en casi todos los menús de la página siguiente se incluyen frutas, jugos y productos de grano entero, en vez de postres muy elaborados y refrescos demasiado abundantes en calorías.

Las fuentes de proteínas

Es muy común que quienes desean adoptar una alimentación de tipo vegetariano se inquieten por la posibilidad de no ingerir bastantes proteínas, pero en realidad no se' necesita comer carne para estar sano, pese a lo que suele creerse. El organismo no necesita en particular las proteínas de origen animal, pero sí determinados aminoácidos y el nitrógeno contenido en toda proteína, sea de origen animal o vegetal.

Estas necesidades pueden, pues, ser satisfechas con proteínas vegetales, pero hay que tener presente que en las plantas la concentración de aminoácidos y su equilibrio difieren de los de la carne; por eso es muy importante combinar la ingestión de proteínas procedentes de granos enteros, legumbres, semillas, frutos secos y verduras, para que sus respectivos aminoácidos se complementen. Los alimentos complementarios deben combinarse en la misma comida, aunque no forzosamente en el mismo platillo.

En los menús ovolácticos de la página siguiente se ha calculado el equilibrio adecuado, al combinar en cada comida distintos alimentos que complementan entre sí su contenido de aminoácidos, sean de origen vegetal o animal (lácteos y huevos). Al idear otros menús hay que incluir una de las combinaciones siguientes:

- Legumbres y cereales
- Legumbres, semillas y frutos secos
- Lácteos o huevos y cualquier proteína vegetal.

Al seguir una dieta ovoláctica es conveniente ingerir leche descremada o semidescremada y sus derivados, porque contienen mucha proteína animal barata y de primera calidad y, en cambio, no contienen ni mucha grasa ni demasiadas calorías. También los huevos son una buena fuente de proteína animal; pueden incluirse con moderación. Hay que dar mucha importancia asimismo a las legumbres, las semillas y los frutos secos (nueces, cacahuates, almendras, etc.), cuyas proteínas son de excelente calidad.

Muchos vegetarianos de régimen ovoláctico encuentran que les es muy útil comer en abundancia panes y cereales de grano entero, que además de ser ricos en proteínas y otros nutrientes proporcionan la indispensable energía.

Tiene mucha importancia comer muy diversas frutas y verduras. Las dietas vegetarianas tienden a ser más escasas en hierro que las comunes, y por eso es conveniente incluir cítricos y otras frutas ricas en vitamina C (nanches, guayabas, fresas, zapote negro, etc.), pues ésta favorece la absorción del hierro.

Algunos vegetarianos consumen productos cuyo sabor y apariencia son similares a los de la carne pero que están hechos de proteína vegetal. Son productos prácticos, permiten variar el menú y pueden facilitar mucho la transición de una dieta común a una de tipo vegetariano, pero no son indispensables para el equilibrio nutricional.

La dieta vegan

Este tipo de alimentación estrictamente vegetariano implica la exclusión casi total de los alimentos de origen animal. Lógicamente, en este caso es mucho más difícil lograr el equilibrio nutricional, sobre todo porque, para efectos prácticos, los alimentos vegetales no contienen vitaminas B_{12} y D. Pocas plantas son ricas en calcio y riboflavina, y, recordémoslo, en este tipo de dieta al organismo se le dificulta la absorción del hierro; además, existe el riesgo de que también sea insuficiente la ingestión de cinc, magnesio, yodo, proteínas y calorías. En vista de lo anterior, es aconsejable consultar a un dietista competente o a un médico que conozca de nutriología clínica, para que determine o, por lo menos, supervise la composición de la dieta, lo cual es fundamental en el caso de los niños, los adolescentes y las gestantes y lactantes.

Además de lo ya expuesto respecto de la dieta ovoláctica, se recomienda que quienes sigan la dieta vegan ingieran leche enriquecida de soya, o algún complemento que contenga vitamina B_{12}. Hay levaduras especiales (no la de cerveza ni la de cocina, ni tampoco las levaduras vivas) cultivadas en medios ricos en vitamina B_{12} y que proporcionan ésta. Muchas bebidas comerciales preparadas a base de soya o de amaranto están enriquecidas con calcio y vitaminas A, D y B_{12}.

La alimentación vegan requiere especial cuidado al combinar las legumbres y los granos enteros que serán la fuente de proteínas; además, todos los días hay que incluir en la comida semillas o algún fruto seco para asegurarse de que la mezcla de proteínas sea de buena calidad. Muy buenas combinaciones son, por ejemplo, los frijoles con maíz o con arroz; los cereales de grano entero con las legumbres y también con las verduras de hojas verdes, y los cacahuates con trigo o con arroz.

La ingestión abundante de verduras de hojas verdes, legumbres, semillas y frutos secos permite garantizar la obtención de las cantidades indispensables de hierro. En cuanto a la vitamina D, bastará tomar complementos que la contengan o darse frecuentes baños de sol.

DIETA VEGETARIANA OVOLÁCTICA

Día	Desayuno	Comida	Cena	Tentempiés
1.	Avena cocida, con duraznos picados y semillas de girasol Pan integral tostado, con crema de cacahuate Leche descremada Té de hierbas	Tortillas Ensalada verde con aderezo Tamal Brócoli Jitomates al vapor Leche descremada Rodajas de piña natural	Sopa de verduras Sandwich de frijoles refritos y lechuga, con pan de centeno Jocoque Ensalada de frutas naturales, picadas	Orejones de manzana Jugo de manzana Yogur
2.	Cereal de grano entero con leche semidescremada y pasas Pan integral casero con mermelada Jugo de naranja natural Leche semidescremada	Verduras ralladas Frijoles Pan de centeno con queso crema Ensalada mixta con aderezo Brócoli Leche semidescremada Bizcocho con duraznos	Queso cottage con ensalada de ciruelas, uvas sin semilla, gajos de mandarina, piña y fresas, sobre una hoja de lechuga Pan con pasas y mermelada de membrillo Té de limón	Jugo de piña Galletas habaneras con crema de cacahuate Leche semidescremada
3.	Bollitos de harina integral con miel de arce (maple) 1/2 toronja Yogur Té de hierbas	Pan de ajonjolí y verduras ralladas Guisado de berenjena con jitomate, gratinado Chayotes Ensalada de espinacas con aderezo Pastelillo árabe de miel y nueces	Crema de elote Sandwich de carne de soya con lechuga, pan integral y salsa catsup Jocoque Durazno	Pizza de queso Leche semidescremada Naranja
4.	Naranja Compota de ciruela Molletes con tofu (requesón de soya) Leche descremada	Macarrones con queso Brócoli Calabaza en tacha Pan de trigo integral con margarina blanda Jugo de tomate Melón chino	Sopa de frijol Panecillos de elote con miel Ensalada de lechuga picada y aderezo Leche semidescremada Dátiles y chabacanos	Leche descremada Almendras y nueces Galletas de ajonjolí con jalea
5.	Salvado con leche semidescremada Panecillo de salvado con mermelada Gajos de naranja Leche semidescremada	Jugo de verduras Entremés vegetariano Lasaña Brócoli con limón Pan de ajo Ensalada del chef con aderezo	Sopa de chícharos Mitades de durazno rellenas de queso crema y semillas de amaranto Pan con nueces Leche semidescremada Manzana	Pan integral con crema de cacahuate o mermelada Leche semidescremada Pera
6.	Huevos revueltos Pan de centeno con margarina blanda Jugo de naranja Leche semidescremada Té de hierbas	Tortita de lentejas con salsa de champiñones Zanahorias y coliflor con perejil Ensalada mixta con aderezo Pan negro con margarina Fresas	Sopa de habas con yerbabuena Sandwich de queso suizo con pan negro, lechuga, jitomate, germinado de alfalfa y mostaza Ensalada de frutas Leche semidescremada	Panecillo de elote con margarina y miel Manzana
7.	Cereal de trigo integral con leche Jugo de ciruela y toronja Panecillos de salvado con crema de cacahuate Leche semidescremada	Jugo de tomate Hamburguesas vegetarianas con salsa de soya; Papa al horno con crema agria Chícharos y zanahorias Ensalada de verduras crudas con jocoque Piña	Quesadillas de queso, de flor de calabaza y de rajas; Guacamole Jitomates rebanados, con aceite de oliva y vinagre Leche semidescremada Papaya con limón	Yogur con miel Jugo de naranja Uvas moscatel Galletas "Graham"

LÍQUIDOS

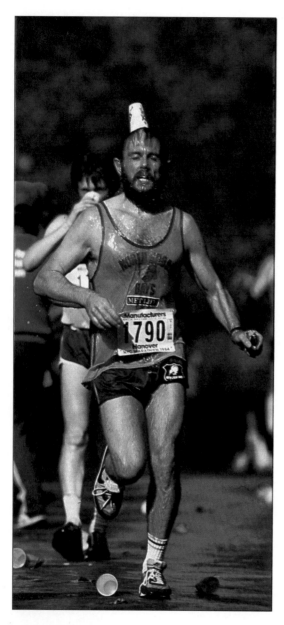

Un maratonista *pierde de
4.5 a 5.5 litros de agua
durante la carrera, por lo
que es importante que la
reponga periódicamente
durante el recorrido. Por lo
común, los corredores
pueden optar entre agua
pura y agua con glucosa y
vitaminas, pero la primera
opción es mejor.*

El agua es un elemento imprescindible en la alimentación: el cuerpo la necesita para desempeñar todas sus funciones y para mantenerse fresco. Alrededor de 60 por ciento del organismo se compone de agua; dicho porcentaje es menor cuanto mayor sea la cantidad de grasa acumulada en el cuerpo, porque las células que componen el tejido adiposo casi no contienen agua.

En el organismo sano, el consumo y la eliminación de agua se equilibran, ésta permanece en donde debe estar y casi todo ello ocurre en forma automática. El hambre y la sed regulan la ingestión de agua y minerales, y los riñones regulan su eliminación. Los complejos mecanismos fisicoquímicos que sustentan la vida hacen posible que el agua y los minerales disueltos en ésta queden retenidos precisamente en donde el cuerpo los necesita: por ejemplo, la mayor parte del sodio permanece fuera de las células, y la mayor parte del potasio, dentro de ellas.

La alimentación y el agua

El agua se ingiere no sólo al beber sino también al comer, pues casi todos los alimentos la contienen en abundancia: las frutas y verduras contienen 80 por ciento de agua; el arroz y las pastas hervidos, un 70 por ciento, y el pan, alrededor de 35 por ciento. Por tanto, generalmente no se necesita beber más de 6 a 8 vasos de agua por día (es decir, alrededor de unos 2 litros).

Es raro que el organismo padezca por falta de agua. Los atletas y quienes hacen ejercicios vigorosos pierden sodio, potasio y cloro, además de agua, pero por lo común la alimentación normal permite reponerlos; además, los riñones tienen capacidad para regular los niveles de agua, sodio y potasio en la orina cuando la ingestión de dichos elementos sufre alteraciones o cuando se suda intensamente. No se necesita tomar pastillas de sal, ni bebidas, polvos o alimentos "especiales" para deportistas; en realidad, aun cuando dichos productos son dulces y apagan la sed, tienden a hacer que la persona beba menos agua, lo cual es más perjudicial que beneficioso.

Si una persona bebe demasiada agua, no tiene por qué inquietarse: los riñones se encargarán de eliminar el exceso; además, en realidad el agua no engorda puesto que no contiene calorías. En cambio, los refrescos, las bebidas alcohólicas, las limonadas, los jugos y las malteadas son muy ricos en calorías.

Todas las células del cuerpo están bañadas en un líquido cuya composición es similar a la del agua de mar, de donde surgió la vida; ese líquido extracelular representa 37.5 por ciento de todos los líquidos corporales. Otro 55 por ciento está dentro de las células, y cerca de 7 por ciento se encuentra en el torrente sanguíneo. El diagrama de la derecha ilustra la ingestión y la pérdida de agua al día de un hombre adulto expuesto a un clima templado; en climas cálidos, la ingestión y la pérdida serían mucho mayores. El agua metabólica es la que producen las células al realizar sus funciones.

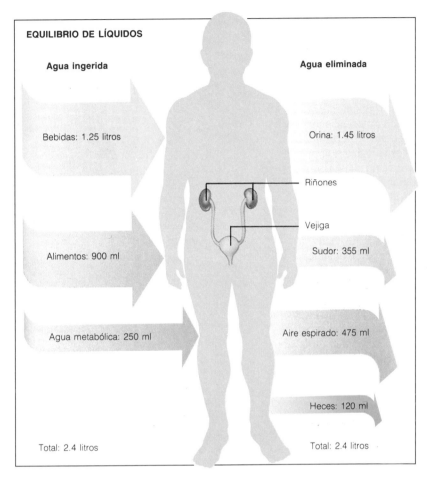

EQUILIBRIO DE LÍQUIDOS

Agua ingerida

Bebidas: 1.25 litros

Alimentos: 900 ml

Agua metabólica: 250 ml

Total: 2.4 litros

Agua eliminada

Orina: 1.45 litros

Riñones

Vejiga

Sudor: 355 ml

Aire espirado: 475 ml

Heces: 120 ml

Total: 2.4 litros

A veces las dietas alteran el equilibrio de los líquidos corporales; las dietas drásticas para adelgazar, por ejemplo, "engañan" al hacer que el cuerpo pierda agua, pero sólo por corto tiempo (vea págs. 76—77). Las bebidas alcohólicas, el café, el té y algunos refrescos hechos a base de cola producen cierto efecto diurético que, en casos extremos, puede provocar deshidratación, afectar el sistema cardiocirculatorio y dificultar la eliminación del calor corporal excesivo. La deshidratación grave ocurre cuando el cuerpo pierde más de 2 por ciento de su peso; hace que aumenten la temperatura corporal y la frecuencia cardiaca y provoca fatiga, apatía y mal desempeño físico.

Casos especiales

Aunque el cuerpo normalmente equilibra su contenido de agua, en ciertos casos hay que ayudarlo aumentando deliberadamente la ingestión de líquidos; por ejemplo, si se tiene fiebre alta hay que beberlos en abundancia, y si se viaja a alguna región muy calurosa o si el clima se vuelve cálido y seco, el cuerpo necesitará tiempo para adaptarse y perderá mucha agua al transpirar; en estas condiciones, durante una semana habrá que beberla en gran cantidad.

Por último, he aquí un buen consejo para quienes acostumbran hacer ejercicios muy vigorosos. Es conveniente pesarse (de preferencia sin ropa) antes y después de efectuarlos. Si se pierde más de 2 por ciento del peso corporal, será necesario beber más agua antes de hacer los ejercicios y durante su transcurso, para compensar la pérdida causada por la evaporación y la transpiración. Convendrá también tener a la mano agua fría y beberla con regularidad, aunque no se sienta sed; con el tiempo, esto se aprenderá de tal forma que se convertirá en algo que se hace sin pensar.

ALERGIAS A LOS ALIMENTOS

Hay alimentos que a algunas personas les sientan mal e incluso pueden enfermarlas. Los síntomas de esos trastornos son variados y suelen deberse a una de cuatro causas principales.

La más simple es la aversión: el sabor o el aspecto de un alimento resultan desagradables. La solución es igualmente sencilla: abstenerse de comerlo.

La intolerancia a determinados alimentos es un poco más compleja. Se considera que el trastorno es psicológico si la persona no sufre una verdadera alergia (lo cual puede determinarse mediante pruebas inmunológicas) pero si, invariablemente, padece una serie de malestares físicos y psíquicos al darse cuenta de que ha comido algo que su organismo rechaza, y en cambio, si no se da cuenta, no siente ningún malestar.

Si la persona siempre padece síntomas, se dé o no cuenta de haber ingerido determinado alimento o sustancia, y si las pruebas inmunológicas dan resultados normales, se considera que los síntomas se deben a una intolerancia alimentaria; es decir, se deben a que el organismo no puede digerir o asimilar ese alimento o sustancia.

Por último, si la persona sufre siempre reacciones adversas y si las pruebas inmunológicas dan resultados anormales, se trata de una verdadera alergia alimentaria, cuyos síntomas se deben a una reacción del sistema inmunológico de la persona.

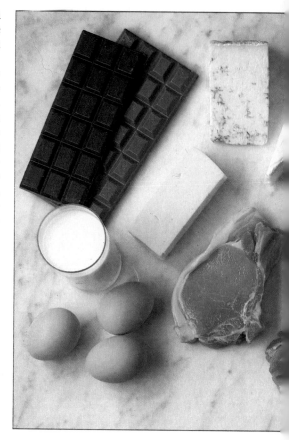

Cómo saber qué fue

Por fortuna casi todos esos trastornos son pasajeros (aunque a veces pueden ser letales), pero siempre necesitan atención para que el médico pueda prescribir un tratamiento, que dependerá del tipo de trastorno.

Lo más común es pedirle a la persona que siga una dieta eliminatoria, compuesta de cuatro alimentos básicos que casi nunca provocan alergias ni intolerancias. Durante varias semanas se van añadiendo otros alimentos y se toma nota de si causan síntomas; si éstos aparecen, se recurre a ciertas pruebas que permiten determinar qué tipo de trastorno aqueja a la persona.

Una de esas pruebas consiste en dar al paciente ciertas cápsulas opacas; de éstas, unas contienen la sustancia sospechosa y otras una sustancia inocua. El paciente debe ingerirlas con las comidas, sin saber cuándo se trata de las que sí pueden causarle una reacción. Si al ingerir estas últimas presenta en forma invariable síntomas como asma, eccema, rinitis alérgica, urticaria u otros, es muy probable que se trate de una verdadera alergia o de una intolerancia alimentaria, en cuyo caso será necesario hacerle otras pruebas diagnósticas más específicas para determinar la respuesta inmunológica a ciertas sustancias.

A veces los especialistas inyectan en la piel un posible alergeno (sustancia que provoca alergia); si la persona es alérgica, se le irritará la piel en donde recibió la inyección. Los especialistas de prestigio no utilizan la prueba citotóxica, que consiste en poner en contacto con el alimento sospechoso algunos glóbulos blancos extraídos del paciente.

Si al hacer la prueba de las cápsulas la persona no siempre sufre una reacción alérgica, o sólo tiene síntomas vagos, como náuseas, dolor de cabeza o malestar general, puede tratarse de una intolerancia psicológica, la cual necesitará ser investigada.

Alergenos comunes

Aunque los especialistas concuerdan en que existen verdaderas alergias e intolerancias alimenta-

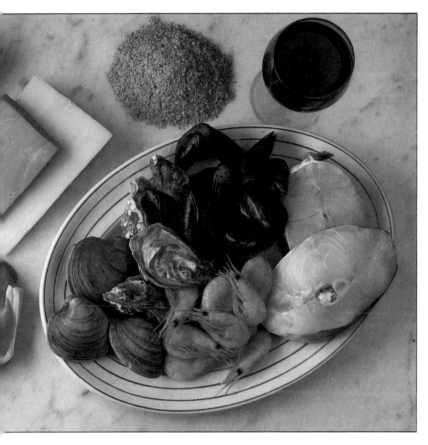

Casi todos los tipos de alimentos han sido culpados de causar malestares, desde eccema hasta migraña. En realidad estos trastornos pueden deberse a causas psicológicas, a intolerancias fisiológicas o a alergias, según el caso particular. A la izquierda se muestran algunos de los alimentos a los que suelen atribuírseles tales reacciones adversas.

rias, no hay datos suficientes acerca de qué tan frecuentes son. Cuando se utiliza la prueba de las cápsulas, se observa que sólo en 10 a 15 por ciento de los casos existe una verdadera alergia, causada por razones fisiológicas.

Las alergias e intolerancias verdaderas son mucho más frecuentes en los niños que en los adultos. La más común es la intolerancia a la lactosa (azúcar contenida en la leche), y entre las alergias, las más frecuentes se deben a las proteínas de la leche, los huevos, el trigo y los cacahuates. Como en los niños estos trastornos pueden afectar el crecimiento y la salud, hay que detectarlos lo antes posible. La lactancia materna, el dar paulatinamente al bebé alimentos sólidos y el reservar para una edad posterior aquellos que con más frecuencia suelen causar alergias, ayuda a prevenirlas. En cambio, es imprudente someter a los niños a dietas especiales, a menos que el pediatra haya hecho un diagnóstico y prescrito una dieta que incluya todos los nutrientes indispensables.

En el caso de los adultos, las alergias y las intolerancias no siempre se deben en sí a determinados alimentos sino, por ejemplo, a la combinación de éstos con ciertos medicamentos. Por otra parte, en algunas personas que padecen de migraña los ataques parecen estar relacionados con la ingestión de ciertos comestibles, aunque no sepan con exactitud cuáles. A estas personas puede serles muy útil que un especialista les haga la prueba de las cápsulas, para determinar si en efecto algún alimento es la causa de la migraña.

Un motivo de controversia

Se discute mucho acerca de que ciertas reacciones alérgicas, causantes de hiperactividad, hiperquinesia, fatiga y depresión en niños y en adultos, puedan deberse a los colorantes y otros aditivos de los alimentos procesados. Hasta la fecha no existen pruebas definitivas en ningún sentido, pero siempre es posible acudir a un especialista si se sospecha una alergia de este tipo.

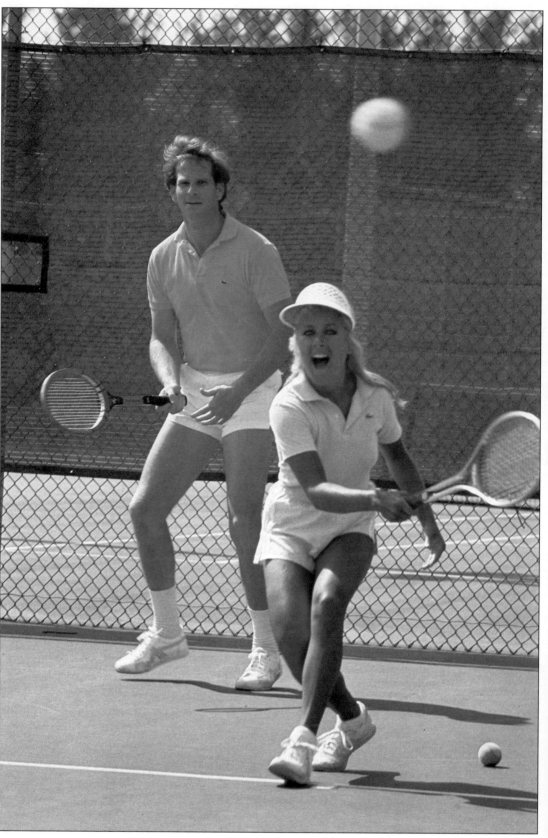

ALCANZAR LA META... Y SOSTENERLA

La salud, la vitalidad y la longevidad son metas apetecibles para todo el mundo, pero no se alcanzan sin esfuerzo; para lograrlas hay que contradecir muchos hábitos de la vida moderna. Para quienes estén resueltos a cuidar su salud y bienestar, y a prevenir más que a lamentar, la buena condición física deberá ser parte esencial de su vida.

Estar en forma tiene numerosas ventajas, desde pesar lo debido hasta dormir bien. Es un hecho demostrado que quienes hacen ejercicio con regularidad y del modo correcto son menos propensos a los infartos y otras enfermedades peligrosas y viven más años que quienes llevan una vida sedentaria. Pero no es posible almacenar la buena condición física para que dure toda la vida, sino que hay que procurarla día a día, incluso cada vez con más ahínco conforme avanza la edad.

El tipo de ejercicio idóneo para mejorar la condición física es el aeróbico. Esta palabra significa "con oxígeno", el cual requieren todos los ejercicios de esta índole. El oxígeno llega al organismo mediante la respiración pulmonar, y la sangre, bombeada por el corazón, lo lleva hasta los músculos. Los ejercicios aeróbicos suelen consistir en una actividad vigorosa cuya duración es de varios minutos y cuyo efecto es aumentar la eficiencia de los pulmones, del corazón y de la circulación sanguínea; es decir, de lo que a veces se denomina el sistema aeróbico. En cambio, los ejercicios de muy corta duración y muy intensos, para los que se utilizan las reservas de oxígeno del organismo, se denominan anaeróbicos y no producen un aumento de eficiencia comparable al que se obtiene en el caso anterior.

En el presente capítulo se proporcionan muchos ejemplos de ejercicios aeróbicos, así como diversos programas para realizarlos con buenos resultados. Seguramente usted encontrará aquellos que más necesita y que mayor satisfacción pueden brindarle; además, otros ejercicios serán de gran ayuda para mejorar la fuerza y la flexibilidad y para contribuir a la relajación y el control del estrés.

El ejercicio ayuda a estar en óptimas condiciones. Rara vez los adultos que han logrado alcanzar esta meta vuelven a llevar una vida inactiva. Más aún, el hallar apoyo y aliento en quienes nos rodean facilitará y hará muy deleitosa, para ellos y para uno mismo, la tarea de conseguir y conservar una buena condición física; por eso tiene importancia animar a los demás a adoptar un tren de vida más sano y productivo.

¿QUÉ ES ESTAR EN FORMA?

EL CORAZÓN

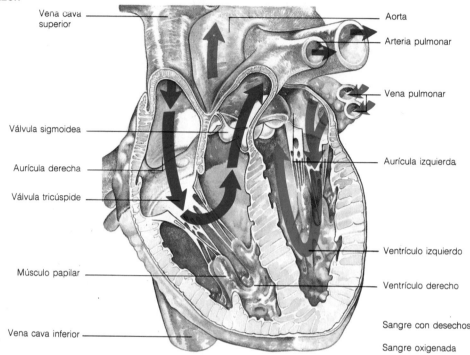

Vena cava superior
Aorta
Arteria pulmonar
Vena pulmonar
Válvula sigmoidea
Aurícula izquierda
Aurícula derecha
Válvula tricúspide
Músculo papilar
Ventrículo izquierdo
Ventrículo derecho
Sangre con desechos
Sangre oxigenada
Vena cava inferior

El corazón consta de dos pares de cámaras de bombeo: los ventrículos y las aurículas. La sangre con desechos pasa de las venas cavas a la aurícula derecha y luego al ventrículo derecho, el cual la bombea a los pulmones para su reoxigenación. La sangre oxigenada pasa entonces a la aurícula izquierda y después al ventrículo izquierdo, que es la cámara de bombeo más potente de las cuatro mencionadas.

Al latir el corazón, se contraen las dos aurículas y la sangre pasa a los ventrículos, que a su vez la ponen en circulación. Conforme una persona adquiere mejor condición física, aumenta la cantidad de sangre impulsada en cada latido. El acondicionamiento de resistencia hace que aumente un poco el grosor de las paredes cardiacas; el acondicionamiento de fuerza lo aumenta más pero puede ser perjudicial.

Casi todo el mundo considera estar sano mientras no sufra alguna enfermedad o malestar. Pero estar en forma no significa sólo eso, sino tener también una buena circulación sanguínea, vigor muscular, equilibrio, agilidad y buena coordinación. Estar en forma hace que la persona tenga buen aspecto y se sienta bien, que viva irradiando energía y que desarrolle su capacidad mental a plenitud.

El músculo más importante
El primer índice de la condición física es el desempeño cardiaco. El corazón es un músculo cuya contracción pone la sangre en movimiento y, como todo músculo, necesita oxígeno para funcionar, lo cual hace que su eficiencia dependa de los pulmones (vea págs. 98—99). Pero a diferencia de los demás músculos, el corazón tiene que trabajar todo el tiempo para que la vida de la persona continúe.

Las enfermedades cardiocirculatorias provocan muchas muertes, tal vez la mayoría, sobre todo en el mundo occidental; la principal de sus causas es el hecho de que en las paredes arteriales se acumula una sustancia cerosa llamada ateroma, que contiene colesterol en gran cantidad. Puesto que las arterias llevan la sangre desde el corazón hasta la periferia, si el ateroma obstruye una de ellas, a los tejidos que ésta irriga les faltará oxígeno y quedarán dañados.

La formación del ateroma es especialmente grave cuando ocurre en las arterias coronarias, es decir, las arterias que irrigan al corazón mismo; cuando éstas llegan a obstruirse ocurre un infarto o una angina de pecho, que la persona percibe como un espasmo muy doloroso.

La combinación de una alimentación sana (págs. 53—93) y un acondicionamiento aeróbico (págs.

98—99) constituye el mejor modo de prevenir la formación del ateroma, a menos que se tenga el hábito de fumar. El fumar menoscaba la eficiencia del sistema aeróbico (pulmones, corazón y vasos sanguíneos) y exacerba la tendencia a formar el ateroma. Si usted fuma, dejar de hacerlo será el paso más importante que pueda dar en bien de su salud (págs. 282—286).

Acondicionar el corazón

El ejercicio obliga al corazón a bombear mucha más sangre que cuando el organismo se encuentra en condiciones sedentarias, y si el plan de actividad está bien planeado, hará que aumenten la capacidad y la fuerza cardiacas. La manera más fácil de medir este progreso se basa en el pulso cardiaco (págs. 12—13). Los no fumadores suelen tener de 65 a 70 pulsaciones por minuto (y los fumadores, entre 5 y 10 pulsaciones más que aquéllos). Conforme aumenta la capacidad aeróbica de la persona, el número de pulsaciones en reposo (medido en la mañana, al despertar) desciende a 60 o menos por minuto.

Pero no sólo en reposo llega a ser menor el ritmo cardiaco, sino también al hacer ejercicio. Una persona sedentaria puede tener, por ejemplo, 120 pulsaciones por minuto al subir tramos de escaleras, mientras que una persona que está en forma suele tener sólo 80 o 90.

En reposo, la cantidad total de sangre que el corazón bombea en un minuto es de unos 5 litros; si la persona está en forma, esa cantidad no aumenta, pero como el corazón late menos veces por minuto, significa que tiene mayor capacidad de bombeo en cada latido.

Dicha capacidad aumenta mucho mediante el acondicionamiento aeróbico, porque éste hace que ante una mayor demanda el corazón responda con un bombeo más vigoroso en cuanto al volumen de sangre impulsado en cada latido, en vez de hacerlo con un mayor número de latidos. Estar en forma significa que el corazón trabaja menos: al latir 10 veces menos por minuto, se ahorra 600 latidos por hora, o 14 400 por día.

El acondicionamiento aeróbico también hace que disminuya la presión arterial, es decir, que la circulación sanguínea sea más fluida por oponérsele una menor resistencia de las paredes arteriales, lo cual es tanto más beneficioso cuanto que la presión arterial alta se relaciona con las enfermedades cardiacas.

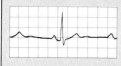

EL ELECTRO-CARDIOGRAMA

El electrocardiograma (ECG) es un registro de la actividad eléctrica del corazón. Los picos más salientes del trazado representan las contracciones ventriculares. Si el ECG se realiza durante un ejercicio, permite detectar trastornos cardiacos. Sirve también para evaluar los cambios que ocurren en el ritmo cardiaco como resultado del acondicionamiento físico.

LA PRESIÓN ARTERIAL

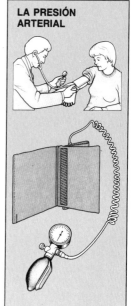

La presión sanguínea suele medirse en la arteria principal del brazo con un esfigmomanómetro de mercurio, cuya banda (o manguito) se coloca alrededor del brazo y se infla para detener el paso de la sangre por debajo de esa arteria. Al desinflarse un poco la banda, la sangre comienza a fluir y entonces se mide la presión sistólica o máxima. Cuando la banda se ha desinflado un poco más, se mide la presión diastólica o mínima, entre un latido y otro.

Aunque la presión arterial varía mucho según la persona, en general se consideran como valores normales 140 mm de mercurio para la presión máxima y 90 mm para la mínima.

ACONDICIONAMIENTO AERÓBICO

Cada minuto el organismo consume combustible y oxígeno para generar energía. Cuando la persona realiza alguna actividad que requiere que los músculos reciban oxígeno adicional, se dice que esa actividad es aeróbica. Por consiguiente, las actividades aeróbicas obligan a respirar con bastante fuerza y profundidad, pero esto no debe ocurrir hasta el punto de tener que interrumpirlas por haber quedado sin aliento.

Obtención de oxígeno

El sistema cardiorrespiratorio o aeróbico hace que el oxígeno del aire llegue hasta las fibras musculares. Los pulmones actúan como intermediario entre el organismo y el exterior. El aire pasa por la tráquea, después por los bronquios y finalmente por los bronquiolos, ramificaciones que, subdividiéndose cada vez más, conducen el aire hasta los alveolos pulmonares.

Dichos alveolos son diminutas cavidades en las que se extrae del aire el oxígeno. Cada alveolo está rodeado de una profusa red de vasos capilares, minúsculos vasos sanguíneos cuya función es recoger el oxígeno que atraviesa las paredes alveolares. Al mismo tiempo el bióxido de carbono, que es un producto de desecho, se desprende de la sangre, cruza las paredes alveolares y, junto con el vapor de agua sobrante, se vierte en el aire que será espirado.

El oxígeno captado por los vasos capilares es transportado en el torrente sanguíneo por la hemoglobina, sustancia que da coloración a los glóbulos rojos; y la sangre, bombeada por el corazón, circula por todos los vasos sanguíneos y surte de oxígeno a las células que componen los músculos, donde el oxígeno se intercambia por bióxido de carbono y se utiliza para generar energía.

La sangre también transporta combustible —glucosa, principalmente—, que el organismo utiliza para liberar energía. Los músculos almacenan la glucosa en forma de una sustancia denominada glucógeno (almidón animal), pero para obtener energía también pueden recurrir a las grasas acumuladas en el organismo.

El acondicionamiento aeróbico

El propósito del acondicionamiento aeróbico es mejorar el suministro de oxígeno al organismo en todos sus niveles, y mejorar en los músculos la eficiencia con que producen energía. Para la salud son enormes los beneficios que aporta la actividad aeróbica; entre éstos se cuentan una disminución del peso corporal, una mayor esperanza de vida y una mayor sensación de bienestar. En cambio, las actividades anaeróbicas (vea recuadro, abajo) son mucho menos beneficiosas pues tienden a propiciar un mero desarrollo muscular.

Lo mejor es realizar los ejercicios aeróbicos un poco por debajo de la capacidad máxima de la persona (págs. 102—103). Al correr, por ejemplo, la velocidad óptima será aquella que no impida a la persona conversar.

Para lograr un verdadero mejoramiento en el desempeño aeróbico del organismo, hay que aumentar paulatinamente la duración y la intensidad de los ejercicios. Para aumentar la intensidad conviene, por ejemplo, proponerse correr determinada distancia en un tiempo cada vez más corto, o dificultar el ejercicio colocándose pesos en las muñecas o en los tobillos.

MINIGLOSARIO

Acerca del acondicionamiento físico existen muchos términos que se prestan a confusión. He aquí algunos, con su definición correcta.

Ejercicio anaeróbico
De mucha intensidad y corta duración (como en la carrera corta a toda velocidad), este tipo de ejercicio obliga a las células musculares a consumir energía con más rapidez que la que puede permitir el sistema cardiorrespiratorio. Así, la energía tiene que producirse al instante y sin usar oxígeno.

Ejercicio isométrico
En este caso, los músculos tienen que trabajar oponiéndose a una resistencia estática: gastan energía pero no producen movimiento (por ejemplo, poner las palmas de las manos una contra otra y hacer presión). Aunque los ejercicios de este tipo fortalecen los músculos, no aportan los beneficios de la actividad aeróbica y pueden hacer que aumente peligrosamente la presión arterial.

Ejercicio isocinético
Los músculos se contraen con una frecuencia constante oponiéndose a una resistencia variable. Los aparatos de resistencia variable (págs. 134—135) están diseñados para inducir la actividad muscular isocinética.

Ejercicio isotónico
Determinados músculos se contraen con frecuencia variable oponiéndose a una resistencia constante: el levantamiento de pesas y los ejercicios abdominales, por ejemplo.

CICLO RESPIRATORIO

La clave del proceso aeróbico está en la forma en que el cuerpo utiliza el oxígeno; de hecho, la palabra "aeróbico" significa "con oxígeno". Al respirar la persona, el aire rico en oxígeno entra en los pulmones. El oxígeno es absorbido en el torrente sanguíneo mediante la acción de millones de pequeñísimas "bolsas" denominadas alveolos pulmonares. La sangre cargada de oxígeno llega al corazón, que a través de las arterias la bombea a todos los tejidos del cuerpo. Éstos captan el oxígeno, necesario para las células, y expelen el bióxido de carbono, que es un producto de desecho. A través de las venas, el bióxido de carbono llega hasta el corazón y luego a los pulmones, donde es eliminado con el aire espirado.

El propósito del acondicionamiento aeróbico es mejorar la eficiencia cardiorrespiratoria.

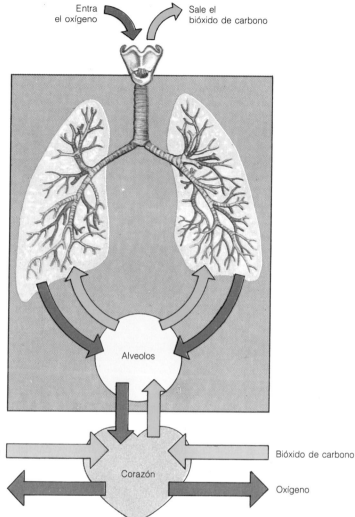

Entra el oxígeno

Sale el bióxido de carbono

Alveolos

Bióxido de carbono

Corazón

Bióxido de carbono

Oxígeno

Oxígeno

Calistenia
Consiste en la ejecución de ejercicios rítmicos, por lo general sin moverse de un mismo sitio, pero no es del todo una actividad aeróbica. Para que el corazón aumente su eficiencia hasta un grado que realmente mejore la capacidad aeróbica de la persona, se necesita hacer ejercicios mucho más intensos que el equivalente a entre 15 y 30 minutos de natación, carrera o ciclismo. Combinada con ejercicios aeróbicos, la calistenia es útil para desarrollar la fuerza y la resistencia musculares.

Entrenamiento a intervalos
Periodos cortos de ejercicio muy intenso alternados con periodos de descanso o de ejercicio muy moderado. Conforme se va aumentando la duración del periodo intenso, es mayor el beneficio aeróbico.

Lento y de fondo
Tipo de entrenamiento que puede aplicarse a cualquier actividad aeróbica. Hay que cubrir distancias largas pero con escaso gasto de energía. Este tipo de entrenamiento beneficia sobre todo a las fibras musculares de contractilidad lenta (vea págs. 102—103) Tiende a favorecer la combustión de grasas acumuladas.

Entrenamiento por tiempos
Consiste en correr a gran velocidad distancias medias o largas.

"Fartlek"
Es una forma de entrenamiento a intervalos pero que implica numerosas variaciones de ritmo, de terreno y de pendiente. Es excelente como preparación para la carrera larga.

EVALÚE SU ESTADO FÍSICO

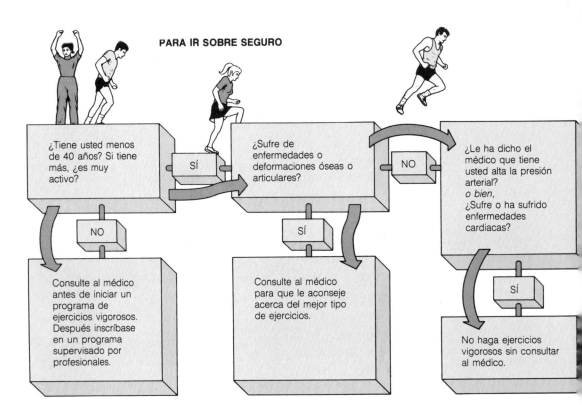

PARA IR SOBRE SEGURO

¿Tiene usted menos de 40 años? Si tiene más, ¿es muy activo?

SÍ

¿Sufre de enfermedades o deformaciones óseas o articulares?

NO

¿Le ha dicho el médico que tiene usted alta la presión arterial?
o bien,
¿Sufre o ha sufrido enfermedades cardiacas?

NO

Consulte al médico antes de iniciar un programa de ejercicios vigorosos. Después inscríbase en un programa supervisado por profesionales.

SÍ

Consulte al médico para que le aconseje acerca del mejor tipo de ejercicios.

SÍ

No haga ejercicios vigorosos sin consultar al médico.

Es conveniente someter a prueba el estado físico por dos razones: para saber si al hacer ejercicio se corre algún riesgo y para medir el grado de eficiencia muscular y cardiorrespiratoria, lo que permite determinar cuánto hay que aumentar la actividad aeróbica.

Un examen físico completo incluye la medición de la estatura, del peso corporal y del porcentaje de grasas acumuladas en el cuerpo; así como análisis de orina y de sangre para detectar signos de posibles enfermedades; el de sangre debe incluir la medición del contenido de colesterol pues éste se relaciona con los riesgos de padecer enfermedades cardiacas.

Para medir la actividad eléctrica del corazón hay que hacer un electrocardiograma (ECG), tanto en reposo como durante un ejercicio, lo cual es muy importante cuando se trata de determinar los posibles riesgos de la actividad física, pues los signos de trastorno cardiaco no siempre aparecen en el registro efectuado en estado de reposo. La frecuencia cardiaca también es un índice muy útil referente al estado físico de la persona, pues permite determinar qué mejoría cabría esperar como resultado de una mayor actividad aeróbica.

Además, hay que medir la presión arterial tanto en reposo como durante un ejercicio, para detectar posibles trastornos que en buena medida podrían resolverse si la persona llevara un tren de vida más sano. Para efectuar las mediciones durante un ejercicio, suele requerirse que el examinado pedalee en una bicicleta fija o trote sobre un andador mecánico llamado banda sin fin.

Por último, el médico analiza los resultados de las pruebas anteriores y explica al examinado qué debe hacer para mejorar su salud. Tal vez le aconseje seguir una dieta saludable para bajar de peso, y hacer ejercicios aeróbicos con regularidad; o quizá le recomiende no sólo hacer ejercicio sino también dejar de fumar y restringir la ingestión de bebidas alcohólicas.

Si el examen físico revela la presencia de algún trastorno cardiaco, la recomendación que el médico haga dependerá de la magnitud del trastorno y del criterio del médico en cuanto a tratamiento. Sean cuales fueren los resultados del examen, el médico determinará si es o no necesario volver a examinarse y, en caso afirmativo, con qué periodicidad convendría hacerlo (vea "Planes para toda la vida", págs. 26—51).

Siga las flechas de esta ilustración para saber si es o no conveniente que usted haga ejercicio. En general, lo más recomendable es consultar al médico antes de iniciar un programa de ejercicios y, sobre todo, hacerse un ECG trotando sobre una banda sin fin.

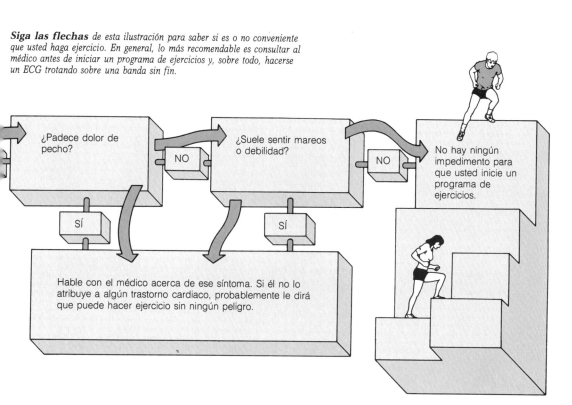

¿Padece dolor de pecho?

NO

¿Suele sentir mareos o debilidad?

NO

No hay ningún impedimento para que usted inicie un programa de ejercicios.

SÍ

SÍ

Hable con el médico acerca de ese síntoma. Si él no lo atribuye a algún trastorno cardiaco, probablemente le dirá que puede hacer ejercicio sin ningún peligro.

LA BANDA SIN FIN

La banda sin fin es un artefacto indispensable para efectuar un examen físico completo. El examinado se coloca en el cuerpo unos electrodos conectados a un aparato de registro y respira mediante una mascarilla conectada a un analizador computarizado (o bien, inhala y exhala en unas grandes bolsas de plástico cuyo aire se analiza después en un laboratorio). Al principio de la prueba, la banda se mueve despacio para que el examinado "camine", pero después se mueve con rapidez para obligarlo a "correr", o se inclina para obligarlo a "subir una cuesta", de modo que el sistema aeróbico de la persona tenga que esforzarse. La duración de la prueba varía según el caso, y los resultados permiten al médico evaluar con objetividad el estado físico del examinado.

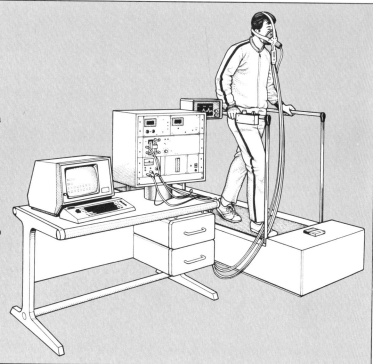

BENEFICIOS DEL EJERCICIO

Aun si usted se propone mejorar en sólo un aspecto, como adelgazar o sentirse con más energía, el hacer ejercicio lo beneficiará de muchas otras maneras pues hará que su aparato respiratorio y su sistema cardiocirculatorio sean más eficientes y que sus músculos se fortalezcan.

La oxigenación
La medición de la cantidad de oxígeno que una persona utiliza al hacer ejercicio con un esfuerzo máximo, indica su grado de eficiencia aeróbica. Los pulmones tienen que trabajar con intensidad para oxigenar la sangre, y el corazón tiene que bombear eficazmente para que ésta llegue a los músculos. A su vez, los músculos tienen que funcionar a su máxima capacidad para tomar el oxígeno presente en la sangre y usarlo para producir la energía que el trabajo mecánico requiere.

La oxigenación puede medirse con exactitud mediante el complejo equipo ilustrado en la página 101; se expresa como la máxima cantidad de oxígeno que una persona puede consumir por kilogramo de peso corporal. Dicha cantidad se denomina VO_2 (máx.) y, por regla general, cuanto mayor sea ésta, mejor es la condición física de la persona; casi siempre aumenta al mejorar el vigor y la eficiencia pulmonar y cardiorrespiratoria del individuo.

La oxigenación comienza a incrementarse desde el momento en que se inicia un programa de acondicionamiento aeróbico, pero no puede aumentarse indefinidamente, pues tiene unos límites determinados por la constitución genética del individuo; sin embargo, pocas son las personas que aprovechan todo su potencial de oxigenación, lo que significaría una mayor capacidad para hacer ejercicio.

Los músculos y su desempeño
Los músculos que permiten la actividad física se componen de fibras. Cada músculo actúa al contraer éstas: al hacerlo se reduce su volumen y pone en movimiento la articulación sobre la que actúa.

Las fibras musculares son de dos tipos: de contractilidad rápida y de contractilidad lenta, según su comportamiento al ser estimuladas con electri-

Algunas empresas han comprendido que promover la buena condición física de sus empleados rinde buenos frutos: disminuye el índice de enfermedades y aumenta el rendimiento laboral.

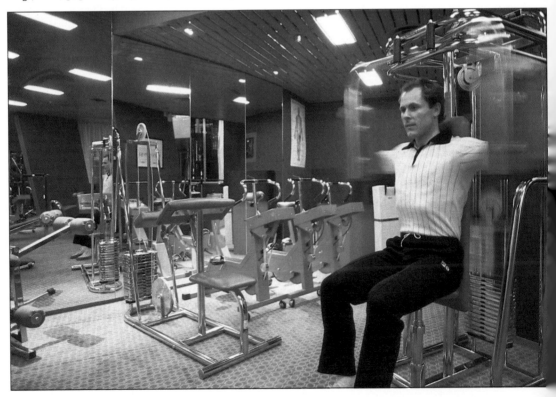

Beneficios del ejercicio

El ejercicio mejora de muchas maneras la salud y el bienestar. Por ejemplo:

● Reduce el estrés y la tensión y favorece la tranquilidad.

● Aumenta el vigor físico y mental.

● Favorece el sueño.

● Ayuda a mantener el peso corporal óptimo. Para la mayoría de los obesos, es fundamental hacer ejercicio al cambiar los hábitos alimentarios.

● Beneficia al aparato respiratorio y al sistema cardiovascular y reduce los riesgos de contraer muchas enfermedades.

● Contribuye a aliviar la depresión.

● Favorece el tono muscular, lo cual mejora la apariencia personal.

● Mejora la capacidad de concentración y, por lo tanto, aumenta la eficiencia en todos los aspectos.

● Beneficia la actividad sexual.

● Ayuda a aliviar los dolores de espalda y menstrual.

● Da flexibilidad al cuerpo y retrasa el envejecimiento.

● Favorece la salud en general.

● Ayuda a dejar de fumar, o a evitar caer de nuevo en este hábito.

INCREMENTO DEL VO$_2$ (MÁX.)

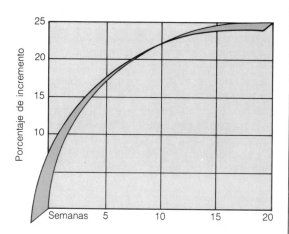

Cuando una persona sedentaria comienza un programa de ejercicios aeróbicos, su VO$_2$ (máx.) —que es una medida de su capacidad cardiorrespiratoria— aumenta con rapidez, como se muestra en la gráfica. A las 15 semanas suele haber un incremento de más de 20 por ciento. El propósito del acondicionamiento aeróbico es favorecer el mayor aprovechamiento posible del VO$_2$ (máx.) de una persona y lograr que ese aprovechamiento se mantenga.

cidad en condiciones experimentales. Por lo regular, cuantas más fibras del primer tipo tenga una persona, más apta será para las actividades vigorosas breves, y cuantas más fibras del segundo tipo tenga, más apta será para las actividades de resistencia. Por desgracia, el único modo de saber qué tipo de fibras predomina en un individuo consiste en hacerle una biopsia (un examen microscópico de una muestra de tejido vivo).

Cuando un ejercicio aeróbico se prolonga mucho tiempo, los músculos consumen glucosa (que obtienen del glucógeno almacenado en sus propias fibras y en el hígado) y algunos ácidos grasos. Después de dos horas o poco más, el glucógeno se termina, como ocurre cuando los maratonistas se extenúan; sin embargo, mediante un acondicionamiento de resistencia puede mejorarse el aprovechamiento de los ácidos grasos, de modo que las reservas de glucógeno duren más tiempo.

Cuando se logra que los músculos quemen grasa durante cada sesión de ejercicio, éste ayuda a mantenerse esbelto; la mejor forma de conseguir la combustión de grasas es practicar el tipo de ejercicio lento y de fondo (pág. 99), que consiste en mantener el esfuerzo por periodos largos y a 30 o 40 por ciento de la máxima capacidad.

Riesgos del ejercicio

Pese a los muchos beneficios del ejercicio, también existen riesgos relacionados con el acondicionamiento aeróbico. Por ejemplo:

● Lesiones. El riesgo varía según el tipo de ejercicio o deporte; por ejemplo, es bajo en la natación, pero mucho mayor en la carrera. Es muy importante proceder paulatinamente y tener siempre en mente el riesgo (págs. 136—137).

● Accidentes. Los accidentes de tránsito son un riesgo importante para los ciclistas y los corredores. Hay que procurar ser visto desde distancia en las calles y las carreteras.

● Ataques cardiacos. Aunque éstos pueden sobrevenir en cualquier circunstancia, incluso en casa, si se tiene una buena salud no hay por qué temer que ocurran al hacer ejercicio. Quienes padecen trastornos cardiacos graves están en riesgo de todas formas, pero es prudente que tras haber sufrido un ataque cardiaco se haga ejercicio bajo supervisión. Es importante saber si se necesita o no hacer un examen médico antes de iniciar un programa de ejercicios (págs. 100—101).

CLUBES Y GIMNASIOS

Junto con el entusiasmo por alcanzar y mantener la buena condición física se ha desarrollado un nuevo concepto de lo que deben ser los clubes deportivos y los gimnasios, y el hecho es que puede ser ventajoso hacer ejercicio en instalaciones concebidas precisamente para ese fin y en las que se dispone de equipo, supervisión e instrucción especializados. Además, muchas personas encuentran que es más fácil motivarse y mantener esa motivación cuando participan en grupos de personas que comparten los mismos buenos propósitos. Otro de los principales beneficios de los clubes deportivos y de los gimnasios es que permiten seguir un programa bien estructurado.

Pero antes de inscribirse en un club o en un gimnasio hay que recapacitar sobre varias cuestiones; por ejemplo, la proximidad al trabajo o a la casa, factor muy importante para la perseverancia en el buen empeño.

Además, hay que tener bien claras las metas que uno se propone alcanzar y compararlas con lo que el club o gimnasio puede ofrecer. Conviene hacer una lista de las actividades que a uno le interesan y después visitar las instalaciones del club. En cuanto a los aparatos y al equipo, cada vez más variados conforme se ha expandido la industria del deporte, hay que informarse acerca de las ventajas concretas de aquéllos de que dispone el club. Por ejemplo, si lo que se desea es correr bajo techo, lo mejor será inscribirse en un club que disponga de muchas bandas sin fin, pues como estos aparatos por lo general se ocupan durante periodos bastante prolongados, se corre el riesgo de tener que esperar un buen rato hasta que se desocupe alguna. También hay que observar si el equipo está en buenas condiciones de funcionamiento.

Algunos clubes anuncian que cuentan con alberca, y resulta que es casi una tina de baño. Si lo que se desea es practicar la natación, hay que escoger un club que disponga de una alberca de dimensiones adecuadas.

Y si lo que se quiere es hacer ejercicio aeróbico, hay que verificar que el piso sea de duela o de parquet y no de loseta o de cemento, que no brindan protección contra las lesiones. Hay que inspeccionar las salas de ducha y los vestidores, mirar si están limpios y preguntar si se proporcionan toallas y otros enseres.

El ambiente general del club tiene mucha importancia. En casi todos se recurre a la música para acompañar los ejercicios, pero si ésta es estridente y ello le disgusta a usted, tendrá que buscar otro club, o bien, usar audífonos para acompañarse de la música que prefiera. Algunos clubes ofrecen servicios adicionales cuyo costo no está incluido en la cuota, tales como asesoría sobre nutrición, conferencias sobre control del estrés o acerca del tabaquismo, masajes terapéuticos y tratamientos de belleza. Es muy conveniente informarse sobre la competencia y experiencia de quienes prestan esos servicios, antes de solicitarlos.

Al hacer la visita previa hay que observar también la actitud de los instructores: ¿están realmente dedicados a su clientela, o no hacen sino platicar entre ellos? ¿Qué respuestas dan a lo que se les pregunta? De todas formas, lo mejor será hacer no una visita previa sino dos, por lo menos, y que una de ellas sea durante las horas de mayor actividad para conocer el tamaño de los grupos y la disponibilidad del equipo. En ocasiones las cuotas de inscripción son relativamente bajas, según la temporada y los horarios que se elijan.

Los mejores clubes solicitan datos acerca de sus posibles miembros e incluyen algunas pruebas y un examen médico o una historia clínica. Pregunte usted si el club dispone de medios para evaluar la condición física y medir el adelanto de sus miembros. Y, sobre todo, compruebe que su seguridad física y personal esté protegida. La lista de abajo lo ayudará a tomar una decisión.

Preguntas que hay que hacerse

- ¿Está el club cerca de casa o del trabajo?
- ¿Qué preparación tienen los instructores?
- ¿Hay en todo momento algún miembro del personal que sepa efectuar una respiración artificial en caso necesario?
- ¿Tiene el club equipo médico de urgencia (oxígeno, por ejemplo)?
- ¿Hay en todo momento una buena supervisión?
- ¿Está limpia y bien cuidada la alberca?
- ¿Son asequibles las cuotas?
- ¿Parece agradable el resto de la clientela?
- ¿Cuenta el club con el equipo adecuado para lo que uno necesita?
- ¿Son cómodos los horarios?
- ¿No habrá demasiada gente a las horas que uno planea asistir?
- ¿Son amistosos y atentos los instructores?
- ¿Cuáles son las condiciones en caso de que uno tenga que dejar de asistir por causas de fuerza mayor?
- ¿Tiene el club sucursales en otras ciudades que uno acostumbre visitar?

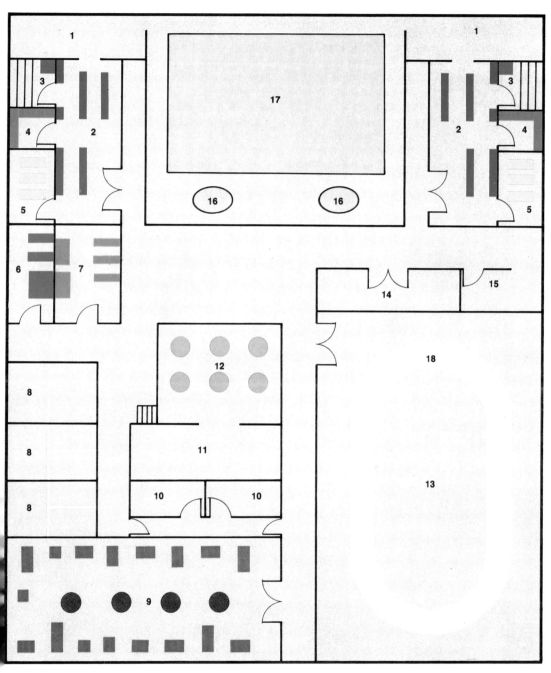

En este plano se muestra qué instalaciones son las más habituales en un club deportivo.

1 Duchas
2 Vestidores
3 Sauna
4 Baño de vapor
5 Terraza para asolearse
6 Sala de masaje

7 Salón de belleza
8 Cancha de raqueta
9 Sala de pesas
10 Oficinas
11 Cafetería
12 Zona de descanso

13 Gimnasio
14 Tienda
15 Recepción
16 Tinas de masaje
17 Alberca
18 Pista de carreras

CALENTAMIENTO Y ENFRIAMIENTO

El calentamiento y el enfriamiento deben formar parte de todo tipo de deporte o ejercicio, sobre todo si éste es aeróbico, pues es peligroso e inoperante pasar de golpe del estado de reposo al de intensa actividad y viceversa. Cuando se está en reposo, la sangre circula con bastante uniformidad por todo el organismo; pero cuando determinada parte del cuerpo entra en acción, esa parte necesita más oxigenación —más sangre— que el resto. El calentamiento es indispensable para avisarle al cuerpo que ciertos músculos van a requerir más oxígeno; suelen bastar unos cuantos minutos de natación lenta, de trote o de ciclismo antes de empezar el ejercicio vigoroso. Hay que estar atento a cualquier signo de dolor o de rigidez en algún músculo y flexionarlo un poco más para calentarlo.

Los ejercicios que aquí se ilustran sirven para calentar y enfriar los músculos y pueden efectuarse en vez de nadar, trotar, etc. Las articulaciones son vulnerables porque en ellas se sujetan los músculos, tendones y ligamentos; así que además de los movimientos lentos de calentamiento, conviene hacer otros que las aflojen y lubriquen.

El calentamiento es especialmente importante antes de las competencias, pues los músculos fríos tienden a lesionarse si se fuerzan; además, el ansia

ROTACIÓN DEL TRONCO

1.   2.

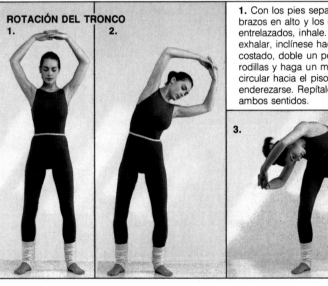

1. Con los pies separados, los brazos en alto y los dedos entrelazados, inhale. 2. Al exhalar, inclínese hacia un costado, doble un poco las rodillas y haga un movimiento circular hacia el piso. 3. Inhale al enderezarse. Repítalo 3 veces en ambos sentidos.

3.

BALANCEO DE CADERAS

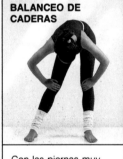

Con las piernas muy separadas y las rodillas casi rectas, incline el tronco. Ponga las manos en las rodillas y balancee las caderas hacia los lados, respirando. Hunda el abdomen. Repítalo 10 veces.

FLEXIÓN DE LAS CADERAS Y RODILLAS

A un brazo de distancia de una pared o de un poste, y con los pies separados más que el ancho de las caderas y apuntando hacia afuera, inhale. Al exhalar, baje despacio el cuerpo doblando un poco las rodillas; mantenga derecha la espalda. Inhale al levantar el cuerpo. Hágalo 5 veces.

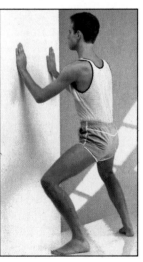

ESTIRAMIENTO CONTRA LA PARED

Párese a tres pies de una pared de modo que alcance a tocarla con las manos. Manteniendo la espalda recta, incline el cuerpo hacia adelante hasta apoyar los antebrazos; respire a fondo. Después empuje para enderezarse. Hágalo 5 veces.

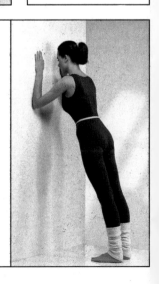

de ganar suele causar que el competidor busque dar todo de sí antes de que sus músculos estén plenamente listos para ello. Desde luego, los ejercicios aquí ilustrados son sólo para comenzar y terminar cada sesión; no hay que agotarse practicándolos.

A los corredores los beneficia mucho el calentamiento, pues la carrera en sí exige una escasa variedad de movimientos. Para calentar los músculos son útiles el balanceo, la flexión y la rotación del tronco y el estiramiento apoyándose en una pared; hay que aumentar gradualmente la duración de cada ejercicio hasta estirar cada músculo por lo menos 30 segundos.

Por su parte, los ejercicios de enfriamiento son indispensables porque evitan que los músculos, debido a una brusca cesación de la actividad, se acorten y endurezcan. Primero hay que disminuir el ritmo del ejercicio que se haya estado efectuando, y después hacer flexiones de caderas y rodillas, balanceo de caderas, flexiones alternadas de piernas y rotación de los tobillos, todo lo cual permite estirar un poco los músculos antes de darse una ducha y descansar. Al igual que en el caso de los ejercicios de calentamiento, en los de enfriamiento conviene aumentar poco a poco la duración de cada ejercicio.

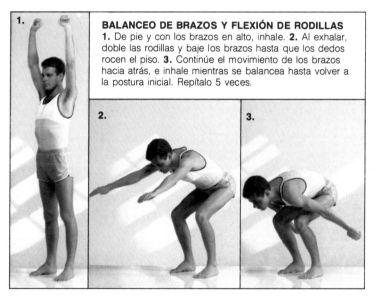

BALANCEO DE BRAZOS Y FLEXIÓN DE RODILLAS
1. De pie y con los brazos en alto, inhale. **2.** Al exhalar, doble las rodillas y baje los brazos hasta que los dedos rocen el piso. **3.** Continúe el movimiento de los brazos hacia atrás, e inhale mientras se balancea hasta volver a la postura inicial. Repítalo 5 veces.

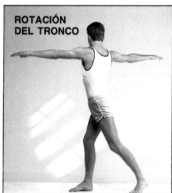

ROTACIÓN DEL TRONCO

De pie y con los pies muy separados, las rodillas un poco dobladas y los brazos estirados, haga girar el tronco, mirando por encima de los hombros y moviendo las caderas con el resto del cuerpo. Hágalo 10 veces.

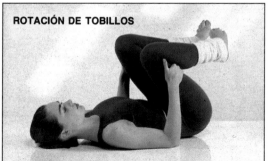

ROTACIÓN DE TOBILLOS

Acostado de espaldas, con las rodillas dobladas hacia el pecho y las manos apoyadas en las corvas, inhale y flexione los pies hacia adelante. Al exhalar, describa círculos con las puntas de los pies, lo más amplios que pueda. Repítalo 5 veces en ambos sentidos. Este ejercicio también puede hacerse sentado.

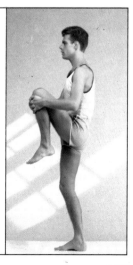

FLEXIÓN DE PIERNAS
De pie, levante y sujétese alternadamente cada pierna con las manos, jalando la rodilla hacia el pecho. Repítalo 5 veces con cada pierna.

UN PLAN PARA CADA ACTIVIDAD

Para determinar su actual grado de condición física, resuelva usted las pruebas de las páginas 12—15; después siga los principios que se proporcionan en esta página y en las sucesivas, que lo ayudarán a fijarse un plan de ejercicios y a desarrollarlo. Es muy importante que usted elija el tipo de actividad que más le agrade.

El ejercicio aeróbico es una de las claves del bienestar y de la buena condición física; sus tres formas principales son la carrera, la natación y el ciclismo. Caminar es un buen comienzo para quienes eligen practicar la carrera pero que aún no tienen la suficiente condición física para emprender a fondo el programa correspondiente. Otros buenos ejercicios aeróbicos para principiantes —y que para mayor variedad pueden practicarse alternándolos en determinados días— son el subir escaleras, la danza aeróbica, el salto con reata y el remo con aparato, cuyos respectivos programas se proporcionan en esta sección del libro.

Acerca de los programas

En los programas para carrera, natación y ciclismo esbozados en estas páginas, se indican los tiempos y las distancias para principiantes, intermedios y avanzados, tanto para hombres como para mujeres. El programa para caminar (pág. siguiente) permite pasar del grado de principiante al equivalente al de la cuarta semana del programa para carrera.

El programa de natación tiene otra estructura porque no todo el mundo posee iguales aptitudes innatas para nadar. El destinado a principiantes es adecuado para quienes no son buenos nadadores; en cambio, si usted lo ha sido pero necesita volver a empezar, podrá recurrir al de intermedios.

En cuanto a ciclismo y carrera, ambos programas están ideados para poderse alternar; también se pueden alternar con la danza aeróbica, el salto con reata y el remo con aparato. En cambio, si usted desea alternar con la natación algún programa, lo mejor será que procure adelantar en ambos a la vez, pues necesitará desarrollar aptitudes muy diferentes en cada uno.

Al seguir los programas

Antes de comenzar, hágase los exámenes médicos pertinentes (págs. 100—101), tome nota de su pulso en estado de reposo (págs. 12—13) y realice los ejercicios de calentamiento (págs. 106—107). Si no está acostumbrado a hacer ejercicio, aténgase a los programas para principiantes.

Los tiempos que se indican son sólo una guía; bastará con que usted mida su propio desempeño una o dos veces por semana. Lo importante es ir aumentando de manera uniforme las distancias y, por tanto, el gasto de energía. En ciertos ejercicios —como el remo con aparato— el tiempo es también un índice del gasto de energía. La velocidad no es en estos programas un elemento indispensable.

Los principiantes no deben comer ansias; en una semana no será mucho lo que logren pero en un mes notarán bastantes cambios. Si se siente rigidez al día siguiente, ese día convendrá hacer otros ejercicios o tal vez sólo los de calentamiento y dar al cuerpo ocasión de recuperarse, para volver a la carga al otro día.

Fíjese un horario cómodo, pero procure que no sea dos o tres horas después de comer. No haga ejercicio si se siente enfermo o si tiene gripe o fiebre, aunque pasen algunos días; al reanudar el programa, durante una semana haga la mitad que lo normal. Por cada día perdido, retroceda por lo menos dos para efectos del programa. Si quiere hacer ejercicio más de cinco veces a la semana, las sesiones adicionales deben ser lentas. Es normal sentir un poco tironeado el cuerpo después del ejercicio, pero nunca hasta el punto de estar exhausto o adolorido. Vigile su pulso y no rebase el límite prudente. **Si siente mareo o dolor, suspenda de inmediato el ejercicio.**

En general, los menores de 35 años no tendrán dificultad para seguir los programas; los mayores de 50 años deben desarrollar cada etapa en dos semanas en vez de una, y quienes tengan entre 35 y 50 años, deben seguir la mitad del programa para principiantes tal como se indica, y el resto en forma quincenal.

Una vez completados los programas de carrera y ciclismo para principiantes, para mantenerse en forma bastarán de 20 a 30 minutos de ejercicio equivalente al de la última del programa, tres veces por semana. En el caso de la natación, bastará con nadar 1 000 m tres veces por semana; y en el de caminar, de 60 a 75 minutos por sesión.

Para rebasar el grado de principiante hay que tener en cuenta las limitaciones de cada quien. Cuando usted note que ha llegado a su límite, no pretenda más y cíñase a lograr que su pulso en reposo sea cada vez más pausado, que el tiempo en que su pulso llega al límite de seguridad sea cada vez mayor al hacer ejercicio y a que su recuperación sea cada vez más rápida (págs. 12—13).

Este programa de 16 semanas está al alcance de cualquiera que pueda caminar un par de kilómetros. Comiéncelo usted a su propio paso. Para las ocho primeras semanas las metas pueden ser o los tiempos o las distancias, según se prefiera, pero en ambos casos usted notará cómo su paso mejora progresivamente. Si a las cinco o seis semanas no puede usted caminar 3 km en 30 minutos, no pase de esa distancia, y concéntrese en mejorar su paso antes de proseguir con el programa.

Una vez completado, para mantenerse en forma se necesita caminar un mínimo de 8 km tres veces por semana. Si usted no puede salir de casa o del trabajo, practique el subir escaleras.

Subir escaleras

El programa de abajo es bastante dinámico pero está al alcance de casi cualquiera. Si usted no está en forma, empiece despacio y cada semana aumente la rapidez. Los tiempos incluyen la subida y la bajada; así, si su escalera es de 15 escalones, tendrá que subirla y bajarla cuatro veces por minuto para lograr la meta de 60 escalones por minuto.

Escalones por minuto	Duración del ejercicio en minutos
40	2
40	4
50	4
50	5
60	6
60	7
60	8
60	9
60	10
70	10
70	11
70	12

PROGRAMA PARA CAMINAR

Semana	Distancia en km	Tiempo en min	Veces por semana
1	1.5	**o bien** 15	5
2	2	**o bien** 20	5
3	2.5	**o bien** 24	5
4	3	**o bien** 28	5
5	3.25	**o bien** 30	5
6	3.25	**o bien** 30	3
	4	cualquiera	2
7	4	**o bien** 30	3
	4.75	cualquiera	2
8	3.25	**o bien** 30	4
	cualquiera	60	1
9	3.25	en 28	4
	cualquiera	60	1
10	3.25	en 27.5	4
	cualquiera	60	1
11	4	en 35	4
	cualquiera	60	1
12	4	en 34	4
	6.5	en 58.5	1
13	4.75	en 42	4
	6.5	en 58.5	1
14	3.25	en 27	3
	6.5	en 56.5	2
15	3.25	en 26.5	3
	8	en 74.5	2
16	3.25	en 26	3
	8	en 69.5	2

Marcha

Consiste en caminar a paso veloz; ha ganado mucha aceptación como forma de ejercicio aeróbico. La velocidad debe ser tal, que a muchas personas les parece más cómodo correr; sin embargo, obliga a ejercer una interesante disciplina en el desempeño corporal. La energía que requiere es similar a la de la carrera pero hace que entren en acción más músculos, por lo que si se practica a la velocidad indicada, produce un mayor efecto acondicionador.

Como guía puede usarse el mismo programa que para caminar, pero tratando de recorrer cada kilómetro en alrededor de 6 minutos.

Caminata

Todo paseo a pie puede parecerse a una caminata, pero para que sea un verdadero ejercicio aeróbico debe efectuarse a muy buen paso y durar por lo menos 20 minutos. Hay que tomar en cuenta las características del terreno donde se practique, pues las pendientes aumentan la intensidad del esfuerzo. El programa para caminar puede servir de guía sobre cómo ir incrementando el ejercicio.

CICLISMO

Para poner en práctica este programa, no se necesita tener una flamante bicicleta de 10 velocidades. El ciclismo es un eficaz medio de transporte y supera a cualquier otro modo de desplazar a distancia un peso moderado; con una bicicleta adecuada, casi todo el esfuerzo se emplea en vencer la resistencia del aire y no en impulsar el peso corporal.

La resistencia del aire varía según la fuerza del viento y para reducirla los ciclistas suelen agacharse; las pendientes también influyen mucho en el grado de esfuerzo requerido: una subida moderada puede duplicarlo.

Dado que las características del terreno y la fuerza del viento influyen en el gasto de energía, los tiempos y las distancias indicados en este programa son una guía menos precisa que en los de natación y carrera. La regla básica para los principiantes es atenerse más a los tiempos que a las distancias y mantener un grado de esfuerzo razonable: que haga sudar un poco, sí, pero que no impida sostener una conversación. Hay que medirse el pulso de vez en cuando.

Casi todas las bicicletas modernas tienen cambios de velocidad, y los principiantes tienden a usar las velocidades altas. Es mejor procurar aumentar la rapidez del pedaleo, sobre todo en las primeras etapas del programa. Conforme se vaya avanzando en éste, convendrá incluir en el recorrido algunas pendientes.

En cuanto al programa para intermedios, es aconsejable agregarle un lapso de 1 minuto de pedaleo muy intenso, a la mitad y al final de cada 20 o 30 minutos de entrenamiento, pero sin rebasar el límite de seguridad en cuanto a esfuerzo cardiorrespiratorio. Hay que calentar los músculos antes de cada uno de esos lapsos y permitir que después se recuperen lentamente. En el programa para avanzados hay que aumentar poco a poco la duración y la frecuencia de dichos lapsos, y tratar de hacer cuatro de 2 minutos cada uno en las primeras etapas del programa, y cinco de 2.5 minutos en las últimas.

EL EFECTO DEL VIENTO

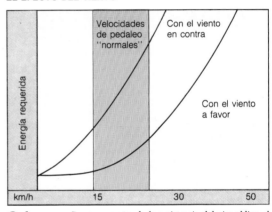

Cada pequeño aumento de la resistencia del aire obliga al ciclista a hacer un mayor esfuerzo. Esta gráfica se refiere a la energía requerida cuando el viento sopla a 8 km por hora (un viento muy tenue); cuando está en su contra, el ciclista gasta nueve veces más energía que cuando está a su favor.

LA BICICLETA FIJA

Las bicicletas fijas sirven para hacer ejercicio en casa o en el gimnasio y para mantener una excelente condición aeróbica. Las hay de muy distintos modelos: desde las más sencillas, cuyos grados de tensión y velocidad se ajustan manualmente, hasta las de alta tecnología, computarizadas.

Si es para usarla en casa, la mejor opción es aquella que ofrezca más comodidad y durabilidad; que sea estable, que tenga transmisión de cadena y que permita un buen margen de ajuste del manubrio y del asiento. Es aconsejable que el mecanismo de ajuste de la tensión pueda accionarse sin tener que interrumpir el ejercicio; dicho mecanismo hace variar la dureza de los pedales e indica el grado de avance mediante una escala.

Los clubes deportivos pueden darse el lujo de estar al día en cuanto a aparatos costosos, cuyos modelos más complejos están computarizados y por lo tanto procesan los datos del usuario y le indican su grado de condición física e incluso el número de calorías que consume; además permiten programar las variantes del ejercicio.

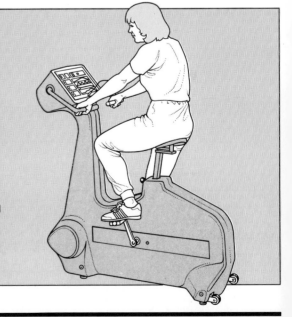

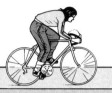 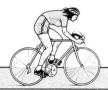

PROGRAMA DE CICLISMO

Principiantes				Intermedios				Avanzados			
Semana	Distancia en km	Tiempo en min	Veces por semana	Semana	Distancia en km	Tiempo en min	Veces por semana	Semana	Distancia en km	Tiempo en min	Veces por semana
1	cualquiera	10	5	1	8	20	3	1	10	22	3
					16	55	2		20	52	2
2	3	11	3	2	6.5	16	3	2	11	25	3
					13	40	2		20	—	2
	cualquiera	15	2								
3	3	10	3	3	8	20	3	3	13	30	3
	4.5	17	2		16	50	2		30	—	2
4	4.5	16	3	4	10	25	3	4	8	17	2
					20	—	2		16	40	3
	cualquiera	25	2								
5	3	9	3	5	6.5	15	3	5	6.5	13	2
	8	30	2		16	48	2		25	60	2
									50	—	1
6	4.5	15	3	6	11	28	3	6	10	20	3
					20	60	2		25	—	2
	cualquiera	35	2								
7	4.5	14	3	7	8	18	3	7	11	22	2
	10	40	2		16	45	2		25	56	2
									50	119	1
8	4.5	13	3	8	11	26	4	8	13	26	4
					25	—	1		25	—	1
	cualquiera	42	2								
9	4.5	12	3	9	6.5	14	3	9	6.5	12	2
	11	42	2		20	55	2		25	54	2
									50	—	1
10	6.5	18	3	10	10	23	4	10	16	32	2
					30	—	1		30	65	2
	cualquiera	45	2						50	114	1
11	6.5	17	3	11	8	17	3	11	13	24	2
	13	45	2		16	42	2		30	62	1
12	8	22	4	12	4.5	9	2	12	16	30	2
	16	60	1		50	—	1		30	60	2
									50	110	1

El correr no es asunto exclusivo de nuestra época, pero en años recientes esta actividad y el trote han cobrado nuevo auge y esto se explica por varias razones: ambos (el trote es una variante lenta de la carrera) son ejercicios accesibles, baratos, adaptables, idóneos para perseverar en ellos, muy agradables y, además, obran numerosos beneficios físicos y psíquicos.

Para disfrutarlos no se necesita ser ningún atleta; son tan sencillos que tal vez por eso atraen a tanta gente, por lo menos al principio. Para practicarlos no se necesita nada más que... ¡salir corriendo!, a la hora que sea, en donde sea, incluso durante un viaje al extranjero: muchos hoteles en todo el mundo disponen de mapas de la zona donde están ubicados para uso de los huéspedes deseosos de correr y trotar. El único gasto indispensable es un par de muy buenos zapatos para ese fin (vea págs. 182—183); los zapatos de buena calidad y el calentamiento muscular evitan que los muslos se lesionen (págs. 136—137). Si su salud lo permite, usted podrá disfrutar este deporte toda la vida.

La carrera y el trote fortalecen las piernas y mejoran el funcionamiento cardiorrespiratorio. También son un medio excelente para quemar calorías sobrantes; la cantidad de éstas que por minuto se queman depende del peso corporal y de la velocidad con que se realiza el ejercicio, pero en todo caso el metabolismo basal (págs. 70—71) aumenta no sólo durante el ejercicio sino inclusive hasta 8 horas después, lo cual habrán de apreciar grandemente quienes desean bajar de peso.

Otros beneficios se derivan del correr, entre ellos el hecho de saber que se está haciendo por uno mismo algo de provecho. Los corredores de fondo (de distancias grandes) incluso sienten una singularísima euforia que tal vez se deba a la secreción de endorfinas, sustancias que reducen el dolor y el cansancio y que el propio organismo produce (págs. 158—159). Aunque usted no pretenda llegar tan lejos, notará que el correr y el trotar con constancia son de gran ayuda para controlar el estrés y las frustraciones de la vida diaria; y si es propenso a comer, beber o fumar en demasía, comprobará que en vez de ello es mucho mejor correr.

Por dónde empezar

Antes de emprender ésta o cualquier otra actividad aeróbica hay que consultar al médico. Si usted se ha propuesto que el correr o el trotar formen parte de su vida diaria, ha de saber que la disciplina es indispensable para obtener el éxito. Que el programa correspondiente sea para usted como el cepillarse los dientes: no piense en ello; hágalo sin más. Su meta de largo plazo será correr o trotar al menos tres veces por semana, un mínimo de 20 minutos cada vez, sin rebasar los límites de lo prudente (págs. 12—13).

Evalúe su propia condición física para que pueda fijarse metas alcanzables. Si su condición física no es buena y si hasta ahora ha llevado una vida sedentaria, comience por caminar, no correr, conforme al programa respectivo; una vez que pueda caminar 4.75 km en menos de 45 minutos, estará listo para trotar y, después, correr, o tal vez le satisfaga trotar solamente.

Al seguir el programa es necesario tomar en cuenta tres variables: frecuencia, duración e intensidad, cuya regulación le permitirá a usted acre-

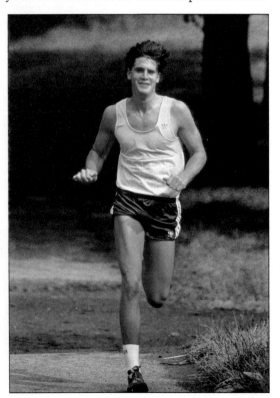

Trotar es uno de los ejercicios aeróbicos más difundidos. *Muchas personas trotan en parejas pero otras lo hacen solas, o porque así lo prefieren o porque no conocen a otras cuyos horarios concuerden con los suyos.*

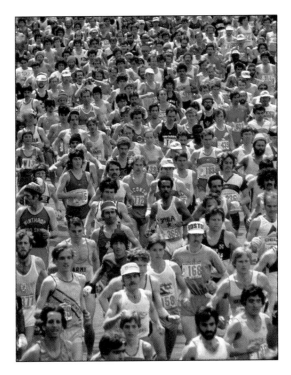

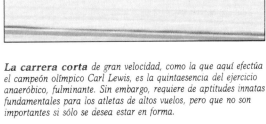

No falta compañía cuando de maratones se trata: hombres y mujeres, atletas "espontáneos" de muy diversas procedencias y aptitudes. Todos han comprendido el mensaje esencial de toda actividad verdaderamente deportiva: en materia de condición física, querer es poder.

La carrera corta de gran velocidad, como la que aquí efectúa el campeón olímpico Carl Lewis, es la quintaesencia del ejercicio anaeróbico, fulminante. Sin embargo, requiere de aptitudes innatas fundamentales para los atletas de altos vuelos, pero que no son importantes si sólo se desea estar en forma.

centar su resistencia y mejorar su condición física. Si usted ha sido físicamente activo pero ésta es la primera vez que intenta trotar, comience por sesiones de 20 minutos en las que alterne el trotar y el caminar, hasta que note que ya está preparado para trotar todo ese tiempo.

En dónde correr

Al planear el recorrido hay que buscar caminos firmes, lisos y sin inclinación lateral, pues ésta haría perder el equilibrio y además obligaría a forzar un solo lado del cuerpo, lo que a la larga es perjudicial; cuando no hay otra opción que correr en un camino con pendiente lateral, conviene recorrerlo de ida y vuelta para compensar el esfuerzo en ambos lados del cuerpo. Lo mejor es correr en lugares libres de tránsito vehicular, pero si no hay alternativa, opte por un carril en el que vea venir los vehículos de frente, lo cual es más seguro. Por las noches hay que usar ropa de colores brillantes, o

incluso reflectantes, y escoger caminos bien iluminados. Siempre hay que evitar correr sobre superficies mojadas o resbaladizas.

Antes y después del ejercicio

Nunca omita usted ni los ejercicios de calentamiento ni los de extensión (págs. 106—107); ponga en práctica los de estiramiento y fortalecimiento (págs. 126—135 y 142—147), que son adecuados para el trote y la carrera. Para saber si da usted los pasos con uniformidad, revise cómo se desgastan sus zapatos: si uno de los zapatos se desgasta mucho más que el otro, le convendrá colocarle plantillas adicionales. Al comenzar el programa, y al intensificarlo, quizá se sienta adolorido o con malestar, pero esto no es más que una señal de que el cuerpo se está adaptando a una actividad nueva; el alternar los días de ejercicio y el bañarse con agua caliente después de efectuarlo, brindan alivio en tales casos.

El siguiente programa para carrera permite lograr un grado de condición física aceptable desde el inicio de la sección para intermedios, a partir de lo cual bastará con correr 5 km tres veces por semana para mantenerse en forma. El programa para avanzados permite llegar a correr un maratón en unas 4 horas en el caso de los hombres, y en 4.5 o 5 en el de las mujeres.

Desde que una persona se inicia en la actividad de correr debe procurar hallar su propio estilo; una buena postura mejora el desempeño y la protección física. Lo mejor es correr erguido, sin inclinarse demasiado hacia adelante y procurando que la caja torácica se "despegue" de la cintura. Para relajar la parte superior del cuerpo, hay que mantener erguida la cabeza y soltar los hombros; los

PROGRAMA PARA CARRERA (HOMBRES)

Principiantes				Intermedios				Avanzados			
Semana	Distancia en km	Veces por semana	Tiempo en min	Semana	Distancia en km	Veces por semana	Tiempo en min	Semana	Distancia en km	Veces por semana	Tiempo en min
1	1.5	5	—	1	3.25	3	17	1	5	2	25.5
					5	2	—		13	3	70.5
2	1.5	5	11.25	2	4	4	22	2	6.5	2	33
					cualquiera	1	45		13	3	—
3	1.5	3	10.25	3	3.25	4	—	3	6.5	3	32
	2.5	2	20.5		6.5	1	35		13	2	68.5
4	1.5	3	9.75	4	5	4	27	4	11	4	56.5
	2.5	2	18.5		cualquiera	1	55		16	1	—
5	1.5	3	9.25	5	4	4	—	5	6.5	2	31
	2.5	2	16.5		8	1	44		11	3	—
6	1.5	3	8.75	6	5	4	26.5	6	6.5	1	30
	3.25	2	22.5		cualquiera	1	65		10	4	51
									16	1	—
7	2.5	3	15.5	7	4	4	21.5	7	5	1	24
	3.25	2	22		11	1	61.5		11	4	57
8	2.5	3	14.5	8	6.5	4	34.5	8	8	3	—
	3.25	2	20		cualquiera	1	75		13	2	66.5
									16	1	—
9	2.5	3	14.5	9	4	4	21	9	5	1	23
	4	2	26		8	1	44		13	4	64.5
10	2.5	3	13.5	10	6.5	3	34	10	10	2	49
	4	2	24		cualquiera	2	60		13	3	—
									16	1	79.5
11	2.5	3	13	11	5	3	26	11	5	1	22.5
	5	2	31		8	2	—		11	3	54
									20	1	—
12	3.25	3	17.5	12	6.5	3	34	12	6.5	3	29
	5	2	28		13	2	—		13	3	62.5
									25	1	—

brazos deben estar flojos, con los codos un poco doblados; las muñecas deben quedar más bajas que éstos, y los dedos, un poco recogidos. Hay que separar un poco del cuerpo los brazos y dejarlos balancearse. El paso debe darse apoyando primero el talón, después el resto de la planta y por último impulsándose con la base del dedo gordo. Ensáyelo dando pasos cortos y después alargándolos hasta que halle la longitud más cómoda para usted. Respire con uniformidad, acentuando la espiración.

El pulso cardiaco (vea págs. 12—13) y el poder respirar con soltura son los índices que le permitirán saber si se está o no excediendo en el esfuerzo. La guía es poder hablar mientras se corre.

Hay que usar buenos zapatos y ropa absorbente (nunca de hule) apropiada al clima.

PROGRAMA PARA CARRERA (MUJERES)											
Principiantes				Intermedios				Avanzados			
Semana	Distancia en km	Veces por semana	Tiempo en min	Semana	Distancia en km	Veces por semana	Tiempo en min	Semana	Distancia en km	Veces por semana	Tiempo en min
1	1.5	3	—	1	3.25	3	17.5	1	5	3	28
	2.5 (Caminar)	2	—		5	2	—		6.5	2	—
2	1.5	3	12.25	2	3.25	4	17.5	2	6.5	5	36.5
	2.5 (Trotar)	2	—		6.5	1	—				
3	1.5	5	11.75	3	4	4	23	3	5	3	27
					6.5	1	—		10	2	56
4	1.5	5	11.25	4	4	4	22.5	4	6.5	4	35.5
					cualquiera	1	40		13	1	—
5	1.5	3	10.75	5	3.25	3	17	5	5	4	26
	2.5	2	—		6.5	2	—		8	2	45
6	1.5	3	10.25	6	4	4	22	6	6.5	4	35.5
	2.5	2	18.5		cualquiera	1	50		16	1	—
7	1.5	2	9.75	7	3.25	3	—	7	6.5	4	34.5
	2.5	3	18		8	2	45		13	1	—
8	2.5	5	17	8	4	4	21.5	8	8	3	45
					cualquiera	1	60		13	2	—
9	2.5	3	16.5	9	3.25	3	17	9	5	3	25
	3.25	2	22		6.5	2	36.5		13	2	73
10	2.5	3	14.5	10	4	4	21	10	5	1	24
	3.25	2	21		cualquiera	1	65		8	4	44
									16	1	—
11	2.5	2	14	11	5	3	29	11	5	4	22.5
	3.25	3	20		8	2	44		10	1	—
									20	1	112
12	3.25	3	18	12	5	4	28	12	5	3	22
	4	2	24		11	1	61.5		13	2	71
									25	1	—

NATACIÓN

La natación es una excelente forma de hacer en lapsos breves mucho ejercicio aeróbico, y ser competente en la natación tiene la ventaja adicional de que puede servir para salvar la vida propia o la de otra persona. Al nadar, el esfuerzo se realiza no para vencer la fuerza de gravedad sino la resistencia del agua; en consecuencia, el riesgo de lesionarse es mínimo.

Para observar cuán diferentes son las aptitudes natatorias de distintas personas, basta con mirar a la gente en una alberca. Los programas de estas páginas toman en cuenta esas diferencias de aptitud, que pueden ser enormes; hay que ponerlos en práctica conforme a los principios referidos en la página 108, sin olvidar que después de comer hay que aguardar al menos una hora antes de zambullirse en el agua.

Si usted ya sabe nadar con soltura, y sobre todo si puede efectuar el crol 100 m o más sin detenerse, comience por el programa intermedio; lo mismo cabe decir si practica el estilo de dorso, que, cuando se efectúa en la forma correcta, puede ser casi tan veloz como el de crol y cuya técnica respiratoria resulta más fácil de dominar (la principal desventaja del estilo de dorso es que casi impide ver a los demás nadadores).

PROGRAMA DE NATACIÓN (HOMBRES)

	Principiantes				Intermedios				Avanzados		
Semana	Distancia en metros	Veces por semana	Tiempo en min	Semana	Distancia en metros	Veces por semana	Tiempo en min	Semana	Distancia en metros, estilo combinado	Veces por semana	Tiempo en min
1	50	3	—	1	200	5	5.5	1	500	2	14
									500	3	12
2	50	2	—	2	200	3	5.5	2	500	2	13
	100	2	—		300	2	8.75		500	3	11
3	100	2	—	3	300	5	8.25	3	500	2	13
	150	3	—						800	3	18.5
4	150	2	—	4	300	3	7.75	4	800	2	22
	200	3	—		500	2	14.5		800	3	18
5	250	3	—	5	400	5	11	5	800	2	22
	300	2	14						800	2	17.5
									1 100	1	—
6	300	5	13	6	500	5	13.25	6	800	2	20.75
									1 000	2	23
									1 100	1	—
7	300	3	12	7	500	3	11	7	1 000	2	26.25
	400	2	—		700	2	17.5		1 100	2	27.25
									1 400	1	—
8	400	5	16.5	8	600	5	13.25	8	1 000	2	26.25
									1 400	3	34
9	400	3	15.5	9	600	3	12.75	9	1 000	2	25.25
	500	2	—		800	2	18.5		1 400	3	33
10	500	5	21	10	700	5	15.5	10	1 000	2	25.25
									1 450	3	35
11	500	3	17.5	11	800	5	18	11	1 000	2	24.25
	600	2	—						1 600	3	39.5
12	600	5	24	12	800	3	17.5	12	1 000	2	23.25
					1 000	2	24		1 800	3	43.75

A medida que adelante usted en el programa, procure practicar cada vez más el crol o el estilo de dorso pues seguramente lo necesitará para cumplir con los tiempos indicados, aunque en los programas no se especifica el estilo combinado sino hasta la sección de avanzados. En esta última deberá repartir por partes iguales los tiempos que dedique a los estilos que más le agraden (de preferencia el crol, el de dorso, el de pecho y el de mariposa). En cualquier etapa en que esté, habitúese a tomarse el pulso dos veces durante cada sesión y una tercera vez al terminarla (vea págs. 12—13); no rebase los límites prudentes.

Para calcular las distancias, pregunte usted qué dimensiones tiene la alberca (si es que no tiene marcas de longitud), o mídala con pasos (un paso largo equivale a 1 m, aproximadamente). No haga trampas al tratar de cubrir las distancias indicadas en los programas.

Las albercas suelen estar menos concurridas por la mañana temprano y al atardecer. Algunos clubes tienen la ventaja de contar con entrenadores y permiten reservar el tiempo de uso de la alberca. Conviene protegerse los ojos con gafas para nadar, y usar un traje de baño cómodo, es decir, ni demasiado ajustado ni excesivamente holgado.

PROGRAMA DE NATACIÓN (MUJERES)

Principiantes				Intermedios				Avanzados			
Semana	Distancia en metros	Veces por semana	Tiempo en min	Semana	Distancia en metros	Veces por semana	Tiempo en min	Semana	Distancia en metros, estilo combinado	Veces por semana	Tiempo en min
1	50	3		1	200	5	5.5	1	500 500	2 3	15.25 12
2	50 100	2 2		2	200 300	3 2	5.5 8.75	2	500 500	2 3	14.25 11
3	100 150	2 3		3	300	5	8.25	3	500 800	2 3	14.25 19.75
4	150 200	2 3		4	300 500	3 2	7.75 14.25	4	800 800	2 3	23 18.5
5	250 300	3 2	15.5	5	400	5	11	5	800 800 1 100	2 2 1	23 17.5
6	300	5	14.5	6	500	5	13.25	6	800 1 000 1 100	2 2 1	21.75 23
7	300 400	3 2	13.5	7	500 700	3 2	12 17.5	7	1 000 1 100 1 400	2 2 1	28.5 27.25
8	400	5	17.5	8	600	5	14.75	8	1 000 1 400	2 3	28.5 35
9	400 500	3 2	16.5	9	600 800	3 2	14.25 20.75	9	1 000 1 400	2 3	27.25 32.75
10	500	5	22	10	700	5	16.5	10	1 000 1 450	2 3	27.25 35
11	500 600	3 2	20	11	800	5	19	11	1 000 1 600	2 3	26.25 39.5
12	600	5	26.25	12	800 1 000	3 2	18.5 26.25	12	1 000 1 800	2 3	25.5 43.75

EJERCICIOS EN EL AGUA

Los ejercicios acuáticos se han popularizado conforme muchas personas han caído en la cuenta de cuán benéficos y agradables son. Cuando están bien planeados, no sólo mejoran la eficiencia cardiovascular y el tono y la fuerza musculares, sino que implican muy escasos riesgos de sufrir lesiones. Dado que el agua hace flotar al cuerpo, las articulaciones, vulnerables de por sí, quedan sujetas a un esfuerzo mínimo y la libertad de movimiento es plena; el agua soporta el peso del cuerpo, amortigua los golpes y protege la columna vertebral.

Los fisioterapeutas, al igual que muchos otros especialistas, siempre han recurrido al agua como medio terapéutico: los inválidos, por ejemplo, pueden realizar en el agua movimientos que les serían totalmente imposibles fuera de ella; las personas obesas notan que el sostén que el agua les brinda les permite hacer ejercicio con seguridad y durante periodos prolongados, y el efectuar en el agua ejercicios de estiramiento y fortalecimiento suele ser de gran ayuda para quienes no quieren perder su buena condición física mientras se recuperan de alguna lesión. Esta forma de hacer ejercicio puede alternarse con cualquier otra y puede practicarse sin riesgo aunque no se sepa nadar.

Manos a la obra

Hay que usar un traje de baño cómodo, que no impida moverse con soltura. Si la alberca no es techada, convendrá usar una crema o loción que proteja del sol la piel; también es aconsejable usar gafas para proteger los ojos al nadar. Los lentes oscuros y un sombrero pueden ser de mucha utilidad cuando se está fuera del agua.

Pruebe la temperatura del agua: las albercas muy frías hacen que los músculos se tensen y endurezcan, y las demasiado tibias acaban por provocar somnolencia. No hay que meterse al agua si no ha transcurrido una hora después de comer.

Los programas de natación

Las tablas de las páginas 116—117 dan una idea de cómo se puede seguir un programa que aumente poco a poco la resistencia física. No hay que dejar de variar la duración, la intensidad y la frecuencia del ejercicio; es conveniente combinar lapsos cortos y de esfuerzo máximo con otros —de por lo menos 20 minutos— en que no importe el número de vueltas a la piscina sino cubrir el tiempo, para beneficiar lo más posible al aparato respiratorio y al sistema cardiovascular.

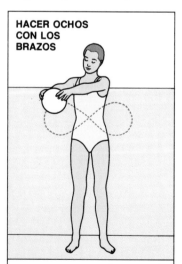

HACER OCHOS CON LOS BRAZOS

De pie, separe los pies y extienda los brazos hacia el frente, sujetando una pelota; luego, respirando acompasadamente, describa amplios "ochos" dentro del agua con los brazos. Hágalo 10 veces.

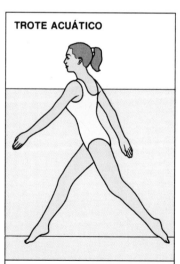

TROTE ACUÁTICO

Dé zancadas continuas extendiendo los brazos y las piernas lo más posible y respirando de manera acompasada.

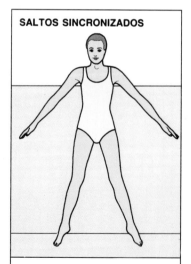

SALTOS SINCRONIZADOS

Salte y aspire mientras extiende a la vez los brazos, los levanta y separa lo más posible las piernas; al espirar, salte de nuevo, baje los brazos y junte los pies. Hágalo 15 veces.

Cuando no se sabe nadar

Si usted no sabe nadar o si se siente inseguro en el agua, comience usando un chaleco salvavidas cómodo y permaneciendo siempre de pie en la alberca y con la cabeza bastante arriba del agua; sujétese del borde de la alberca, de la escalerilla o de alguna persona dispuesta a ayudarlo. Después, para ganar confianza, en la parte menos honda de la piscina aspire a fondo, flexione las rodillas y sumerja la cara; comience a expulsar el aire en cuanto su rostro toque el agua, y a continuación enderécese y vuelva a repetir el ejercicio, sumergiéndose un poco más cada vez hasta que se sienta menos inseguro.

El trote y el caminar deprisa en el agua son ejercicios que pueden realizarse sin saber nadar y sin tener que perder pie en la alberca; hay que hacerlos cruzando a lo ancho la piscina por su parte menos honda y dando brazadas para ganar impulso.

Estiramiento y fortalecimiento

Quienes por vez primera hacen ejercicios de estiramiento muscular en el agua sienten que es cosa de magia: tan novedosa les resulta la facilidad y plenitud con que logran realizarlos.

Efectúe usted los ejercicios de las páginas 126—131 en el agua; casi todos pueden ser adaptados para ese efecto. Por ejemplo, el estiramiento de pantorrillas puede hacerse con los pies apoyados en el piso de la alberca o contra una pared de ésta; la escalerilla puede tener muchísimos usos insospechados en cuanto a ejercicios de estiramiento, y la rotación de hombros, muñecas, tobillos y caderas resulta asombrosamente relajante.

Todo movimiento de los brazos en el agua los fortalece, pero hay que efectuarlo juntando los dedos de cada mano y formando un hueco en las palmas. Sumerja del todo los brazos y extiéndalos en todas las direcciones, ampliamente y describiendo círculos tan grandes como sea posible. De modo similar, los músculos del abdomen y de las piernas se fortalecen con los movimientos amplios efectuados dentro del agua.

Para dar variedad a los ejercicios de fortalecimiento, todo objeto puede ser útil: tablas para flotar, pelotas y pesas. La patada común del nado libre o de crol, efectuada con pesas en los tobillos y sujetándose de una tabla para flotar o del borde de la piscina, es un excelente ejercicio para fortalecer los glúteos y adelgazar los muslos.

FLEXIÓN LATERAL

De pie y de costado a la pared de la alberca, sujétese del borde extendiendo el brazo; apoye bien los pies en el piso. Aspire mientras extiende el otro brazo sobre la cabeza, y espire mientras aleja las caderas lo más que pueda del borde. Hágalo 10 veces de cada lado.

REAFIRMADOR DE LA CINTURA

De espaldas al borde de la alberca, levante las rodillas hacia el pecho y extiéndalas hacia el frente. Al aspirar, muévalas hacia un lado; al espirar, vuelva a moverlas hacia el frente y a flexionarlas hacia el pecho. Hágalo 10 veces alternando ambos lados.

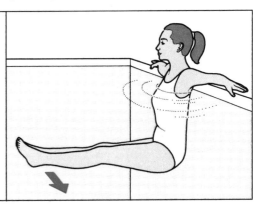

ESTIRAMIENTO GENERAL

Sujeto al borde de la alberca con las manos, doble las rodillas y al aspirar apoye los pies contra la pared de la alberca; al espirar, impulse hacia atrás las caderas. Hágalo 10 veces.

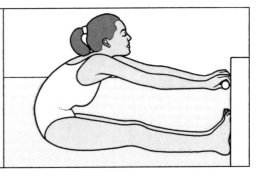

Hay muchas oportunidades de hacer ejercicio aeróbico bajo techo.

Es cierto que el remo con aparato no produce la misma sensación que el verdadero remo, pero lo sustituye aceptablemente y, por lo menos, hace trabajar los músculos como lo haría aquél. El programa respectivo tiene como propósito favorecer un desarrollo muy gradual.

El salto con reata se difundió mucho entre los boxeadores desde hace décadas, y en el presente otros deportistas reconocen que es una forma muy útil de ejercicio aeróbico; no requiere más que una cuerda y se puede realizar casi en cualquier sitio. Al principio puede practicarse comenzando el salto siempre con un mismo pie, luego con ambos alternadamente y después saltando con ambos a la vez, con uno solo y de otras diferentes maneras.

La danza aeróbica es muy eficaz como ejercicio, muy agradable de practicar y no sólo fortalece los músculos sino que incrementa la flexibilidad. Una vez aprendidos en clases especiales los principios básicos, basta con seguir en casa el programa.

Como en todos los demás ejercicios aeróbicos, hay que basarse en lo expuesto en la página 108, vigilar el pulso cardiaco y no rebasar los límites seguros (vea págs. 12—13). Estos programas pueden alternarse con los de carrera y ciclismo para principiantes e intermedios.

PROGRAMA DE REMO CON APARATO

Principiantes			Avanzados		
Semana	Veces por semana	Tiempo en minutos	Semana	Veces por semana	Tiempo en minutos
1	3	15	1	1	20
				3	22
2	1	15	2	3	22
	2	16		1	23
3	3	16	3	1	22
				4	23
4	1	16	4	3	23
	2	17		2	24
5	3	18	5	2	24
				3	25
6	1	17	6	4	25
	1	18		1	26
	1	19			
7	3	19	7	3	26
				2	27
8	2	18	8	5	27
	2	19			
9	3	19	9	2	27
	1	20		3	28
10	1	19	10	4	28
	2	20		1	29
	1	21			
11	2	21	11	3	29
	2	22		2	30
12	4	22	12	5	30

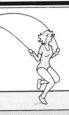

PROGRAMA DE SALTO CON REATA

Principiantes			Avanzados		
Semana	Veces por semana	Tiempo en minutos	Semana	Veces por semana	Tiempo en minutos
1	3	5	1	5	10
2	3	5.5	2	5	11.5
3	4	5.5	3	5	12
4	4	6	4	5	13
5	4	6.5	5	5	14
6	4	7	6	5	15
7	3	7	7	6	15
	1	6			
8	4	8	8	6	16
9	4	9	9	6	17
10	4	10	10	6	18
11	5	11	11	6	19
12	5	12	12	6	20

PROGRAMA DE DANZA AERÓBICA

Principiantes			Avanzados		
Semana	Veces por semana	Tiempo en minutos	Semana	Veces por semana	Tiempo en minutos
1	3	3	1	4	15
2	3	4	2	2	15
				2	18
3	3	5	3	4	18
4	3	6	4	4	19
5	4	6	5	4	20
6	4	7	6	4	20
7	4	8	7	2	20
				2	22
8	4	9	8	4	22
9	4	10	9	3	22
				2	25
10	4	12	10	5	26
11	4	14	11	5	28
12	4	15	12	5	30

Mejorar la condición física se ha convertido en un buen negocio. Existe una infinidad de aparatos cuyos fabricantes aseguran que, utilizados en casa, obran maravillas; la verdad es que en su mayoría terminan arrumbados en el garage o en el cuarto de los trebejos. Pero aun así, los mejores de dichos aparatos, como la bicicleta fija (vea pág. 110), pueden utilizarse para fortalecer los músculos y su uso puede incorporarse a un programa de ejercicio aeróbico; en la página 120 se proporciona un programa para remo con aparato, y en las presentes páginas se evalúa la utilidad de otros aparatos de los más comunes.

Aparato de remo

Este aparato permite realizar diversos ejercicios que benefician a los principales músculos de la espalda, los brazos, los hombros, el abdomen y las piernas; como no implica la carga de ningún peso, constituye un medio muy seguro y eficaz para lograr una buena condición física.

Minitrampolín

Es un trampolín de pequeñas dimensiones que facilita y hace divertido el trotar bajo techo, en casa; la sensación que produce es muy parecida a la de correr realmente, pero puede resultar superfluo a menos que usted no pueda hacer ejercicio al aire libre debido al clima u otra razón. Es menos costoso que una banda sin fin y no implica ningún riesgo de lesionarse.

Banda sin fin

Se trata de una banda móvil sobre la que se puede caminar y correr; es una pieza importante en el equipo que usan los fisiólogos del deporte, pero existen modelos diseñados para el uso en casa o en el gimnasio. Las hay de funcionamiento eléctrico, aunque son caras. Muchos modelos tienen instrumentos para medir las variaciones del pulso cardiaco durante el ejercicio.

Bancas para abdominales

Estos aparatos son especialmente útiles para fortalecer los músculos del abdomen. En la página siguiente se ilustran dos de sus principales tipos, cuyo diseño obedece a un mismo principio: acostarse de espaldas sobre un plano elevado e inclinado y tener los pies sujetos con una banda o una barra fija, lo que permite hacer palanca para incorporarse hasta quedar sentado.

Extensor de extremidades

Este aparato puede fijarse a la pared o al marco de una puerta y se utiliza para estirar y fortalecer los músculos de los brazos y las piernas. De pie junto al aparato, la persona se coloca en la extremidad una banda con una cuerda sujeta a una pesa movible; al mover la extremidad lateralmente, se jala de la pesa.

Barras de flexión

Se fijan al marco de una puerta y se emplean para hacer ejercicios de flexión y fortalecimiento de los bíceps y de los músculos del pecho; son muy útiles y baratas. Se basan en el principio de soportar el propio peso corporal y no implican riesgos si están bien sujetas.

Extensores y pinzas de resorte

Los extensores son baratos, seguros y eficaces para desarrollar los músculos de los brazos en forma isocinética (pág. 98). Aun así, las "lagartijas" y los ejercicios de barra son mucho mejores que el uso de extensores.

Las pinzas de resorte se usan para fortalecer las manos y los antebrazos; sin embargo, el ejercicio isométrico no sólo tiende a aumentar la presión arterial sino que es mucho menos beneficioso para el corazón que el ejercicio aeróbico.

Pesas

Hasta hace algunos años se consideraba que el levantamiento de pesas consistía siempre en levantar un peso que no fuera el del propio cuerpo; sin embargo, actualmente han pasado a formar parte de este renglón muchos tipos de aparatos, como los extensores de brazos y piernas. El levantamiento de pesas continúa siendo un ejercicio predilecto para muchas personas, pero es fácil que cause lesiones; no conviene practicarlo sin una supervisión competente. Por otra parte, para intensificar otros tipos de ejercicio pueden usarse ocasionalmente pesas sujetas a las muñecas y a los tobillos.

Equipos multiusos

Se trata de equipos que incluyen muy variados aparatos para fortalecer en forma isocinética todos los músculos del cuerpo. Aparte de las objeciones ya expresadas acerca del ejercicio isocinético, hay que decir que dichos equipos deben ser de la mejor calidad pues se destinan a un uso intenso; por tanto, resultan muy costosos.

Aparato de remo

Este aparato es un medio excelente para fortalecer y tonificar la parte superior del cuerpo. Casi todos los modelos permiten medir el grado de avance y ajustar la resistencia que oponen al esfuerzo.

Banda sin fin

Permite practicar la carrera bajo techo o en el jardín; es muy útil cuando el clima impide salir de casa.

Banca para abdominales 1

El modelo más sencillo incluye una banda para sujetar los pies. La inclinación de la banca puede ajustarse para aumentar el grado de dificultad del ejercicio. Como en el caso de los demás aparatos, es conveniente consultar al médico antes de iniciar un programa de ejercicio; éste debe suspenderse si causa dolor.

Minitrampolín

Tanto los niños como los adultos pueden emplearlo para trotar.

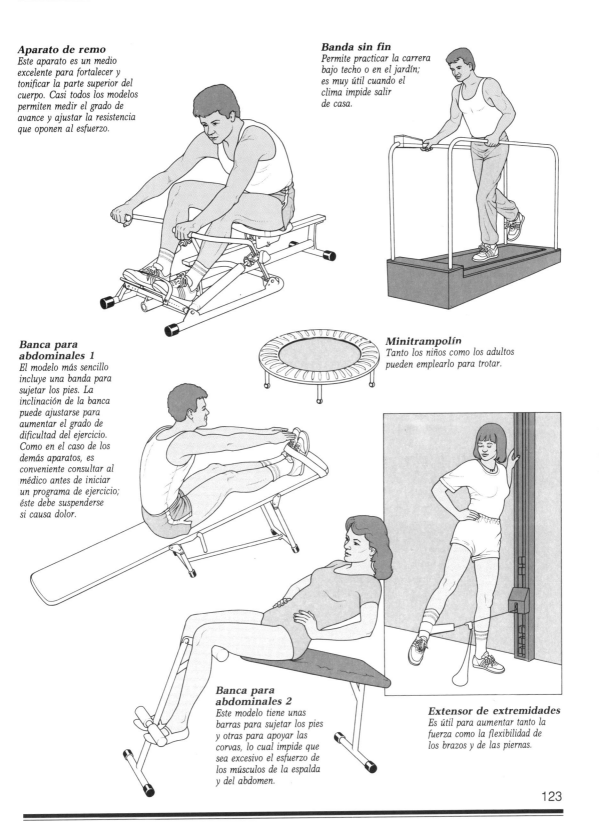

Banca para abdominales 2

Este modelo tiene unas barras para sujetar los pies y otras para apoyar las corvas, lo cual impide que sea excesivo el esfuerzo de los músculos de la espalda y del abdomen.

Extensor de extremidades

Es útil para aumentar tanto la fuerza como la flexibilidad de los brazos y de las piernas.

EL GIMNASIO EN CASA

Es fácil hallar pretextos para no hacer ejercicio, como decir que resulta costoso, que hay que desplazarse un gran trecho para llegar a un gimnasio o club y que todo ello requiere mucho tiempo. Pero si con un poco de ingenio se echa un vistazo a la casa donde se vive, aparecen múltiples elementos que la convierten en un gimnasio; no se necesita más que un poco de buena voluntad para que todas las excusas se desvanezcan. Hay personas que creen que gastando mucho dinero en aparatos especiales para hacer ejercicio lograrán ponerse en forma; desde luego, los aparatos pueden ser de gran ayuda, pero además de ser caros, no basta con comprarlos: hay que usarlos. Antes de gastar dinero en ellos, ¿por qué no probar un tiempo con los objetos ordinarios que hay en casa?; es práctico, realmente no cuesta nada, puede ser divertido para toda la familia e incluso obliga a aguzar el ingenio, lo cual es una ventaja adicional.

Lo primero es la seguridad: que los objetos y muebles que se usen para hacer ejercicio sean sóli-dos, estén en buenas condiciones y no pesen excesivamente si se han de usar para levantarlos. ¡Ojo con las alfombras resbaladizas, las toallas que se rasgan y las bolsas de arroz que se revientan! Si es posible, destine usted al ejercicio determinada parte de la casa; escoja un lugar despejado, bien ventilado e independiente. Reserve para el ejercicio las horas del día en que sepa que no habrá de ser interrumpido ni siquiera por las llamadas telefónicas. Idee su programa con realismo, sin proponerse lo imposible pero sí con metas de corto y de largo plazos. Lleve un registro de sus logros, para saber cuándo dar el siguiente paso. Un espejo de cuerpo entero le podrá revelar muchos detalles importantes. En las páginas 126—135 se proporcionan datos muy sustanciosos acerca del fortalecimiento y el estiramiento musculares.

Incluso al viajar es posible seguir fielmente el programa de ejercicios: sólo se necesita estar dispuesto a "descubrir" en las nuevas circunstancias otros medios para efectuarlo.

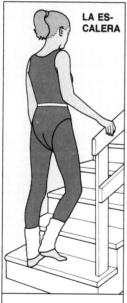

LA ES-CALERA

Primero "pedalee" en el aire para calentar las piernas; luego suba y baje las escaleras, respirando acompasadamente y vigilando el pulso cardiaco para no rebasar el límite prudente.

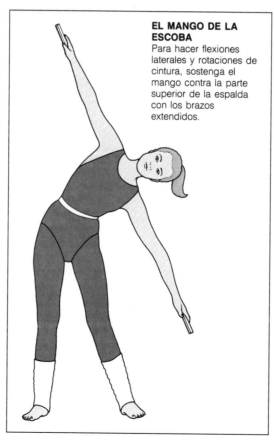

EL MANGO DE LA ESCOBA
Para hacer flexiones laterales y rotaciones de cintura, sostenga el mango contra la parte superior de la espalda con los brazos extendidos.

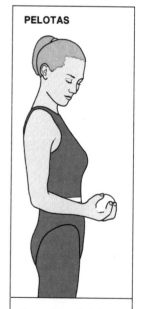

PELOTAS

Las pelotas de hule pequeñas (o un par de calcetines enrollados) sirven para fortalecer las manos y las muñecas: colóquese una en cada mano y abra y cierre con fuerza los puños.

LATAS

Las latas de verduras (de unos 500 g) sirven como pesas; sostenga una en cada mano y haga ejercicios con los brazos.
1. Doble los brazos y sostenga las latas a la altura de los hombros; luego levante y baje los brazos alternadamente.
2. Comience dejando colgar los brazos; después levántelos sin doblarlos, primero en cruz y luego sobre la cabeza.
3. Empiece con los brazos extendidos hacia el frente; luego levante uno y baje el otro, alternándolos.

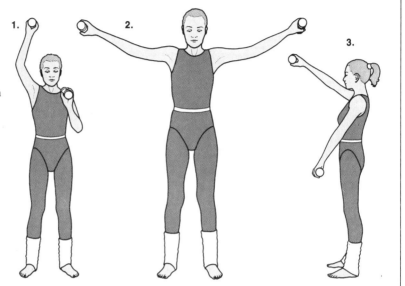

TOALLAS

1. Sujete los extremos de una toalla y haga fuerza hacia ambos lados levantándola en alto. **2.** Siéntese en el piso frente a otra persona, con las piernas separadas y tocándose con las plantas de los pies; luego cada uno debe asir un extremo de la toalla y balancearse hacia atrás y hacia adelante.

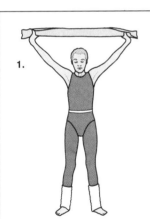

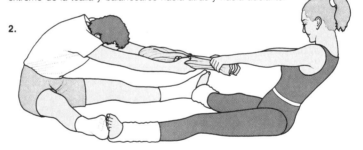

EL SILLÓN O LA CÓMODA

Use un sillón o una cómoda para ayudarse a hacer abdominales (vea pág. 132): enganche los pies en la parte inferior del mueble y doble las rodillas al erguir la espalda.

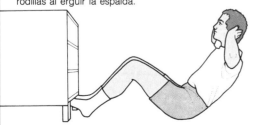

LA BOLSA DE ARROZ

Ponga una bolsa de 5 kg de arroz dentro de otra bolsa que tenga asas y cuélguese esta última de un tobillo. Aspire; al espirar, extienda despacio la pierna hacia el frente, y bájela poco a poco al volver a inhalar.

ESTIRAMIENTO

El seguir con regularidad un programa de ejercicios de estiramiento ayuda a alcanzar y mantener la flexibilidad muscular necesaria para tener mejor desempeño físico y sentirse más "dueño" del propio cuerpo. A partir de la adolescencia las articulaciones tienden a perder movilidad, pero si a las más importantes se les obliga todos los días a dar de sí todo su margen de movimiento, mantendrán su capacidad, lo cual contribuye a evitar o a mitigar las molestias de una posible artritis.

Estos ejercicios alargan y aflojan los músculos y contribuyen a su relajación. Es conveniente hacer ejercicios de calentamiento previos, para activar la circulación en los músculos que se van a usar. Los estiramientos pueden ser especiales para determinados deportes (vea págs. 128—131).

Para que el estiramiento sea eficaz debe efectuarse lentamente y con uniformidad, aprovechando el peso del cuerpo y la respiración para ir relajando (no tensando) los músculos pertinentes. No es aconsejable tomar impulso, como se haría en el caso del ballet. Lo mejor es adoptar pausadamente la postura indicada y después sostenerla durante 10 o 20 segundos, respirando con plenitud y regularidad; así se logran los efectos deseados pero sin riesgo de lesiones.

Los ejercicios que aquí se muestran pueden realizarse a cualquier hora, pero se logrará un mayor estiramiento por las tardes o noches que temprano por la mañana, pues en este último caso los músculos habrán tenido poca oportunidad de activarse y soltarse. Conviene efectuarlos antes y después de cualquier otro ejercicio, y no hay que olvidar la temperatura ambiente: el calor moderado favorece la flexibilidad; si el clima es muy frío, para hacer ejercicio convendrá usar prendas con forro.

Nunca compare usted sus logros con los de otras personas: haga sus ejercicios a su propio paso y sin preocuparse por los demás.

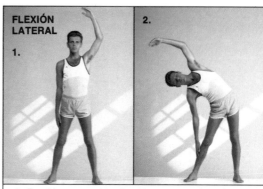

FLEXIÓN LATERAL

1. Erguido, separe bien los pies, apoye sobre el costado el brazo derecho, levante el izquierdo y aspire a fondo. **2.** Al espirar, incline el tronco hacia la derecha, dejando que la mano se deslice sobre la pierna y que el brazo izquierdo siga el movimiento del tronco; mantenga la postura, respirando con plenitud mientras cuenta hasta 5. Contraiga los músculos del abdomen al enderezarse. Hágalo 3 veces hacia cada lado.

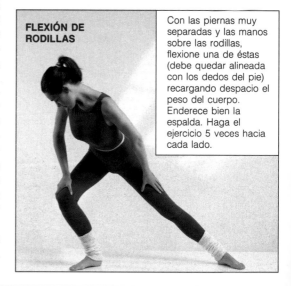

FLEXIÓN DE RODILLAS

Con las piernas muy separadas y las manos sobre las rodillas, flexione una de éstas (debe quedar alineada con los dedos del pie) recargando despacio el peso del cuerpo. Enderece bien la espalda. Haga el ejercicio 5 veces hacia cada lado.

ROTACIÓN DE LA CABEZA
1. Ladee la cabeza hacia uno de los hombros, relajando bien éstos. **2.** Despacio, deje caer la cabeza sobre el pecho; prosiga el movimiento hasta que quede ladeada sobre el otro hombro, y después continúelo un poco hacia atrás pero sin hacer la rotación completa pues podría lesionarse. Hágalo 3 veces en cada sentido.

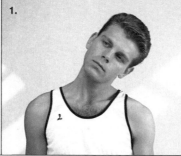

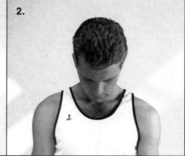

ESTIRAMIENTO "DEL GATO"

1. Siéntese sobre los talones e incline hasta el suelo la cabeza y los hombros. **2.** Levante por completo las caderas y a la vez estire hacia el frente los brazos y el tronco; sin mover más las caderas, baje suavemente el pecho, inspire a fondo y cuente hasta 10. Regrese a la postura inicial. Hágalo 3 veces.

1.
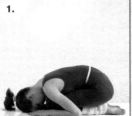

2.
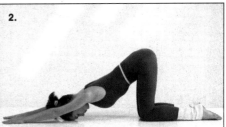

ESTIRAMIENTO DE PIERNAS

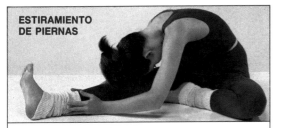

Siéntese en el suelo y extienda una pierna. Aspire mientras levanta los brazos; al espirar, incline el tronco sobre la pierna tanto como pueda. Respire a fondo durante 10 o 20 segundos, sin alzar la cabeza. Repítalo con la otra pierna.

MEDIO GIRO CON LAS RODILLAS JUNTAS

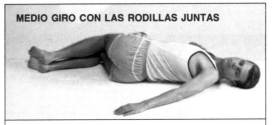

Acuéstese de espaldas, con las rodillas hacia el pecho y los brazos extendidos hacia afuera. Ladee hasta el piso ambas piernas, volviendo hacia el lado opuesto la cabeza. Cuente hasta 5 mientras relaja el hombro y el brazo. Hágalo 3 veces hacia cada lado.

ESTIRAMIENTO DE PANTORRILLAS

Frente a una pared y con uno de los pies contra ésta, apoye las palmas de las manos sobre la pared, a la altura de los hombros, y haga presión. Con el otro pie, dé un paso atrás e impulse hacia adelante las caderas; cuente hasta 10. Sienta el estirón de la pantorrilla y del tendón de Aquiles. Repítalo con la otra pierna.

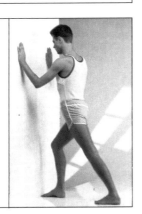

ESTIRAMIENTO DE CUADRÍCEPS

Sujétese al respaldo de una silla. Doble una pierna y con la mano libre sujete el tobillo. Procure alinear las rodillas y no arquear la espalda. Sienta el estirón del frente del muslo, respire y cuente hasta 10. Repítalo con la otra pierna.

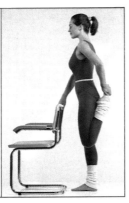

ESTIRAMIENTO DE MUSLOS (CARA INTERNA)

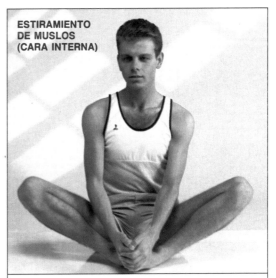

Siéntese en el suelo, junte ambas plantas de los pies y sujétese los dedos con las manos. Aspire a fondo; al espirar, contraiga los músculos del abdomen y baje las rodillas hacia el piso. Sostenga la posición mientras cuenta hasta 5 y después afloje los músculos. Repítalo 3 veces.

EJERCICIOS DE ESTIRAMIENTO ESPECIALES/1

Ciertos deportes y actividades requieren un esfuerzo especial de determinadas partes del cuerpo; en estos casos, además del programa de flexibilidad general conviene hacer otros ejercicios, más específicos. El indispensable calentamiento muscular puede realizarse comenzando con moderación el deporte o la actividad de que se trate, o efectuando los ejercicios de las páginas 106—107.

Los ejercicios que aquí se muestran le servirán a usted para planear su propio programa; en cada caso se indica para qué deportes son idóneos. No olvide respirar con plenitud y relajarse recargando el peso del cuerpo en cada postura. El forzar los estiramientos tensaría y acortaría los músculos en vez de lograr el efecto deseado.

ABREVIATURAS

C = ciclismo	R = remo
E = esquí	T = tenis
G = golf	T/C = trote y
N = natación	carrera

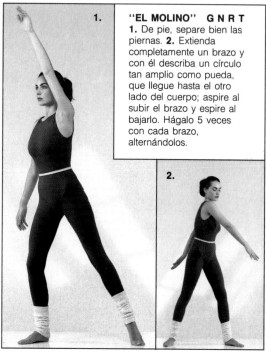

1. **"EL MOLINO" G N R T**
1. De pie, separe bien las piernas. **2.** Extienda completamente un brazo y con él describa un círculo tan amplio como pueda, que llegue hasta el otro lado del cuerpo; aspire al subir el brazo y espire al bajarlo. Hágalo 5 veces con cada brazo, alternándolos.

2.

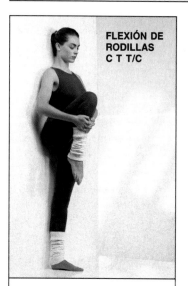

FLEXIÓN DE RODILLAS C T T/C

De pie y con los glúteos contra una pared, sosténgase con las manos una rodilla y lentamente llévela hacia el pecho, tanto como sea posible; sostenga la posición durante 10 segundos, aspirando a fondo. Repita el ejercicio 3 veces con cada rodilla.

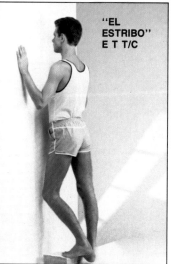

"EL ESTRIBO" E T T/C

Apoye las puntas de los pies en el borde de un "estribo" y deje que los talones bajen lentamente. Relaje el tronco, sosteniéndose con las manos contra la pared, y respire. Flexione una rodilla y luego la otra, haciendo un "pedaleo" lento durante 30 segundos.

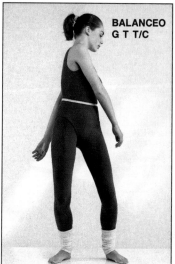

BALANCEO G T T/C

Con los pies separados al ancho de las caderas y con las rodillas un poco dobladas, balancee los brazos libremente de un lado al otro, siguiéndolos con la mirada; éste es un buen ejercicio para desperezarse por la mañana.

ESTIRAMIENTO DE PIERNAS C T/C

1. De pie, levante una pierna y apóyela sobre un respaldo más bajo que la cintura; luego incline el tronco tanto como resulte cómodo sobre la pierna extendida.
2. Sujetándose con firmeza la pierna, doble la rodilla y luego extiéndala, despacio. Sienta el estirón de los tendones de la corva. Repita el ejercicio con la otra pierna; hágalo 3 veces con cada una.

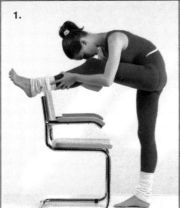
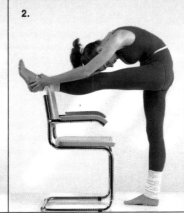

"LA EMBESTIDA" C E T T/C

Agáchese y coloque las manos sobre el piso, entre los pies; doble la rodilla izquierda hacia adelante, sin levantar el talón, y extienda hacia atrás la pierna derecha. Lentamente, desplace el peso del cuerpo hacia atrás y hacia el frente, sintiendo el estirón de la cadera y de la pantorrilla. Repítalo cambiando las piernas.

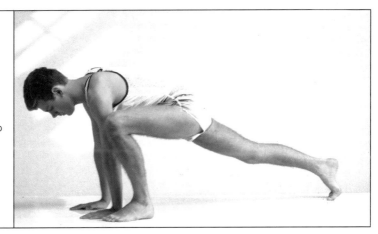

ESTIRAMIENTO DEL TRONCO E G N T

1. Erguido y con los pies separados al ancho de las caderas, doble la rodilla izquierda; levante y doble el codo izquierdo hacia atrás. **2.** Sujétese el codo con la otra mano y haga rotar despacio el tronco, tres veces hacia la derecha y tres hacia la izquierda. Repítalo cambiando los brazos y la flexión de la rodilla.

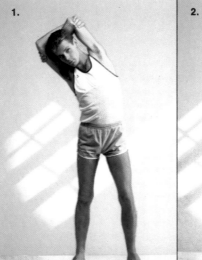
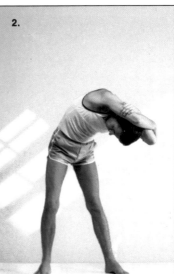

Al efectuar los ejercicios de estiramiento, recuerde que es falso que "sin dolor no hay provecho"; el dolor sale sobrando en estos ejercicios, y no sólo eso sino que significaría que se están realizando en forma incorrecta.

En ocasiones usted notará que necesita variar el tipo de estiramientos que practica, o el modo de efectuarlos. Será entonces normal sentir cierta incomodidad leve al hacerlos, sobre todo si durante un tiempo ha descuidado algún músculo o grupo de músculos; en estos casos el cuerpo se queja un poco, pero la molestia (que no debe llegar a ser dolor) pasa conforme se sigue un programa con regularidad. Hay que comenzar poco a poco y aumentar la intensidad de los estiramientos a medida que se note una mayor flexibilidad.

ABREVIATURAS

C	= ciclismo	R	= remo
E	= esquí	T	= tenis
G	= golf	T/C	= trote y
N	= natación		carrera

ESTIRAMIENTO DE HOMBROS
G N R T T/C

De pie y con los pies separados al ancho de las caderas, entrecruce los dedos de las manos por detrás. Eche hacia atrás los hombros y aleje del cuerpo las manos tanto como pueda, sin doblar los codos. Despacio, balancéese de un lado al otro, respirando con normalidad y relajando el cuello.

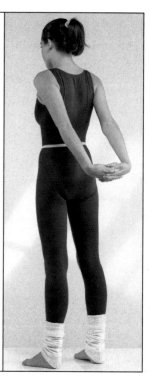

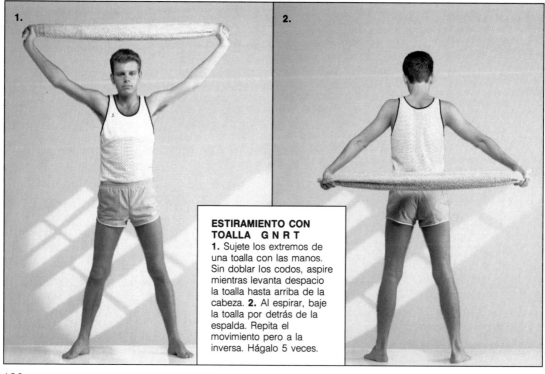

ESTIRAMIENTO CON TOALLA G N R T

1. Sujete los extremos de una toalla con las manos. Sin doblar los codos, aspire mientras levanta despacio la toalla hasta arriba de la cabeza. **2.** Al espirar, baje la toalla por detrás de la espalda. Repita el movimiento pero a la inversa. Hágalo 5 veces.

ROTACIÓN DE CADERAS E G T T/C

Colóquese de pie, con las piernas bien separadas, las puntas de los pies hacia afuera y las manos sobre las caderas. Doble un poco las rodillas y mueva las caderas como si quisiera limpiar el interior de un tazón. Repítalo 5 veces en cada sentido.

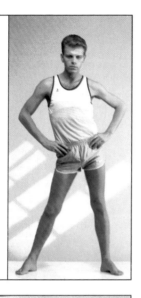

BALANCEO "EN CABALLO" C E T T/C

Póngase de pie, con los pies muy separados (y las puntas hacia afuera), los talones bien asentados y los glúteos contra una pared. Apoye las manos sobre las rodillas y deslice el tronco hacia el piso, despacio, hasta que los talones tiendan a separarse del suelo; mantenga la postura y balancee suavemente las caderas hacia los lados, respirando al compás. Deslice el tronco hacia arriba. Hágalo 3 veces.

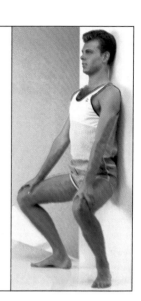

ESTIRAMIENTO CON SILLA C E G R T T/C

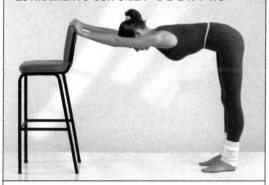

Inclínese hacia el frente y sujétese en el respaldo de una silla (debe ser más alto que la cintura). Enderece las rodillas y asiente bien los talones; espire, baje el pecho y mantenga la espalda recta. Al inspirar, recargue un poco hacia adelante el peso del cuerpo y luego enderécese. Hágalo 5 veces.

"LA MECEDORA" E N T T/C

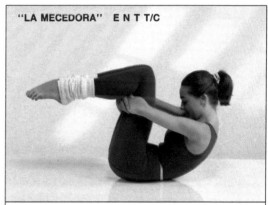

Acuéstese de espaldas y abrácese las piernas por debajo de las corvas, llevando las rodillas hacia el pecho. Levante la cabeza y los hombros y hunda el mentón; meza el cuerpo hacia adelante y hacia atrás (sin pasar de los hombros). Lo mejor es hacer este ejercicio sobre una alfombra.

BALANCEO DE PIERNAS C E G T/C

1. Sentado en el suelo, flexione la pierna derecha y sosténgala con los brazos; deberá sentir un estirón en la articulación de la cadera. **2.** Suavemente, meza la pierna hacia los lados durante 10 segundos. Repita el ejercicio con la otra pierna.

1.

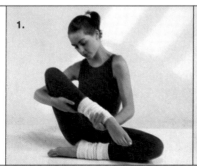

2.

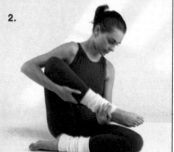

Los ejercicios de fortalecimiento no son indispensables para estar en forma pero ciertamente ayudan a tener mayor resistencia y a desarrollar la capacidad aeróbica, lo cual trae consigo diversas ventajas. Es muy importante hacer estos ejercicios del modo correcto, para evitar lesiones.

La fuerza muscular suele ser agradable a la vista y en general el porte de una persona mejora cuando tiene fuertes los músculos; además, el fortalecimiento muscular ayuda a evitar el dolor de espalda. Como los músculos pesan más que la grasa, al desarrollarlos se suele aumentar un poco de peso, pero se gana en esbeltez.

En muchos deportes, tanto aeróbicos como anaeróbicos, la fuerza se traduce en un mejor desempeño: el remo y la natación requieren fuerza en los músculos de la parte superior del cuerpo; en el futbol y en el hockey sobre pasto es indispensable la fuerza de las piernas, y en los deportes de raqueta y en las artes marciales (el judo, por ejemplo) se necesita la fuerza de todo el cuerpo.

Otro punto a favor de la fuerza muscular es que permite permanecer activo por más tiempo, lo cual se traduce en una capacidad aeróbica más duradera y en una mayor esperanza de vida. No obstante, el desarrollar la fuerza muscular no basta en sí para mantenerse en forma; no es más que un elemento de la buena condición física.

Cómo desarrollar la fuerza

El método más sencillo y tal vez el de menores riesgos para fortalecer los músculos consiste en emplear el peso del cuerpo. Las "lagartijas" y los ejercicios de barra benefician a los brazos y los hombros; los corredores y quienes practican el futbol hallarán que dichos ejercicios les son especialmente valiosos puesto que complementan su actividad habitual, concentrada en las piernas. En todo caso, no hay que dejar de comenzar por los ejercicios de calentamiento (vea págs. 106—107).

Por poco que se interesen en la fuerza, casi todos los varones tienen capacidad para hacer unas cuantas "lagartijas", en cuyo caso sólo necesitarían ir aumentando la cantidad de éstas; una vez que se logra hacer 20 de ellas sin perder del todo el aliento, se puede aumentar el grado de dificultad para que los brazos se esfuercen un poco más: sólo se necesita subir los pies a un banquillo o a una caja. Usted notará la diferencia.

A los principiantes suelen dificultárseles mucho las "lagartijas". En este caso lo mejor sera practicar por un tiempo las "medias lagartijas": en vez de levantar todo el cuerpo (desde la cabeza hasta los pies), se levanta desde la cabeza hasta las rodillas, que no se despegan del suelo. También aquí se nota la diferencia.

Los ejercicios de barra son el complemento de las "lagartijas": en vez de empujar hacia arriba el cuerpo desde el suelo, hay que levantarlo sujetándose de una barra y haciendo palanca con los brazos hasta que el mentón quede por arriba de ésta (en los gimnasios suele haber barras en abundancia pero no es difícil instalar una en casa; págs. 122—123). Si usted no logra efectuar el ejercicio de barra más de un par de veces, le convendrá instalar ésta más abajo, a la altura del pecho; colocándose debajo, con la espalda recta y con los talones asentados sobre el piso, sujétese a la barra y haga fuerza hasta levantar el cuerpo.

Para fortalecer los músculos del abdomen lo más fácil es hacer abdominales, por supuesto: acostado de espaldas, con las piernas flexionadas y con los pies sujetos bajo un mueble pesado, entrelace usted las manos por detrás de la nuca y levante el tronco hacia las rodillas, para luego volver a la posición inicial. Hágalo 10 veces. En las páginas 142—143 se muestran otros ejercicios para fortalecer los músculos abdominales.

Para obtener todos los beneficios de estos ejercicios (y de cualquier otro) y no forzar demasiado los músculos, hay que respirar bien y a fondo. No se trata de contener el aliento, hinchar los carrillos y pujar, sino de espirar con mucha intensidad al hacer el esfuerzo y aspirar con plenitud al volver a la posición inicial.

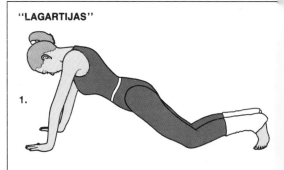

"LAGARTIJAS"

1.

1. Principiantes: acuéstese boca abajo. Al espirar, enderece los brazos para levantar el cuerpo, sin despegar del piso las rodillas.

FORTALECIMIENTO DE BÍCEPS

1. Use dos sillas fuertes y estables, y ponga sobre ellas una barra metálica. Colóquese debajo de la barra y sujétese asiéndola. Extienda las piernas y los pies, apóyese en los talones, tense el abdomen y al espirar haga fuerza para levantarse con los brazos, apuntando con el mentón hacia la barra. Aspire al bajar el cuerpo.
2. Instale la barra a la altura del pecho. Tense el abdomen, espire y estire el cuerpo mientras lo levanta hasta que el mentón rebase la barra.

2.

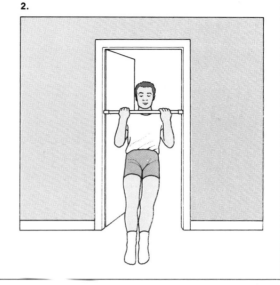

1.

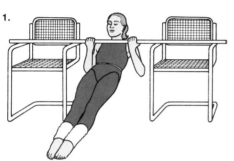

FORTALECIMIENTO DE TRÍCEPS

Use dos sillas firmes, que no se muevan mientras fortalece usted los tríceps.
1. Apóyese entre las sillas, con los codos rectos y los talones sobre el piso. **2.** Aspire mientras baja el cuerpo casi hasta el suelo, espire al impulsarse hacia arriba, enderezando los codos.

1.   **2.**

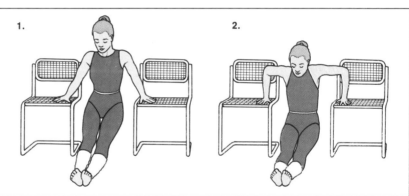

2.   **3.**

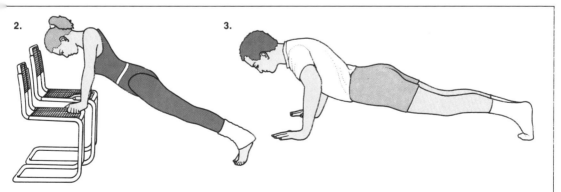

2. Use dos sillas, como arriba; apóyese en ellas para impulsarse hacia arriba sin dejar de mantener rectos el cuerpo y la cabeza.

3. Acuéstese boca abajo, con las manos contra el piso, y aspire; al espirar enderece los brazos hasta alzar el cuerpo. Aspire al volver a la postura inicial.

FORTALECIMIENTO/2

Los mejores aparatos de fortalecimiento —y los más seguros— son aquéllos en que las pesas no están libres sino fijas, movidas mediante poleas de diversos tipos. Estos aparatos, ideados en años recientes, han logrado disminuir el riesgo de sufrir las muchas lesiones que solía causar el uso de pesas libres.

Dichos aparatos permiten que cada grupo de músculos despliegue todo su margen de movimiento con muy poco riesgo de lesionarse. Cuando se usan pesas libres o incluso sujetas a una polea, los músculos se fuerzan desproporcionadamente al alcanzar el umbral de dicho margen (por ejemplo, al sostener pesas libres por encima de la cabeza) porque actúan en desventaja mecánica; en cambio, los aparatos de resistencia variable, como los ilustrados en la página opuesta, modifican automáticamente la carga que reciben los músculos conforme la persona varía los movimientos; así, la carga es mínima cuando la desventaja mecánica de los músculos es máxima.

Además, esos aparatos permiten que durante la fase de relajación los músculos se tensen sólo lo debido, y no excesivamente, lo que evita que se acorten y que, por tanto, pierdan flexibilidad. El uso de esos aparatos, como cualquier otra actividad de mejoramiento físico, exige hacer ejercicios de calentamiento previo.

Los aparatos de resistencia variable no son para usarlos en casa sino en un gimnasio o en un club deportivo y bajo supervisión especial, sobre todo en el caso de los principiantes. Algunos gimnasios y clubes cuentan, además, con diversos equipos para medir la capacidad aeróbica (vea págs. 100—101 y 104—105).

> **Nota:** El peso y la tensión de estos aparatos siempre deben ajustarse a la complexión y fuerza muscular del usuario.

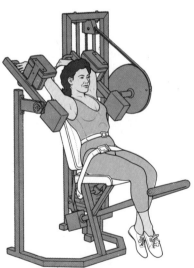

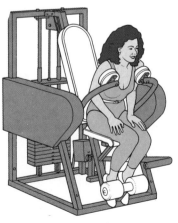

Aparato abdominal
Sirve para fortalecer los músculos del abdomen. Hay que aspirar a fondo y, al espirar, inclinarse hacia adelante para levantar la pesa. Al volver a aspirar se regresa despacio a la posición inicial.

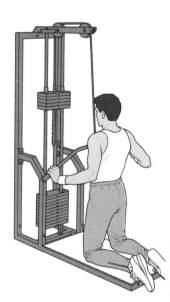

"Pullover"
Este aparato fortalece la parte alta de la espalda, el pecho y los hombros. Hay que apoyar bien la parte baja de la espalda en el cojín, aspirar a fondo y, al espirar, bajar los codos. Al aspirar de nuevo, hay que oponer fuerza al peso, lentamente, para volver a la posición inicial.

"Latissimus"
Este aparato fortalece las partes alta y media de la espalda. Al espirar hay que empujar hacia abajo el manubrio y, al aspirar, oponer fuerza al peso que sube.

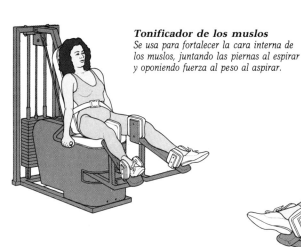

Tonificador de los muslos
Se usa para fortalecer la cara interna de los muslos, juntando las piernas al espirar y oponiendo fuerza al peso al aspirar.

Fortalecedor de cuadríceps
Sirve para fortalecer los músculos anteriores de los muslos. Hay que bajar un poco el mentón para no forzar el cuello. Al espirar hay que extender por completo las piernas; al aspirar hay que bajar los pies oponiendo fuerza al peso.

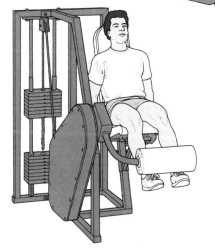

Tonificador de los muslos
En este caso el aparato se usa para fortalecer la cara externa de los muslos. Al espirar hay que separar las piernas lentamente; al volver a la posición inicial, hay que tensar los músculos oponiendo fuerza al peso.

Pesa de banca
Se emplea para fortalecer los brazos y los hombros. Sin levantar de la banca el cuello, hay que aspirar a fondo y, al espirar, tensar el abdomen y hacer fuerza hacia arriba con los brazos. Al volver a aspirar hay que soportar el peso bajando despacio los brazos.

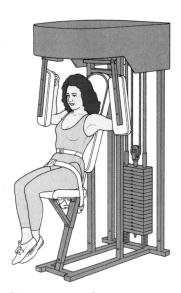

Aparato pectoral
Este aparato es útil para fortalecer los músculos del pecho. Al espirar hay que juntar los codos, y al aspirar hay que separarlos resistiendo el peso.

PARA EVITAR LESIONES

Conforme se practican nuevas formas de hacer ejercicio aumenta el riesgo de sufrir lesiones, que en gran medida pueden evitarse si se tiene la debida precaución. Aunque es cierto que hasta el más experimentado atleta puede lesionarse alguna vez, el conocer el propio cuerpo y realizar correctamente el ejercicio ayudan a reducir al mínimo el riesgo de sufrir dolor, distensiones y luxaciones. Lo mejor es elegir un tipo de ejercicio que concuerde con las características corporales de la persona.

Los hombres y las mujeres son por igual vulnerables, aunque las lesiones que sufren suelen reflejar la tendencia natural de los hombres a ser más fuertes, sobre todo de la parte superior del cuerpo, y de las mujeres a ser más flexibles. Esto no significa que los hombres no puedan ser flexibles y gráciles, o que las mujeres no puedan ser fuertes, pero lo cierto es que conocer las características y evaluar los puntos débiles y los fuertes de uno mismo contribuye a evitar posibles problemas.

Para prevenir lesiones hay que tener en cuenta estos factores: el estiramiento y el fortalecimiento musculares, el entrenamiento y la supervisión, y el equipo y las instalaciones.

Estiramiento y fortalecimiento

Para practicar un deporte con máxima eficiencia hay que preparar los músculos alargándolos, tonificándolos y fortaleciéndolos. Cada vez que se utiliza un músculo, éste se "lesiona" levemente y se "acorta" al sanar; los ejercicios de estiramiento contrarrestan ese acortamiento natural y, sin que importe el grado de fuerza del músculo, lo ayudan a soportar la tensión. Además, los ejercicios de estiramiento y de calentamiento hacen que aumente la temperatura del músculo y lo preparan de modo gradual para un esfuerzo mayor (vea págs. 106—107 y 126—131).

Por su parte, el fortalecimiento beneficia a los músculos, a los tendones y ligamentos e incluso a los huesos. La clave del fortalecimiento es que el cuerpo haga ejercicio hasta el límite prudente de su capacidad. Al entrenar utilizando pesas o los objetos adecuados para el deporte que se practique, como raquetas o palos de golf, hay que procurar fortalecer los músculos que rodean las articulaciones, que son los que hacen el mayor esfuerzo.

Entrenamiento y supervisión

Un excelente escudo contra las lesiones es conocer la forma correcta de practicar un deporte o ejercicio. Los instructores competentes tienen la experiencia y los conocimientos necesarios para darse cuenta de lo que uno no vería nunca por sí mismo.

Muchas personas aprenden un deporte o alguna otra actividad física leyendo libros, revistas y manuales, pero en estos casos se necesita recurrir a otras personas que cuenten con mayor experiencia y que sepan observar y criticar constructivamente lo que uno hace.

Equipo e instalaciones

Los equipos y las instalaciones inadecuados son siempre un peligro. En cuanto a equipos, los hay de sobra para escoger; basta con leer alguna revista especializada para darse una idea de lo que se ofrece en el mercado y después elegir. Lo mejor es adquirir un equipo de muy buena calidad en lo referente a materiales y fabricación; la moda y los adornos carecen de importancia y no hay por qué gastar dinero en ellos.

Por lo que respecta a instalaciones, hay que considerar los siguientes factores.

● **Pisos:** un buen piso es aquel cuya superficie amortigua los efectos que en las articulaciones y en la columna vertebral produce el choque de los pies contra el suelo. En interiores, el piso debe ser de duela, y en exteriores, las pistas deben ser de pasto, arcilla, tartán u otros materiales no muy duros. Cuando no hay otra opción que el pavimento, unos zapatos con plantillas gruesas ayudan a compensar hasta cierto punto la dureza del piso.

● **Temperatura y calidad del aire:** como las temperaturas bajas hacen más factible que los músculos se sobreesfuercen, para hacer ejercicio en climas.muy fríos conviene usar ropa con forro y prolongar un poco los ejercicios de estiramiento y calentamiento. En general, hay que evitar las temperaturas extremas. El calor excesivo al hacer ejercicio puede ocasionar una deshidratación o una insolación; en climas calurosos hay que beber agua en abundancia, usar prendas frescas y cubrirse la cabeza. En cuanto a la calidad del aire en las zonas urbanas, es preferible aplazar el ejercicio si el grado de contaminación es muy alto.

● **Iluminación y espacio:** una buena iluminación es indispensable para moverse con seguridad, y el espacio no es menos importante en este sentido. La longitud y la profundidad de las albercas, por ejemplo, o que los alrededores de las canchas y de las pistas estén despejados, son factores que deben tomarse muy en cuenta.

Tratamiento

Hay que acudir al médico sin tardanza si se ha sufrido una lesión grave. Las lesiones leves suelen sanar por sí mismas, pero si el dolor persiste habrá que acudir al médico. Los primeros auxilios en caso de lesión se resumen con las siglas RECE:

Las lesiones más comunes ocasionadas al hacer ejercicio o practicar algún deporte tanto en hombres como en mujeres, se indican a continuación.

Reposo de la parte afectada.
Enfriar con hielo envuelto en una toalla la parte lesionada, para que no se inflame.
Comprimir con una venda o una toalla la parte lesionada, para que no se inflame.
Elevar la parte afectada para que quede a un nivel más alto que el corazón.

Una vez que ceda el dolor, hay que procurar volver a la actividad en forma gradual.

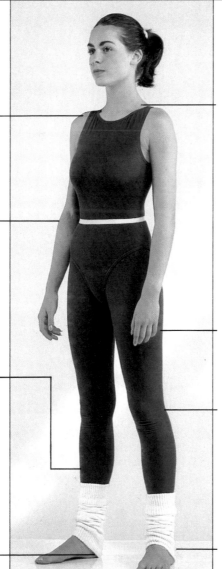

LESIONES FRECUENTES

Tendinitis del hombro
Irritación de los músculos y tendones que mantienen en su lugar la cabeza del húmero; suele deberse a un esfuerzo excesivo del brazo en posición elevada. El dolor cede con hielo y reposo.

Codo de tenista
Es un dolor difuso, por lo regular debajo del codo; puede deberse a una raqueta muy pesada o con una encordadura demasiado tensa, a un sobreesfuerzo de los músculos del antebrazo o a una mala postura del codo al impulsar la raqueta.

Dolor de espinilla
Se produce en la parte anterior de la pierna y suele deberse a un estiramiento insuficiente de los músculos de la pantorrilla, a una incorrecta ejecución de los movimientos, a un calzado inadecuado o a un piso irregular.

Dolor de talón
Dolor de la planta del pie y del talón al ponerse de pie tras un descanso. Para evitarlo hay que usar zapatos debidamente acojinados, de modo que el talón quede elevado; también es útil aplicarse hielo tras el ejercicio.

Tortícolis; desgarre de ligamentos
El desgarre parcial de los ligamentos del cuello ocurre cuando éste se ejercita en una postura forzada. En caso necesario hay que acudir al médico para que relaje los músculos y alivie el dolor; puede convenir usar un collarín durante el día. El aplicar calor ayuda a recuperar el movimiento de la parte afectada.

Distensión del muslo
La parte posterior del muslo suele distenderse debido a un estiramiento insuficiente de los músculos antes de la actividad o a un esguince de la rodilla durante el ejercicio.

Dolor de rodilla
Como la rodilla es una articulación muy vulnerable, es necesario fortalecer los músculos que la rodean, lo cual ayuda a evitar que éstos sufran distensiones.

Dolor del tendón de Aquiles
Se debe a la inflamación del tendón que une los músculos de la pantorrilla al talón; las causas son las mismas que las del dolor de espinilla.

LA ESPALDA

En la espalda, prodigiosa estructura capaz de soportar peso y de resistir flexiones y torsiones, repercuten casi todos los movimientos del cuerpo; pero no obstante su fortaleza muscular y ósea, su misma versatilidad la hace vulnerable a las lesiones, lo que se acentúa debido al sedentarismo de la vida moderna. El dolor de espalda causa enormes pérdidas en horas-hombre cada año, y en este sentido sólo lo superan los resfriados y la gripe. La clave de una espalda fuerte es, pues, el ejercicio.

Anatomía de la columna vertebral

En la columna vertebral se concentran la fuerza, la estabilidad y la flexibilidad del cuerpo humano. Dicha columna consta de 33 huesos (las vértebras) pequeños y articulados entre sí, uno sobre otro. Un extremo de la columna sostiene la cabeza, y el otro está anclado a la pelvis, macizo anillo óseo que une las partes superior e inferior del cuerpo.

A la columna vertebral están sujetos 12 pares de costillas que se curvan hacia el frente hasta unirse al esternón, formando un armazón que protege el corazón y los pulmones. Cuatro grupos de músculos (de la espalda, del abdomen, de la pelvis y del cuello) dan soporte a la columna e impiden que el cuerpo caiga hacia adelante. Cuando se debilitan estos músculos y en particular los abdominales, aparece el dolor de espalda.

Por dentro de la columna se extiende la médula espinal, desde la cual se prolongan como hilos los nervios que transmiten al cerebro datos procedentes de todo el cuerpo.

Las vértebras están separadas entre sí por discos, cada uno de los cuales consta de un anillo de cartílago semirrígido y un núcleo gelatinoso. Estos discos amortiguan los golpes y equilibran la ten-

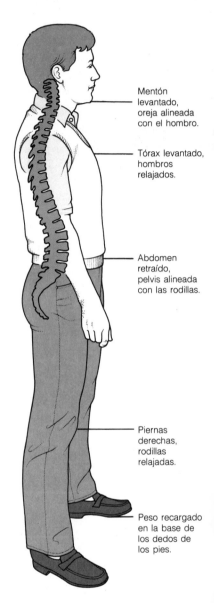

POSTURA CORRECTA

Mentón levantado, oreja alineada con el hombro.

Tórax levantado, hombros relajados.

Abdomen retraído, pelvis alineada con las rodillas.

Piernas derechas, rodillas relajadas.

Peso recargado en la base de los dedos de los pies.

¿Trata usted bien a su espalda?

● ¿Se encorva usted?

● ¿Tiene flojos los músculos del abdomen? Su flaccidez perjudica la espalda.

● ¿Está usted gestando? Se aconseja usar zapatos bajos y no permanecer de pie durante ratos largos.

● ¿Usa tacones altos? Éstos desplazan hacia adelante el centro de gravedad de la persona.

● ¿Acostumbra cargar al bebé o los paquetes sobre la cadera? Esta práctica daña la columna vertebral.

● ¿Es usted obeso? El exceso de peso hace imposible adoptar una buena postura erecta.

Póngase de pie junto a un espejo de cuerpo entero y corrija su postura conforme a los cinco pasos siguientes.
1. Recargue el peso del cuerpo en la base de los dedos de los pies.
2. Enderece las piernas pero sin forzar las rodillas.
3. Hunda el abdomen y alinee la pelvis con las rodillas echándola un poco hacia adelante.
4. Levante el tórax y relaje los hombros; si éstos cuelgan demasiado, será aconsejable fortalecer los músculos pectorales.
5. Levante un poco el mentón y alinee las orejas con los hombros. El trapecio es el principal músculo del cuello y abarca desde la nuca hasta los hombros; hay que estirarlo y fortalecerlo para que el cuello se mantenga bien erguido.

Cuando la espalda duele

● Hay que aplazar todo ejercicio.

● Hay que procurar no encorvarse ni arquear demasiado la espalda. El método de Rolf y la técnica de Alexander ayudan a corregir la postura (vea págs. 312—314).

● El estar sentado impone a la columna vertebral un esfuerzo grande. Cuando hay que estarlo durante ratos largos, conviene levantarse y caminar o acostarse unos minutos.

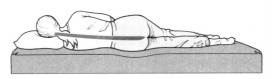

Para dormir, lo mejor es acostarse boca arriba, o de lado y con las rodillas dobladas. Es útil acostarse de lado y colocar una almohada entre las rodillas, para mitigar la tensión de la espalda e impedir que el cuerpo se mueva demasiado durante el sueño.

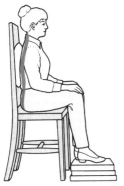

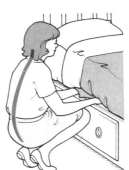

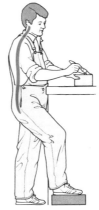

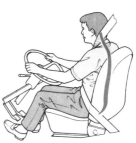

Abarque todo el asiento y el respaldo de la silla, y apoye los omóplatos en un cojín; ponga los pies sobre una pila de libros (de unos 15 cm de altura) para mantener las rodillas en ángulo recto.

Al agacharse, y sobre todo si va a levantar un peso, doble las rodillas, separe los pies al ancho de los hombros y enderece la espalda.

Si ha de estar de pie mucho tiempo, ponga un pie más alto que el otro para descansar la pelvis; la mesa de trabajo debe quedar a la altura de los codos.

Al manejar el asiento debe estar un poco inclinado hacia atrás para que las rodillas queden más altas que las caderas; los brazos deben quedar un poco doblados.

sión mecánica del cuerpo. Fuertes ligamentos mantienen alineados los discos y las vértebras. Mientras la columna esté en equilibrio, los discos permanecerán planos, pero si el equilibrio se pierde, los discos se forzarán y tenderán a lesionarse; cuando están sujetos a un peso excesivo, los discos más débiles pueden perder su posición o su núcleo gelatinoso. El dolor de espalda aparece en personas de cualquier edad, pero muchos casos degenerativos graves pueden evitarse con un poco de precaución y con ejercicio.

Los muebles importan mucho

Puesto que todo el mundo pasa en la cama alrededor de un tercio de la vida, es lógico que el colchón deba ser cómodo, es decir, lo bastante firme como para sostener el cuerpo pero lo bastante mullido como para amoldarse a las curvas corporales. Hay que cambiar de colchón cada 10 años o cuando comience a deformarse, pero el nuevo no debe comprarse sin probarlo antes, sin zapatos y acostándose en todas las posturas posibles. Cuando una pareja difiere de opinión en materia de colchones, lo mejor es que cada cual tenga el suyo. Los colchones ortopédicos, o incluso unas tablas colocadas debajo de un colchón común, ayudan a aliviar el dolor de espalda en algunos casos.

En cuanto a sillas, ninguna es perfecta, pero cuanto más mullidas y bajas, peores son. Lo más importante en una silla es que sea firme y que permita apoyar la parte baja de la espalda (el respaldo ideal tiene una inclinación de entre 5 y 10 grados).

Las mesas de trabajo deben quedar a la altura de los codos, para que la espalda esté bien erguida en todo momento; la excepción es la mesa para mecanografía, que debe ser más baja.

EJERCICIOS PARA LA ESPALDA

Prácticamente todo dolor de espalda se debe a que los músculos dorsales y abdominales están débiles; los ejercicios que se muestran en estas páginas ayudan a curarlo y a prevenirlo.

Si no se padece un trastorno grave de la columna vertebral, puede comenzarse efectuando todos los días un programa moderado de estiramiento y fortalecimiento; si el trastorno es de cierta gravedad, hay que consultar al médico antes de hacer estos ejercicios. Por ningún motivo el dolor de espalda debe desatenderse.

Es imprescindible saber distinguir entre sentir el esfuerzo ocasionado por el ejercicio y sentir dolor. Este último es un aviso del sistema nervioso de que algo se está haciendo incorrectamente, y en tal caso es necesario hacer sólo ejercicios moderados, que no causen incomodidad (por ejemplo, flexiones laterales de piernas, flexiones de rodillas y elevación de la pelvis).

Cuando el dolor se haya aliviado convendrá hacer los demás ejercicios para fortalecer la espalda, lo que conducirá a alcanzar una buena alineación corporal; ésta no debe perderse nunca de vista y consiste en que el cuerpo quede bien "asentado" en todo momento, es decir, que cada parte del cuerpo embone perfectamente con las demás, lo cual hace sentirse bien y verse bien. Para lograrlo hay que habituarse a adoptar siempre una postura cabal, hasta que ya no sea necesario tener que pensar en ello sino que se haga espontáneamente. El estiramiento y el fortalecimiento musculares ayudan en buena medida a conseguirlo.

Los músculos abdominales son la clave para estar en forma: el músculo recto, que abarca desde el pubis hasta el esternón, ayuda a sostener el tronco y evita que el vientre se abombe; los músculos oblicuos forman unas bandas que se entrecruzan en el ombligo, y el músculo transverso forma una faja horizontal en la cintura. Hay que sentirlos tensarse al hacer los ejercicios abdominales, en particular el "Retroceso" y la rotación de tronco.

También serán valiosos los ejercicios de las páginas 126—131; éstos requieren un esfuerzo mayor, por lo que deben hacerse lentamente y no sin el debido calentamiento previo y el enfriamiento posterior (págs. 106—107).

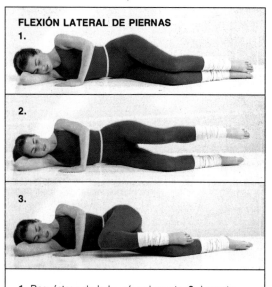

FLEXIÓN LATERAL DE PIERNAS

1. Recuéstese de lado, cómodamente. **2.** Levante la pierna a la altura de la cadera. **3.** Doble lentamente la rodilla hacia el pecho y luego regrese la pierna, sin bajarla, hasta la posición inicial; sienta el peso de la pierna y después bájela. Relaje el cuerpo. Haga el ejercicio tres veces de cada lado.

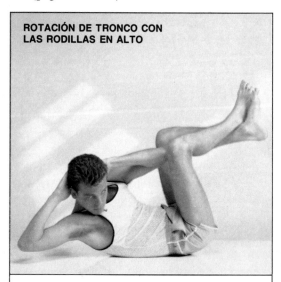

ROTACIÓN DE TRONCO CON LAS RODILLAS EN ALTO

Acostado de espaldas y con la manos en la nuca, doble hacia el pecho las rodillas, entrecruce las piernas hacia un costado y gire el tronco hacia el costado opuesto. Aspire; al espirar realice este mismo movimiento pero hacia el otro costado. Durante todo el ejercicio mantenga contraídos los músculos abdominales, y las rodillas levantadas en ángulo recto con respecto a la cintura. Haga 10 veces el ejercicio.

ESTIRAMIENTO DE CORVAS

1.

2.

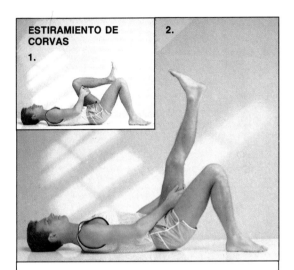

1. Acuéstese en el piso, doble las rodillas y lleve una hacia el pecho con las manos. **2.** Extienda la pierna hacia arriba y, recta, jálela despacio hacia la cara. Flexione el pie. Doble la rodilla y baje el pie hasta el suelo; estire la pierna y relájela. Hágalo 5 veces con cada pierna, alternándolas.

ALINEACIÓN CONTRA UNA PARED

1.

2.

1. De pie, con las rodillas dobladas y con los pies a 15 cm de una pared, apoye las caderas contra ésta; deje colgar la cabeza y los brazos, aflojando los hombros. **2.** Hunda el abdomen mientras endereza despacio el cuerpo, pegando la espalda a la pared, vértebra por vértebra.

RETROCESO

Siéntese en el suelo, con las rodillas dobladas y los pies bien asentados. Espire mientras deja caer el tronco hacia atrás, despacio; deténgase antes de que la cintura toque el suelo. Contraiga los músculos abdominales, cuente hasta 5 y aspire al volver a la posición inicial. Hunda el vientre para relajar la parte baja de la espalda y balancee suavemente el tronco. Hágalo 5 veces.

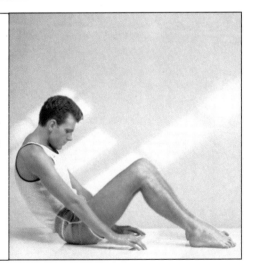

FLEXIÓN DE RODILLAS

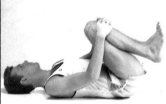

Acostado de espaldas, doble las rodillas, júntelas y sujételas suavemente con las manos; luego jálelas y balancéelas hacia el pecho. Este ejercicio es útil para estirar y relajar los músculos de la parte baja de la espalda.

ELEVACIÓN DE LA PELVIS

Acostado de espaldas y con las rodillas dobladas, contraiga hacia el ombligo todos los músculos del abdomen; sienta con una mano cómo se le hunde el vientre. Tense los glúteos para sostener la posición. No levante el cuerpo, aunque es normal que los glúteos y la pelvis tiendan a elevarse un poco. Cuente despacio hasta 5 pero sin contener la respiración. Relájese, haga una pausa y repita el ejercicio 5 veces.

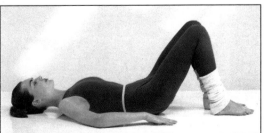

EL ABDOMEN

Hay partes del cuerpo que en cada persona requieren atención especial; en estas páginas y en las que siguen se describen ejercicios para tres de esas partes, los cuales permiten mejorar la propia apariencia física. Es conveniente hacer estos ejercicios sobre un piso alfombrado, un tapete grueso o una colchoneta firme.

Ejercicios para el abdomen

A cualquier edad, tener un abdomen plano es el sueño dorado de muchas personas. El abdomen se convierte en barriga cuando los músculos se aflojan y debilitan por falta de ejercicio. He ahí, pues, el ejemplo perfecto de lo que por falta de uso se pierde.

Para aplanar la aborrecida barriga hay que prestar atención a tres pares de músculos que se entrecruzan a la altura del ombligo: los abdominales superiores, los abdominales inferiores y los oblicuos. Para alcanzar la ansiada meta hay que hacer ejercicios especialmente destinados a tonificar y fortalecer por separado cada par de músculos, con lo cual

ESTIRAMIENTO ALTERNADO DE PIERNAS
(todos los músculos abdominales)

Acostado de espaldas, doble la rodilla derecha hacia el pecho. Levante del piso la cabeza y los hombros; sujétese con las manos el tobillo y la rodilla y estire la otra pierna, sin levantarla más de 5 cm del piso. Repítalo cambiando de piernas. Respire con normalidad y vigile que el abdomen permanezca plano. Hágalo 10 veces.

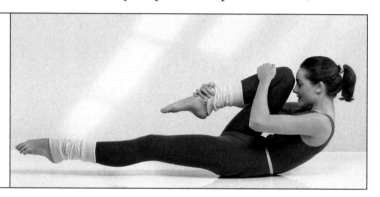

INFLEXIÓN DEL TRONCO
(abdominales superiores)

Acuéstese boca arriba, doble las rodillas y apoye sobre ellas las manos. Aspire; al espirar levante despacio la cabeza, los hombros y la parte alta de la espalda, hasta que los omóplatos queden bien separados del piso. Aspire mientras vuelve a la postura inicial. Repita el ejercicio 10 veces.

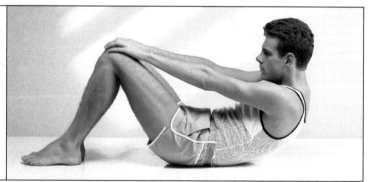

INCLINACIÓN HACIA ATRÁS
(abdominales superiores)

1. Siéntese en el suelo, con los pies contra una pared, las rodillas dobladas y las pantorrillas paralelas al piso. Cruce los brazos a la altura del pecho; aspire. **2.** Al espirar deje caer el tronco despacio, curvándolo; deténgase justo antes de que la cintura toque el piso. Contraiga el abdomen y vuelva lentamente a la posición inicial. Trate de hacerlo 10 veces, pero no se fuerce si es un principiante.

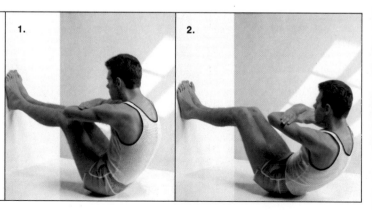

no sólo se aplanará el abdomen sino que se beneficiará la espalda, pues un abdomen firme permite que ésta descanse.

Para lograr resultados óptimos hay que seguir cuatro principios básicos.

● Respirar bien. Al aspirar hay que relajarse y preparar el cuerpo para el movimiento; al espirar hay que hacer el esfuerzo contrayendo los músculos abdominales.

● Mirar y perfeccionar lo que se hace. Hay que cerciorarse de que el abdomen no se abombe sino que se aplane; sus músculos se fortalecen hundiéndolos, no dilatándolos.

● Alinear bien el cuerpo; es decir, adoptar una buena postura al efectuar todos y cada uno de los ejercicios, lo cual evita lesiones. Hay que seguir las instrucciones con atención.

● Mover exclusivamente los músculos que hay que ejercitar y fortalecer, y no otros; hay que contraer firmemente los del abdomen y relajar en forma deliberada los demás: los de las piernas, el cuello, la espalda y los brazos.

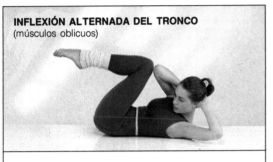

INFLEXIÓN ALTERNADA DEL TRONCO
(músculos oblicuos)

Acostado de espaldas, doble hacia el pecho las rodillas. Ponga las manos sobre la nuca y junte un poco los codos. Aspire a fondo; al espirar levante el tronco y con un codo toque la rodilla del lado opuesto. Respire acompasadamente y repita el ejercicio con el otro codo y la otra rodilla. Hágalo 10 veces hacia cada lado.

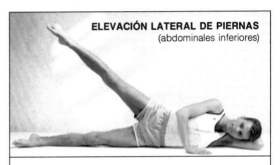

ELEVACIÓN LATERAL DE PIERNAS
(abdominales inferiores)

Acostado de lado, contraiga con firmeza el abdomen. Aspire a fondo; al espirar levante y baje la pierna lentamente, como si tuviese un peso en el tobillo. Se trata de oponer resistencia a ese "peso"; el subir y bajar la pierna despacio hace trabajar los músculos abdominales y los fortalece. Hágalo 10 veces de cada lado.

INFLEXIÓN TOTAL
(todos los músculos abdominales)

1. Acuéstese de espaldas, con las piernas levantadas y las manos sobre las rodillas; aspire. **2.** Al espirar levante del piso la cabeza y los hombros, y extienda las piernas y los brazos. Aspire al volver a la posición inicial. Procure repetir 10 veces este ejercicio.

2

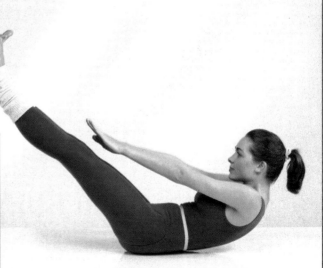

1.

LAS CADERAS Y LOS MUSLOS

Algunas características corporales las determinan los genes, pero aun las personas que han heredado la tendencia a ser anchas de caderas y de muslos pueden lograr que esas partes disminuyan unos centímetros. Los siguientes ejercicios son especiales para redondear y afirmar los glúteos, reducir la cara externa de los muslos, tonificar la cara interna de éstos y fortalecer los cuadríceps. Además, facilitan el ciclismo, la carrera y el subir escaleras, y añaden fuerza para practicar otros deportes.

La postura correcta es muy importante para realizar estos ejercicios, porque son difíciles y porque el cuerpo tiende a hacer el menor esfuerzo posible. Mantenga siempre contraídos los músculos abdominales, para que la pelvis no se incline ni se ladee. Sería ideal que otra persona le ayudara a vigilar su alineación corporal. Si al principio no puede repetir los ejercicios las veces que se indican, hágalos pocas veces pero bien hechos, hasta que se sienta usted más fuerte.

PARA LA CARA EXTERNA DEL MUSLO

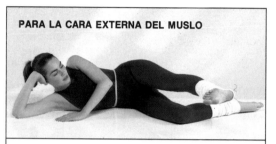

Acuéstese de lado, con la cabeza apoyada en una mano, y doble las rodillas de modo que los muslos queden en ángulo recto con respecto al cuerpo; alinee las caderas. Extienda por completo la pierna de arriba y flexione el pie hacia adentro. Aspire; al espirar levante la pierna hasta donde pueda sin mover el tronco. Al volver a aspirar baje despacio la pierna, casi hasta el piso, y repita 15 veces la secuencia. Acuéstese del otro lado y repítalo.

GLÚTEOS FIRMES

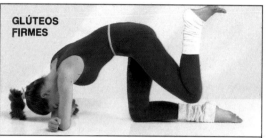

Apoyado en codos y rodillas, y con la cabeza hacia abajo, curve la espalda mientras estira una pierna hacia atrás. Contraiga el abdomen y tense los glúteos mientras dobla la rodilla, con el pie flexionado. Aspire. Al espirar, dirija el talón hacia arriba. Respire con regularidad y tense los glúteos 25 veces; sienta cómo se contraen. Repita con la otra pierna.

ELEVACIÓN EN ÁNGULO

Sentado en ángulo, con una rodilla doblada, estire la otra pierna con el pie flexionado. Sujétese la rodilla doblada. Aspire. Al espirar, tense el músculo del muslo y levante lo más que pueda la pierna estirada. Aspire, bajando la pierna casi hasta el suelo, y repita 10 veces. Repita con la otra pierna.

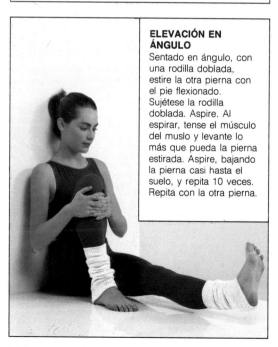

PARA LOS GLÚTEOS

De pie y apoyando las manos en el respaldo de una silla, contraiga el abdomen y tense los glúteos. Doble una rodilla y separe hacia un lado la pierna. Aspire; al espirar desplácela todo lo que pueda hacia atrás. Hágalo 25 veces y repítalo con la otra pierna.

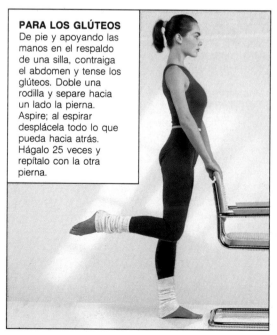

ELEVACIÓN DE PIERNAS (BOCA ABAJO)

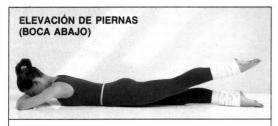

Si se siente débil o si le duele la espalda, comience por este ejercicio para fortalecer los glúteos.

Acostado boca abajo y con la frente sobre las manos, hunda el abdomen y empuje las caderas hacia el piso. Aspire; al espirar extienda y levante una pierna todo lo que pueda pero sin forzarse. Levántela 10 veces y repita el ejercicio con la otra pierna.

PARA MUSLOS FIRMES

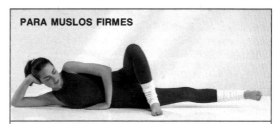

Acostado de lado, con la cabeza apoyada, pase hacia adelante la pierna de arriba como se muestra, sin balancearse. La pierna de abajo debe quedar estirada, y el pie flexionado. Aspire. Al exhalar, levante la pierna de abajo tensando el muslo. Sin que la pierna toque el piso, respire regularmente, y suba y baje la pierna 25 veces. Repítalo del otro lado.

ABRIR Y CERRAR EN CUATRO TIEMPOS

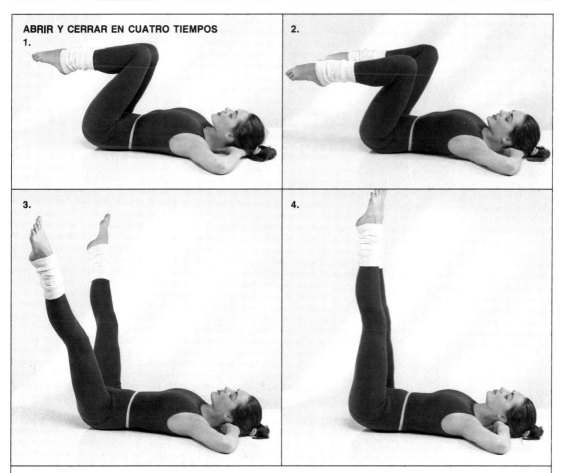

1. Acuéstese de espaldas, con las manos entrecruzadas detrás de la nuca, y doble las rodillas hacia el pecho. **2.** Al aspirar separe las rodillas. **3.** Al espirar extienda y separe bien las piernas. 4. Al volver a aspirar junte las piernas, y al espirar doble de nuevo las rodillas. Concéntrese en el esfuerzo muscular de las caderas y los muslos. Repítalo 10 veces.

DE LA CINTURA AL CUELLO

Al estar consciente de la postura y al efectuar con regularidad los ejercicios de estas dos páginas, usted no sólo evitará que se le encorve la espalda, se le debiliten los brazos y se le caigan los hombros, sino que se sentirá más vigoroso. La buena postura y tener fuerza de la cintura al cuello hacen que uno se vea y se sienta mejor, y ayudan a desempeñarse con eficiencia en los juegos con raqueta.

Estos ejercicios son eficaces tanto si se realizan con aparatos (vea págs. 134—135) como con el propio peso del cuerpo. Recuerde el principio de resistencia (imaginar que se empuja o se sostiene un gran peso) y logrará buenos resultados.

Al hacer éstos u otros ejercicios, esté atento a todo el cuerpo. No cometa el error —tan común— de arquear la espalda cuando lo que se busca es "despegar" de la cintura el tórax. Durante todo el día vigile su postura; por ejemplo, en el sitio de trabajo, donde suele producirse mucha tensión corporal. Después de una larga conversación telefónica, ¿siente usted tensos los hombros y el cuello? De ser así, tal vez sea porque sostiene el teléfono entre el hombro y la cabeza, en cuyo caso le sera útil practicar la rotación de hombros aquí descrita.

> **Nota:** Si efectúa usted estos ejercicios con aparatos, asegúrese de ajustar el peso y la tensión de éstos según su complexión y fuerza muscular.

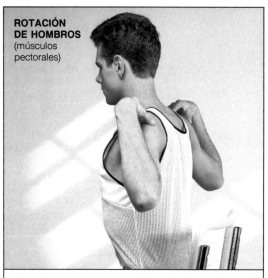

ROTACIÓN DE HOMBROS (músculos pectorales)

Sentado, ponga las puntas de los dedos sobre los hombros. Aspire; al espirar levante éstos y hágalos rotar tan ampliamente como pueda (hasta que los omóplatos se junten). Haga una pausa al completar cada rotación. Repítalo 10 veces.

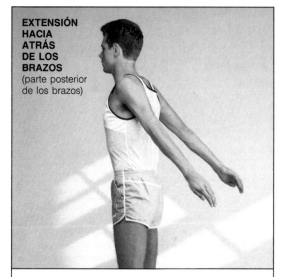

EXTENSIÓN HACIA ATRÁS DE LOS BRAZOS (parte posterior de los brazos)

Bien erguido, con los hombros echados hacia atrás y hacia abajo, sin levantar el mentón y con el abdomen hundido, extienda los brazos hacia atrás y levántelos hasta donde pueda. Aspire; al espirar haga como si quisiera cruzar los codos. Repítalo 25 veces.

ROTACIÓN DEL CUELLO (cuello y parte alta de la espalda)

Acuéstese de espaldas, con las rodillas dobladas y los pies bien asentados en el piso. Aspire; al espirar estire los músculos de la nuca levantando la cabeza 2 o 3 cm del suelo. Voltee la cabeza hacia la izquierda, hasta que la oreja toque el suelo. Luego vuelva a centrarla y apóyela en el piso; haga rotar el cuello hacia los lados. Repita el ejercicio 3 veces de cada lado.

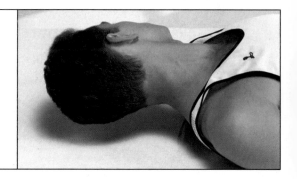

FLEXIÓN DE BRAZOS
(parte posterior de los brazos)

1.

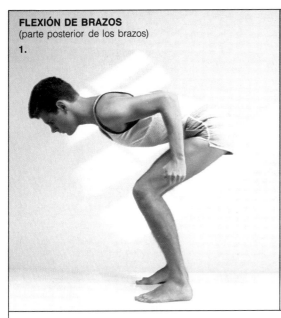

2.

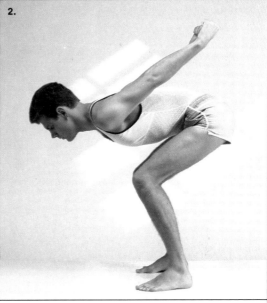

1. Doble las rodillas y agache el tórax y la cabeza. Doble los codos con firmeza, acérquelos al cuerpo y aspire. **2.** Al espirar extienda los brazos hacia atrás y levántelos lo más que pueda, despacio. Aspire y agáchese un poco más, manteniendo la espalda recta y tensando los músculos abdominales. Hágalo 25 veces.

LEVANTAMIENTO DE PESAS IMAGINARIO
(brazos y parte alta de la espalda)

1. De pie, o sentado en el borde de una silla, doble los brazos en ángulos rectos; aspire. **2.** Al espirar haga como si levantara unas pesas grandes y extienda los brazos; aspire y vuelva a doblarlos. Hágalo 10 veces.

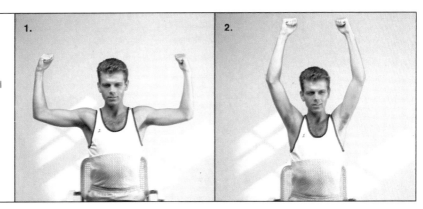

ELEVACIÓN DEL PECHO
(espalda, cuello y músculos pectorales)

Acostado boca abajo, entrecruce las manos sobre la nuca. Aspire; al espirar levante la cabeza, el pecho y los hombros. Abra los codos, hunda el abdomen y baje los pies; cuente hasta cinco. Hágalo tres veces.

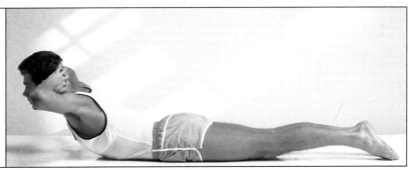

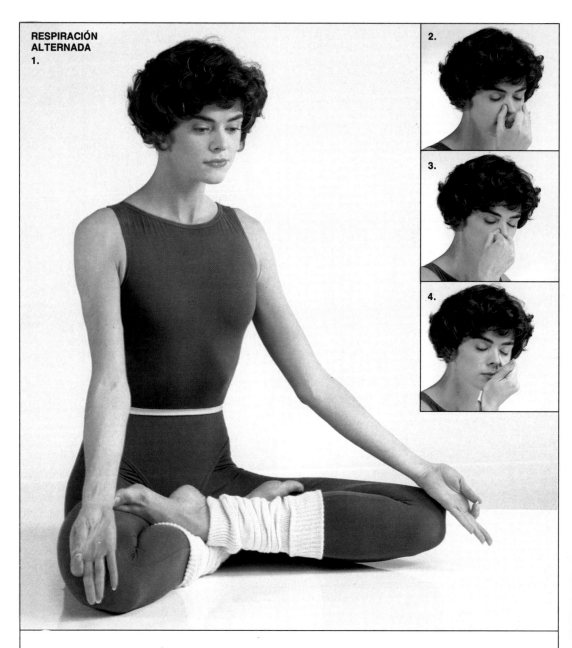

RESPIRACIÓN ALTERNADA
1.

2.

3.

4.

Respirar alternando las fosas nasales apacigua de inmediato la mente. **1.** Siéntese en posición de loto (o en postura normal pero con la espalda recta) y cierre los ojos y la boca. **2.** Tápese la fosa derecha con el pulgar; mantenga doblados el índice y el cordial, y extendidos y juntos el anular y el meñique. Aspire por la otra fosa, a fondo. **3.** Tápese del todo la nariz durante unos segundos empleando el anular y el meñique. **4.** Destápese la fosa y espire despacio; luego aspire por esa misma fosa.

Vuelva a taparse del todo la nariz, usando de nuevo el pulgar. Espere unos segundos y después destápese la fosa izquierda para espirar lentamente y en seguida volver a aspirar.

Repita toda la secuencia cinco veces, terminando cada vez con una espiración por la fosa izquierda.

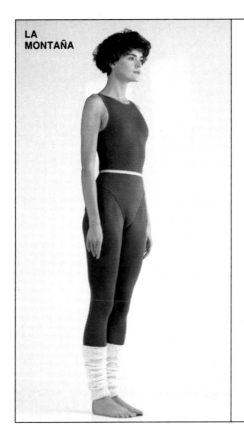

LA MONTAÑA

La montaña, o postura erecta, constituye el puntal de las demás posturas; ayuda a alinear el cuerpo y evita el cansancio físico y mental. El cuerpo adopta su alineación natural cuando su peso está bien distribuido, la columna vertebral extendida, el abdomen firme y los hombros relajados, todo lo cual lo libera de tensiones y da a la persona una sensación de lucidez.

Consejos

● Permita que su cara, relajada, adopte una expresión neutra y que la garganta se distienda.

● Imagine que la nuca se le extiende y que el mentón se retrae.

● Afloje los hombros; deje que caigan y que los brazos cuelguen, laxos. Al echar hacia atrás los hombros, el pecho sobresaldrá.

● Enderece la columna vertebral; sentirá usted que "crece" unos centímetros.

● Hunda el abdomen, pero sin forzar la respiración.

● Junte los pies y permita que el peso del cuerpo se reparta.

El yoga (palabra que en sánscrito significa "unión") es una práctica oriental milenaria que comprende numerosos métodos. En Occidente el más conocido es el hatha—yoga (*ha* = sol, *tha* = luna), que se basa en el dominio del cuerpo y de la respiración. Las posturas y los ejercicios respiratorios del yoga tienen el propósito de lograr la armonía de la persona mediante el equilibrio, la flexibilidad, la mitigación del estrés y una compenetración del cuerpo, la mente y el espíritu, por lo que es un excelente complemento para todos los tipos de ejercicio.

Lo mejor es aprenderlo de un maestro calificado, pero incluso practicándolo sin instructor, basándose en los ejercicios que se explican aquí y en muchos otros libros, pueden obtenerse resultados muy beneficiosos.

La respiración

Los ejercicios destinados a mejorar el funcionamiento del aparato respiratorio pueden parecer un poco extraños al principio, pero en muchos aspectos son fundamentales y su ejecución se vuelve fácil tras algunas semanas de práctica; permiten obtener más provecho de las posturas del yoga.

Lo primero es adquirir conciencia de las partes superior, media e inferior de los pulmones y sentir cómo el aire penetra hasta el fondo de la caja torácica llenándola lentamente y sin esfuerzo; y luego hay que espirar con plenitud, también a fondo. Expulsar bien el aire es tan importante como aspirarlo. Al caminar hay que exhalar el doble de tiempo que se emplea en inhalar.

La postura "del muerto"

No obstante su nombre, es una postura que puede ser el soplo de vida para las personas tensas e insomnes; además, sirve para reposar cuando se han efectuado posturas más agotadoras. Acostado boca arriba, con los pies formando una V y con los brazos extendidos junto al cuerpo, hay que cerrar los ojos y aspirar (contando hasta 6), aguardar (hasta 3), espirar (de nuevo hasta 6), aguardar (otra vez hasta 3), repetir el ciclo durante unos 10 minutos y después estirar un poco el cuerpo y levantarse.

Hay personas que nunca han practicado yoga porque se asustan al ver fotografías de las "imposibles contorsiones" que realizan los yoguis avanzados, pero en realidad la mayoría de las posturas iniciales son muy fáciles de realizar a cualquier edad. Quienes sufran algún trastorno físico que haga parecer imprudente adoptar alguna de las posturas, deben acudir al médico para mostrarle las instrucciones y seguir su consejo.

La actitud adecuada
Para beneficiarse del yoga, la clave es tener la actitud apropiada. Hay que practicarlo prescindiendo de los prejuicios y sabiendo que se avanzará al paso propio pues no es una actividad competitiva, sino que ayuda a estar en armonía con uno mismo; podría decirse que es una meditación física. Es indispensable concentrarse al efectuar los movimientos, cuidar la postura y respirar correctamente; en ningún momento hay que forzar el cuerpo, sino utilizar su propio peso y la respiración como guías al adoptar cada postura.

Si la mente divaga, no hay que refrenar en forma deliberada el fluir de las ideas; bastará con dejarlas llevar por el ritmo y el proceso respiratorios, así como por la sensación general del cuerpo, relajado y bien asentado.

El lugar y el atuendo
Para practicar el yoga conviene buscar una habitación que esté bien ventilada y, en lo posible, libre de ruido y de causas de distracción. Hay que colocarse sobre un tapete, una cobija o una toalla gruesa; lo mejor es un tapete con revés ahulado, que se adhiera bien al piso. La ropa debe ser muy holgada, preferiblemente de algodón u otra fibra natural; no deben usarse cinturones ni prendas que aprieten el cuerpo. Estar descalzo es ideal porque ayuda a efectuar los movimientos, a mantener el equilibrio y a fijar las posturas. Los espejos de cuerpo entero ayudan a corregir las posturas, tanto de frente como de perfil.

Cómo empezar
Es conveniente combinar con el yoga los ejercicios de las páginas 106—107 y 126—131; la rotación de la cabeza, el balanceo de los brazos y el pedaleo también son útiles como ejercicios preparatorios.

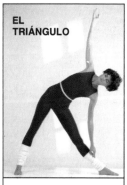

EL TRIÁNGULO

Separe bastante los pies, y apoye el izquierdo en ángulo recto con el derecho. Ponga la mano izquierda sobre la pierna de ese lado y extienda en alto el otro brazo mientras aspira. Al espirar deje que la mano izquierda resbale lo más posible por la pierna. Mírese la mano derecha y espere 1 minuto, respirando bien. Repítalo del otro lado.

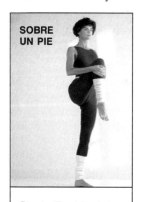

SOBRE UN PIE

De pie, fije al frente la mirada en algún objeto cercano. Levante la rodilla derecha hacia el pecho y sujétela con las manos; que el tórax quede bien separado de la cintura. Mantenga la postura durante 1 minuto. Repítalo del otro lado. (Principiantes: se admite estar cerca de una pared, para no caerse.)

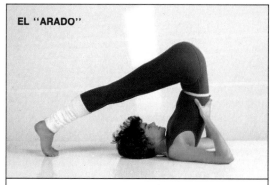

EL "ARADO"

Acostado boca arriba, aspire; al espirar levante del suelo la cabeza para ayudarse a alzar las piernas y echarlas hacia atrás, sin doblarlas. Sosténgase la espalda con las manos y **recargue el peso corporal sobre los hombros, no sobre el cuello.** La respiración debe resultar cómoda (tal vez no por más de 30 segundos al principio). No se fuerce a tocar el suelo con los dedos de los pies.

Ponga las palmas de las manos sobre el piso y, despacio, vaya apoyando la espalda desde los hombros hasta la cintura, siempre con las piernas extendidas hacia atrás. Eche el mentón hacia adelante para ayudarse a volver a la posición inicial. Si siente dolor en la espalda, doble las rodillas.

No tardará usted mucho en darse cuenta de toda la flexibilidad que va a necesitar.

Como el principal objetivo es el equilibrio y la armonía, al idear su propio programa tendrá usted que compensar cada postura con la posición inversa; por ejemplo, las que impliquen doblar el cuerpo hacia adelante deben seguirse de otras que obliguen a arquearlo hacia atrás, y todo estiramiento hacia un lado debe seguirse de otro que lo compense hacia el lado contrario.

Sea realista al idear el programa de yoga y procure ser muy constante en su empeño.

ESTIRAMIENTO TOTAL DEL CUERPO

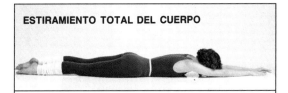

Acuéstese boca abajo y extienda los brazos hacia adelante. Al aspirar estire lo más que pueda el brazo y la pierna derechos, inclinando la pelvis hacia el piso. Espire al cesar el estirón. Hágalo tres veces de cada lado.

POSTURA FETAL

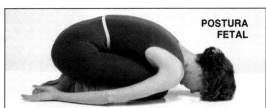

Siéntese sobre los talones y apoye la frente en el piso; ponga las manos al lado de los tobillos. Deje que los hombros y los codos caigan y se relajen mientras respira con plenitud durante 1 minuto.

RODAMIENTO DORSAL

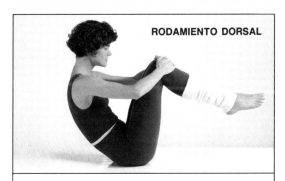

Junte las rodillas lo más posible hacia el pecho, hunda el mentón y sujétese las piernas con las manos. Respirando a fondo, mézase hacia atrás y hacia adelante sobre la espalda. **Hágalo sobre un tapete o piso alfombrado.**

ESTIRAMIENTO FRONTAL

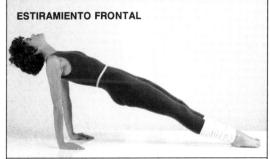

Siéntese con las piernas extendidas, las manos detrás de las caderas y los dedos vueltos hacia adentro. Al aspirar levante la pelvis hasta que todo el cuerpo quede recto; extienda los dedos de los pies y levante el mentón. Manténgase así durante 15 o 30 segundos, respirando a fondo.

ESTIRAMIENTO DORSAL

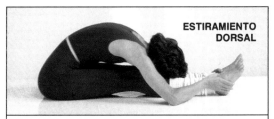

Siéntese con las piernas rectas y apoyándose bien en los huesos isquiones; flexione los pies. Al aspirar levante el tórax; al espirar flexione el cuerpo hacia adelante, sin doblar las rodillas, y con las manos sujétese las piernas o los pies y deje caer la cabeza. Respire a fondo y espere 1 minuto.

ELEVACIÓN DE TÓRAX

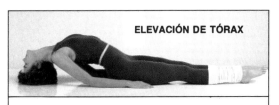

Acuéstese boca arriba, doble los codos y apriételos fuertemente contra el cuerpo. Levantando despacio el tórax, apoye la coronilla contra el piso y mire hacia atrás; extienda los dedos de los pies y respire a fondo, expandiendo bien el tórax durante 15 o 30 segundos. Para volver a bajar el cuerpo, estire el cuello y afloje los brazos.

La *salutación solar* es una serie en la que se combinan varias posturas de yoga tradicionales. Aunque en el yoga casi todas las posturas deben mantenerse durante un tiempo relativamente prolongado, en esta serie sucede al contrario: cada posición dura sólo un momento y en seguida hay que proceder a efectuar la siguiente. Como su nombre lo indica, la serie está concebida para efectuarse al amanecer, cuando el aire es fresco y vivificante, pero no es indispensable atenerse a esa hora específica; en todo momento da energía y flexibilidad y tonifica los músculos. Puede realizarse sola o como preparación para otras actividades.

Cada postura de esta serie es fácil de realizar, incluso para los principiantes; lo que al inicio se dificulta un poco es dar continuidad a los movimientos, así que será muy útil no precipitarse sino tomarse el tiempo necesario para colocar las manos y los pies conforme a las instrucciones. Al principio, si los músculos están tensos y si algún movimiento no se ha efectuado bien, será mejor detenerse y volver a la postura anterior. Si alguna postura causa dolor, hay que buscar el error y corregirlo; estirar los músculos y hacerles daño son cosas distintas, de modo que hay que estar atentos a lo que el cuerpo vaya indicando.

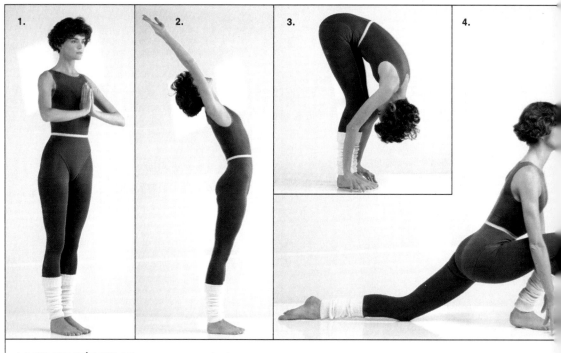

LA SALUTACIÓN SOLAR

1. De pie, reparta el peso sobre los pies y junte las manos; imagine que la coronilla se abre al espacio.
2. Aspire, levante los brazos arqueando la espalda. Manténgalos cerca de las orejas y no deje colgar la cabeza. Concéntrese en estirar el cuerpo; si arquea demasiado la espalda, sentirá una punzada.
3. Al espirar agáchese del todo pero casi sin doblar las rodillas; ponga los dedos de las manos junto a los pies.

4. Aspire, y extienda la pierna izquierda hasta que la rodilla toque el suelo; alce el pecho y la cabeza.
5. Contenga la respiración mientras extiende las piernas en posición de "lagartija"; contraiga los músculos abdominales.
6. Espire y doble las rodillas hasta el suelo; que el pecho le quede entre las manos y el mentón sobre el piso.
7. Aspire y alce el pecho lo más que pueda, con la cabeza y el pecho erguidos y la mirada al frente. Si siente dolor en la espalda, doble más los codos, baje más los hombros y adelante más la cabeza.

8. Al espirar apóyese en los dedos de los pies, alce los talones, levante del todo las caderas y agache la cabeza pero sin doblar el cuello.
9. Aspire y deslice el pie izquierdo hacia adelante hasta que quede entre las manos; la rodilla derecha debe tocar el piso, y la cabeza y el pecho deben quedar erguidos.
10. Espire y deslice el pie derecho hasta juntarlo con el otro. Aspire y, despacio, enderece el cuerpo y vuelva a la segunda postura. Al espirar vuelva a la postura inicial.

La *salutación solar* debe realizarse con bastante rapidez, cuando ya se ha llegado a dominar la manera de efectuar los movimientos, pero al principio es mejor darse tiempo para estirar los músculos lo más posible en cada postura; hay que hallar el modo de pasar de una a otra con la mayor fluidez, sin olvidar que en el yoga se trata de usar la respiración y el peso corporal —no la fuerza ni la tensión— para alcanzar la meta. Poco a poco irá resultando fácil y cómodo efectuar con rapidez y soltura las transiciones y los giros de esta serie, muy completa, de posturas contrastantes; sólo se necesita practicarla a conciencia.

Al principio convendrá efectuarla una par de veces; cuando ya se haya obtenido un poco de práctica, cuatro veces y así sucesivamente, añadiendo de dos en dos hasta que resulte fácil hacer 12 series completas. Lo que en una serie se hizo con el pie izquierdo, en la siguiente debe hacerse con el derecho, y viceversa. Cada quien debe hallar su propio ritmo, atenerse a él y aumentar la rapidez de la ejecución sólo cuando considere estar listo para ello. Bien realizada, la serie hace aumentar el ritmo cardiaco y sudar. Importa mucho seguir el procedimiento respiratorio indicado y no contener el aliento innecesariamente.

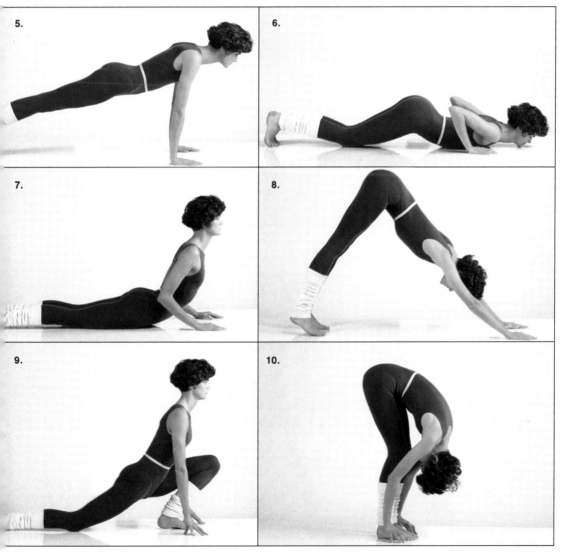

5.

6.

7.

8.

9.

10.

NO OLVIDAR A LA FAMILIA

La buena condición física y los buenos hábitos de salud perduran cuando se han aprendido en el seno de la familia, así que es conveniente ingeniárselas para que todos sus miembros participen en un empeño que los mantendrá siempre en forma.

Cada momento que la familia pasa reunida es una buena ocasión para ponerse en actividad; cada juego o deporte es una oportunidad para aprender y enseñar en un ambiente de camaradería. Realizadas en compañía, las actividades físicas aportan un doble beneficio: ayudan a que la persona se desarrolle y, además, la divierten en una atmósfera de amistad.

Tanto niños como adultos, todos aprendemos mejor mediante el ejemplo. Cuando alguien disfruta una actividad y desea que los demás la compartan, lo mejor que puede hacer es "contagiarles" su entusiasmo. Es un error querer forzar a los demás; en cambio, es muy atinado mostrarse dispuesto y capaz de enseñarles cuando ellos lo pidan, explicarles cómo y por qué se ha optado por una vida más sana, qué se siente al seguir un plan de ejercicios y en qué se mejora al ponerlo en práctica. Hay que saber transmitir lo que se ha aprendido, y estar listo para contestar las preguntas que indudablemente se plantearán.

La buena condición de los niños

Para que los niños estén en forma, de ningún modo basta con esperar que en la escuela se les enseñe

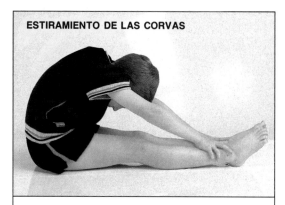

ESTIRAMIENTO DE LAS CORVAS

Este ejercicio da flexibilidad. Hay que evitar los movimientos bruscos; se debe emplear el peso del cuerpo y respirar a fondo. El niño tiene que sujetarse las piernas lo más cerca posible de los tobillos, dejar caer la cabeza y los hombros y, mientras cuenta mentalmente hasta 10, respirar. Las piernas se fortalecerán al practicar los deportes.

qué hacer. Por buenos que sean los métodos que en ella se empleen, uno mismo debe tomar cartas en el asunto y responsabilizarse de que en efecto aprendan a seguir un buen programa de desarrollo físico que les sirva de base para toda la vida. En las escuelas suele hacerse hincapié en los deportes de competencia, lo cual propicia que queden al margen aquellos niños que no pueden o no quieren participar; a éstos hay que ayudarlos a hallar op-

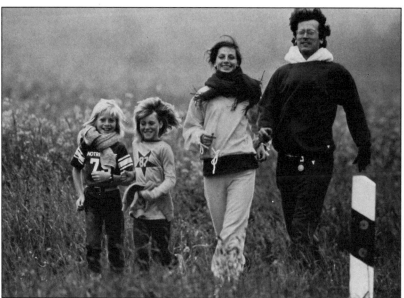

Los niños adoptan de sus padres casi todos los hábitos, buenos o malos; por eso es tan importante inculcarles a temprana edad el aprecio de la aptitud física y del ejercicio aeróbico. Los niños deben probar una amplia gama de deportes, y no limitarse a sólo uno o dos, para que puedan desarrollar fuerza, flexibilidad y una buena coordinación neuromuscular.

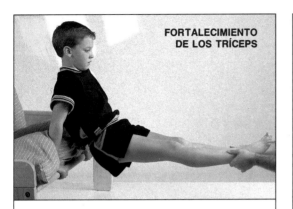

FORTALECIMIENTO DE LOS TRÍCEPS

Para realizar este ejercicio, el niño tiene que apoyar las manos en un reborde o en una banca pesada; hay que sujetarle con firmeza los tobillos. Al aspirar él debe bajar de la banca las caderas, y al espirar debe impulsar el cuerpo hacia arriba con los brazos y estirarlos. Este ejercicio también puede hacerse apoyando los talones en el suelo.

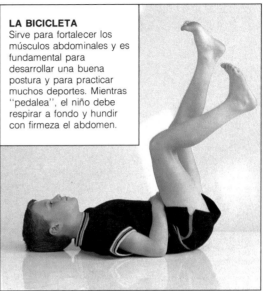

LA BICICLETA
Sirve para fortalecer los músculos abdominales y es fundamental para desarrollar una buena postura y para practicar muchos deportes. Mientras "pedalea", el niño debe respirar a fondo y hundir con firmeza el abdomen.

ciones que les permitan desarrollar su autoestima y acrecentar la seguridad en sí mismos: clases, grupos o equipos que les resulten atractivos. A veces pueden formarse grupos con los hijos de amigos o vecinos que estén en el mismo caso.

Una forma de animar a toda la familia consiste en inscribirse en algún club o centro deportivo; otra es planear unas vacaciones en las que la prioridad sea practicar juntos algún deporte: futbol, tenis, natación o pesca, por ejemplo. La natación, el ciclismo y el caminar en el campo son actividades idóneas para realizarlas en familia. Las secciones para principiantes de los programas que se dan en las páginas 108—111 y 116—117 están al alcance de los niños a partir de los 10 años de edad.

El grado de condición física de los niños mejora a base de práctica, acondicionamiento y buena supervisión. Hay que animarlos a practicar la mayor cantidad de deportes posible, para que puedan elegir entre ellos. Al principio convendrá ayudarlos a desarrollar la coordinación de las manos y los ojos con juegos de pelota sencillos; y después, como en la edad infantil todo se aprende con facilidad, lo mejor será encaminarlos a ejercitar todas sus aptitudes. Las preferencias de los niños varían según la edad; conviene no entrometerse en lo que ellos vayan escogiendo y, casi sobra decirlo, las niñas deben tener iguales oportunidades que los niños.

En virtud de que los hijos tienden a imitar a los padres, en la actualidad hay más pequeños corre-dores, ciclistas y levantadores de pesas que antaño. Por su parte, los adolescentes disfrutan ver cómo va aumentando su fuerza y su desarrollo muscular al practicar esos deportes, que además les son muy útiles para emprender otros, como el tenis, el basquetbol y la gimnasia.

En cuanto a precauciones, valen para los niños las mismas reglas que para los adultos, pero hay que extremarlas, sobre todo en lo referente a fijarse metas alcanzables y a contar con la supervisión adecuada. Hay que estar atentos a lo que periódicamente se publica acerca de los efectos que en cuanto a riesgos, eficiencia cardiovascular, cambios esqueléticos, hormonales y del crecimiento, así como otros efectos fisiológicos y aun emocionales, produce la demasía del ejercicio físico en los niños y adolescentes.

Recordatorio

● Los deportes de competencia son para el niño una importante forma de socialización, pero hay que subrayar el valor de la colaboración, no el de la rivalidad (vea pág. 158).

● El ejercicio físico debe hacerse por gusto, no por afán de vencer.

● Las niñas, al igual que los niños, deben sentirse libres de practicar los deportes que más les agraden.

● Las madres, y no sólo los padres, deben procurar animar a sus hijos para que tomen parte en las actividades físicas y deportivas.

PERSEVERAR SIEMPRE

Para no cejar en el empeño

- Idee un programa y llévelo a cabo.

- Tome nota de sus progresos.

- Conforme vaya alcanzando las metas, fíjese otras.

- Procure escuchar música al hacer el ejercicio.

- Véase en el espejo y note los cambios.

- Entrénese con miras a participar en un maratón o en otra actividad similar para aficionados.

- Haga ejercicio con algún amigo.

- Varíe las rutinas de entrenamiento.

- Busque a alguien que tenga más experiencia en la actividad que usted prefiera.

- Pruebe a poner en práctica el entrenamiento a intervalos.

- Inscríbase en un gimnasio o club.

La perseverancia alcanza, pero también permite conservar vigentes los beneficios alcanzados. Cuando durante algún tiempo se ha sido fiel a un programa de ejercicio físico se notan muchos cambios en el cuerpo y en la mente, pero no cejar en el empeño es siempre un reto, más aún cuando el estrés acecha. En las rachas difíciles la gente tiende a desanimarse y muchas veces acaba por abandonar del todo sus hábitos más saludables, justo cuando más necesitaría hacer acopio de vigor para afrontar las circunstancias adversas.

Es muy frecuente que al emprender un programa de ejercicio el entusiasmo se desborde, pero suele llegar el momento en que los ánimos se enfrían: unas veces, porque no se ha elegido la actividad adecuada; otras, porque no se ha buscado cómo sustituirla, y otras más, porque falta compañía, alguien que comparta y renueve el interés. En este sentido pueden ser muy útiles los gimnasios y clubes deportivos.

Cuesta mucho esfuerzo mantener los beneficios de una vida sana y de un porte grato. Cuando se abandona el propósito, lo que se ganó en 15 días se pierde en otras dos semanas; si hay algún impedimento para practicar el deporte habitual (una lesión, el clima, razones económicas, etc.), conviene buscar opciones que permitan mantener un grado de ejercicio factible, por sencillo que éste pueda ser.

Existen muchas maneras de hacer estimulante el entrenamiento y a algunas de ellas se alude en este par de páginas, que describen un circuito de ejercicios; si donde usted vive o trabaja no hay un circuito similar (en realidad estos circuitos son novedosos), tal vez podría proponer a las autoridades o a los posibles usuarios que construyeran uno.

El entrenamiento a intervalos

Se trata de un método que da variedad al ejercicio y que ayuda a adquirir rapidez.

El tipo básico de entrenamiento a intervalos consiste en hacer un esfuerzo máximo durante lapsos cortos, y alternar éstos con lapsos de reposo o de actividad muy moderada. Para que surtan el mayor efecto en las fibras musculares de contractilidad rápida, los lapsos intensos no necesitan durar más que 40 segundos; con la práctica, pueden prolongarse hasta 2 a 5 minutos, pero sin dejar de alternarlos con lapsos de actividad lenta, lo cual permite obtener rapidez a la vez que resistencia.

Conforme se va adquiriendo práctica, puede reducirse la duración de los lapsos de actividad lenta.

A los corredores les puede ser útil combinar el entrenamiento a intervalos con los ejercicios de estiramiento (vea págs. 126—131).

Una buena forma de evaluar los progresos y de fijarse nuevas metas de corto y de largo plazos consiste en anotar diariamente ciertos datos. El cuadro de la derecha da una idea de cómo hacerlo; hay que decidir qué datos son los que se quiere tener a la vista. Es muy útil obtener promedios con regularidad y después trazar una gráfica para comparar.

REGISTRO DEL DESEMPEÑO

DÍA		ENE	FEB	MAR	ABR	MAY	JUN	JUL	AGO	SEP	OCT	NOV	DIC
1	TPO.												
	DIST.												
2	TPO.												
	DIST.												
3	TPO.												
	DIST.												
4	TPO.												

CIRCUITO DE EJERCICIOS

Aunque todavía son escasos en nuestro medio, cada vez hay más circuitos de ejercicios en zonas verdes abiertas al público, los cuales permiten efectuar una amplia variedad de actividades físicas y alientan el buen propósito de mantenerse en forma.

La idea es hacer un recorrido que abarque muchas "estaciones" equidistantes (unos 100 metros una de otra) y en las que se realicen determinados ejercicios,

en particular para desarrollar fuerza, flexibilidad, equilibrio y una mayor capacidad aeróbica.

Cuando están bien diseñados, como el que se ilustra abajo, generalmente comienzan por ejercicios de calentamiento sencillos, prosiguen con ejercicios más arduos y terminan con ejercicios de enfriamiento (págs. 106—107); en cada estación debe estar indicado el número de veces que hay que hacer el ejercicio según el grado de condición física. **Nunca debe rebasarse el límite de esfuerzo prudente.**

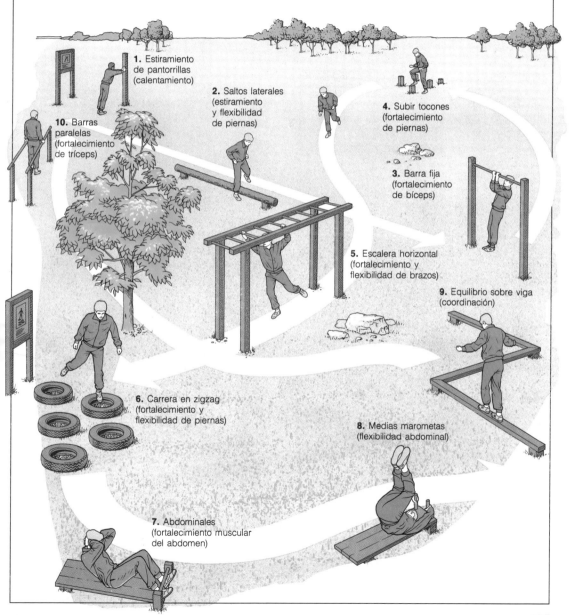

1. Estiramiento de pantorrillas (calentamiento)

2. Saltos laterales (estiramiento y flexibilidad de piernas)

10. Barras paralelas (fortalecimiento de tríceps)

4. Subir tocones (fortalecimiento de piernas)

3. Barra fija (fortalecimiento de bíceps)

5. Escalera horizontal (fortalecimiento y flexibilidad de brazos)

9. Equilibrio sobre viga (coordinación)

6. Carrera en zigzag (fortalecimiento y flexibilidad de piernas)

8. Medias marometas (flexibilidad abdominal)

7. Abdominales (fortalecimiento muscular del abdomen)

COMPETIR

Sin duda, practicar los diversos tipos de ejercicio aeróbico constituye la mejor forma de estar en forma, pero puede causar una especie de adicción. Ésta es útil porque incita a continuar haciendo ejercicio, lo cual es muy sano, pero también puede convertirse en una obsesión que menoscabe otros aspectos de la vida.

Cierto estudio estadístico realizado hace algún tiempo en Canadá demostró, que entre las personas aficionadas a correr, el divorcio es más común que entre las que no lo son, y en un artículo publicado por tres médicos estadounidenses en Arizona, en 1983, se señalaba con buenas razones que entre los 30 y los 50 años de edad la obsesión de correr equivale entre los varones a la anorexia nerviosa de las mujeres, relativamente frecuente en Estados Unidos.

En determinadas circunstancias adversas (una enfermedad, un clima extremoso, etc.) el correr obsesivamente llega a poner en peligro la salud y hasta la vida.

La razón de que el ejercicio cause tan potentes efectos psicológicos parece residir en ciertas sustancias corporales denominadas endorfinas, que se parecen mucho a la peligrosa y analgésica morfina y que fueron descubiertas por los médicos mientras se investigaba un caso de adicción a los narcóticos. Las endorfinas se concentran sobre todo en el cerebro y el sistema nervioso, donde unos receptores especiales hacen que actúen en ciertas células nerviosas.

Según una teoría que se ha adelantado al respecto, el ejercicio hace que en el cerebro aumente la concentración de endorfinas, lo que podría explicar por qué los ejercicios de resistencia muy intensos, en apariencia agotadores y dolorosos, en realidad son placenteros para las personas que los realizan. La peculiar euforia que suele manifestarse en los atletas y que los hace sentir incansables se relaciona seguramente con el hecho de que, al hacer ejercicio, el organismo libera endorfinas. Según otra teoría, la liberación de estas sustancias se asocia con la secreción de adrenalina (epinefrina), hormona segregada por las glándulas suprarrenales y que interviene en la reacción psicológica de lucha o huida (vea págs. 264—265).

Las endorfinas causan muy diversos efectos, tanto físicos como psíquicos; interactúan con la hipófisis, por ejemplo, y pueden interferir la función que ésta desempeña en la regulación de la secreción de hormonas.

Las competencias

En todos los niveles deportivos y en todas las edades, competir es un hecho que tiene importancia: hace fijarse metas y da un sentido concreto al entrenamiento; además, para algunas personas el deseo de ganar es una forma de preservar su identidad.

Visto por el lado bueno, el competir es un fuerte incentivo que hace rendir al máximo y que alienta a fijarse nuevos objetivos; por el lado negativo, se apodera de la persona, la obsesiona y la hace perder la perspectiva que le permitiría disfrutar del mero placer de participar. Hay que ser juiciosos acerca del deporte; no hay que olvidar jamás por qué se comenzó a practicarlo, y hay que ponerse en guardia cuando la obsesión de ganar se impone al sano deseo de mejorar.

Una de las grandes ventajas de la "fiebre de correr" es que ha propiciado que mucha gente se prepare para participar en competencias en las que en realidad no se trata de ganarle a nadie, sino a uno mismo. En los maratones urbanos, por ejemplo, seguramente es mínima la cantidad de personas que toman demasiado a pecho el deseo de ganar. El querer triunfar a toda costa no sólo conduce a la frustración sino que, peor aún, contradice el sentido que el deporte —y el ejercicio en general— tiene o debería tener como marca indeleble: hacer que la persona logre su bienestar.

En climas muy calurosos, la deshidratación y la insolación son los principales riesgos al hacer ejercicio; pero no menos peligrosa es la excesiva humedad ambiental, que impide que el sudor se evapore y por lo tanto merma la capacidad del organismo para regular su temperatura interna.

Cuando el clima es muy caluroso, es preferible llevar a cabo las sesiones de ejercicio muy de mañana o al anochecer. Para practicar el ciclismo y la carrera es aconsejable buscar lugares sombreados; el cuerpo necesita tiempo para adaptarse al calor, y lo más conveniente es mantener un paso lento y uniforme y hacer muchas pausas para descansar y beber. Hay que usar ropa de colores claros, que reflejen la luz; son pésimas las prendas ahuladas "para adelgazar". Las gorras y viseras son indispensables. Después del ejercicio es necesario beber mucha agua.

En climas gélidos el viento es un inconveniente muy molesto porque enfría la ropa que ha quedado mojada por el sudor. En general, si se usan prendas adecuadas, no existe riesgo en hacer ejercicio a

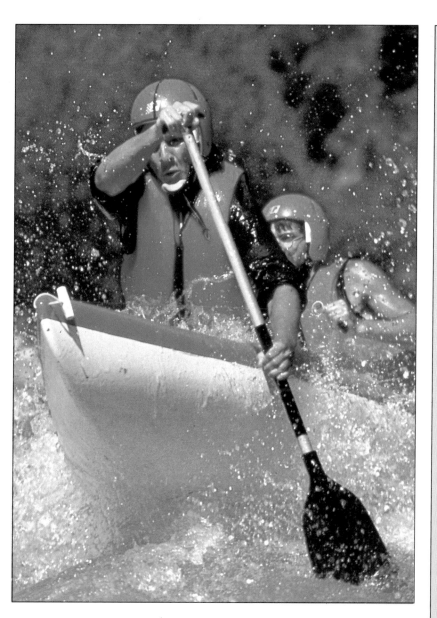

Aun en una competencia, DETÉNGASE si...

● Siente dolor en el pecho u otra molestia intensa.

● Se siente enfermo.

● Siente demasiado calor.

● Respira con dificultad.

● Tiene dolor de cabeza.

● Se siente mareado o desorientado.

● Tiene ideas confusas.

● No puede moverse en línea recta.

● Siente náuseas.

● Siente adormecida una parte del cuerpo.

Reduzca el grado de actividad si...

● Hace mucho calor o mucho frío.

● Dispone de poco tiempo.

● Tiene muchas presiones de trabajo o familiares.

● Comienza a sentirse muy fatigado.

Lo que no debe hacerse:

● Aumentar súbitamente el grado de esfuerzo habitual.

● Participar sin preparación en una competencia.

● Participar en una competencia sin sentirse bien, aunque el entrenamiento haya durado muchos meses.

Los accidentes son un riesgo casi inevitable en muchos tipos de deportes, pero difícilmente arredran a los participantes obsesivos. Lo fundamental es no perder de vista que el riesgo existe; el empecinarse, en cambio, ciega a la persona.

temperaturas muy bajas (no menores de −30° C). Hay que usar muchas prendas de tela delgada, unas encima de las otras, y cubrirse bien la cabeza (por norma general, 20 por ciento del calor del cuerpo se pierde a través de ésta); si llueve, la última capa de ropa debe ser impermeable pero que permita la salida del vapor de la transpiración. El calentamiento debe hacerse bajo techo; después del ejercicio propiamente dicho, hay que quitarse sin tardanza la ropa mojada.

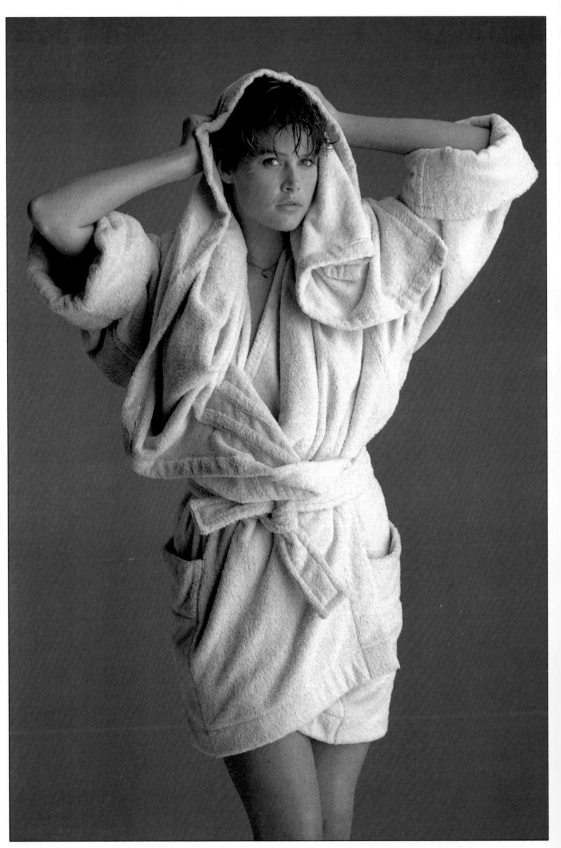

DE LA CABEZA A LOS PIES

Cuando de pies a cabeza el cuerpo se halla en óptimas condiciones, irradia bienestar; tratarlo con respeto equivale a infundirle una vibrante sensación de salud, energía y seguridad.

No siempre se está plenamente satisfecho del cuerpo que se tiene, pero con un poco de disciplina es factible modificar algunos de sus aspectos menos afortunados, como el exceso de peso, por ejemplo. En cambio, hay que aprender a vivir con aquello que no puede cambiarse, como la estatura, el cutis o la textura del cabello, e incluso es factible sacarle partido en vez de perder la energía, el tiempo y hasta el ánimo lamentándose de ello: el secreto es aprovechar lo aprovechable.

Dos de las claves para estar en forma y sentirse bien son las siguientes: entender el funcionamiento del cuerpo y saber cómo cuidarlo día tras día. El cuidado corporal incluye proteger a la piel del frío y el calor extremosos; saber cómo lavarse, peinarse y arreglarse el cabello; mantener las manos limpias, tersas y con las uñas bien perfiladas, y conservar sanos los dientes y las encías. En estas páginas se explica, además, cómo cuidar la vista y el oído, delicados sentidos cuyos órganos necesitan, por obvias razones, una atención permanente.

Así pues, el presente capítulo está dedicado a los principales aspectos del cuidado corporal. Para que de pies a cabeza se mantenga usted en la mejor de las formas, también se indica cuándo es prudente o incluso indispensable recurrir a la ayuda de especialistas.

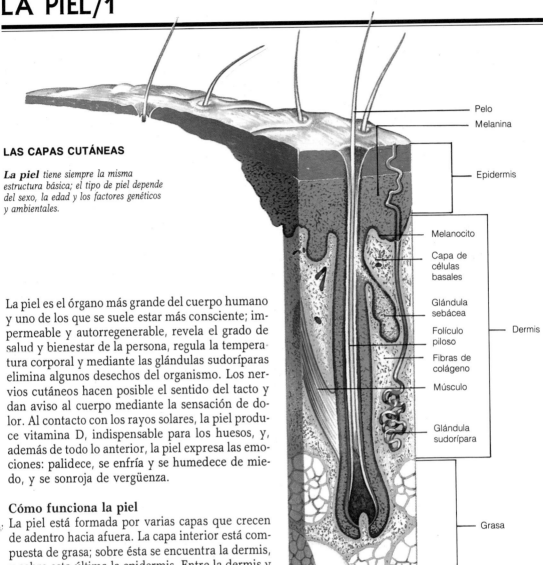

Pelo

Melanina

Epidermis

Melanocito

Capa de células basales

Glándula sebácea

Folículo piloso

Dermis

Fibras de colágeno

Músculo

Glándula sudorípara

Grasa

LAS CAPAS CUTÁNEAS

La piel tiene siempre la misma estructura básica; el tipo de piel depende del sexo, la edad y los factores genéticos y ambientales.

La piel es el órgano más grande del cuerpo humano y uno de los que se suele estar más consciente; impermeable y autorregenerable, revela el grado de salud y bienestar de la persona, regula la temperatura corporal y mediante las glándulas sudoríparas elimina algunos desechos del organismo. Los nervios cutáneos hacen posible el sentido del tacto y dan aviso al cuerpo mediante la sensación de dolor. Al contacto con los rayos solares, la piel produce vitamina D, indispensable para los huesos, y, además de todo lo anterior, la piel expresa las emociones: palidece, se enfría y se humedece de miedo, y se sonroja de vergüenza.

Cómo funciona la piel

La piel está formada por varias capas que crecen de adentro hacia afuera. La capa interior está compuesta de grasa; sobre ésta se encuentra la dermis, y sobre esta última la epidermis. Entre la dermis y la epidermis hay una capa de células basales, que se dividen, crecen y maduran atravesando poco a poco la epidermis hasta llegar a la superficie, donde mueren y lo único que queda de ellas es una capa de una sustancia dura llamada queratina; ésta se acumula en las partes del cuerpo más sujetas a desgaste, como las palmas de las manos y las plantas de los pies. La queratina impide la pérdida de agua y es impermeable a muchas sustancias dañinas y a las bacterias.

La melanina es la sustancia que da color a la piel (y al iris de los ojos); actúa como un filtro solar y es producida por los melanocitos de la capa basal. Todos tenemos la misma cantidad de melanocitos; lo que varía es la cantidad de melanina que éstos producen: cuanta más melanina tiene la piel, más oscura es.

El pelo nace en la dermis; se compone de queratina y emerge por los folículos pilosos hasta la superficie. Lo lubrica una sustancia aceitosa, repelente al agua, producida por las glándulas sebáceas; durante la adolescencia éstas son muy activas y suelen sufrir infecciones, tales como el acné, pero al avanzar la edad pierden actividad. El sudor es el producto de las glándulas sudoríparas de la dermis, y también sale a la superficie.

Las fibras de colágeno son las que dan elasticidad a la piel; forman un tejido que con la edad se endurece y se arruga. Debajo de la dermis, la capa de grasa actúa como aislante y amortiguador, y

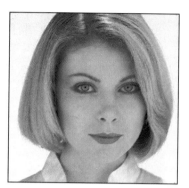

Cutis seco

La piel blanca suele ser seca, a veces desde la infancia pero sobre todo en la edad madura; tiende a arrugarse pronto.

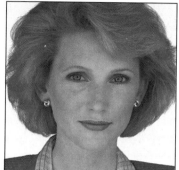

Cutis normal

Aunque suene raro, el cutis normal es quizá el menos común; más bien habría que llamarlo cutis mixto.

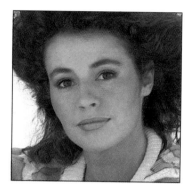

Cutis grasoso

Es característico de la adolescencia, debido al exceso de secreción sebácea; la piel oscura suele ser grasosa.

¿Tiene usted cutis seco?

- ¿Siente tirante el cutis?
- ¿Su cutis es terso?
- ¿Se le descama y agrieta el cutis con facilidad?

¿Tiene usted cutis normal?

- ¿Es uniforme su cutis?
- ¿Son visibles los poros pero no demasiado?
- ¿Es suave al tacto su cutis?

¿Tiene usted cutis grasoso?

- ¿Son muy visibles los poros?
- ¿Suelen salirle barros?
- ¿Tiene un cutis lustroso?

debajo de la grasa, en partes como la cara, hay músculos que permiten que la piel se mueva.

El cuidado de la piel

La piel tiene buen cuidado de sí misma y, por raro que parezca, la suciedad superficial no afecta su buen funcionamiento; por ejemplo, no impide que salga el sudor ni obstruye los folículos pilosos. Tampoco absorbe más allá de la capa externa las proteínas, vitaminas y otros nutrientes que suelen aplicársele.

Bañarse y lavarse con jabón hace que la piel se vea y se sienta limpia, desde luego, pero a veces el jabón causa reacciones alérgicas; en estos casos conviene cambiar el tipo de jabón que se usa.

El jabón reseca la piel porque le quita su sebo natural y la entiesa, pero los productos hidratantes ayudan a lubricarla después del baño o del lavado. Como los hombres generalmente tienen la piel más grasosa que las mujeres, suelen bastarles los hidratantes contenidos en las lociones para después de rasurarse; si tienen la piel muy reseca, pueden recurrir a algún hidratante especial para todo el cuerpo. Los ancianos tienen la piel más seca y delicada que los jóvenes; además de usar un hidratante, puede serles útil bañarse tres o cuatro veces por semana, en vez de hacerlo a diario.

La piel de la cara, o cutis, es la más vulnerable y frágil; hay que cuidarla con esmero, usando productos adecuados a su grado de sequedad, pero hay que tener en cuenta que éste a veces cambia con la edad. La piel de alrededor de los ojos es particularmente sensible, y puede dañarse si se le aplica (o se le quita) el maquillaje sin delicadeza.

Usen o no crema especial para rasurarse, a todos los hombres se les aconseja mojarse antes la cara con agua caliente para suavizar la piel y la barba.

El maquillaje

Existe tal cantidad de cosméticos, que lo difícil es decidirse por alguno en especial, así que conviene experimentar con unos y con otros pero no hay que comprar por fuerza los más caros.

El maquillaje debe usarse sólo después de haber limpiado el cutis y de haberle aplicado un hidratante si no se trata de un cutis grasoso. Para la piel muy sensible o alérgica lo mejor es emplear cosméticos especiales.

Es imprescindible quitarse el maquillaje antes de dormir; hay que hacerlo con suavidad y utilizando lociones o cremas limpiadoras, que son más eficaces para ese propósito que el jabón. Las lociones tonificadoras y astringentes eliminan los residuos de las limpiadoras y la grasa.

El desagradable acné

El acné es un trastorno de la piel que generalmente se relaciona con la adolescencia, aunque no es exclusivo de ella y puede persistir hasta la edad madura. Se debe a que la secreción de las glándulas sebáceas es muy abundante y, al mezclarse con el polvo y con las células muertas, tapona los folículos pilosos o poros de la piel; por eso es importante que quienes lo padecen se laven varias veces al día con un jabón medicinal para mantener la piel lo menos grasosa posible. El de glicerina transparente es útil; no así los jabones para bebé ni los perfumados y muy espumantes.

La exfoliación (remoción de la capa de células muertas de la piel) con una esponja, con una mascarilla facial o con gránulos de lavado puede ser útil para eliminar la suciedad menos superficial y las bacterias y para prevenir la acumulación de grasa en cl cutis. En todo caso el tratamiento que se emplee debe ser adecuado al tipo de piel, pues de no ser así podría empeorar el acné. Si éste es grave, lo mejor es consultar a un dermatólogo, que en determinados casos puede prescribir el uso de ciertos antibióticos.

Una vez resuelto el trastorno, las cicatrices y arrugas que deja pueden tratarse mediante la abrasión dérmica, que consiste en quitar la capa de piel más superficial; también existen tratamientos químicos y una combinación de ambos, pero en todos los casos es necesario que después del tratamiento la persona evite exponerse a los rayos solares durante seis meses para impedir que la piel sufra cambios de pigmentación.

El envejecimiento de la piel

Muchas personas desean retrasar o contrarrestar el natural envejecimiento de la piel, para lo cual recurren a diversas medidas. Un dermatólogo, por ejemplo, mediante una aplicación especial de nitrógeno líquido, o de una corriente eléctrica o de determinados agentes químicos, puede quitar las manchas de color café, similares a lunares grandes, que suelen aparecer debido a la maduración de la piel y la acción de los rayos solares y de factores genéticos; también puede eliminar con facilidad las arrugas vasculares causadas por los rayos del sol.

El adelgazamiento y arrugamiento de la piel se debe a que con la edad las fibras de colágeno pierden elasticidad. Existen ciertos productos hechos a base de colágeno, pero no se ha demostrado que éste penetre la piel lo suficiente para restaurar las

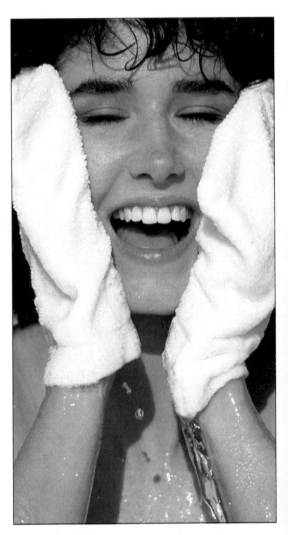

Los mitones de lavado,
hechos de un material sintético,
exfolian con suavidad la piel.

fibras de colágeno naturales de la persona; además, esos productos pueden causar reacciones adversas, que hacen indispensable suspender su uso e incluso consultar a un dermatólogo si los síntomas (comezón, irritación o ampollas) persisten más de 24 horas.

Es posible inyectar colágeno para rellenar las arrugas, las cicatrices del acné y otras imperfecciones; un dermatólogo o un cirujano plástico competentes pueden hacerlo con facilidad y casi sin causar dolor, pero aunque los resultados son inmediatos duran poco tiempo, lo cual se debe a que el

EJERCICIOS FACIALES

Para ayudar a mantener firmes los músculos faciales es útil hacer los siguientes ejercicios, lo que no toma más de 6 minutos por día. Cada ejercicio dura 6 segundos y hay que repetirlo 10 veces, pero al efectuarlo es importante mantener relajados los demás músculos del rostro.

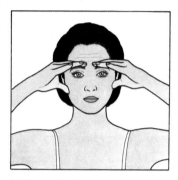

1. Surcos horizontales de la frente
Apoye con firmeza los dedos índices contra la frente, justo arriba de las cejas, y descanse los pulgares sobre las mejillas; levante las cejas, oponiendo resistencia hacia abajo con los dedos.

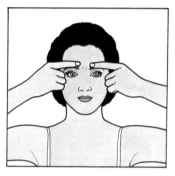

2. Surcos verticales de la frente
Apoye los índices contra la frente, justo arriba de las cejas, y estire con suavidad la piel hacia las sienes.

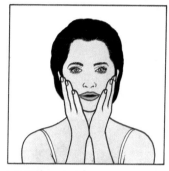

3. Arrugas de la boca
Ponga las manos sobre las mejillas, de modo que los dedos toquen los pómulos y las muñecas se junten; estire con suavidad la piel hacia las orejas, y sin cambiar de posición diga "tú".

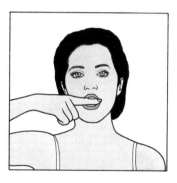

4. Papada
Alce la cabeza, sin levantar demasiado el mentón; eche los hombros hacia atrás y relájelos. Ponga un dedo índice entre los dientes y empuje la lengua contra el paladar, sin abrir casi la boca.

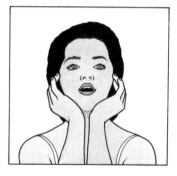

5. Cuello
Entreabra la boca y ponga las manos debajo de la mandíbula; curve los dedos y apoye apenas las puntas en los pómulos. Trate de bajar la mandíbula oponiendo resistencia con las manos.

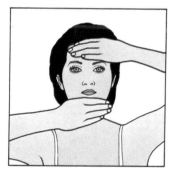

6. Cuello (variante)
Ponga una mano sobre la frente y la otra sobre el mentón, y haga fuerza hacia adelante con la cabeza, oponiendo resistencia con las manos; mantenga rectos los codos y relajados los hombros.

organismo absorbe el colágeno en un lapso máximo de 18 meses; además, antes de iniciar el tratamiento hay que someterse a una prueba de sensibilidad para evitar reacciones adversas.

La cirugía plástica permite eliminar la piel fláccida del cuello y los surcos de la frente, pero no puede quitar por completo las arrugas profundas que suelen formarse entre la nariz y la boca. El estiramiento del cutis puede dar muy buenos resultados pero por lo regular éstos duran entre 5 y 7 años. La blefaroplastia, operación para alisar los párpados superiores y eliminar las "bolsas" que se forman debajo de los ojos, también puede dar buenos resultados y a veces en forma permanente.

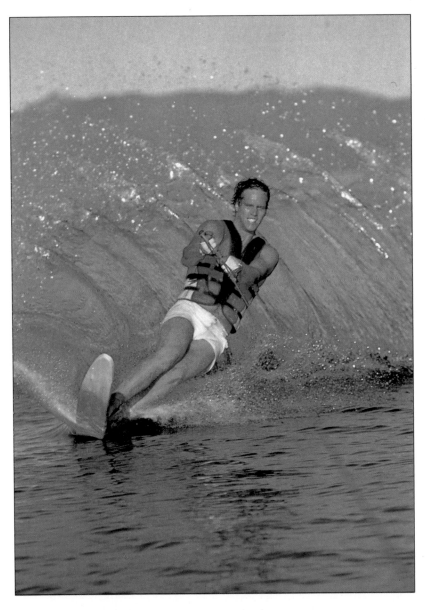

Cuanto más blanca es la piel, mayor protección necesita, sobre todo cuando se vive en lugares cercanos al agua, pero ni siquiera las personas de piel muy oscura deben descuidarse; al asolearse, lo mejor es usar siempre algún producto que filtre los rayos solares.

La piel es el "regulador automático" de la temperatura interna del cuerpo. Cuando ésta aumenta, sea por efecto del ejercicio o de los rayos solares, los miles de glándulas sudoríparas diseminadas por toda la piel reaccionan al aviso del "termostato": el hipotálamo, situado en la base del cerebro; el sudor que aflora a la superficie de la piel enfría el cuerpo al evaporarse. Pero cuando hace frío hay que cubrir la piel para impedir que se parta y para evitar la pérdida de calor.

Las glándulas sudoríparas, sobre todo las que se desarrollan en las axilas y en las ingles, reaccionan también cuando la persona sufre tensiones emocionales. En este caso el sudor contiene feromonas, cuyo olor al parecer estimula la excitación sexual; la falta de higiene hace que las feromonas se descompongan rápidamente por efecto de las bacterias y que despidan un olor desagradable.

Para evitar el mal olor corporal hay que bañarse y cambiarse de ropa todos los días. Los desodorantes para las axilas matan las bacterias que suelen acumularse, y algunos de estos productos contienen sales que cierran las glándulas sudoríparas. No son aconsejables los desodorantes vaginales; toda secreción vaginal de olor o aspecto anormal debe recibir tratamiento médico.

La mejor ropa deportiva es la de algodón porque absorbe el sudor y permite que se evapore con rapidez; además, debe ser holgada. En vez de una sola prenda gruesa es preferible usar varias delgadas, encimadas, que puedan quitarse o ponerse según se necesite pero que no se ajusten demasiado al cuerpo.

El sol y la piel

Los días despejados invitan a asolearse; los rayos del sol hacen que la persona se sienta contenta, relajada e incluso más hermosa y atractiva. Sin embargo, asolearse en exceso puede resultar peligroso, especialmente para las personas de piel muy blanca. La pérdida de agua y de sales puede elevar en demasía la temperatura corporal y causar deshidratación, y a la larga el asolearse puede dañar la piel e incluso dar origen a un cáncer. Los niños son los más propensos a sufrir una insolación porque, si no se les vigila, tienden a pasar muchas horas jugando bajo los rayos del sol y cerca del agua, que, al reflejar la luz, la intensifica; por eso hay que asegurarse de que lleven prendas que les protejan la piel y, sobre todo, la cabeza, así como moderar el tiempo que pasan expuestos al sol.

El oscurecimiento de la piel es su defensa natural contra los nocivos rayos ultravioleta del sol; la melanina, pigmento oscuro producido por la piel misma, la tiñe y actúa como un filtro que previene las quemaduras. Cuando la piel se calienta, sus vasos sanguíneos se dilatan, reacción que hace que se enrojezca y la ayuda a enfriarse. Pero cuando el calor rebasa cierto límite, la piel, sea de la pigmentación que fuere, se quema a pesar de sus defensas: empieza a rezumar un líquido transparente, se forman ampollas en su superficie y la capa más externa se entiesa, se endurece y finalmente se desprende, dejando al descubierto la capa que está debajo.

El asolearse demasiado y las inclemencias del tiempo provocan que la piel envejezca prematuramente, sobre todo la de las manos, la cara y el cuello, que son las partes más expuestas a la intemperie y las que primero acusan los signos de deterioro. Con un poco de cuidado, puede evitarse que esto suceda.

Cuando el cabello es lustroso hace verse bien y sentirse bien, además de que suele ser signo de buena salud. Su color y textura están determinados genéticamente pero pueden cambiar con la edad; por ejemplo, a muchos bebés rubios se les oscurece el pelo al llegar a adultos. Al perder pigmentación el pelo encanece, y al disminuir la secreción de lubricantes, se vuelve seco y áspero.

El pelo se compone de queratina, material inerte, y sus raíces se alojan en los folículos pilosos; las células del cabello se multiplican con rapidez, de tal modo que el cabello crece cada mes alrededor de un centímetro o poco más, sobre todo si el clima es caluroso. Cada pelo consta de un tallo interno que contiene el pigmento que le da color y de una cutícula externa lubricada por las secreciones de las glándulas sebáceas (vea pág. 162), que le dan brillo.

Existen cuatro tipos de pelo: el de la cabeza o cabello; el vello (axilar, púbico, torácico y facial); las pestañas y las cejas, y el que crece en el resto del cuerpo. La composición y estructura de la raíz del pelo depende de factores genéticos y determina que éste sea lacio o rizado.

Normalmente, la cabellera de un adulto consta de entre 100 000 y 120 000 cabellos, de los cuales cada día se pierden entre 50 y 100. Cada cabello crece durante un periodo de 2 a 6 años; al alcanzar su máximo crecimiento, descansa durante unos meses hasta que un pelo nuevo lo expulsa, pero, por fortuna, no todos crecen siguiendo un mismo ciclo; si así fuera, al final de cada ciclo la persona quedaría calva por completo. Cuando los folículos mueren, dan por resultado la calvicie.

Cuidado del cabello

Al igual que la piel, el pelo necesita poca o ninguna ayuda para mantenerse sano, pero la comodidad y la higiene exigen peinarlo o cepillarlo todos los días, y lavarlo con champú y cortarlo con determinada regularidad.

Aunque el pelo está hecho de material muerto, puede llegar a maltratarse (vea recuadro pág. siguiente, a la derecha). Además, hay que recordar que las sustancias que se le aplican pueden ser absorbidas por el cuero cabelludo y que algunas personas son alérgicas o muy sensibles a los tintes para el cabello; lo mejor es probar éstos en una parte pequeña o utilizar tintes de origen vegetal, que son menos irritantes que los sintéticos pero permiten obtener muchos de los efectos que éstos últimos producen.

¿ES SU CABELLO SECO O GRASOSO?			
Lávese usted el pelo normalmente, con champú, y a los dos días observe su textura.			
Aspecto	**Tipo**	**Qué hacer**	**Tratamiento especial**
Los cabellos se separan unos de otros y se pegan al cuero cabelludo	Grasoso	1. Lávelo con champú tan a menudo como sea necesario, incluso a diario. 2. Use un champú suave. 3. Use poco champú. 4. Si no es muy grasoso, use en las puntas un acondicionador. 5. No lo seque con aire muy caliente. 6. No lo peine ni lo cepille demasiado.	Para reducir la secreción sebácea, después del champú enjuáguese el pelo con el jugo de 1 limón diluido en 1 1/4 litros de agua, en vez de usar agua sola.
Los cabellos se enredan y se quiebran con facilidad	Seco	1. Lávelo con champú cada 4 a 6 días. 2. Use un champú suave. 3. Después del champú aplíquese una crema acondicionadora, extiéndala bien con el peine y déjela actuar unos minutos antes de enjuagar el pelo. 4. Péinese cuando el pelo esté seco, sin brusquedad. 5. Proteja del sol el cabello.	Frótese suavemente el pelo con 2 cucharadas de aceite tibio, de oliva o de almendras; luego envuélvase la cabeza con una toalla mojada en agua tibia o use un gorro de plástico, y espere no menos de 30 minutos. Hágalo cada 3 o 4 semanas.
La raíz es grasosa y las puntas secas	Mixto	Combine las instrucciones de arriba según le den resultado.	

Lo que conviene hacer

● Usar peines y cepillos que tengan los dientes o las cerdas muy separados y con las puntas redondeadas, para que no partan el cabello ni raspen el cuero cabelludo.

● Lavar con champú los peines y los cepillos al menos una vez por semana.

● Enjuagarse muy bien el cabello.

● Usar un acondicionador para suavizar la parte superficial del cabello.

● Usar más acondicionador que lo habitual cuando se usen secadores, tubos o pinzas.

● Usar un enjuague colorante no permanente antes de decidir usar un tinte definitivo.

● Para teñir o decolorar el pelo, acudir a un profesional.

● Para disimular las canas, usar un tinte semipermanente, que dura de seis a ocho lavados con champú.

LAVADO, SECADO Y CEPILLADO

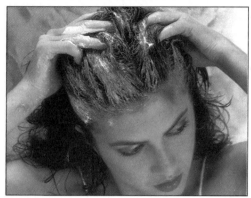

Frótese con champú el cuero cabelludo, pero hágalo con delicadeza si su pelo es grasoso para no estimular las glándulas sebáceas.

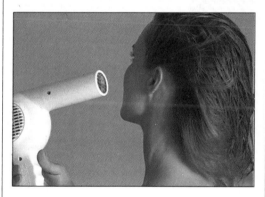

Al usar el secador, cuide el cuero cabelludo y la piel del cuello; quítese los prendedores metálicos, pues se calientan mucho.

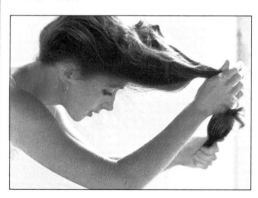

Cepíllese el pelo con suavidad para no partirlo ni arrancarlo; el cepillarlo o peinarlo demasiado estimula la secreción de grasa.

Lo que NO se debe hacer

● Cepillarse demasiado el pelo; si éste es grasoso, empeora el problema, y si es seco, provoca orzuela.

● Enredar los cabellos al lavarse el pelo.

● Aplicarse champú dos veces si el pelo es seco.

● Secarse el pelo frotándolo con mucho vigor, pues se enreda y se parte.

● Usar un decolorante permanente cuando en realidad no es necesario.

● Usar un tinte permanente sin haberlo probado 36 horas antes, para saber si causa reacciones adversas en la piel.

¿Sabía usted que...

● ...lavarse el pelo a diario con champú no lo maltrata si se usa un champú suave?

● ...todos los acondicionadores reducen la electricidad estática del pelo?

● ...los peinados permanentes dan cuerpo al pelo, pero lo secan y lo deterioran?

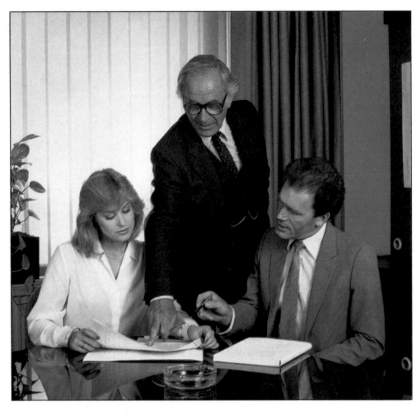

La calvicie es aceptada por casi todos los varones como un fenómeno normal, pero cuando la consideran como una amenaza a su buen aspecto físico y a su autoestima, se convierte en un peligro para el bienestar.

En los seres humanos el pelo sirve para proteger del sol la cabeza y para limitar la pérdida de calor corporal, pero por lo demás sus funciones son predominantemente estéticas. La falta o incluso el exceso de pelo pueden originar en la persona preocupación, ansiedad e inseguridad.

Los problemas

La calvicie es un trastorno relacionado con los factores genéticos y con la edad; afecta a un 40 por ciento de los varones. Normalmente, las mujeres no sufren de calvicie aunque suelen perder un poco de cabello a partir de la edad madura.

Todos los varones sufren cierta pérdida de cabello tras la pubertad porque el aumento de la secreción de hormonas masculinas (andrógenos) ocasiona que el perfil del cuero cabelludo retroceda en la frente y las sienes; quienes tienen una predisposición hereditaria a la calvicie lo pierden también en la coronilla. Los varones tienen 10 veces más probabilidades de quedarse calvos que las mujeres, pero en lo psicológico el fenómeno afecta mucho más a éstas.

En las mujeres suele ocurrir cierta pérdida de cabello después del parto, o como efecto secundario de las píldoras anticonceptivas, o bien, tras una enfermedad o una circunstancia que ocasione estrés agudo, como una aflicción intensa o luto; esta última reacción puede ocurrir también en los varones y es siempre pasajera: a los pocos meses el pelo vuelve a crecer. Los desequilibrios hormonales y la falta de hierro pueden causar una pérdida de cabello excesiva.

A veces las tensiones psicológicas llegan a causar una calvicie por zonas en niños y jóvenes, e incluso dichas zonas pueden extenderse hasta provocar una calvicie total, pero al cabo de unos meses el pelo vuelve a crecer.

La caspa afecta a muchas personas; por lo general es un tipo de eccema benigno que ocasiona el desprendimiento de escamas de piel muerta, pero a veces se debe a una psoriasis, que hace que las células cutáneas se multipliquen con rapidez y formen escamas grandes, gruesas y grasosas. Para combatir la caspa el mejor procedimiento consiste en lavarse el pelo con champú que contenga com-

Sólo para hombres

La rasurada
Si el rasurarse le irrita la piel, cambie de método; consulte al médico si la irritación persiste.

● Si se rasura con la barba mojada, use una navaja muy limpia y filosa; no se rasure a contrapelo; comience por el mentón y el labio superior.

● Las rasuradoras eléctricas funcionan mejor cuando la barba está seca y tiesa.

La barba y el bigote
Se necesitan seis semanas para que la barba y el bigote crezcan lo suficiente para hacer lucir el rostro.

● La barba y el bigote no impiden lavarse la cara; más bien lo exigen imperiosamente. El bigote caído disimula las mejillas regordetas y la mandíbula muy cuadrada. La barba acentúa la estrechez de la frente y las mejillas sumidas.

Cuando se pierde pelo
No hay forma de remediar por medios naturales la calvicie, pero de todos modos es aconsejable consultar al médico; éste puede ayudar a detener el proceso.

Los peluquines son de gran ayuda para algunos; otros prefieren adaptarse a tener calva.

Los trasplantes de pelo rara vez son satisfactorios, pues los folículos implantados pueden estar a su vez a punto de morir.

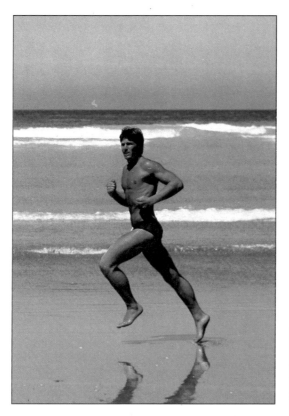

La distribución del pelo corporal en los varones adultos es muy variable: unos tienen poco o ninguno en el pecho y la espalda, mientras que otros lo tienen en abundancia. Estas diferencias las determinan los genes.

puestos de selenio o extractos de alquitrán; en casos graves hay que consultar al médico.

Los piojos pueden aparecer aun en las personas más pulcras; para combatirlos es necesario usar champús que contengan lindano.

El cabello débil y quebradizo es el precio que se paga por asolearse demasiado, por someterlo a peinados permanentes y decoloraciones y por usar secadores y rizadores muy calientes. El mejor tratamiento es dejarlo descansar.

El exceso de pelo
En las mujeres, el crecimiento de pelo en demasía se debe a una excesiva secreción de andrógenos, o a una hipersensibilidad de la piel a éstos aunque su secreción sea normal. Existen varios métodos para solucionar el excesivo crecimiento de pelo, desde la navaja de rasurar hasta la depilación permanente por electrólisis.

Sólo para mujeres

El vello
Es aconsejable rasurarse las axilas, las piernas y las ingles, pero no los senos porque podrían dañarse e infectarse los conductos pilosos; el rasurarse no hace que el vello crezca más grueso ni más oscuro.

Cremas depiladoras
Disuelven el vello; dan resultados satisfactorios y duraderos pero hay que probarlas en una zona pequeña de la piel pues pueden causar alergias.

Depilación con cera
Su uso es doloroso pero da resultados muy duraderos y deja la piel suave.

Parches abrasivos
El vello no vuelve a crecer tan erizado, pero pueden destruirse algunos folículos.

Depilación con pinzas
Es muy eficaz para las cejas y el mentón; no hay que depilarse los lunares, pues podrían volverse malignos.

Decoloración
Es útil para disimular el vello facial, pero hay que hacer una prueba en una zona pequeña de la piel y enjuagarse.

Depilación permanente
La electrólisis y la diatermia son métodos eficaces para eliminar el vello facial aunque causan una irritación temporal. El primero se basa en una reacción química, y la diatermia emplea calor. Ambos métodos deben ser puestos en práctica por un profesional competente; no los efectúe usted misma.

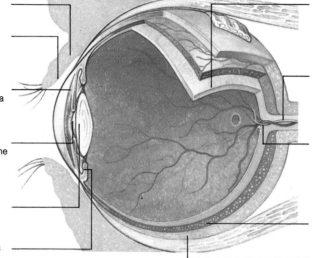

EL OJO

Párpado: repliegue protector.

Conjuntiva: delgada membrana que cubre el interior del párpado y la córnea.

Iris: diafragma membranoso que regula la cantidad de luz que penetra en el ojo.

Pupila: orificio cuyo tamaño cambia conforme el iris reacciona a la cantidad de luz.

Cristalino: disco elástico y transparente que permite enfocar la vista.

Cuerpo ciliar: modifica la forma del cristalino.

Retina: se compone de células sensibles a la luz, que la transforman en impulsos nerviosos.

Nervio óptico: transmite al cerebro los impulsos nerviosos originados en la retina.

Punto ciego: parte de la retina en que el nervio óptico sale del ojo; no tiene células fotosensibles.

Coroides: membrana protectora del ojo.

Esclerótica: la parte blanca del ojo.

De todos los órganos de los sentidos, los ojos son los más desarrollados: recogen casi todos los datos acerca de lo que nos rodea, revelan muchos de nuestros sentimientos más íntimos, comunican datos significativos a las demás personas y reflejan el grado de bienestar propio. Los ojos necesitan cuidados, atención y protección, sobre todo cuando se practican deportes bruscos o se realizan trabajos en que hay riesgo de lesionarlos. En el caso de los niños, es especialmente importante visitar al oftalmólogo con regularidad.

Los ojos están protegidos por los huesos del cráneo, los párpados y las pestañas. Como su nombre lo indica, las glándulas lagrimales, situadas en el ángulo interno de cada párpado superior, segregan las lágrimas, que son saladas y antibacterianas; el parpadeo hace que éstas limpien, lubriquen y desinfecten los ojos, y el llanto hace que escurran a ambos lados de la nariz.

Cada ojo es un órgano esférico movido por tres pares de músculos que actúan al unísono. Los rayos luminosos hacen posible la visión y penetran en el ojo a través de un orificio (la pupila) cuyo tamaño es regulado por un diafragma membranoso (el iris), con lo cual varía la cantidad de luz que llega a la retina, situada en el fondo del ojo. Las células fotosensibles (sensibles a la luz) que componen la retina transmiten al nervio óptico la información

El ojo funciona en forma similar a una cámara fotográfica: en ésta la luz reflejada por el objeto observado se enfoca en la película; en el ojo incide en la retina.

recibida, y dicho nervio la transmite al cerebro, donde se integra como fenómeno visual. El cristalino es una especie de lente sujeto al cuerpo ciliar, el cual, al contraerse y distenderse, modifica la forma del cristalino y permite enfocar los rayos luminosos según la distancia que haya entre la persona y los objetos.

El examen de la vista

Es indispensable someterse a exámenes periódicos de la vista porque, aunque los ojos no sufran ninguna enfermedad a lo largo de la vida, muchísimas personas tarde o temprano necesitan usar lentes para poder ver bien; además, la detección oportuna de los trastornos visuales podría significar la diferencia entre ver y quedar ciego.

En el examen el oftalmólogo determina cuánto puede ver la persona sin lentes y, en caso necesario, prescribe el uso de los que para ella resulten más adecuados. Primero evalúa el funcionamiento coordinado de ambos ojos y después examina el interior y el exterior de cada uno. En personas mayores de 40 años mide la presión interna de cada ojo, y a las más jóvenes les pregunta si tienen parientes que sufran de glaucoma, trastorno que hace aumentar mucho la presión intraocular. Luego examina la magnitud del campo visual y la percepción de los colores. El daltonismo, o incapacidad para percibir ciertos colores, es un trastorno relativamente frecuente (un varón de cada ocho lo padece).

La visión se califica con dos cifras: una indica a qué distancia podría leer una persona con vista normal los caracteres de un tablero de optotipos, y la otra indica a qué distancia puede leerlos la persona examinada.

Fatiga visual
Por lo regular los ojos cansados e irritados se deben a que los músculos que los rodean han hecho demasiado esfuerzo. La luz muy intensa, sea solar o artificial, cansa los ojos porque los párpados tienen que mantenerse tensos para protegerlos, y la luz muy tenue obliga a forzar demasiado los músculos oculares. El estudio prolongado, el trabajo minucioso y el ver televisión no dañan los ojos en sí, pero el grado de iluminación es muy importante. Para aliviar los ojos cansados hay que lavarlos en agua tibia con un poco de sal disuelta; de vez en cuando puede usarse algún colirio.

Trastornos de la vista
Los siguientes son los más comunes:
Miopía: los objetos distantes se ven borrosos porque la luz que penetra en el ojo no se enfoca en la retina sino un poco delante de ésta; se corrige con lentes cóncavos. Los lentes de contacto (vea pág. 174) proporcionan un campo visual más amplio que los anteojos.

Hipermetropía: los objetos cercanos se ven borrosos porque, a diferencia del caso anterior, la luz se enfoca detrás de la retina; se corrige con lentes convexos, que hay que usar para hacer trabajos minuciosos o, a veces, en forma permanente. Como la capacidad para enfocar disminuye conforme avanza la edad, a partir de los 45 años muchas personas necesitan lentes para leer.

Astigmatismo: se debe a una irregularidad de la forma de la córnea o del cristalino; a veces dicha irregularidad es mínima y pasa inadvertida, pero en otros casos requiere el uso casi permanente de lentes.

Ambliopía: en uno de los ojos la visión no es normal, sino generalmente o miope o hipermétrope; la ambliopía se manifiesta como cierto grado de estrabismo o bizquera, resultado de que el cerebro tiende a dejar de interpretar la imagen recibida del ojo defectuoso, que se vuelve débil. El tratamiento suele ser eficaz cuando se efectúa a una edad temprana; implica cubrir el ojo dominante y, las más de las veces, usar lentes. En casos graves se requiere una operación quirúrgica.

Cataratas: se debe a una opacidad (o "nube") del cristalino, que restringe el paso de la luz. Después de los 65 años de edad casi todo el mundo sufre en mayor o menor grado este trastorno, que puede requerir una operación quirúrgica.

Las infecciones oculares más comunes (muy contagiosas por cierto) son el orzuelo o perrilla —que aparece en los folículos de las pestañas— y la conjuntivitis —que afecta la delicada membrana que cubre la parte blanca de los ojos y el interior de los párpados—.

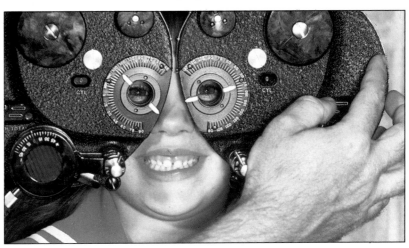

Aunque la vista sea buena, los exámenes periódicos son indispensables. Ciertos trastornos graves no causan síntomas al principio pero pueden ser tratados si se detectan oportunamente. Lo ideal es hacerse un examen cada dos años, pero todo cambio de la vista debe ser informado sin tardanza al especialista.

Los lentes

● Los mejores armazones son los de plástico liviano, que recuperan su forma aunque uno se siente en ellos.

Lentes para el sol

● Los polarizados reducen los reflejos pero hacen que el parabrisas del automóvil se vea manchado.

● Los lentes fotosensibles se aclaran u oscurecen según la intensidad de la luz, pero son peligrosos si al manejar se entra de improviso en un túnel, pues tardan un poco en ajustarse.

Lentes de espejo

Protegen la vista pero pueden quemar la piel de la nariz al reflejar la luz.

Lentes deportivos

Son irrompibles y están diseñados para proteger los ojos durante las prácticas deportivas.

Gafas protectoras

Son indispensables en diversos trabajos industriales, pues protegen contra virutas y esquirlas e impiden pasar las luces infrarroja y ultravioleta.

Los lentes de contacto no se notan y proporcionan un campo visual más amplio que los anteojos; al principio suelen causar molestias, pero pocas personas no se acostumbran a usarlos. Debe ajustarlos y revisarlos anualmente un especialista.

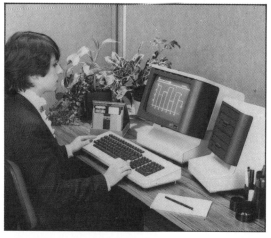

Las pantallas de computadora suelen cansar la vista porque los diminutos músculos que permiten enfocar la mirada tienen que hacer un esfuerzo continuo. Lo mejor es descansar 5 minutos por cada 20 de trabajo, y a las 2 o 3 horas hacer algo completamente diferente. Hay que hacerse un examen de la vista si con frecuencia se tienen los ojos cansados e irritados o si se sufre de dolor de cabeza.

LOS LENTES DE CONTACTO

Tipo	Características	Ventajas	Desventajas
Duros	Son de plástico rígido y cubren parte de la córnea.	Permiten una visión nítida, son muy durables, pueden pulirse para quitarles las rayaduras, son fáciles de poner y limpiar y son los menos caros.	Al principio suelen ser incómodos, y si no están muy bien ajustados, alteran la córnea; lastiman los ojos muy sensibles, y a la larga pueden tener efectos adversos.
Blandos	Son similares a gotas de agua y están hechos de un polímero hidrófilo muy suave.	Al principio son más cómodos que los duros y más adecuados al uso eventual; muy útiles en lugares polvorientos.	Pueden deformarse ante temperaturas y presiones altas, son caros de mantener y no duran tanto como los duros.
Duros, permeables al aire	Son de plástico rígido poroso y permiten el paso del aire.	Son más nítidos que los blandos; dejan pasar más oxígeno a la córnea que los duros.	Hay que enjuagarlos con frecuencia en una solución especial para limpiarlos.
De uso prolongado	Pueden usarse de 1 a 3 meses sin necesidad de quitárselos.	Son útiles para los bebés, los niños de corta edad y los ancianos.	Pueden dañar los ojos si no se usan bajo estricta supervisión; no son tan nítidos como los blandos.
Coloreados	Se usan cuando un ojo o ambos están lesionados, o para cambiar el color.	Permiten disimular las lesiones oculares; no alteran la vista.	

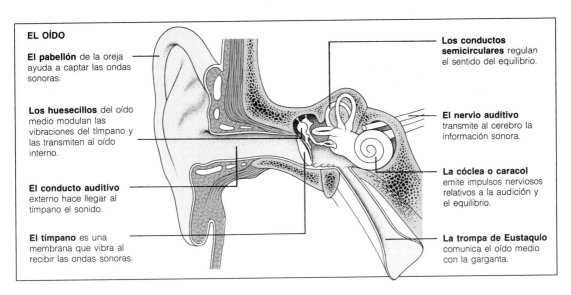

EL OÍDO

El pabellón de la oreja ayuda a captar las ondas sonoras.

Los huesecillos del oído medio modulan las vibraciones del tímpano y las transmiten al oído interno.

El conducto auditivo externo hace llegar al tímpano el sonido.

El tímpano es una membrana que vibra al recibir las ondas sonoras.

Los conductos semicirculares regulan el sentido del equilibrio.

El nervio auditivo transmite al cerebro la información sonora.

La cóclea o caracol emite impulsos nerviosos relativos a la audición y el equilibrio.

La trompa de Eustaquio comunica el oído medio con la garganta.

En el ser humano el sentido del oído se desarrolla mucho antes del nacimiento; se sabe que los sonidos intrauterinos tranquilizan al feto, y el futuro bebé aprende muy pronto a reconocer la voz de su madre. Pero la capacidad del cerebro para traducir a sonidos significativos los impulsos nerviosos procedentes del oído tarda meses y aun años en desarrollarse del todo; por eso es necesario rodear al bebé de un verdadero mundo de sonidos, sobre todo de palabras, para que desarrolle sus capacidades auditiva y de lenguaje, lo que desde luego ocurrirá sólo si su audición es normal.

Pero el oído no es únicamente el órgano de la audición sino también el del equilibrio; en la cóclea o caracol (en el oído medio) se originan unos impulsos nerviosos que informan al cerebro acerca de la posición del cuerpo en el espacio. Esta combinación de funciones explica por qué las infecciones del oído pueden acompañarse de mareo. Ambos sentidos, el del oído y el del equilibrio, disminuyen conforme avanza la edad de la persona.

Cuidado del oído externo

En condiciones normales el oído externo, cuya parte principal es la oreja, no necesita que se le preste mucha atención pues se limpia por sí solo. Una sustancia bactericida llamada cerumen retiene el polvo y los agentes irritantes; al derretirse por el calor del cuerpo, el cerumen sale impulsado por los minúsculos pelos del conducto auditivo externo. Es muy arriesgado quitarse el cerumen con aplicadores de algodón o con cualquier otro objeto

El oído consta de tres partes: el oído interno, que regula la audición y el equilibrio; el oído medio, con su prodigiosa cadena de huesecillos, y el oído externo (desde el tímpano hacia afuera), que concentra las ondas sonoras.

puntiagudo, pues el tímpano puede sufrir un daño irreparable y ocasionar sordera; lo mejor es lavarse o limpiarse bien las orejas.

Si el cerumen tapona el conducto auditivo y disminuye la audición, hay que acudir al médico para que lo ablande —por lo general inyectando en él agua tibia—; a veces hay que ponerse aceite de oliva tibio para que el tapón de cerumen se ablande y pueda ser eliminado.

Al viajar en avión

Nada grave le ocurre al oído mientras se viaja en avión: normalmente, la presión del oído medio tiende a igualarse con la atmosférica porque la trompa de Eustaquio lo comunica con la garganta, así que lo más que puede suceder es que los cambios bruscos de altitud hagan que dicha trompa se estreche y que ello cause un desequilibrio entre la presión del oído medio y la del ambiente. Para remediarlo basta con tragar saliva, chupar un caramelo, tomar alguna bebida o sacar el pañuelo y sonarse la nariz; cuando las presiones se equilibran es común oír un ruido característico. Pero es preferible no viajar en avión cuando se tiene gripe o una infección de la garganta, porque las variaciones de la presión del aire favorecen el paso de las bacterias de ésta al oído.

LOS OÍDOS/2

El sentido del oído es indispensable para el desarrollo normal de la persona. Por lo general, los niños que sufren trastornos auditivos no se dan cuenta de lo que les ocurre, puesto que no tienen modo de saber en qué consiste; por esa razón a todo niño con problemas de aprendizaje debe hacérsele sin tardanza un examen del oído. Cuando un niño de muy corta edad no se asusta de los ruidos fuertes, hay que sospechar de una posible deficiencia auditiva o incluso sordera, sobre todo si la madre padeció rubeola al principio del embarazo (vea págs. 214—215).

Aunque gradualmente, el sentido del oído se deteriora hacia el final de la edad madura y por eso es aconsejable hacerse exámenes periódicos (págs. 26—51), pero no hay que confiarse si antes de dicha edad se percibe alguna deficiencia auditiva; bien vale la pena hacerse un examen oportunamente para que el especialista determine si hay algún modo de mejorar el grado de audición.

Pruebas de audición

Éstas no pueden efectuarse con precisión antes de los dos o tres años de edad, pero a cualquier edad pueden hacerse pruebas aproximativas. Entre los seis y nueve meses los bebés normales comienzan a distinguir los sonidos y mueven la cabeza hacia donde éstos se originan; a partir de los 18 meses puede efectuarse la primera prueba formal, pues a esa edad el niño ya puede responder en forma bastante clara a las palabras, las órdenes y los sonidos de que consta el examen.

La causa más frecuente de sordera en los niños de corta edad es la infección del oído medio provocada por bacterias procedentes de la garganta; la trompa de Eustaquio queda obstruida y el líquido resultante de la infección se acumula en el oído medio y menoscaba su funcionamiento. Si aun recurriendo a un tratamiento con antibióticos la infección persiste, puede requerirse hacer una pequeñísima perforación en el tímpano para extraer el líquido y después insertar en el oído un diminuto tubo de ventilación, que se deja allí durante tres a nueve meses. En este caso los niños, aunque pueden practicar la natación con las debidas precauciones, no deben sumergir la cabeza en el agua ni mucho menos bucear.

En ocasiones las infecciones del oído medio hacen que se reviente el tímpano y salga pus; el intenso dolor que causaba la infección se alivia entonces debido a esa ruptura espontánea del tímpano. Por

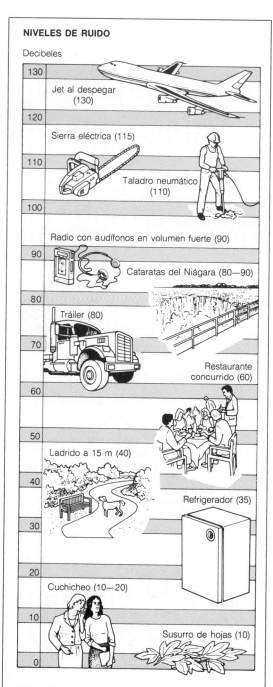

NIVELES DE RUIDO

Decibeles

130
Jet al despegar (130)
120
Sierra eléctrica (115)
110
Taladro neumático (110)
100
Radio con audífonos en volumen fuerte (90)
90
Cataratas del Niágara (80—90)
80
Tráiler (80)
70
Restaurante concurrido (60)
60
50
Ladrido a 15 m (40)
Refrigerador (35)
40
30
20
Cuchicheo (10—20)
10
Susurro de hojas (10)
0

El ruido que rebasa la intensidad de 90 decibeles puede dañar irreversiblemente el oído. En este diagrama se indican los decibeles que suelen alcanzar algunas fuentes de ruido, con lo que se puede estimar su grado de peligrosidad.

Los aretes

Perforarse los lóbulos de la orejas no causa ningún perjuicio si se hace con los debidas precauciones. En malas condiciones de higiene, puede provocar el contagio de infecciones como hepatitis, toxemia (envenenamiento de la sangre) y otros trastornos.

Los pernos y los aretes de argolla deben ser preferiblemente de oro o de acero quirúrgico, pues estos materiales son los menos susceptibles de causar reacciones alérgicas. Hay que mantener limpias y secas las perforaciones, lavándolas con alcohol y secándolas con algodón por las noches y por las mañanas. Si se da vuelta a los pernos varias veces al día, las perforaciones no se cerrarán.

Orejas prominentes

La cirugía plástica puede corregir numerosos defectos de las orejas o acortar sus dimensiones, aunque muchas veces es posible disimular las deformaciones cubriéndolas con el cabello.

lo regular el tímpano se regenera en pocas semanas, pero durante otras seis u ocho semanas hay que acudir al médico para que lo revise y posteriormente un especialista debe examinar el funcionamiento de ese oído.

Cuando se sufre una pérdida de la capacidad auditiva, el pronóstico depende de la causa y de la parte del oído que resultó afectada (las partes principales de que se compone el oído se ilustran en la página 175). Si se trata de una obstrucción del oído externo causada por una acumulación de cerumen, de una deficiente vibración de los huesecillos del oído medio o de una ruptura del tímpano, el trastorno puede remediarse mediante tratamiento médico o usando un auxiliar auditivo. El irracional aumento de los niveles de ruido en las ciudades ha ocasionado que muchas personas, incluso jóvenes, pierdan capacidad auditiva.

El precio del ruido

Cuando el ruido es tan intenso que llega a dañar la cóclea, la pérdida del sentido de la audición es irreversible, y cuanto mayor sea la intensidad del ruido, menor será el tiempo que tarde en producirse el daño. El ruido de la maquinaria pesada, de los conciertos de rock y de los aparatos estereofónicos (con o sin audífonos) puede provocar sordera en diversos grados.

El ruido se mide en decibeles; son audibles los sonidos de 10 o más decibeles, pero a partir de 90 decibeles los sonidos o los ruidos pueden causar daño permanente al oído. En las discotecas la música generalmente rebasa con mucho los 100 decibeles; tras una hora y media de permanecer en esas condiciones, el oído puede tardar hasta 36 horas en recuperarse, y si se repite la exposición a tal nivel de ruido, las células nerviosas de dicho órgano se dañan sin remedio.

Un zumbido o un silbido persistentes en el oído suelen ser señal de un daño transitorio. Cuando el oído se lesiona, el síntoma más común es la incapacidad para seguir una conversación cuando varias personas hablan a la vez. Los disparos de armas de fuego, los juegos pirotécnicos y los ruidos de maquinaria pesada, motocicletas y otros vehículos y aparatos de motor y eléctricos (utilizados en jardinería, por ejemplo) son posibles amenazas para el sentido del oído. Si no es factible modificar las condiciones de trabajo ruidosas, o si se vive en una zona de ruido intenso, es aconsejable usar tapones protectores.

El examen del oído

● A todo recién nacido se le practica un examen médico general, pero a veces los trastornos de la audición no se detectan hasta mucho después.

● A un bebé de tres meses de edad puede hacérsele una prueba muy sencilla: palmear cuando está llorando. Si su oído es normal, dejará de llorar por un instante.

● Entre los seis y los nueve meses, los bebés comienzan a voltear la cabeza hacia donde se produce cualquier sonido o ruido.

● El primer examen formal debe hacérsele al niño cuando tiene 18 meses de edad.

● Hay que hacerse un examen si la audición disminuye a cualquier edad, sobre todo después de una infección.

● Hay que ir al médico si se siente dolor de oídos, mareo o si las orejas supuran.

● El examen del oído suele formar parte del examen médico general.

● Después de los 60 años, hay que hacerse un examen cada año.

● Cuando la pérdida de la capacidad auditiva es considerable, el médico suele prescribir el uso de un auxiliar auditivo.

DIENTES Y ENCÍAS

Los dientes tienen mucha importancia para el habla, la digestión, el disfrute de la comida y —no hay que olvidarlo— para la apariencia personal. Sin embargo, muchas personas los descuidan, aunque es posible prevenir la caries dental y los trastornos de las encías, con sus secuelas de dolor y de mal aliento, si se hace un pequeño esfuerzo para entender las causas de todos esos trastornos y cumplir con la higiene dental después de cada comida, o por lo menos dos veces al día.

La alimentación y la dentadura

La alimentación sana, que excluye lo más posible el azúcar, es la base de una dentadura saludable. Los esquimales raras veces tenían caries hasta que comenzaron a alimentarse como sus vecinos del sur: con mucha azúcar; y durante la última guerra mundial la caries perdió terreno entre los europeos porque el azúcar escaseaba mucho. No es imposible renunciar al hábito de comer dulces pero lo mejor es evitar adoptarlo desde la infancia; como los refrescos contienen muchísima azúcar, hay que enseñar a los niños a preferir el agua, los jugos de verduras y, si no es por sed sino por antojo, pan, fruta, nueces y cacahuates en lugar de refrescos, caramelos y galletas.

Pero todavía más importante que la cantidad de azúcar que se ingiere es el número de veces que la boca se llena de caramelos, chiclosos, mermeladas y otros dulces; es menos dañina la que se ingiere durante las comidas que la ingerida entre éstas. La razón es que la saliva puede reparar el daño que la interacción del azúcar y las bacterias causa en los dientes, pero no si éstos están constantemente impregnados de sustancias dulces.

Los efectos del fluoruro

El flúor es un mineral importante para la prevención de la caries, incluso desde que los dientes comienzan a brotar. La manera más eficaz de obtener sales de flúor es que estén contenidas en el agua que se suministra a las casas; en las ciudades del mundo donde se añade fluoruro al agua (desde hace más de 30 años en algunas) los habitantes sufren menos caries que los de otros lugares. Y en los lugares donde el flúor está contenido de modo natural en el agua, los residentes tienen mayor resistencia a la caries, en proporción a la cantidad de flúor contenido en el agua.

Cuando el agua está fluorada en proporción de una parte por millón, no se produce ningún perjuicio, según todas las pruebas existentes al respecto. Cuando la proporción es de tres partes de fluoruro por un millón de agua, pueden aparecer en los dientes unas manchas blancas o de color café (como cuando a los niños se les suministran ciertos antibióticos). Y cuando la proporción de fluoruro es menor que una parte por millón, tal vez el dentista recomiende dar a los niños mayores de 13 años tabletas o gotas que lo contengan. Los dentífricos y enjuagues bucales fluorados ayudan a prevenir la caries.

La placa bacteriana que suele acumularse entre los dientes y alrededor de las encías es la principal causa de caries y de gingivitis; compuesta de millones de bacterias, llega a formar el sarro y produce aspereza al contacto con la lengua. El azúcar hace que las bacterias produzcan un ácido que perfora el esmalte de los dientes, y entonces otras bacterias provocan la caries.

Recientemente se ha probado una vacuna que en animales reduce la caries hasta en 75 por ciento, y es probable que su perfeccionamiento sea de gran trascendencia para la salud dental humana.

En realidad, son muchos más los dientes que se pierden por trastornos de las encías que por la caries. La causa es la placa bacteriana, que inflama las encías y a la larga hace que se separen de los dientes; las encías se acortan y dejan un hueco por el que entran las bacterias hasta que los dientes se aflojan. La mejor prevención es cepillarse los dientes, usar hilo dental, darse masaje en las encías y enjuagarse bien la boca; además, hay que ir al dentista cada seis meses.

El dentista moderno

Hoy día visitar al dentista no es tan temible como antes; el perfeccionamiento del instrumental odontológico y el cuidado del buen aspecto de los consultorios han hecho mucho para atraer y tranquilizar a los nerviosos pacientes.

Algunos de los adelantos recientes son un material de relleno que se utiliza en los dientes frontales y que no se distingue de éstos en cuanto a color y textura; selladores para las fisuras, y plásticos para cubrir los huecos de los dientes posteriores. Las coronas se usan para restaurar los dientes carcomidos por la caries: la ortodoncia (corrección de las irregularidades dentales) suele durar dos años y es muy eficaz si se efectúa entre los 12 y 16 años de edad; se usan también frenos de plástico invisible para no afear la apariencia de los adolescentes.

LA HIGIENE BUCAL

Para prevenir la gingivitis y la caries es imprescindible contar con los utensilios adecuados (derecha). Las tabletas reveladoras de placa bacteriana son especialmente útiles para que los niños, al ver cómo ésta se colorea, la identifiquen y comprendan la necesidad de lavarse los dientes con regularidad. El espejo dental sirve para detectar la placa bacteriana en la parte interior de la dentadura. Los mejores dentífricos y enjuagues bucales son los que contienen fluoruro; hay que usarlos por lo menos dos veces al día. Los diversos tipos de cepillos dentales sirven para usos específicos, y el hilo dental es indispensable para limpiar los espacios entre los dientes.

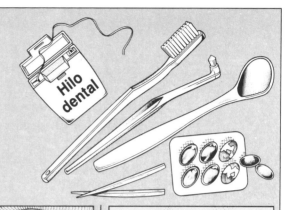

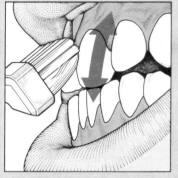

CEPILLADO
Use un cepillo pequeño, suave o mediano, y un dentífrico fluorado. Sostenga el cepillo en un ángulo de 45° respecto de la dentadura y cepille cada diente hacia arriba, hacia abajo y hacia los lados.

Abarque unos cuantos dientes en cada etapa y acostúmbrese a cepillarlos también por la parte interior: empiece por ésta, siga con la zona de masticación y termine en la parte exterior.

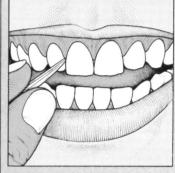

MASAJE
Con un palillo de madera, un cepillo interdentario o una punta de hule dése masaje en las encías y elimine la placa bacteriana. Raspe con delicadeza entre los dientes y en el borde de las encías, pero sin forzar los dientes que estén muy juntos.

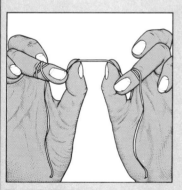

EL HILO DENTAL
Corte un pedazo de hilo dental y enróllelo en ambos dedos cordiales hasta dejar un tramo útil de unos 10 cm. No use hilo común, pues se lastimaría las encías.

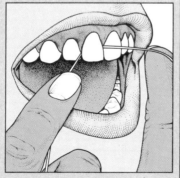

Pase con suavidad el hilo entre los dientes, frotándolo contra la parte interior y hacia la encía pero sin lastimar ésta. A veces hay que destrabar el hilo, moviéndolo hacia atrás y hacia adelante.

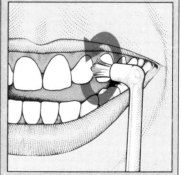

El cepillo interdentario tiene la cabeza muy delgada y sirve para limpiar los espacios más inaccesibles de entre los dientes. Úselo con un movimiento circular y preste especial atención a las muelas.

MANOS Y UÑAS

¿Se muerde usted las uñas?

Se trata de un hábito frecuente y no hay por qué avergonzarse por ello, pero haga usted acopio de fuerza de voluntad para corregirlo.

Siga los siguientes consejos, o haga que sus hijos los sigan si se muerden las uñas.

● Tome la decisión de corregir el hábito.

● Acostúmbrese a cuidar sus manos con esmero; use alguna loción especial.

● Cuando una uña tenga rugoso el perfil, recurra usted a las tijeras o a una lima en vez de esperar a sentir el impulso de morderla.

● Primero deje crecer una sola uña, luego dos y así sucesivamente hasta que sólo se pueda morder una; el último paso será no morderse ninguna.

● Pida a sus amigos y familiares que le recuerden su decisión si lo ven mordiéndose las uñas.

● Póngase en las uñas un esmalte de mal sabor.

● Premie su perseverancia: si deja de mordérselas durante un mes, dése algún gusto especial.

● Trate de determinar qué situaciones lo impulsan a morderse las uñas y procure evitarlas.

● Recurra a un psicólogo si el hábito es incontrolable.

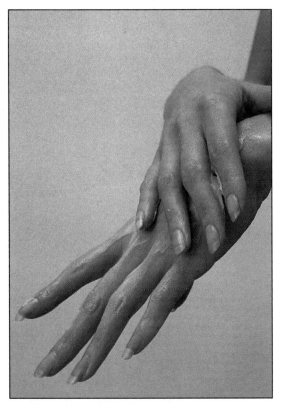

Después de enjabonarse las manos, enjuáguelas y séquelas del todo. No basta con comprar guantes protectores, hay que usarlos, pero los de hule pueden irritar y agrietar la piel; los mejores guantes son los de plástico y los que tienen forro interior de algodón. Recuerde que hay guantes especiales para jardinería. Póngase loción para las manos, sobre todo en los nudillos y alrededor de las uñas.

Las expresivas manos manifiestan el grado de bienestar de la persona, su tipo de trabajo, su edad, su grado de nerviosismo y de autoestima y también pueden revelar los primeros signos de ciertas enfermedades e insuficiencias nutricionales. Siempre expuestas a un trato duro, sufren los extremos de temperatura, los efectos del agua y de la tierra y la irritación causada por determinadas sustancias químicas, como las contenidas en los detergentes.

Las manos hablan sin decir palabra; su silencioso movimiento expresa los más contrastantes sentimientos, no sólo mediante el gesto sino también mediante el tacto, mundo siempre nuevo que forma la parte más indefinible del bienestar: nadie puede menospreciar la persuasiva y deliciosa fuerza de una caricia.

Ejercicios para las manos y las muñecas

Para que las manos y las muñecas se mantengan ágiles conviene hacer algunos ejercicios con cierta regularidad (al ver la televisión, por ejemplo). Pruebe usted el siguiente ejercicio: ponga las manos sobre las piernas, o sobre los brazos de una si-

Las uñas

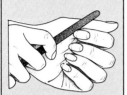

Las uñas son placas de queratina. Sus células se multiplican con rapidez desde la matriz, que es la media luna que se observa en la base, alimentada por diminutos vasos sanguíneos.

Cómo cuidarlas

● Hay que recortarse las uñas para que no se partan, y limarlas con una lima de lija; las limas de metal suelen dejar rebabas y partir las uñas.

● Lo mejor es limarlas de los lados hacia la punta, pero sin limar demasiado aquéllos y sin cortarlos para evitar las uñas enterradas. Si se rasga la piel, puede infectarse y causar mucho dolor.

● Muchos trastornos de las uñas no son causados por deficiencias alimentarias sino por descuido, por contacto prolongado con el agua y con sustancias irritantes y por falta de la debida protección con guantes. Cuando los dedos sufren rigidez, hay que hacer con ellos el mayor ejercicio posible.

lla; estire y separe lo más que pueda todos los dedos y luego aflójelos. Hágalo de 10 a 15 veces.

Para dar mayor flexibilidad a las muñecas, extienda hacia el frente los brazos; entonces mueva las manos apuntando con los dedos hacia arriba y hacia abajo alternadamente, 10 veces. Sin bajar los brazos, haga girar las manos desde las muñecas, entre 5 y 10 veces.

El cuidado de las uñas

Las uñas de las manos crecen alrededor de 1.5 cm cada tres meses; las de los pies, menos de 1 cm en ese lapso. Su grado de crecimiento varía de una persona a otra, pero es falso que mordérselas haga que crezcan más deprisa.

Aunque se componen de queratina, material inerte y duro, afinan el sentido del tacto en los dedos y los vuelven diestros para coger objetos muy pequeños; en cambio, quienes se muerden las uñas pierden esa habilidad.

El aspecto y el estado general de las uñas revelan el grado de salud física y psíquica de la persona. Las enfermedades graves o traumáticas pueden ocasionar que durante cierto tiempo las uñas crezcan más despacio que lo normal y que en ellas aparezca un surco transversal, que indica aproximadamente cuándo se inició el padecimiento. La falta de hierro suele hacer que se hundan por el centro, como una cuchara, pero no es cierto que las uñas quebradizas se deban a deficiencias vitamínicas o de minerales, y por lo tanto no mejoran por más que se ingieran proteínas, gelatina, queso u otros comestibles.

Para las uñas quebradizas el mejor remedio es mantenerlas cortas y, por las noches, ponerse alguna loción para las manos. Las manchas blancas suelen deberse a pequeñas lesiones de la matriz de la uña y no a una falta de calcio; tienden a desaparecer conforme la uña crece.

Todos los trabajos manuales deterioran las uñas, así que conviene mantenerlas cortas. Los bordes partidos y la fragilidad de las uñas son efectos frecuentes del agua, los detergentes y la acetona; es muy aconsejable usar guantes de hule si se han de tener en agua las manos durante más de 5 minutos, y aplicarse esmalte para uñas en la base y en la punta de éstas.

Los defectos de coloración pueden deberse a muchas causas: por ejemplo, fumar, tener mala salud y usar determinados esmaltes para uñas; suelen desaparecer al crecer éstas.

La cutícula

La cutícula es el borde de piel que se forma en la base de las uñas; las pequeñas rasgaduras que a veces sufre pueden infectarse, así que cada mes hay que empujarla hacia atrás.

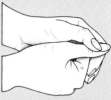

Para suavizar la cutícula hay que aplicarle un poco de crema; las hay especiales para la cutícula.

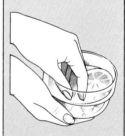

Después hay que mojar las uñas en agua tibia.

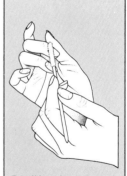

Por último, hay que empujar hacia atrás la cutícula con un palito de naranjo o con un aplicador de algodón.

LOS PIES

Casi todo el mundo nace con pies perfectos, pero después una de cada cinco personas sufre algún trastorno en ellos. En promedio los pies caminan cada año alrededor de 2 000 km, la mayor parte del tiempo metidos en zapatos, calcetines y pantimedias que los aprietan demasiado; raras veces se salvan de la incomodidad.

Al estar de pie la persona, cada pie soporta la mitad del peso, pero al caminar o al correr, éste pasa alternadamente de un pie al otro. El empeine distribuye el peso desde el talón hasta los dedos y proporciona casi todo el apoyo necesario para erguir el cuerpo; los músculos, tendones y articulaciones dan movilidad y flexibilidad al pie. La articulación de la base del dedo gordo es muy vulnerable a la tracción, sobre todo cuando el talón está apoyado en un tacón alto y la suela del zapato está hecha de materiales muy rígidos.

Los zapatos de los niños

Como los huesos infantiles son relativamente blandos, los zapatos inadecuados pueden llegar a deformarlos de por vida. Ponerle zapatos a un bebé antes de que sepa caminar le debilita los músculos de los pies y les resta flexibilidad; para aprender a caminar, lo mejor es estar descalzo o sólo con los calcetines puestos, porque así los pies pueden tener mayor contacto con el piso. Los zapatos no deben usarse antes de saber caminar bien.

Los calcetines y los "mamelucos" no deben oprimirles los pies a los niños de muy corta edad; como el bebé crece con más rapidez que el dinero, lo mejor es recortarle al trajecito los pies y ponerle calcetines al pequeño. Para evitar que los niños usen zapatos inadecuados, hay que medirles el ancho y el largo de los pies cada tres meses y escoger zapatos holgados (la mayoría de los especialistas recomiendan que los zapatos tengan unos 2 cm de margen interior).

Calzado para los adultos

Los zapatos deben ser muy flexibles, suaves (sobre todo en el ángulo del dedo gordo) y a la vez firmes en el empeine; los mejores son los de agujetas o los de trabilla ajustable, porque sujetan el pie y evitan que se deslice sobre la suela y que los dedos se apretujen en la punta.

Deben ser por lo menos 1.25 cm más largos por dentro que el pie, y lo bastante anchos como para que los dedos puedan moverse con holgura y mantenerse rectos. Al probarse los zapatos, póngase de puntillas: si los talones se le salen, escoja otro par. Los de tacón bajo son más cómodos que los de tacón alto porque el peso del cuerpo se distribuye mejor; para prevenir el dolor de pies, hay que usar cada día zapatos de distinta altura que los del día anterior. Los tacones de más de 6 cm sólo deben usarse en raras ocasiones.

Para practicar deportes hay que usar también zapatos adecuados: muy holgados para que no opriman el pie al calentarse, muy estables para que den buen apoyo, y de suela antiderrapante.

Los calcetines, medias y pantimedias de materiales sintéticos pueden ser perjudiciales porque no permiten que los pies se ventilen bien, lo que da origen a infecciones por hongos.

TENIS PARA CORRER

Un buen par de tenis para correr puede durar unos 2 000 km. Hay que probarse los tenis con los calcetines que se usarán para correr; los mejores tienen remates de piel genuina o de lona y plantillas acojinadas.
1. Las suelas con dibujo de relieve profundo amortiguan el impacto del pie contra el suelo, lo que repercute en las piernas y en la columna vertebral al correr sobre superficies muy duras.

2. Las suelas con dibujo de escaso relieve están especialmente diseñadas para correr sobre superficies blandas.
3. Las suelas deben ser muy flexibles en la base de los dedos (rosa pálido) no en el empeine (rosa oscuro).
4. El talón debe tener un ribete firme para que el pie no se doble lateralmente, pero no debe causar roce. Hay tenis que permiten regular el ajuste del pie.

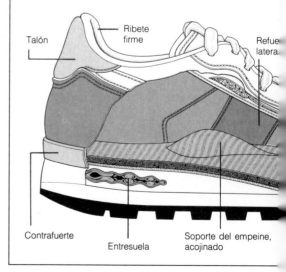

Talón — Ribete firme — Refue latera

Contrafuerte — Entresuela — Soporte del empeine, acojinado

Especialidades y ejercicios

Los podólogos son médicos especializados en cuidar la salud de los pies y prestan servicios de mucha utilidad, sobre todo para aquellas personas que, debido a la enfermedad o a la edad avanzada, no pueden cuidárselos por sí mismos.

Los servicios de los pedicuristas son prácticamente un lujo, pero en la mayoría de los casos estos profesionales dejan los pies como nuevos: ayudan a evitar el engrosamiento de la piel y el mal crecimiento de las uñas.

Ciertos ejercicios son muy beneficiosos para los pies: extender y doblar los dedos alternadamente, y flexionar hacia dentro y hacia fuera todo el pie. Para mejorar la circulación y la fuerza de los pies, conviene hacerlos girar desde los tobillos. Caminar descalzo fortalece los músculos; es bueno hacerlo con frecuencia.

1.

2.

3.

Agujetas ajustables

Material natural (piel, lona, etc.)

Puntera

Plantilla acojinada

CÓMO REMEDIAR LOS TRASTORNOS MÁS FRECUENTES DE LOS PIES		
Trastorno	**Causa**	**Qué hacer**
Pie de atleta	Hongos que proliferan entre los dedos y que provocan comezón, irritación y descamación de la piel. La infección puede extenderse a las uñas.	Lavarse los pies con agua y jabón una o dos veces al día, secárselos bien (sobre todo entre los dedos) y usar un fungicida en polvo o pomada. Cambiarse de calcetines o medias todos los días y usarlos de algodón; ponerse sandalias lo más posible.
Juanete	Los zapatos inadecuados hacen que se inflame, se engruese y se deforme la articulación del dedo gordo. Suele afectar a personas de una misma familia.	Usar zapatos que no aprieten los dedos. A veces se necesita una operación quirúrgica.
Callo	El engrosamiento y endurecimiento doloroso de la piel de las plantas y los dedos de los pies (sobre todo el más pequeño) se debe al uso de zapatos demasiado ajustados.	No usar zapatos apretados; cambiar de calzado con frecuencia. En los niños son un signo alarmante de mal calzado. Los parches especiales son de ayuda, pero a veces hay que acudir al podólogo.
Uña enterrada	Si se recorta demasiado, al crecer la uña penetra en la carne de los lados del dedo y provoca dolor e infecciones.	Usar zapatos y calcetines cómodos; no cortarse los bordes de la uña. Si está demasiado enterrada, hay que acudir al médico.
Verruga	Se debe a una infección viral y es bastante frecuente en los niños.	Aplicarse algún ungüento especial prescrito por un dermatólogo o podólogo.
Sudor excesivo	Las glándulas sudoríparas de los pies son demasiado activas.	Vigilar la higiene de los pies; no usar calcetines de materiales sintéticos; usar zapatos de piel, abiertos, y ponerse sandalias con más frecuencia. Usar polvo desodorante.

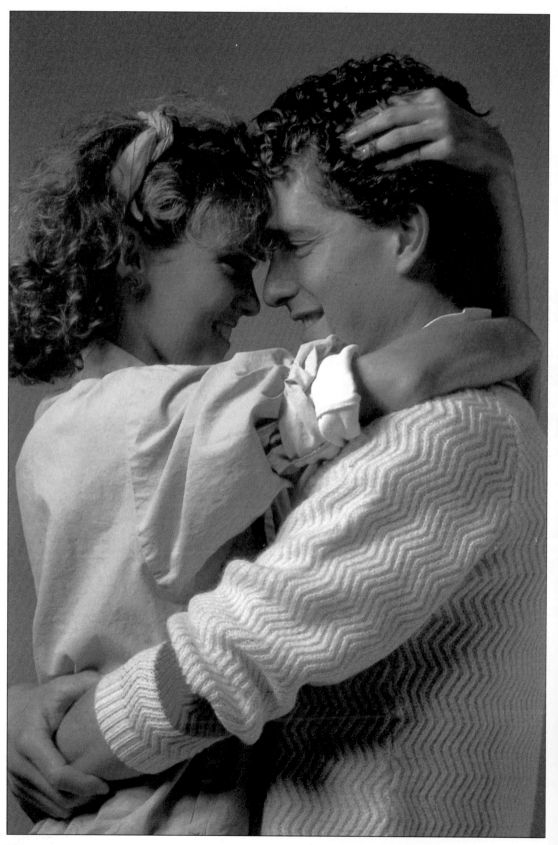

LA SEXUALIDAD

La vida sexual plena es para el bienestar un elemento indispensable pero no siempre fácil de alcanzar y conservar, a pesar de que todo el mundo tiene en principio la capacidad para lograrlo. Los obstáculos son muy variados y tienden a ser de índole educacional y psicológica: falta de conocimiento de la respuesta sexual, sentimientos de culpabilidad, inseguridad, ignorancia sobre los métodos anticonceptivos, tensiones que se originan en otros aspectos de la existencia y que repercuten en la vida de relación íntima... Cuando ésta marcha mal, pocos son los que a ciencia cierta saben qué hacer.

Es muy importante comprender que la actividad, la actitud y la experiencia sexuales evolucionan con la edad, a la par que se desarrolla el cuerpo y que florecen y fructifican las emociones. En el presente capítulo se examina el desarrollo sexual desde la infancia y la adolescencia, años formativos, hasta la edad madura y la menopausia. Proporciona la necesaria información sobre las funciones sexuales, los métodos anticonceptivos y la vigilancia de la salud; también trata acerca de los problemas que pueden alterar o impedir la plenitud de la vida íntima. Finalmente, este capítulo muestra cómo, con conocimiento y comprensión, con atención y esfuerzo, puede lograrse dicha plenitud, en bien de la felicidad personal, de la pareja y de la familia.

EL DESARROLLO SEXUAL/1

Los impulsos sexuales son instintivos o se heredan, pero la conducta sexual requiere un aprendizaje. Desde la edad de tres o cuatro años los niños se dan cuenta de las diferencias sexuales: les atrae y les gusta tocar otros cuerpos y ser tocados, y como los genitales masculinos son más notorios que los femeninos, los niños tienden a familiarizarse con los sentimientos sexuales antes que las niñas.

El inicio de la pubertad marca el comienzo de una etapa turbulenta y difícil, en que la timidez y el egocentrismo propios de la adolescencia se intensifican por los conflictos internos de la joven persona que lucha por afirmar su autonomía sabiendo cuán dependiente de sus padres es aún en lo emotivo y en lo económico; además, en algunos casos lo anterior coincide con una preocupación por algún posible retraso de su desarrollo físico. Por provisionales que sean las actitudes que hacia la sexualidad se establezcan en esta etapa, tendrán más tarde repercusiones profundas; los padres, a pesar de todas las dificultades, deben ser comprensivos para que sus hijos logren asentar una sexualidad sana y maduren sin demasiados problemas.

El desarrollo sexual abarca casi una década: de los 10 a los 18 años para ambos sexos, aunque tiende a iniciarse y terminar antes en las muchachas que en los muchachos.

Los cambios físicos de la mujer

La pubertad femenina empieza aproximadamente dos años antes del inicio de la menstruación, cuando la glándula hipófisis comienza a segregar unas hormonas que a su vez estimulan en los ovarios la secreción de estrógeno, hormona que desencadena el desarrollo de los caracteres sexuales secundarios de la mujer.

Los senos son los primeros en desarrollarse; crece la areola, zona pigmentada que rodea el pezón, y conforme los senos se agrandan, la grasa se acumula en ellos dándoles un contorno redondeado. Este proceso dura unos dos años y medio, y es muy común que un seno empiece a desarrollarse antes que el otro. El vello púbico comienza a aparecer y gradualmente adquiere mayor pigmentación, grosor y encrespamiento. El vello axilar brota al aproximarse la menarquia o primer periodo menstrual. La pelvis se ensancha y la grasa se concentra en ella y en los muslos y el abdomen.

La menarquia señala en forma especialmente significativa la cercanía del pleno desarrollo sexual; los ovarios, estimulados por la hipófisis, liberan estrógeno y progesterona, hormonas que regulan el ciclo menstrual. Por lo regular la menstruación comienza a los 13 años pero puede iniciarse a los 10, o a los 17 o 18.

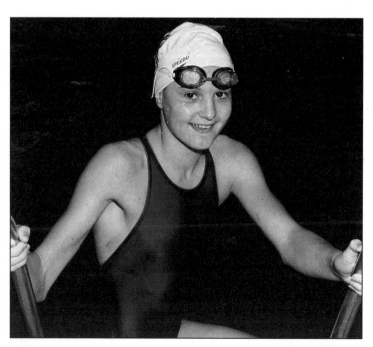

Muchas atletas alcanzan su máximo desempeño durante la adolescencia. Esta culminación parece coincidir con el último "estirón", que las hace llegar a su mayor desarrollo físico. Debe alentarse en todas las muchachas la práctica de los deportes, que de ningún modo les restará feminidad y, en cambio, favorecerá grandemente su salud y bienestar.

La plena capacidad para concebir no suele alcanzarse sino hasta unos meses después de la menarquia, cuando los ovarios ya se han desarrollado lo suficiente para liberar con regularidad óvulos maduros, el útero ya ha alcanzado el tamaño necesario para alojar al feto y aparece ya el lubricante vaginal que facilita la relación sexual.

Algunas muchachas reciben con alegría la menarquia, pues es señal de que pronto serán adultas; pero otras sienten un temor subconsciente a las responsabilidades de esa etapa y tratan de refugiarse en las actitudes propias de la niñez que aún no han dejado del todo.

El desarrollo físico presenta enormes diferencias entre una muchacha y otra. En general las niñas tienen menor estatura que los niños, pero hacia los 11 años dan un "estirón" sorpresivo; a los 13 años suelen ser más de 2 cm más altas que los varones, y como sus huesos crecen y maduran con rapidez, a los 14 casi todas han crecido lo que tenían que crecer mientras que los chicos apenas están empezando a hacerlo.

Los cambios físicos del varón

La pubertad masculina suele empezar a los 12 años. La hipófisis comienza a segregar gonadotrofinas, que en los testículos estimulan la secreción de andrógenos y, más tarde, de espermatozoides. Al cabo de unos 12 meses los testículos liberan testosterona, hormona que desencadena el desarrollo de los caracteres sexuales secundarios del varón.

Alrededor de la base del pene empieza a brotar un vello que poco a poco se vuelve denso, grueso y encrespado; un par de años después crece vello en las axilas, el mentón y arriba del labio superior, y pronto llega el momento en que el muchacho tiene que rasurarse el bigote y la barba. En el pecho y a veces en la espalda crece pelo; la piel y el cabello se vuelven más grasosos que antes y el cuerpo comienza a despedir un olor característico.

A los muchachos, el aspecto de su desarrollo físico que más les llama la atención es la maduración de los órganos genitales. El escroto cambia de color y de textura, los testículos se agrandan y comienzan a producir espermatozoides, y el pene crece y se vuelve eréctil; son comunes las eyaculaciones nocturnas (descargas de semen durante el sueño). Los muchachos están en capacidad de engendrar desde que los espermatozoides son completamente maduros. En algunos casos se les abultan un poco las tetillas, pero sólo en forma transitoria.

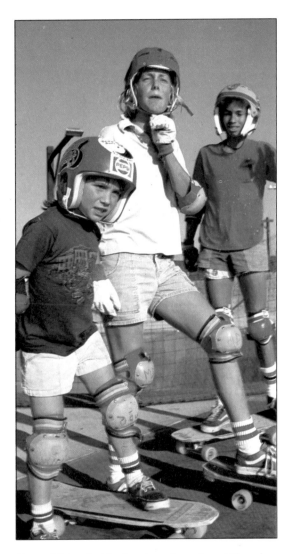

Estos chicos de 14 años demuestran cuán variable es el ritmo de crecimiento individual. De los tres, sólo el que aparece en el centro ha dado el "estirón".

El ritmo de crecimiento de los varones es muy variable; a veces dan el "estirón" a los 13 años, pero es más común a los 16; alcanzan su estatura máxima entre los 18 y los 21. Primero les crecen las manos y los pies, luego los brazos y las piernas y por último el tórax. Cuando los huesos ya han alcanzado su máximo desarrollo, los músculos se fortalecen y en general el cuerpo embarnece; mientras tanto, los rasgos faciales se acentúan y la voz cambia debido al engrosamiento de las cuerdas vocales y al agrandamiento de la laringe.

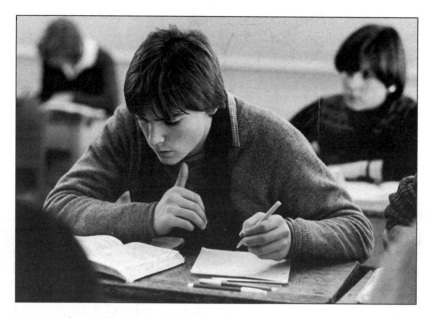

La adolescencia suele ser un periodo de presiones académicas. Para algunos muchachos el estudio se convierte en un pretexto para aislarse, que más tarde puede llevarlos a sentirse inseguros ante las mujeres; otros descuidan el estudio porque los sentimientos sexuales los distraen. Es evidente la importancia de hallar el equilibrio entre ambos extremos.

Los cambios mentales y emotivos

Los adolescentes, a la par que cambian en lo físico, tienen que bregar con las presiones sociales y buscar su identidad individual; seguramente los halaga su nueva apariencia física y el poder probar nuevas formas de expresión, pero también es lógico que las presiones psicológicas a que los sujetan tantos cambios les causen drásticos bandazos de humor e inseguridad emocional.

La mejor manera de habérselas con la inseguridad consiste en adaptarse al grupo de coetáneos, dentro del cual los muchachos ventilan sus inquietudes y ensayan nuevas formas de conducta. Es inevitable que surjan conflictos entre los adolescentes, ávidos de independencia, y sus padres y otros adultos, ansiosos por no perder la riendas; la rebeldía contra toda autoridad se manifiesta de múltiples maneras: fumando, ingiriendo bebidas embriagantes e incluso probando drogas, adoptando posturas políticas radicales y vistiendo atuendos extravagantes... todo lo cual puede resultar muy difícil de sobrellevar para los padres.

Lo que hay que decirles a los hijos

En casi todas las escuelas se imparte educación sexual, pero no pocas preguntas quedan sin respuesta porque la timidez impide plantearlas.

● Cuando las púberes se acercan a la edad de menstruar (puede ser a los 10 años), hay que explicarles qué significa para que el inicio del ciclo menstrual no las asuste.

● Los hijos deben estar bien enterados de las diferencias anatómicas básicas entre ambos sexos y de los principios que rigen la reproducción. No hay que esperar a que otras personas les digan las cosas... al revés de como en realidad son.

● Los hijos deben estar bien informados acerca de los métodos anticonceptivos.

● Hay que explicarles, sin alarmismo, las posibles consecuencias del contacto sexual: por ejemplo, quedar embarazada, el ser padre de un hijo sin haberlo previsto o contraer una enfermedad.

● Es indispensable alentarlos a que se responsabilicen de su comportamiento sexual y a que hablen abiertamente con sus padres acerca de los aspectos sexual y emotivo de sus relaciones amorosas; esto los ayudará a forjarse una sólida moral sexual.

● No hay que hacer mofa ni disimulo del tema de la masturbación, sino que hay que ubicarlo dentro del contexto de los impulsos sexuales normales.

El despertar sexual

Durante la adolescencia crece el deseo sexual; la masturbación es común en varones y en mujeres, al igual que el enamorarse de personas del mismo sexo. La masturbación y las fantasías sexuales pueden dar origen a sentimientos de culpabilidad, pero los adolescentes deben entender que se trata de fenómenos normales, no de perversiones ni de prácticas nocivas para la salud.

La curiosidad, aunada al despertar del impulso sexual, incita el interés por el sexo opuesto; los adolescentes necesitan hallar una identidad sexual que responda a sus deseos así como al ambiente moral circundante, pero la experimentación a veces da por resultado rechazo, confusión y ridículo angustiantes, que influyen adversamente en las relaciones subsecuentes.

Aunque la mayoría de los padres y los maestros niegan hacer distinción de sexos, el hecho es que casi todos los niños y las niñas se identifican desde pequeños con los adultos de su mismo sexo y gustan de imitarlos: juegan "al papá y a la mamá", "al doctor y la enfermera", etc. Conforme crecen, es natural que la influencia y el ejemplo de los adultos abarquen un mayor número de actividades y no sólo los juegos.

Los cambios de actitud sociales y el rechazo a la discriminación sexual han hecho posible que todo el mundo pueda realizar actividades que anteriormente se consideraban exclusivas de uno de los sexos, pero esto de ningún modo significa que los estereotipos tradicionales hayan llegado a su fin; por ejemplo, en el cine, la televisión y la prensa, aun cuando ahora las mujeres aparecen como emprendedoras y los hombres como tiernos y amorosos, aquéllas aún son presentadas a menudo como objetos sexuales regidos en última instancia no tanto por la razón sino por las emociones, y los varones, siempre como dueños de la situación y sexualmente dominantes. Por su parte, los jóvenes tienden a asimilar tales estereotipos y a tomar como modelos a los personajes que aparecen en las pantallas, al grado de poder llegar a creer que la vida misma se apegará a las reglas de la ficción.

El trazarse una moral sexual exige por lo regular más madurez que la que suele tener un adolescente. Algunas muchachas reprimen su sexualidad y se obsesionan por actividades "neutras", como los deportes, mientras que otras caen en el extremo opuesto y quieren ser "estrellas de cine" o se vuelven promiscuas, muchas veces impulsadas por las presiones de sus coetáneas y por su propia confusión respecto a la sexualidad. Por su parte, algunos muchachos ocultan su intensa atracción por las mujeres y fingen indiferencia.

Pero las respuestas del adolescente no sólo están condicionadas por su grupo de amigos sino, desde luego, por la actitud de sus padres. Si la actitud de estos últimos no es sana, el adolescente quizá tenderá a relacionar la sexualidad con la culpabilidad, lo que le acarreará problemas en su vida adulta; en cambio, una actitud saludable por parte de los padres ayudará a que los hijos también reaccionen sanamente.

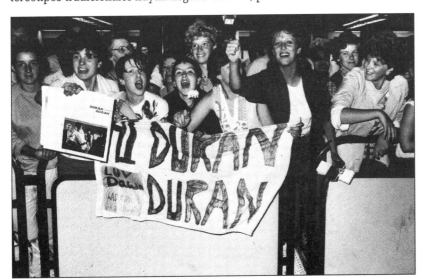

La exaltación que se manifiesta en algunos conciertos de música "pop" da pie para que algunas muchachas liberen sus frustraciones sexuales, huyan de la forma de vida de sus padres y vistan de un modo afín a la moda de sus coetáneas.

Las diferencias de actitud hacia el sexo y hacia el establecimiento de relaciones entre la mujer y el hombre se deben a las características inherentes a cada persona al alcanzar la madurez.

Los órganos genitales masculinos

El pene es un cuerpo cilíndrico de tejido esponjoso y eréctil cuya punta, el glande, es la parte más sensible, cubierta por un pliegue cutáneo llamado prepucio (la circuncisión consiste en extirpar dicho pliegue). Los testículos, contenidos en el escroto, segregan testosterona y producen espermatozoides; estos últimos pasan al epidídimo, donde maduran, y después son llevados a lo largo de los conductos deferentes, cruzan la próstata y llegan a los conductos eyaculatorios, que desembocan en la uretra (conducto que nace en la vejiga y termina en la punta del pene). En el adulto los espermatozoides se producen en forma continua y son eyaculados o, en ausencia de eyaculación, son reabsorbidos por el organismo.

Durante la estimulación sexual los órganos genitales sufren una serie de cambios en varias etapas. En la etapa excitativa la sangre afluye al pene y causa su erección; la piel de todo el cuerpo se vuelve muy sensible, la respiración se hace profunda y rápida y el pulso cardiaco aumenta.

En la etapa culminativa el pene alcanza sus máximas dimensiones y los testículos se agrandan, y durante ella suelen brotar del glande unas gotas de líquido seminal (que, por contener algunos espermatozoides, puede causar el embarazo).

Durante la tercera etapa u orgasmo, los espermatozoides se mezclan con los líquidos seminal y prostático y forman el semen propiamente dicho, que es expelido con fuerza por una serie de contracciones del pene. En la etapa resolutiva el organismo vuelve a su estado de reposo.

Los órganos genitales femeninos

La parte externa de los órganos sexuales femeninos está formada por el clítoris, eréctil, muy sensible y cubierto por un pequeño pliegue de piel, y la vulva, que a su vez consta de los labios mayores y los labios menores (externos e internos, respectivamente). En la parte interior del cuerpo se hallan la vagina, conducto muscular que termina en el cuello del útero o cérvix, y el útero. Por último, el himen es una delgada membrana situada en la vagina; se rompe debido a la penetración del pene o a un ejercicio muy vigoroso.

En la mujer, al igual que en el hombre, existen cuatro etapas de estimulación sexual. En la etapa excitativa, un acto reflejo hace que a los órganos

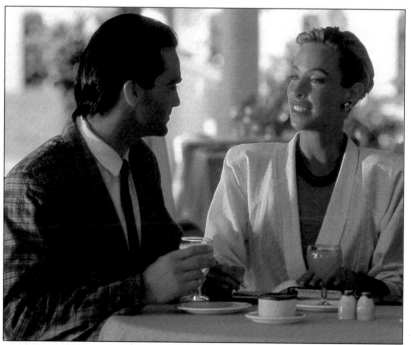

El modo en que el hombre y la mujer se miran y sus actitudes corporales —el "lenguaje" del cuerpo— son estímulos sexuales en todas las culturas.

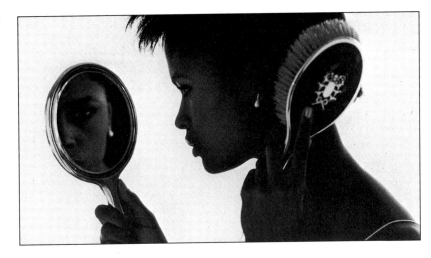

La mayoría de las personas procuran cuidar su apariencia para atraer a los demás y para exteriorizar la imagen que tienen de sí mismas.

genitales, externos e internos, afluya la sangre; la vagina se expande y segrega un líquido lubricante que facilita el acto sexual. Los senos suelen agrandarse y puede producirse una erección de los pezones. La piel, especialmente en las zonas erógenas (es decir, sensibles a la estimulación sexual) se sensibiliza, la respiración se vuelve rápida y profunda, el pulso cardiaco aumenta y en ocasiones las mejillas y los senos enrojecen.

En la etapa culminativa, la entrada de la vagina se estrecha para sujetar al pene y se produce la erección total del clítoris, que retrocede en su pliegue. Cuando la mujer está plenamente excitada, puede alcanzar el orgasmo con sólo la estimulación del clítoris; en el hombre, el orgasmo coincide con la eyaculación.

En la etapa resolutiva los genitales femeninos vuelven a su estado normal conforme la sangre cesa de acumularse en ellos; la respiración se vuelve pausada y el enrojecimiento desaparece.

Comportamiento y excitación sexuales

La mayoría de las relaciones sexuales son motivadas en cierta medida por la libido o impulso sexual, pero lo que los hombres y las mujeres hacen para atraerse mutuamente y lo que los excita son aspectos muy condicionados por la cultura, por la asimilación de las experiencias personales y por las preferencias y necesidades de cada individuo.

En casi todas las sociedades el varón está sujeto a una serie de condicionamientos que lo hacen independiente, decidido, competitivo y resuelto en lo sexual. En muchos países el papel asignado a la mujer dentro de la sociedad está cambiando: antes debía ser pasiva, dependiente y, en lo sexual, mucho menos franca que el hombre, aunque siempre han existido excepciones; pero ahora se admite cada vez más que la mujer también sea independiente, resuelta y competitiva en su carrera profesional y en sus relaciones personales.

Ambos sexos procuran atraerse poniendo de relieve sus respectivas cualidades y sensibilizándose mutuamente mediante estímulos mentales, visuales y tactiles: una mirada, una caricia, un aroma, etc. Los hombres pueden mantenerse en un nivel de excitabilidad muy constante porque la secreción de testosterona es continua; en cambio, la excitabilidad de là mujer está influida por el ciclo menstrual y por lo tanto está sujeta a variaciones.

Acerca de ciertos mitos

La excitación sexual puede ser inhibida por el estrés, por sentimientos de culpabilidad o por preocupaciones derivadas de la falta de conocimientos y de experiencia sexuales. Por ejemplo, a algunos hombres les preocupa el tamaño del pene porque creen que influye en el grado de satisfacción de la mujer, y a algunas mujeres les preocupa el tamaño de la vagina, por similares razones; en realidad, la satisfacción no depende de las dimensiones de los órganos genitales. Otras personas creen que el hombre sabe por intuición cómo satisfacer a la mujer, pero no es así; la conducta sexual hay que aprenderla y, como cada persona tiene gustos y necesidades diferentes, la comunicación es indispensable para satisfacer a la pareja. Por eso es tan importante la relación dentro de la cual se establece el contacto sexual.

sociedad más flexible y promiscua. Durante algún tiempo, libres ya del temor de un embarazo imprevisto, las mujeres pudieron hacer como hacían los hombres: tener relaciones efímeras; la gente comenzó a experimentar con nuevas formas de entender la vida en común. Pero más recientemente, el miedo a contraer enfermedades venéreas y en particular el sida volvió a cambiar las actitudes e hizo que la gente tuviese más cuidado en la elección de sus parejas sexuales y se inclinase otra vez hacia un tipo de relación duradera.

Aun así, persiste el efecto de ciertos cambios iniciados en las décadas de 1960 y 1970. Son muchas las mujeres que hoy se dedican a sus carreras, a veces combinándolas con la vida marital y la maternidad, y, aunque el matrimonio continúa siendo el ideal de muchas personas, cada vez son más las que optan por casarse no tan pronto y por tener menos hijos que antes, o que prefieren vivir solas o en unión libre. Todo esto, aunado a un alto índice de divorcios, significa que la vida familiar ha sufrido un cambio sustancial.

Homosexualidad

Por un lado, la homosexualidad se define como la atracción sexual que una persona siente por otra del mismo sexo; por otro lado, muchas personas se enamoran de otras del mismo sexo al comienzo de la adolescencia e incluso llegan a tener relaciones con ellas y, sin embargo, no puede decirse que sean propiamente homosexuales. La verdadera homosexualidad es, pues, la atracción preferente o exclusiva hacia personas del mismo sexo. Aunque es cada vez más aceptada, aún subsisten muchos mitos y prejuicios en contra de la homosexualidad.

Ni los homosexuales varones son siempre afeminados ni las mujeres homosexuales son siempre hombrunas, del mismo modo que no todos los heterosexuales varones son "machos" ni todas las mujeres heterosexuales son "dulces y abnegadas". Tampoco es verdad que todos los homosexuales sean promiscuos.

A veces los homosexuales (hombres y mujeres) se casan y tienen hijos antes de darse cuenta de su verdadera preferencia sexual, y también hay personas bisexuales, es decir, que sienten atracción por personas de uno y otro sexos. A pesar de que la actitud de la sociedad ha cambiado, los homosexuales y los bisexuales suelen tener dificultad para integrarse en lo personal y en lo social; la comprensión de sus allegados les es de gran ayuda.

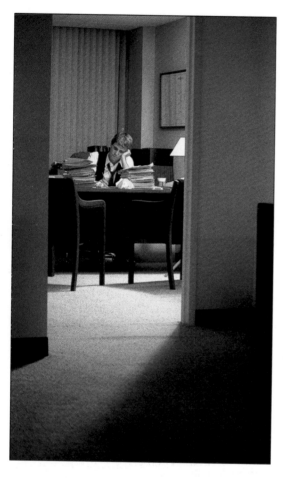

Las exigencias del trabajo *pueden obstaculizar el desenvolvimiento de una vida social sana; algunas personas las toman como pretexto para aislarse.*

Las relaciones

El tipo de relaciones que la gente busca está regido, como las actitudes sexuales, no sólo por los deseos y las necesidades sino también por la moral de la sociedad. Hasta hace relativamente poco, lo que se esperaba de un hombre joven era que tuviese varias relaciones breves —que hiciera "sus correrías"— mientras se consolidaba en su profesión u oficio y que después se casara, tuviera hijos y fuese el sostén de su hogar. De la mujer se esperaba que se casara, tuviera dos o tres hijos y que fuese una buena esposa y madre.

Pero la aparición de la píldora anticonceptiva en la década de 1960 contribuyó en gran medida a revolucionar aquellas actitudes y a dar origen a una

El ideal romántico del matrimonio existe aún, y muchas mujeres sienten que han fracasado si se quedan solteras.

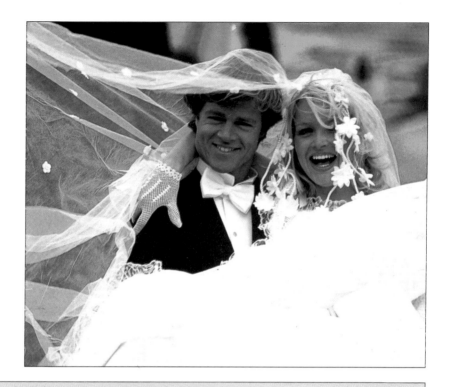

Las enfermedades venéreas

Las enfermedades que se transmiten por contacto sexual son un riesgo muy común, proporcional a la multiplicidad de personas con las que se tengan relaciones íntimas. Las precauciones básicas son las siguientes: usar condón (por su parte, los espermicidas de administración vaginal son eficaces para prevenir ciertas enfermedades, no todas). Orinar y lavarse los genitales antes y después del coito. Si se tiene (o se sospecha tener) una enfermedad venérea, hay que acudir sin tardanza al médico, informar a la pareja y no volver a tener relaciones sexuales sino hasta que el médico lo autorice.

Candidiasis

La candidiasis o moniliasis es una infección vaginal causada por un hongo similar a las levaduras. En las mujeres a veces no produce síntomas; otras veces provoca ardor o comezón en la vagina, o una secreción cremosa y blanca. En los hombres contagiados suele producir una erupción cutánea en el pene. Es curable con medicamentos de aplicación local.

Gonorrea

La gonorrea o blenorragia se debe a la bacteria *Neisseria gonorrhoae*. En los hombres los síntomas suelen ser ardor al orinar y una secreción amarillenta de la uretra; en las mujeres lo más común es que no se manifiesten síntomas. Es curable con antibióticos.

Herpes genital

Es causado por un virus y provoca úlceras dolorosas en la región genital que ceden en dos o tres semanas pero pueden volver a aparecer. Algunos fármacos ayudan a evitar las recaídas, pero no existe curación definitiva.

Sida

Es causado por un virus que destruye el sistema inmunológico de la persona, de tal modo que el organismo queda indefenso contra las infecciones. Hasta donde se sabe, el virus es transmitido por el semen, las secreciones vaginales y la sangre. El periodo de incubación varía entre tres meses y seis años. Aún no existe curación.

Sífilis

La sífilis es provocada por una bacteria y evoluciona en tres etapas. En la primera aparece una llaga en el punto de entrada de la infección; en la segunda se produce una especie de gripe y erupciones cutáneas, al mes o a los dos meses, y en la tercera puede haber ceguera, parálisis y la muerte. La sífilis es curable.

Uretritis inespecífica

Es muy común y no siempre se contagia por contacto sexual. Existen más de 70 causas posibles, entre ellas el virus del herpes, las tricomonas, las clamidias y el hongo causante de la candidiasis. Los síntomas son similares a los de la gonorrea: inflamación de la uretra, ardor al orinar y una secreción purulenta. Se cura con antibióticos específicos.

MEJORAR LA VIDA SEXUAL

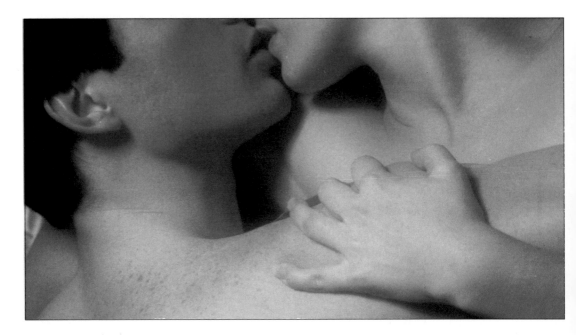

Cuando la pareja ya no disfruta como antes las relaciones sexuales, éstas se convierten en una fuente de tensión que afecta adversamente otros aspectos de la vida. No hay por qué resignarse a ello: la vida sexual puede volver a florecer y los problemas superarse.

Ayudar y ayudarse
En ocasiones las relaciones sexuales se vuelven tan monótonas, que uno o ambos miembros de la pareja quedan ''plenamente'' insatisfechos. Pero esto no ocurre de la noche a la mañana sino que es producto de la costumbre, que hace olvidar las sutilezas y los matices de los deseos de la otra persona, los cuales pueden cambiar al paso del tiempo. Las relaciones pierden entonces su atractivo y se convierten en un acto rutinario, casi mecánico, como cepillarse los dientes.

Para restaurar el disfrute sexual, lo primero que hay que hacer es sacudirse el polvo y ver de nuevo en la pareja a aquella persona especial que alguna vez llegó a inspirar los más vehementes deseos del corazón; es imprescindible restablecer con ella la comunicación íntima.

Cuando las relaciones sexuales ya no son plenas, hay que hablar francamente con la pareja pero sin herirla, sin perder de vista que el problema no es solamente suyo sino de ambos, y hay que buscar la forma de resolverlo. El simple hecho de hablar de

Si la relación erótica se vuelve esporádica o tediosa, ha llegado el momento de cambiar de actitud y usar la imaginación para descubrir en la pareja nuevas facetas y para hallar nuevas formas de intimar. Hay que expresar los problemas mutuos con sinceridad y delicadeza.

las mutuas frustraciones, tensiones e insatisfacciones, combinado con un honesto reconocimiento de los aspectos positivos de la relación, servirá para acercar a la pareja y para comprender que solamente el esfuerzo conjunto puede acarrear la felicidad sexual.

Sería un grave error sentirse fracasado en lo personal si de inmediato no se encontraran formas eficaces de mejorar la relación íntima con la pareja; más bien habría que considerar el problema como un incentivo para resolver una situación difícil pero susceptible de resolverse con un poco de paciencia y de ingenio. Existen numerosos libros que ayudan a solucionar dificultades específicas, y el médico familiar estará siempre dispuesto a dar consejo e ideas al respecto.

Los problemas sexuales
Es mucha la gente que en un momento u otro tiene que hacer frente a algún problema sexual; a veces éste se debe a circunstancias pasajeras, como cuando el exceso de alcohol inhibe la erección del pene o cuando las tensiones de un mal día restan excita-

¿Qué tan satisfactoria es su vida sexual?

¿Se encuentra usted en alguno de los siguientes casos?

● No sé cómo decirle a mi pareja lo que me gustaría que hiciera.

● Nuestra vida sexual es monótona: la trama y el desenlace son siempre los mismos.

● Ya no hay ni pasión ni ternura entre nosotros.

● Otras parejas parecen disfrutarlo mucho, pero a nosotros no nos ocurre lo mismo.

● Quisiera que mi pareja probara conmigo cosas nuevas.

● Seguramente hacer el amor es mejor de lo que conozco.

Si dos o más de las anteriores aseveraciones son ciertas en su caso, es hora de que haga algo para revitalizar sus relaciones sexuales.

bilidad sexual a la mujer, por ejemplo; pero cuando las dificultades perduran suelen causar sentimientos de culpabilidad, preocupación y un ensimismamiento malsano.

En la mayoría de los casos son ocasionadas por una compleja y sutil mezcla de fallas psicológicas, actitudes erróneas, tensiones y prejuicios aprendidos y se manifiestan en una falta de interés sexual, en incapacidad para excitarse y en sensación de dolor durante el coito.

En los hombres son comunes la ausencia o insuficiencia de la erección, es decir la impotencia; la eyaculación prematura; la eyaculación tardía y la falta de eyaculación.

En las mujeres los problemas más frecuentes son el vaginismo (contracción dolorosa de la vagina, que impide la penetración) y la dificultad para alcanzar el orgasmo.

Tanto la impotencia como el vaginismo suelen deberse al temor, pero a veces la causa es una simple falta de conocimiento.

También existen algunos problemas debidos a causas físicas; por ejemplo, si el prepucio es muy estrecho (un defecto congénito poco frecuente llamado fimosis), el coito puede ser doloroso para el varón, y si un testículo no descendió al escroto, puede causar preocupación y sentimientos de turbación; ambos trastornos pueden resolverse mediante operaciones quirúrgicas. Algunas enfermedades (cardiacas, renales, pulmonares y la diabetes, por ejemplo), así como la extirpación de la próstata, pueden causar impotencia; por su parte, los medicamentos hipotensores, antidepresivos y tranquilizantes pueden afectar el desempeño sexual, sobre todo en los varones.

Al llegar a la edad madura casi todos los hombres notan una disminución en el deseo y el desempeño sexuales. En las mujeres, el coito puede ser doloroso tras el parto, o por falta de secreción vaginal tras la menopausia, o bien por quistes ováricos, infecciones vaginales u otros trastornos de índole fisiológica.

La ayuda profesional

Los médicos, consejeros matrimoniales, psicoterapeutas y otros profesionales pueden brindar una valiosa ayuda cuando el esfuerzo personal y de la pareja no da los resultados apetecidos. Lo importante es saber que la perseverancia y la actitud optimista permiten que la mayoría de las parejas solucionen sus problemas.

Qué hacer para mejorar

● Si al intimar con su pareja hace usted siempre lo mismo, procure salirse del guión, o por lo menos hágalo en otro orden.

● Póngase romántico: recurra a las flores, la música y las cenas a media luz; seduzca a su pareja.

● Varíe la frecuencia: si tenía relaciones sexuales dos veces por semana, pruebe alguna vez a tenerlas dos veces en un día.

● Diviértase al hacer el amor; eche mano de la picardía y de las sorpresas.

● No lo haga siempre en el mismo sitio.

● Háblele a su pareja al hacer el amor; exprésele sus deseos o dígale que disfruta lo que está haciendo.

● Diga "sí" aunque no tenga usted muchas ganas, y luego procure sacarle todo el partido posible.

● Hágase a la idea de que cada vez es la primera vez; trate de descubrirle a su pareja algún ángulo nuevo.

● Díganse por qué se gustan y se aman.

● Destine toda una noche a las caricias, al masaje y a otros recursos de su imaginación.

● De vez en cuando hay que decirle gracias a la pareja.

Aún no existe un anticonceptivo que sea 100 por ciento seguro, adecuado a todos y que no cause efectos secundarios nocivos. Pero existen muchos, y lo aconsejable es que cada quien encuentre uno que le convenga. Las personas solteras deben aceptar la responsabilidad de usarlos o no usarlos; en el caso de las parejas, la decisión es mutua.

La píldora anticonceptiva provocó una verdadera revolución, pero a mediados de la década de 1960 comenzaron a surgir dudas acerca de si su uso era o no seguro; y como no existe el anticonceptivo ideal, para resolver de una vez por todas el problema de cómo controlar la natalidad han ganado aceptación otros métodos más drásticos, como la esterilización de hombres y mujeres, sobre todo los de más de 35 años de edad que han tenido ya todos los hijos que deseaban tener.

La píldora anticonceptiva

La píldora es uno de los métodos más seguros y reversibles para impedir el embarazo; su introducción en el mercado, en 1960, transformó el comportamiento sexual de millones de mujeres. Existen dos tipos principales de píldora: la combinada, que contiene dos hormonas sintéticas (progestágeno y estrógeno) que interrumpen la ovulación, y la minipíldora, que sólo contiene progestágeno y, al alterar las secreciones cervicales, impide que los espermatozoides lleguen al útero. Pese a sus ventajas, la píldora ha sido objeto de crítica.

¿Qué tan segura es? Hace años la cantidad de estrógeno contenido en la píldora combinada era tan alta, que podía favorecer la formación de coágulos en la sangre, causantes de trombosis y otros trastornos circulatorios. Puesto que ello hacía que las mujeres fuesen más propensas que antes a los trastornos cardiacos (aunque cinco veces menos que los hombres de la misma edad que ellas), los fabricantes redujeron la cantidad de estrógeno contenido en la píldora, pero el problema consiste en que si dicha cantidad es demasiado baja, la píldora puede no resultar eficaz para evitar el embarazo; es decir, el nivel de estrógeno siempre tendrá que ser un poco alto en la píldora combinada.

Actualmente las opiniones se dividen acerca de qué hacer: algunos médicos opinan que las fórmulas bajas en estrógeno no implican un grave riesgo de sufrir trombosis; en cambio, otros aconsejan que a partir de los 35 años de edad (o 30 en el caso de las fumadoras) las mujeres dejen de usar la píldora combinada y usen sólo la minipíldora. Ante estas discrepancias, lo mejor es que las mujeres de 20 a 30 años se hagan pruebas frecuentes de presión arterial y de nivel de colesterol en la sangre, dejen de fumar y al cumplir los 30 o 35 años consulten con el médico acerca de la conveniencia de dejar de usar la píldora combinada y recurrir a otro método (vea págs. 198—199).

En la década de 1980 se habló mucho acerca de una posible relación entre la píldora anticonceptiva y los cánceres de mama, cervical, uterino y de ovarios, pero los resultados de los diversos estudios realizados al respecto se contradecían entre sí y lo único que quedó en claro fue que había que investigar mucho más el asunto. Algunos científicos consideran que tendrá que pasar bastante tiempo para que puedan precisarse sin lugar a dudas los efectos de largo plazo causados por la píldora; mientras tanto, lo cierto es que las mujeres que opten por este método anticonceptivo tendrán que tener presentes los posibles riesgos que su uso implica para la salud.

Métodos de barrera

Existen tres métodos (denominados métodos de barrera) que impiden el paso de los espermatozoides al útero: el condón, el diafragma y la esponja vaginal. Estos métodos no son tan eficaces y prácticos como la píldora ni permiten tanta espontaneidad en las relaciones sexuales como aquélla, pero tienen otras ventajas.

El condón es una vaina de hule delgado que se usa para cubrir el pene durante el coito, de modo que el semen no entre en el cuerpo de la mujer; se puede adquirir hasta en algunos supermercados y permite al hombre responsabilizarse de la prevención del embarazo; además, brinda la mejor protección (aunque de ningún modo sea completa) contra el sida y otras enfermedades venéreas (pág. 193). Sin embargo, existe el riesgo de que el condón se rompa o se zafe.

El diafragma es un dispositivo de hule en forma de copa que se introduce por la vagina hasta el cuello del útero. La primera vez debe colocarlo un médico para explicarle su uso a la mujer y para determinar el tamaño correcto, indispensable para que el diafragma cubra por completo el cuello del útero y sea de utilidad. La máxima protección se logra usando además un espermicida (págs. 198—199). El diafragma puede usarse varias veces pero hay que revisarlo cada vez que se introduce, pues podría tener perforaciones.

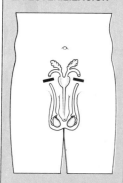

En el hombre

Consiste en cortar y ligar ambos conductos deferentes para impedir el paso de los espermatozoides. La operación requiere anestesia local y dura entre 15 y 20 minutos, pero se necesita precaución hasta haber eyaculado todos los espermatozoides (de 3 a 6 meses).

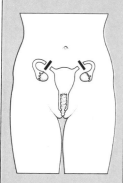

En la mujer

Implica ligar o cortar las trompas de Falopio. La extirpación de los ovarios o del útero da por resultado la esterilización. Todas estas operaciones requieren anestesia general y surten efecto de inmediato.

Las esponjas vaginales está hechas de espuma de poliuretano, que absorbe el semen y libera una sustancia que destruye los espermatozoides; dado que no necesitan ajustarse con mucha minuciosidad, son fáciles de usar y su tamaño es adecuado en todos los casos, pero cada esponja puede usarse sólo una vez. Este método implica cierto riesgo de sufrir el llamado síndrome de choque tóxico (pág. 205), por lo cual hay que evitar el uso de la esponja durante el periodo menstrual y no hay que dejarla en el cuerpo durante más de 30 horas.

Esterilización

Para quienes no desean tener más hijos la esterilización representa una solución definitiva; pero no es una solución que deba tomarse a la ligera, aunque cada vez existen más probabilidades de volverla reversible. Para los hombres consiste en cortar ambos conductos deferentes, que llevan el semen desde los testículos hasta el pene, y cerrarlos en sus extremos; esta operación quirúrgica se denomina vasectomía y no inhibe el deseo sexual ni la secreción de hormonas, pero hay que usar anticonceptivos durante seis meses o hasta que las pruebas de laboratorio indiquen que el semen ya no contiene espermatozoides.

En el caso de las mujeres la operación más común consiste en ligar (es decir, estrechar mediante anillos de hule) o cortar las trompas de Falopio, que conducen los óvulos desde los ovarios hasta el útero. En muy raros casos puede suceder que las trompas cortadas vuelvan a unirse, o que un espermatozoide logre cruzar la ligadura, o que un óvulo fecundado antes de haberse efectuado la operación se implante en una de las trompas y cause un embarazo ectópico. La menstruación y la menopausia no se alteran con esta operación.

Cuando los ovarios sufren ciertos trastornos, sea por lesión o por enfermedad, hay que extirparlos quirúrgicamente, lo cual puede adelantar la menopausia y en todo caso da por resultado la esterilización. La histerectomía o extirpación del útero sólo se efectúa cuando existen trastornos ginecológicos que lo requieren, y no puede considerarse propiamente como un método anticonceptivo.

La esterilización femenina surte efecto de inmediato y no altera ni el peso corporal ni el impulso sexual de la persona; en ocasiones incluso intensifica el deseo sexual, pues desaparece el temor de embarazarse. No obstante, hay que pedir consejo médico antes de esterilizarse.

LOS ANTICONCEPTIVOS/2

Dada la diversidad de métodos anticonceptivos que existen, lo más probable es que haya por lo menos uno que sea adecuado para cada persona según su edad y circunstancias. En el cuadro de abajo se listan los métodos principales y se analiza su eficacia, grado de seguridad y conveniencia de uso. En nuestro país, las instituciones médicas oficiales (IMSS, ISSSTE y Secretaría de Salud) proporcionan orientación gratuita acerca del empleo correcto de los anticonceptivos.

Método	Cómo funciona	Ventajas
Píldora combinada	El progestágeno y el estrógeno sintéticos producen un efecto similar al que durante el embarazo producen las hormonas naturales: interrumpen la ovulación; es decir, el óvulo no se desprende del ovario y no puede ser fecundado. Las píldoras se toman durante 21 días, seguidos de 7 días de píldoras inocuas o 7 días sin píldoras.	Es fácil y cómoda de usar; en algunos casos regulariza la menstruación y reduce el sangrado y el dolor menstruales y la tensión premenstrual. Según algunas opiniones, podría proteger contra los cánceres de ovarios y uterino. No obstaculiza el coito.
Minipíldora	Es una píldora que sólo contiene progestágeno y se toma todos los días; hace que se engruese la mucosa cervical, lo que impide el paso de los espermatozoides y evita la implantación del óvulo en el útero.	Es fácil y cómoda de usar; adecuada sobre todo para mujeres de más de 30 años. Implica menos riesgos cardiacos que la píldora combinada y es adecuada para el periodo de lactación.
Condón (la mujer debe usar un espermicida)	Se usa para cubrir el pene durante el coito, de modo que el semen quede retenido en la punta del condón.	Su uso es sencillo; permite al hombre responsabilizarse de evitar el embarazo y ayuda a prevenir enfermedades venéreas.
Dispositivo intrauterino (DIU)	Está hecho de plástico. No se sabe con certeza cómo impide que el óvulo fecundado se implante y se desarrolle en el útero.	Su eficacia es inmediata tras colocarlo (salvo que el embarazo haya sido previo); muy adecuado cuando no se desean más hijos y a partir de los 35 años de edad.
Diafragma con espermicida	De forma similar a una copa y por lo general hecho de hule, se introduce en la vagina hasta tapar el cuello del útero; hay que aplicar también un espermicida unas 2 horas antes del coito. El DIU y el espermicida impiden que los espermatozoides lleguen hasta el óvulo.	No produce efectos secundarios ni implica riesgos para la salud. Según algunas opiniones, podría proteger contra el cáncer cervical; puede usarse a cualquier edad.
Espermicidas	Como su nombre lo indica, los espermicidas son sustancias que matan a los espermatozoides; los hay en forma de espuma, crema, gel y supositorios vaginales.	Pueden usarse a cualquier edad, y prevenir algunas enfermedades venéreas si se usan en cada coito.
Esponja vaginal	Es una esponja redonda de poliuretano suave, que contiene un espermicida y que se introduce en la vagina para cubrir el cuello del útero hasta 24 horas antes del coito; debe dejarse colocada durante 6 horas después del acto sexual.	Es eficaz durante 24 horas aunque en ese lapso se repita el coito; su tamaño es adecuado para todas las mujeres y no necesita ajustes.
Inyecciones	El progestágeno, hormona sintética, puede ser inyectado por vía intramuscular para interrumpir la ovulación.	Cada inyección es eficaz durante un periodo de 8 a 12 semanas, según el caso; no obstaculiza el coito.
Métodos basados en el ciclo menstrual	El método del calendario permite calcular el ciclo menstrual para predecir los días de infecundidad. El método de la temperatura corporal se basa en el leve descenso de ésta justo antes de la ovulación. El método de Billings se basa en los cambios de la mucosa cervical que preceden a la ovulación. Otro método combina la detección de los cambios de la temperatura corporal, los de la mucosa cervical y otros síntomas de la ovulación (dolor de cabeza, depresión, etc.). Todos éstos son métodos naturales.	No producen efectos adversos y no requieren medios artificiales ni preparativos antes del coito. La pareja comparte la responsabilidad de la planificación familiar.
Interrupción del coito	Consiste en retirar el pene de la vagina antes de la eyaculación.	No causa efectos indeseables, salvo tal vez cierta frustración; permite al hombre responsabilizarse de evitar el embarazo.

Hay que recordar que si no se hace uso de algún anticonceptivo, puede ocurrir un embarazo aunque la mujer no haya sentido el orgasmo, aunque la penetración no haya sido completa y aunque la mujer se aplique lavados vaginales tras el coito; además, durante la lactación del bebé la mujer puede volver a quedar embarazada.

El uso de los anticonceptivos implica siempre fallas y riesgos, pero si se usan con cuidado, casi todos son seguros la mayoría de las veces.

Desventajas	Observaciones	Eficacia
Al principio puede provocar náuseas, dolor de cabeza, dolor de senos, retención de líquidos, sangrado intermenstrual, depresión y falta de deseo sexual; puede implicar cierto riesgo de trombosis y de cánceres cervical y de mama.	No es aconsejable para fumadoras de 35 o más años de edad, para algunas diabéticas ni cuando hay antecedentes familiares de enfermedades cardiacas. Hay que tener precaución si se producen vómitos o diarrea, si se toman ciertos medicamentos y si la píldora se toma con más de 12 horas de retraso. Se aconseja hacerse con regularidad la prueba de Papanicolau, y revisiones de senos y de la presión arterial.	98—99 por ciento
Al principio puede causar iguales molestias que la píldora combinada; hay riesgo de embarazo ectópico. Puede causar menstruaciones irregulares. Posible riesgo de cáncer cervical.	Adecuada para mujeres de más de 35 años que desean seguir tomando la píldora. Debe tomarse todos los días a la misma hora; si se toma con más de 3 horas de retraso, hay que tener precaución pues disminuye su eficacia.	97—98 por ciento
Su colocación interrumpe el acto amoroso; puede romperse o zafarse y restar sensibilidad.	Hay que dejarlo colocado hasta haber retirado por completo el pene. Cada condón debe usarse sólo una vez; no debe lubricarse con vaselina ni con gel, que destruyen el hule.	95—97 por ciento *si se usa con cuidado*
Puede zafarse; hay que cambiarlo cada año. Puede provocar infecciones que causen esterilidad; riesgo de embarazo ectópico.	No deben usarlo las mujeres cuyas menstruaciones sean abundantes; no es conveniente para mujeres que no hayan tenido hijos.	95—98 por ciento
Puede inhibir el coito, y si se usa durante mucho tiempo, provocar el síndrome de choque tóxico. (Vea también espermicidas.)	Debe quedar perfectamente ajustado al cuello del útero; hay que dejarlo colocado por lo menos durante 6 horas después del último coito, y después lavarlo, secarlo con talco aséptico y guardarlo en un lugar seco. No debe tener ninguna perforación; hay que cambiarlo cada año, tras un aborto o si el peso corporal aumenta o disminuye en más de 6 kg.	80—95 por ciento *si se usa con cuidado*
Las cremas, las espumas y el gel pueden ser engorrosos de usar y hay que repetir su aplicación a las 2 horas si se repite el coito. Los supositorios son eficaces sólo durante unos 70 minutos y pueden causar irritación tanto en la mujer como en el hombre.	Hay que aplicarlos muy oportunamente.	82—95 por ciento *si se usan con cuidado*
No debe usarse durante el periodo menstrual; puede causar alergia en algunos casos.	No debe dejarse colocada durante más de 30 horas.	80—90 por ciento *si se usa con cuidado*
La menstruación se vuelve irregular. Para que se restablezca el ciclo menstrual normal, puede tener que transcurrir hasta un año.	Requieren prescripción médica; adecuadas para mujeres que no pueden usar otros métodos. No se sabe si tienen o no relación con el cáncer cervical.	Más de 99 por ciento
El método del calendario no es muy eficaz si el ciclo menstrual es irregular; el de la temperatura puede ser impreciso, y el de Billings es difícil de aprender. El mejor método es una combinación de los tres anteriores.	Son los únicos métodos admitidos por la Iglesia católica; se prestan a cometer errores, por lo que es mejor combinarlos. No son realmente métodos anticonceptivos, sino sólo advierten cuáles son los días de fertilidad de la mujer.	Calendario: 53 por ciento Temperatura: 66 por ciento Billings: 80 por ciento Combinado: 85 por ciento *si se tiene cuidado*
Es difícil efectuarla justo a tiempo; parte del semen puede entrar en la vagina antes de retirar por completo el pene.	Es un método inseguro y muy insatisfactorio para muchas personas; a veces funciona, pero el hombre tiene que estar dispuesto a efectuarlo.	75—80 por ciento

LA RELACIÓN EN APRIETOS

No hay matrimonio ni relación duradera en que quepa aspirar a la perfección continua, ni en lo sexual ni en otros aspectos. Se comienza con grandes ilusiones y con mucha pasión pero las presiones de la vida no dejan de hacer mella. Aun así, es posible darse cuenta de los problemas, reconocerlos y buscar cómo vivificar la relación de pareja. Precisamente de eso se trata en estas páginas.

Los hijos

La familia es una entidad que plantea constantes exigencias y que puede resultar tan disfrutable como agobiante; lo mismo puede enriquecer la vida que esclavizarla. Desde que nace el primer hijo hasta que deja el hogar el último, la vida de los padres se ve limitada por las necesidades y peticiones de los vástagos.

La llegada de los hijos suele provocar en la pareja un drástico trastrueque de funciones y de relaciones. A pesar de que hoy día los maridos cooperan con sus esposas, siguen siendo ellas las que en primer término tienen que hacerse cargo de los hijos; no es infrecuente que la pareja sufra un desajuste sexual tras el agotamiento ocasionado por el parto, y después por las demandas emocionales y físicas de la relación que se establece entre madre e hijo.

Conforme pasa el tiempo los hijos crecen y también sus exigencias, sobre todo hacia la madre; la pareja quizá afronte entonces un dilema. El sentido común señala que hay que proteger al más débil (por lo general el niño), pero lo cierto es que también el hombre y la mujer necesitan atención. Hay hijos que aprenden a separar a sus padres, y hay padres y madres que usan a los hijos como armas contra el cónyuge.

Los hijos restan intimidad a la pareja: para hacer el amor hay que esperar hasta después de medianoche y cerrar las puertas, sobre todo si la casa es de dimensiones pequeñas. Aunque no hay por qué hacerlo, muchos adultos ocultan todos los aspectos de su sexualidad a los hijos; el resultado puede ser que éstos perciban con escepticismo o aversión la vida erótica de sus progenitores.

Para aliviar un poco las presiones, el padre y la madre deben compartir honestamente la carga de trabajo y dedicar tiempo y energía a los aspectos emocional y sexual de su vida como pareja; deben aprender a ser un poco "egoístas" y, de vez en cuando, proponerse hacer a un lado sus agobiantes responsabilidades de padres para, por ejemplo, sa-

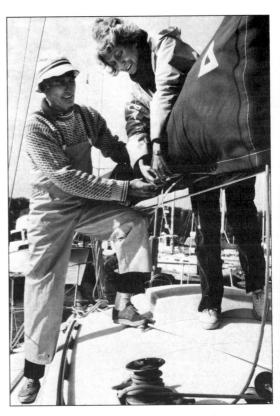

Unas vacaciones dedicadas a alguna actividad placentera, lejos de las presiones cotidianas, pueden ser precisamente lo que la pareja necesita para vivificar su relación, pues el estrés y el cansancio son los mayores enemigos del impulso sexual.

lir una noche por semana a cenar o viajar alguna vez sin llevar consigo a los hijos.

Los suegros

Cuando uno de los padres de la pareja pasa a formar parte de la familia, ya sea por motivos de edad o viudez, no hay manera de prever, por muy sensato y discreto que sea, todo lo que puede ocurrir en cuanto a trastrueques de funciones y relaciones, sobre todo si se muda desde otra ciudad, en la que disfrutaba de independencia y tenía sus hábitos, aficiones y amistades.

Los conflictos y los sentimientos de culpa serán inevitables si entonces el marido o la mujer retornan a su papel de hijos y dejan que el suegro o la suegra se apodere de la situación, divida en bandos a la pareja y tome a su cargo la educación de los hijos o intervenga sutil e indirectamente en ella. A consecuencia de dichas tensiones, sobre todo si el

Detectar el problema

Los problemas cotidianos de la pareja suelen repercutir en su vida sexual.

● Los reproches, los gritos y el ensimismarse son señal de problemas no aclarados; discutir por tonterías suele ser un pretexto para atacarse mutuamente.

● El problema puede ser el dinero, el trabajo, los hijos, los suegros o la vida sexual, pero es más común que se trate de la mera falta de comunicación.

● Tomarse la molestia de averiguar la causa de que el otro esté enfadado no es perder el tiempo.

Reavivar la relación

● Procure hablar sensatamente con su pareja; les hará mucho bien a ambos.

● Hagan memoria: ¿por qué pudieron amarse, respetarse, admirarse y disfrutarse mutuamente?

● Reconozcan que ambos han cambiado y busquen nuevas razones para nutrir el amor, el respeto y el gozo.

● Analicen qué propósitos los unen.

● Revelen sus pensamientos y sentimientos; dense cuenta de sus mutuas frustraciones y aspiraciones.

● Reconcíliense después de discutir; es un acto de amor y comprensión siempre bienvenido.

espacio de la casa es muy reducido, la pareja tal vez experimente una crisis sexual.

Para que sobreviva su relación amorosa y sexual, ambos esposos tendrán que hacer acopio de paciencia, de capacidad para adaptarse a la situación y tendrán que luchar a brazo partido para limar las asperezas de una lealtad que, por razón de las circunstancias, puede haber quedado dividida.

El peso del trabajo

El trabajo representa una enorme presión para la pareja porque por naturaleza provoca estrés y consume la energía y el tiempo. Antes los hombres decían estar demasiado tensos, cansados y ocupados para poder hacer el amor; ahora lo dicen también las mujeres. Y como ganarse el pan es hoy asunto de ambos, surgen conflictos acerca del reparto de las responsabilidades hogareñas, y recelo por el éxito, la independencia y la aportación monetaria de cada cónyuge. Es muy frecuente que si ambos persiguen sólo sus ambiciones personales, terminen no como pareja sino como un par de adultos exhaustos que por casualidad viven bajo el mismo techo y duermen bajo las mismas sábanas.

Cuando la vida sexual es menoscabada por el trabajo, el único remedio es recapacitar y darle al aspecto sexual toda la importancia que amerita, al igual que se hace con respecto al trabajo. Hay que hallar alguna fórmula de equilibrio y, sobre todo, no llevar a la recámara las preocupaciones de la vida laboral.

Las "canas al aire"

Las relaciones sexuales extramaritales suelen tener graves consecuencias para ambos miembros de una pareja. Hay personas que necesitan variedad y espontaneidad eróticas, así como apoyo emocional desde otro frente, y para ellas tener algunas relaciones extramaritales satisface dicha necesidad. Algunas parejas lo resisten.

Pero muchas otras parejas y matrimonios se derrumban ante esa circunstancia. Para muchas personas, la infidelidad atenta contra sus principios morales, socava la confianza, destruye la seguridad y, en suma, les repugna; consideran que aun si el matrimonio se salvara, nada volvería a ser como antes. Pero otras opinan que la fidelidad conyugal depende en última instancia de la fuerza del vínculo amoroso, de los límites de la tolerancia y el afecto, y de la fe que cada quien haya puesto en el valor perdurable de la relación.

¿Valdrá la pena seguir juntos?

Siempre hay altibajos, pero los índices de divorcio señalan que las dificultades son más frecuentes que los periodos de bonanza. Hágase usted las preguntas siguientes, para aclarar si cree que vale o no la pena seguir con su pareja; luego piense cómo mejorar la relación (vea págs. 194—195 y 294—295).

● ¿Me importa mi pareja?

● ¿Hemos dejado de atraernos?

● ¿Haría yo algún sacrificio en bien de mi pareja?

● ¿Tenemos intereses en común?

● Si mi pareja me abandonara, ¿cómo me sentiría?

● ¿Es mi pareja mi mejor amistad?

● ¿Nos respetamos mutuamente?

● ¿Me decepciona nuestra relación?

● ¿Podemos superar los motivos de enfado?

● ¿Hemos crecido a la par, o nos hemos ido apartando?

● ¿Sería yo más feliz si nos separásemos?

● ¿Qué siento cuando pienso en lo que ha sido nuestra vida?

● ¿Deberíamos seguir juntos (al menos por ahora) en bien de nuestros hijos?

EL SÍNDROME PREMENSTRUAL

Durante las dos semanas que transcurren entre la ovulación y la menstruación, en promedio cinco de cada diez mujeres sufren alguna molestia física o emocional; este fenómeno se denomina síndrome premenstrual (SP) o tensión premenstrual y ha recibido mucha atención por parte de los médicos.

He aquí algunos síntomas físicos del SP:
● Vientre y dedos hinchados.
● Senos inflamados y adoloridos.
● Aumento de peso, a veces hasta de 3 kg.
● Dolor de cabeza, casi siempre en un solo lado.
● Dolor de espalda, piernas, hombros, rodillas y tobillos.
● Antojo de comer dulces y postres.
● Barros, furúnculos, moretones, somnolencia, mareos o debilidad.
● Agravamiento del asma, la epilepsia, la migraña, la conjuntivitis y la irritación ocular por el uso de lentes de contacto.

Y he aquí algunos de los síntomas emocionales:
● Tensión, ansiedad, depresión, llanto, falta de memoria, irritabilidad e indecisión.
● Cambios bruscos de estado de ánimo.
● Letargo o apatía.
● Cierta pérdida de confianza; desinterés por el trabajo, la sexualidad y la vida social.

Causas posibles y tratamientos

No se ha identificado una causa única que explique el síndrome premenstrual pero sí se han formulado varias teorías al respecto, que han permitido hallar tratamientos eficaces.

En ocasiones hay que probar con más de un tratamiento, pero a base de ir descartando suele hallarse el remedio. Todo tratamiento deberá ser prescrito por un médico.

Según una teoría el SP se debe a un desequilibrio de las hormonas estrógeno y progesterona. Normalmente, el nivel de estrógeno aumenta hasta que ocurre la ovulación y luego disminuye; pero en 40 por ciento de los casos de SP el nivel de estrógeno permanece alto aun después de la ovulación y, en cambio, el de progesterona disminuye en forma anormal. El tratamiento consiste en administrar esta última hormona, lo que reduce la retención de líquidos, la inflamación de los senos, el dolor de cabeza, los moretones y las náuseas, así como la ansiedad y la depresión.

Según otra teoría el síndrome se debe a una insuficiencia de piridoxina (vitamina B_6), que actúa en el cerebro, en la hipófisis (glándula activadora del ciclo menstrual) y en muchas otras partes del cuerpo y que, además, interviene en la reacción del organismo ante el estrés; dicha insuficiencia disminuye el nivel de estrógeno y de progesterona. Los médicos partidarios de esta teoría prescriben vita-

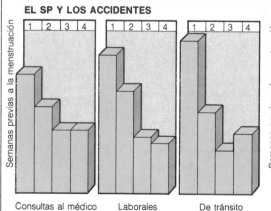

Las mujeres que padecen de SP sufren más accidentes que las demás mujeres, durante dos semanas antes de la menstruación. En ese lapso son más frecuentes los suicidios, pues el control emocional está en su punto más bajo. La ineficiencia causada por el SP puede dañar una carrera prometedora.

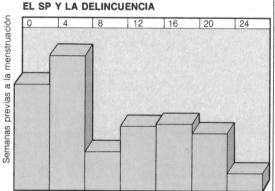

Casi la mitad de los delitos cometidos por mujeres ocurren 8 días antes del inicio de la menstruación. La violencia femenina contra los maridos y contra los hijos es más frecuente durante el SP que en cualquier otro momento, lo cual ha dado tema de discusión a muchos abogados en los tribunales.

mina B$_6$ desde tres días antes de la aparición de los síntomas hasta la menstruación, para aliviar la depresión y el dolor de cabeza. Sin embargo, una tercera teoría señala que el estrés no es el efecto sino la causa del desequilibrio hormonal.

Otros investigadores consideran que el exceso de hormonas prostaglandinas causa náuseas, retención de líquidos y cambios de estado de ánimo. En este sentido, es conveniente señalar que los tratamientos antiprostaglandínicos han permitido obtener buenos resultados.

Una teoría reciente indica que el SP es ocasionado por una insuficiencia de ácidos grasos esenciales, en particular de ácido gammalinolénico. Los indios de Estados Unidos usan como remedio el aceite de las semillas de la hierba del asno (*Oenothera biennis*), que ha dado buenos resultados en mujeres aquejadas de SP.

Otros tratamientos de los utilizados con alguna frecuencia recurren a los diuréticos sintéticos, los tranquilizantes, los antidepresivos e incluso la píldora anticonceptiva, pero los tres últimos agravan los síntomas en algunos casos.

Un plan de acción

Muchas mujeres han preferido ayudarse ellas mismas. El cuadro de abajo, u otro similar, permite trazar una gráfica de síntomas antes de proceder de la manera siguiente:

● Organícese usted de manera que antes de menstruar no esté expuesta a tensiones.

● Ingiera muy poco sodio (vea págs. 64—65), para combatir la retención de líquidos.

● No dé importancia al aumento de peso; se debe a la retención de agua y usted la eliminará durante la menstruación.

● No ceda a los antojos; el aumento de peso debido a los chocolates y otras golosinas no se remedia tan fácilmente.

● Anímese; vaya a un buen concierto, al cine o al teatro.

● Para relajarse habitúese a practicar yoga o meditación.

● Sea muy cuidadosa si es propensa a sufrir accidentes, mareos o debilidad.

● Haga un poco de ejercicio aeróbico, como correr, nadar o simplemente caminar.

● Ponga en guardia a sus familiares y amigos para que sean comprensivos.

● Acostúmbrese a reconocer los síntomas y procure controlarse.

Si considera que la afecta mucho el SP y si el seguir los anteriores consejos no le ayuda en nada, acuda al médico y averigüe con él acerca de los tratamientos posibles, pero no tome vitaminas ni medicamentos por su cuenta pues pueden causar graves efectos secundarios.

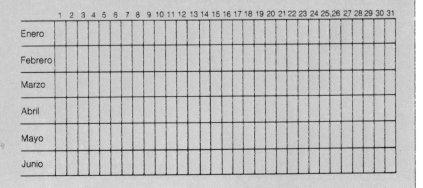

REGISTRO DEL SÍNDROME PREMENSTRUAL

Para saber hasta qué punto la afecta a usted el SP, lo mejor es que lleve un registro de sus síntomas: en un cuaderno, o en un calendario como el que aquí se muestra, se anotan los días de molestias y en qué consistieron éstas. Si a los 3 meses resulta claro que las molestias y los días en que ocurren tienden a repetirse, siga el "plan de acción" propuesto en esta página o consulte al médico.

El cuadro de abajo sirve para marcar los días de molestias. Indique con una P cada día de su periodo menstrual y con una X cada día en que sufra alguno de los siguientes síntomas: tensión, depresión, irritabilidad, cansancio, dolor de cabeza, dolor de espalda, garganta irritada, sinusitis y senos adoloridos.

	1 2 3 4 5 6 7 8 9 10 11 12 13 14 15 16 17 18 19 20 21 22 23 24 25 26 27 28 29 30 31
Enero	
Febrero	
Marzo	
Abril	
Mayo	
Junio	

A pesar de la actual tendencia a estar en forma y a vigilar la salud, muchas mujeres no hacen caso de su cuerpo y piensan que la salud es la ausencia de enfermedad y que ciertas molestias son inherentes a su condición de mujeres; pero, además de ser erróneo, a veces es peligroso pensar así. El cáncer cervical, que al principio puede no producir síntomas, en muchos países causa la muerte a una de cada 5 000 mujeres; y las infecciones pélvicas, si no reciben tratamiento, pueden ocasionar esterilidad permanente.

En qué consisten los exámenes
Hay mujeres que por timidez no acuden al ginecólogo para que las examine, pero lo cierto es que toda mujer debería someterse por lo menos una vez al año a un examen completo, pues la detección oportuna es la mejor garantía de evitar trastornos graves.

Para todas las mujeres, es muy importante que un médico o una enfermera especialmente entrenada les examine los senos todos los años, sobre todo a las que toman la píldora o tienen más de 35 años de edad. Con igual periodicidad debe hacérseles una citología cervical o prueba de Papanicolau. Las que toman la píldora deben hacerse revisar la presión arterial con regularidad. Todas estas pruebas duran sólo unos minutos y pueden salvar la vida de la persona.

El ginecólogo comienza el examen completo anotando los antecedentes clínicos de la paciente, para lo cual le será muy útil disponer de datos (que conviene que la paciente haya anotado con antelación) acerca de los trastornos y exámenes precedentes, fechas de los últimos periodos menstruales, posibles síntomas premenstruales y uso de anticonceptivos.

El médico realizará también un examen de senos; en caso necesario pedirá un examen con rayos X (mamografía) e indicará cómo efectuar en casa el autoexamen de senos (vea págs. 206—207), todo lo cual permite detectar a tiempo los posibles signos de un cáncer de mama.

También examinará la región pélvica de la paciente, por si hubiera signos de enfermedad, lesión, infección o excrecencia en el útero, el cuello del útero y la vagina.

A continuación hará la citología cervical o prueba de Papanicolau, que forma parte de todo examen ginecológico. Consiste en raspar una pequeñísima parte del cuello del útero o cérvix para

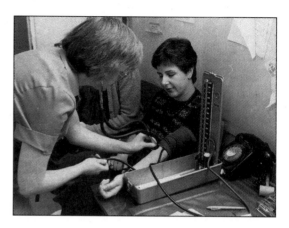

Medir la presión arterial es parte de todo examen ginecológico. Esta medición es especialmente importante para las mujeres que toman píldoras anticonceptivas, pues éstas pueden causar hipertensión.

obtener algunas células de la mucosa, que después se envían al laboratorio para ser analizadas con el fin de averiguar si existen o no células malignas. Si los resultados no son normales, habrá que efectuar una colposcopía, examen indoloro del cuello del útero mediante un microscopio especial. El precáncer cervical puede combatirse con un tratamiento sencillo, que es eficaz si la enfermedad se detecta en las primeras etapas (puede tardar 10 años en desarrollarse); pero si no recibe tratamiento puede ser mortal.

Si la mujer sufre sangrados o flujos anormales, se le tomarán muestras vaginales y cervicales para que en el laboratorio se efectúe un cultivo y, a partir de los resultados, se sepa si padece o no alguna infección o una enfermedad venérea (págs. 192—193), que podrán ser diagnosticadas y tratadas tras el análisis.

En caso necesario se harán pruebas de presión arterial, anemia, infecciones urinarias, diabetes y rubeola, la cual puede dañar al feto o causar un aborto o un parto prematuro (págs. 214—215). Una vez concluido el examen y habiendo obtenido los resultados de los análisis y pruebas, hay que hacerle al médico todas las preguntas que se juzguen pertinentes, y para ello es muy útil anotarlas antes.

Trastornos menstruales
Los periodos menstruales son sumamente variables de una mujer a otra, pero en promedio la pérdida de sangre es de apenas 60 mililitros. Las

LA CITOLOGÍA CERVICAL

También llamada prueba de Papanicolau, debe efectuarse cada año pues permite detectar el cáncer cervical oportunamente.

La prueba consiste en tomar, mediante raspado, una muestra del tejido del cuello del útero (cérvix) y luego teñir las células y analizarlas bajo el microscopio.

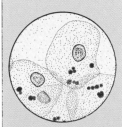

Las células sanas son grandes y tienen núcleos oscuros y pequeños.

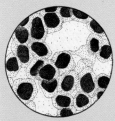

Las células cancerosas del cérvix son pequeñas y tienen núcleos grandes y oscuros, que casi llenan el espacio intracelular.

menstruaciones irregulares, dolorosas y abundantes no son anormales en principio, pero siempre lo más conveniente es que el médico o el ginecólogo haga un diagnóstico.

Los peores síntomas de trastorno menstrual pueden aliviarse con o sin tratamiento médico. El sangrado irregular (metrorragia) puede deberse a causas emocionales, a enfermedad o al inicio de la menopausia, y puede o no ser abundante. En ocasiones, cuando se han intentado otros tratamientos sin que hayan dado buenos resultados, se administran hormonas para regularizar el ciclo menstrual.

La ausencia de menstruación (amenorrea), si no es causada por un embarazo, puede deberse a alteraciones emocionales, anorexia nerviosa, suspensión de la píldora anticonceptiva o exceso de ejercicio. La menstruación dolorosa (dismenorrea) puede ser primaria (espasmos dolorosos, comunes antes del primer embarazo) o secundaria (generalmente asociada con el síndrome premenstrual y con los años cercanos a la menopausia). Ciertos casos especiales o graves requieren tratamiento médico, pero por lo regular la dismenorrea se alivia con analgésicos, flexionando ambas rodillas contra el pecho y con una bolsa de agua caliente. Es bueno hacer ejercicio (natación, danza o trote, por ejemplo) desde antes del periodo menstrual y durante éste.

La menstruación de duración y cantidad excesivas (menorragia) es normal en los primeros años de la adolescencia pero de todos modos hay que consultar al médico. Si ocurre repentinamente (cuando antes la menstruación era moderada), puede ser señal de algún trastorno grave.

El síndrome de choque tóxico puede producirse si en el cuerpo se deja un tapón vaginal durante demasiado tiempo. Los síntomas son dolor de cabeza, náuseas, dolor de estómago, vómitos, diarrea, mareo y debilidad; se debe a bacterias y exige tratamiento inmediato.

El legrado uterino

Cuando un trastorno menstrual no se corrige mediante tratamientos sencillos, suele ser necesario investigar a fondo sus causas. Es frecuente hacer entonces un legrado uterino: tras dilatar el cuello del útero, se raspa la mucosa uterina con un instrumento llamado legra. Este procedimiento se efectúa bajo anestesia general y a veces basta para curar el trastorno; otras veces se necesita un tratamiento con medicamentos.

Por desgracia, el cáncer de mama afecta a una de cada diez mujeres y quizá sea la principal causa de fallecimiento en las mujeres de entre 40 y 44 años de edad.

Aunque no hay forma de prevenirlo, las probabilidades de curarlo son muchas si se detecta en sus primeras etapas, por eso es tan importante que toda mujer se acostumbre a examinarse los senos todos los meses y a hacerse exámenes médicos con regularidad. El cáncer de mama causa 20 por ciento de todas las muertes por cáncer.

A lo largo de la vida es normal que los senos sufran cambios leves. Las variaciones de nivel del estrógeno, la progesterona y la prolactina, hormonas femeninas, causan cambios normales en los senos durante el ciclo menstrual, el embarazo, la lactación y la menopausia; las píldoras anticonceptivas también producen cambios en ellos. Pero toda mujer debe saber distinguir éstos de los cambios anormales; cuando en un seno crece un tumor pequeño, por lo regular es benigno, pero uno de cada diez es maligno.

¿Quiénes corren mayor riesgo?

Aún no se conoce la causa del cáncer de mama, pero es posible que la píldora contribuya a su aparición cuando retrasa el primer embarazo; otro factor de riesgo es la agitada forma de vida actual. El mayor riesgo lo corren las mujeres de más de 35 años de edad, sin hijos; aquellas que han tenido su primer hijo después de los 30 años; las que han tenido tumores benignos de mama, y aquéllas en cuya familia consanguínea ha habido casos de cáncer de mama.

El autoexamen de senos

A partir de la pubertad y de por vida, toda mujer debe examinarse los senos cada mes. Hay que hacerlo justo después de cada periodo menstrual (si se hace antes, el examen puede ser incómodo y engañoso); después de la menopausia, debe hacerse el primer día de cada mes.

Los signos importantes son los siguientes: nódulo o bulto o zonas abultadas en los senos; aumento inusual en el tamaño de un seno; un seno mucho más bajo que el otro; hoyuelos y pliegues en la piel de los senos; retracción del pezón; secreción de líquido (sobre todo si es con sangre) de un solo pezón; erupción cutánea en la areola; hinchazón en los brazos y agrandamiento de los ganglios axilares.

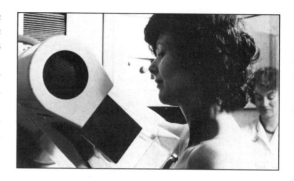

La mamografía *permite detectar los primeros síntomas del cáncer mamario, antes de que sea posible detectarlos mediante el examen físico, lo cual ayuda a atajarlo.*

Toda anomalía debe ser examinada sin demora por el médico. Hay trastornos frecuentes (mastitis crónica, quistes y tumores benignos) cuyos síntomas a veces se parecen a los del cáncer.

En la mastitis crónica los senos se sienten tensos, adoloridos y abultados, sobre todo antes de la menstruación y durante ésta; puede ocurrir a cualquier edad pero es más frecuente entre los 30 y 50 años. Los quistes son pequeñas bolsas que se forman en los senos y se llenan de líquido; son más comunes en mujeres de 35 a 45 años de edad, pueden causar dolor, malestar y supuración del pezón y en ocasiones requieren ser extirpados. Los tumores benignos (es decir, no cancerosos) son nódulos de tejido fibroso que pueden inflamarse y producir dolor; por lo regular no desaparecen y requieren ser extirpados mediante cirugía.

La mamografía y la biopsia

Cada año un médico debe hacer el examen de senos. A veces el examen se complementa con radiografías de las mamas (mamografía), procedimiento que permite detectar alrededor de 92 por ciento de los cánceres de mama y que, aunque no siempre es cómodo de efectuar, es totalmente indoloro; la mamografía no debe realizarse durante el embarazo o si se sospecha estar gestando.

Otra prueba común es la biopsia, que en este caso implica insertar una aguja hipodérmica en un tumor. Si el tumor contiene líquido y desaparece al ser aspirado por la aguja, se trata de un quiste; pero si es sólido, la aguja aspirará unas cuantas células que después se analizarán para determinar si el tumor es benigno o maligno.

CÓMO EXAMINARSE LOS SENOS

El autoexamen de senos permite conocerlos de tal modo que se descubran con facilidad los cambios anormales que en ellos ocurran. Casi todos los nódulos o bultos que se detectan son benignos, pero aun así deben ser analizados sin demora. La curación del cáncer depende de su oportuna detección.

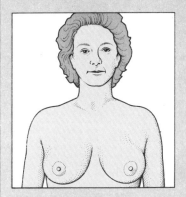

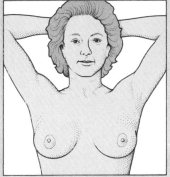

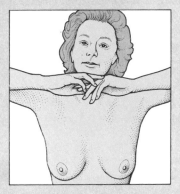

Sentada frente al espejo y desnuda hasta la cintura, enderece bien la espalda y obsérvese los senos; ¿han cambiado mucho de tamaño, o uno está mucho más bajo que el otro? ¿Tiene la piel hoyuelos, arrugas, erupciones o cambios de textura? ¿Los pezones sobresalen demasiado o están más hundidos que antes? ¿Hay señales de secreción en el brasier?

Para examinarse la parte inferior de los senos, ponga las manos en la nuca y vea si hay abultamientos o hundimientos en la piel del pecho y alrededor de las axilas. Revise ambos senos minuciosamente, tanto de frente como de perfil.

Levante los codos y ponga las manos en el mentón. ¿Se han levantado ambos pezones hasta la misma altura? Inclínese hacia adelante y vea si hay algún cambio inusual en el contorno de los senos, u hoyuelos, o si los pezones se hunden; luego oprima las palmas de las manos y observe de nuevo.

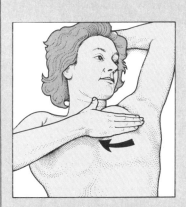

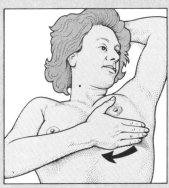

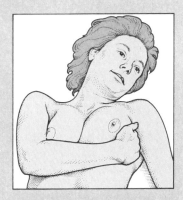

Recuéstese en una postura cómoda, ya sea en la cama (con una toalla doblada bajo el hombro izquierdo) o en la tina del baño. Ponga la mano izquierda bajo la nuca; luego pálpese el seno izquierdo con la otra mano (con la parte de la palma más cercana a los dedos, que deben estar extendidos y juntos).

Deslice la mano alrededor del pezón, de la axila hacia abajo con un movimiento circular y oprimiendo suavemente el seno para sentir los posibles bultos. Baje el brazo y repita el movimiento circular.

Después deslice la mano desde abajo del seno hacia el pezón y hasta la axila; luego deslícela lateralmente y después en diagonal, sobre el seno y el pezón, hasta haberlos palpado por completo. Pálpese también la axila y por arriba de la clavícula. Repita los pasos anteriores en el seno derecho pero con la otra mano.

LA EDAD MADURA: TIEMPO DE TRANSICIÓN

La menopausia marca el final del periodo reproductivo de la mujer; se trata de una etapa difícil porque implica una adaptación psicológica y porque los cambios hormonales que durante ella ocurren causan síntomas que pueden ser desagradables. Este "cambio de vida" se consideraba antes como el inicio de una pendiente cuesta abajo, pero en la actualidad las mujeres lo ven con mucho más optimismo: con buena voluntad y con ayuda médica, la transición conduce a una etapa de vida renovada y plena.

¿Qué es la menopausia?

La menopausia es un proceso fisiológico que se prolonga durante uno o dos años y que se caracteriza por la cesación paulatina de los periodos menstruales; los ovarios dejan de responder a los estímulos de la glándula pituitaria o hipófisis, y los óvulos dejan de madurar y empiezan a escasear, puesto que su cantidad está determinada desde el nacimiento de la mujer. Se interrumpe también la periódica secreción de progesterona, lo que a su vez impide que la pituitaria libere las hormonas que producen los cambios uterinos característicos de la menstruación.

La menstruación suele cesar por completo entre los 36 y los 56 años de edad, normalmente hacia los 48, sin que ello dependa de cuán temprana fue la pubertad de la mujer ni de si tuvo hijos o no; a veces la cesación es abrupta, pero por lo común se anuncia por algunos meses de sangrado irregular alternado con sangrados normales, hasta que su ausencia se vuelve total.

Puede considerarse que esto último ocurre cuando una mujer de 50 años deja de menstruar durante un año, o durante 6 meses si tiene mayor edad. Aun así, no hay que perder de vista que durante toda la menopausia subsiste cierta posibilidad de que se produzca el embarazo, ya que la función de los ovarios no siempre se suspende en forma simultánea. Por eso es aconsejable seguir usando algún método anticonceptivo durante ese periodo.

La histerectomía, es decir, la extirpación quirúrgica del útero, el cérvix y las trompas de Falopio, que se efectúa por causas médicas graves, ocasiona que cese la menstruación si además se extirpan los ovarios; no obstante, si éstos quedan intactos o si sólo se extirpa uno de ellos, la menopausia ocurrirá en su momento normal porque hasta entonces continuará inalterada la secreción de hormonas femeninas.

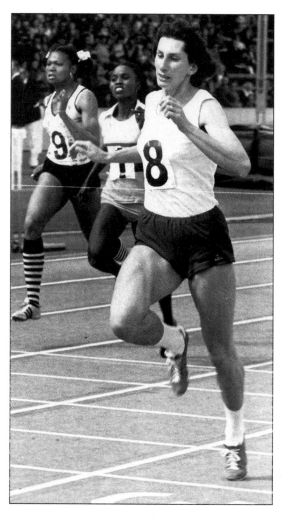

La medallista olímpica Irena Szewinska, corredora polaca, llega a la meta tras haber tomado la delantera a competidoras 20 años más jóvenes que ella.

Los trastornos de la menopausia

Los síntomas relacionados con la menopausia varían mucho en intensidad de una mujer a otra; los principales son los accesos de calor y la falta de secreciones vaginales, causados, según parece, por la disminución del nivel de estrógeno.

Los accesos de calor intenso pueden o no ser frecuentes y suelen durar unos segundos o incluso minutos; la sensación se extiende súbitamente a la parte superior del cuerpo y a veces causa sudoración y enrojecimiento. La sudoración nocturna puede provocar insomnio, que a su vez se traduce

El tratamiento de reposición hormonal (TRH)

● Es factible sólo para mujeres con excelente salud.

● Cuando es plenamente factible, se administra a la mujer estrógeno, progesterona o ambas hormonas en píldoras, inyecciones u otras presentaciones farmacológicas.

● Para aliviar la resequedad de las mucosas vaginal y nasal suelen prescribirse cremas a base de estrógeno que se aplican en forma local.

● El TRH ayuda a aliviar los accesos de calor, la sudoración nocturna, la resequedad de las mucosas y la osteoporosis.

● El tratamiento dura tres o más años y se emplea también para contrarrestar los efectos del envejecimiento.

● Sin embargo, algunos estudios señalan que el TRH puede causar cánceres uterino y de mama, enfermedades cardiacas y cálculos biliares.

● Lo mejor que puede hacerse para afrontar la menopausia es aceptarla con buen ánimo y con lucidez; se trata sólo de una transición.

en agotamiento, irritabilidad y depresión durante las horas de vigilia. Algunas mujeres no sufren nunca estos trastornos, otras los padecen durante años, y la mayoría los sufren sólo de vez en cuando durante algunos meses.

La falta de secreciones vaginales es un trastorno muy molesto para las mujeres sexualmente activas, pues en ocasiones también adelgaza la mucosa vaginal, lo cual vuelve incómoda la relación sexual y puede propiciar la aparición de infecciones vaginales y uretrales, con el consiguiente sangrado y ulceración de la vagina. Estas molestias pueden hacer que la mujer pierda interés en la actividad sexual, lo que a veces coincide felizmente con una pérdida de interés o de capacidad por parte del hombre, pero en otras ocasiones se convierte en fuente de conflictos por falta de armonía entre los deseos sexuales de ambos.

Otros posibles síntomas que aquejan a las mujeres durante la menopausia son resequedad de la mucosa nasal, dolor de cabeza, palpitaciones, mareo, aumento de peso, dolor abdominal, náuseas, vómitos, hinchazón de los tobillos y pérdida de memoria y de concentración. No se ha podido determinar la causa concreta de dichos síntomas, que, según un estudio, sólo a 20 por ciento de las mujeres afectan en forma considerable; de todos modos no hay por qué soportarlos pasivamente, dado que existe tratamiento para aliviarlos.

Replantear la forma de vida

La menopausia es una etapa ardua desde el punto de vista emocional, y no siempre es fácil distinguir los trastornos anímicos de los físicos. La cesación de la fertilidad es dura de aceptar para algunas mujeres que han centrado su valía en el hecho de ser madres, sobre todo porque puede coincidir con la etapa en que los hijos abandonan el hogar. El interés sexual parece haberse perdido (lo que no tiene por qué ser cierto), y el tener que replantear la vida resulta doloroso y turbador; no es raro que la depresión asome entre los esfuerzos por hallar otro sentido a la vida y otro papel que desempeñar. En casos graves la depresión necesita tratamiento especializado (vea págs. 276—277).

Pero el cambio será para bien si se consideran con optimismo las cosas. Una vez desaparecidas las molestias de la menstruación y el temor del embarazo, muchas mujeres se sienten más libres que antes para buscar nuevos intereses, trabajar y disfrutar de una vida sexual plena.

Qué hacer

Hay que recurrir a la ayuda del médico si se sufre alguno de los siguientes síntomas:

● Accesos de calor
● Sudoración nocturna
● Resequedad nasal
● Resequedad vaginal
● Sangrado vaginal irregular
● Dolor de cabeza
● Palpitaciones
● Mareo
● Dolor abdominal
● Náuseas
● Hinchazón de los tobillos

Si la menopausia altera el estado de ánimo, es aconsejable hacer lo siguiente:

● Hablar con una amiga íntima o con un terapeuta.
● Explicar la situación a la pareja, los hijos y los amigos.
● Acudir al médico.
● Practicar algún deporte o ejercicio.
● Comer con sensatez.
● Buscar nuevos intereses y aficiones.
● No descuidar la apariencia personal.
● Pensar en el futuro con optimismo.

LA SALUD DEL VARÓN

La transición de la edad madura es una etapa difícil para muchos hombres, que aunque no sufren cambios hormonales como las mujeres, suelen sentirse abrumados por sentimientos que les hacen "dar bandazos" de comportamiento.

Una vez más, la lucidez es el mejor remedio pues permite hacer frente a las dificultades y desarrollar una actitud más optimista. La edad madura no es el final de la vida plena, siempre y cuando se preste a la salud la atención debida.

La salud sexual y corporal

La salud sexual depende de la salud de todo el organismo; si un hombre no se siente bien consigo mismo, está constantemente cansado y sujeto a presiones, expuesto al abuso del alcohol y las drogas o enfermo, es lógico que sus impulsos y su eficiencia sexuales disminuyan.

Por lo anterior es muy importante que en la edad madura los varones se hagan exámenes médicos completos para detectar posibles trastornos de la presión arterial, del sistema cardiorrespiratorio, del nivel de grasas en la sangre y en el hígado y de las funciones renal y metabólica. Basándose en los resultados, es muy posible que el médico sugiera algunos cambios en la forma de vida y que insista en la necesidad de desechar ciertos hábitos perjudiciales para la salud; no seguir sus recomendaciones es motivo más que suficiente para no tener derecho a quejarse después. Es conveniente recordar también que a esta edad aumentan los riesgos de sufrir cáncer, infartos y enfermedades pulmonares y hepáticas.

Sin embargo, sólo existen unos cuantos trastornos que inhiben directamente el comportamiento sexual del varón; aparte de los defectos físicos, que requieren tratamiento quirúrgico, los principales padecimientos son las infecciones urinarias, el agrandamiento de la próstata, las enfermedades venéreas y el alcoholismo y la drogadicción. Todas las infecciones exigen tratamiento inmediato y abstención del acto sexual hasta haber sido curadas. Los medicamentos antidepresivos, que a veces se prescriben para combatir los trastornos emocionales, generalmente disminuyen el deseo sexual, lo que a su vez empeora la ansiedad y la depresión en vez de aliviarlas.

En la relación de pareja la mujer debe ser comprensiva para evitar la completa crisis de las relaciones sexuales, y el hombre tal vez descubra una nueva intimidad y un nuevo placer en contactos sexuales que no sean el coito mismo. El alcohol, por sus efectos depresivos, suele obstaculizar la erección del pene, y tras algunos fracasos el hombre puede llegar a desarrollar una impotencia de origen psicológico, lo que agrava la dificultad física; comprender el círculo vicioso creado por el alcohol es de gran ayuda para vencer los problemas concernientes a impotencia.

La inevitable transición

La edad madura se revela a la persona casi siempre en forma artera, como a traición. El hombre que de pronto cae en la cuenta de esa realidad innegable, se impresiona hasta el punto de volverse extrañamente vanidoso, como si pudiese recuperar la juventud que quedó atrás.

Muchos hombres se sienten apremiados a reconsiderar sus vidas, y los que de por sí eran inseguros y ansiosos suelen acongojarse por el futuro de su situación económica, su carrera, su vida familiar, su salud y muchas otras cosas, y estas obsesiones les acarrean los síntomas característicos de la edad madura: tensión, depresión, irritabilidad, resentimiento y preocupación por su virilidad. Esta conmoción interior puede suponer un problema para la esposa o compañera, que tal vez esté pasando por su propia crisis al tratar de replantear su vida y esté, además, afrontando las molestias físicas de la menopausia.

Es sabido que algunos hombres sufren curiosos síntomas, tales como accesos de calor, insomnio, palpitaciones, pérdida de memoria y otros, similares a los de la mujer durante la menopausia, pero lo cierto es que no existen pruebas de que a esta edad ocurra en el varón ninguna disminución de las secreciones hormonales.

Hay hombres que consideran, alarmados, la gradual reducción de su potencia sexual como una verdadera amenaza a su masculinidad, y por eso algunos buscan mujeres más jóvenes que ellos, con la esperanza de restaurar su virilidad y la imagen que de sí mismos tienen; a veces esta actitud brinda satisfacciones más o menos prolongadas o duraderas, y a veces no.

Mejorar la relación de pareja

En el matrimonio, la disminución del interés sexual puede ser perturbadora para ambos esposos: la mujer tal vez sienta que ya no inspira el afecto y el deseo de su marido y quizá inhiba sus propios deseos hasta el punto de que el esposo se sienta re-

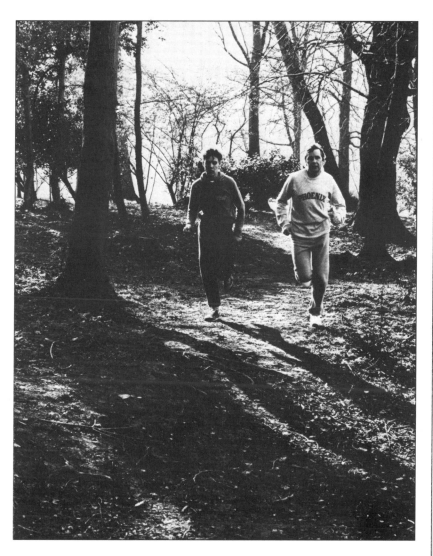

El ejercicio da nuevo vigor a los años de la edad madura: no sólo aumenta la energía física y mental sino que también contrarresta los efectos del estrés. En una etapa en que los hijos adolescentes comienzan a hacer su vida propia, el compartir alguna actividad física contribuye al desarrollo de una relación constructiva y madura entre el padre y sus hijos e hijas.

chazado a su vez; la tensión resultante afectará otros aspectos de la vida marital.

Es indispensable que el hombre comprenda que conforme avanza la edad, el deseo y el vigor sexuales decaen; poco a poco se vuelven menos vigorosas las erecciones y menos intensos los orgasmos. Sin embargo, el placer emotivo y la intimidad pueden perdurar, y por eso es imprescindible que en la pareja exista comprensión y sinceridad (vea págs. 194—195).

La edad madura no es el fin del mundo ni mucho menos, sino el comienzo de todos los años por venir, en los que no tiene por qué quedar excluido el disfrute de la sexualidad.

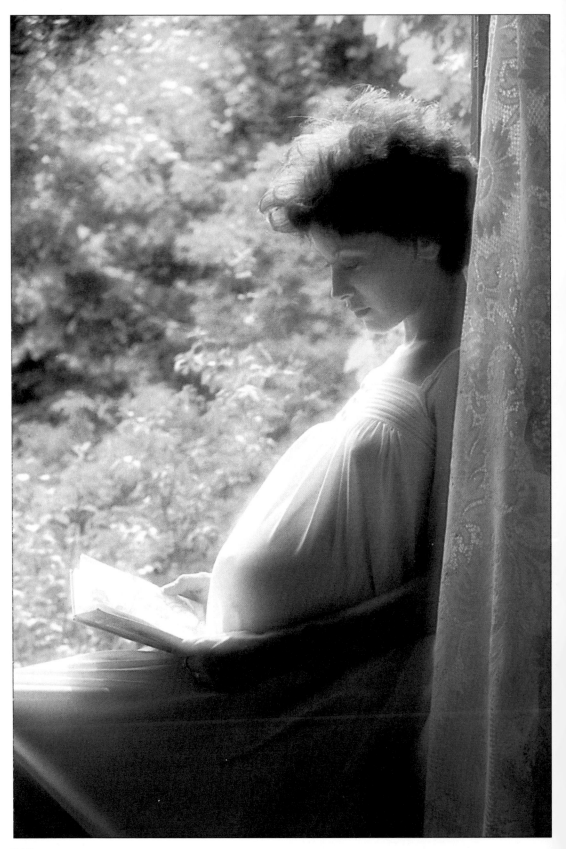

GESTACIÓN Y ALUMBRAMIENTO

El saber que se está esperando un hijo es una de las experiencias más maravillosas de la vida. A partir de ese momento y durante varios meses, sobre todo si es el primer bebé, los futuros padres pasan por una vasta gama de sentimientos que abarcan desde el miedo hasta la risa.

Desde hace unos 50 años se ha producido un enorme cambio de actitudes por lo que respecta a la gestación y al alumbramiento. Las mujeres embarazadas ya no tienen que recluirse como antaño, sino que incluso muchas trabajan fuera de casa hasta la décima semana antes del parto. Hoy día se considera que la alimentación saludable, el ejercicio y el dejar de fumar y de ingerir bebidas alcohólicas son tan importantes durante el periodo prenatal como los exámenes médicos, y cada vez es más clara la conciencia de que los padres, aun desde antes de engendrar un hijo, deberían recapacitar sobre su forma de vida y reformarla en caso necesario.

La ciencia médica ha avanzado a grandes pasos en su propósito de mejorar las condiciones del parto y salvaguardar la salud tanto de la madre como del bebé; además, ha hecho posible que la futura madre elija algunas de esas condiciones: la postura durante el trabajo de parto, y el recurrir o no a la anestesia, por ejemplo.

Acerca de la gestación existe un enorme caudal de datos, pero en este capítulo sólo se tratan aquellos aspectos que permiten preservar la buena condición física y el bienestar durante el embarazo, el trabajo de parto, el parto mismo y el periodo posnatal, pues es lógico pensar que la salud de la madre influye en la del bebé y representa un paso importantísimo hacia una nueva vida.

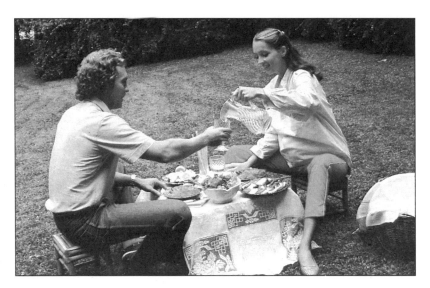

La pareja debe vigilar su alimentación antes de concebir un hijo. No es conveniente dar exclusividad a las proteínas en detrimento de los carbohidratos; los alimentos frescos son los mejores, y hay que evitar el exceso de conservas azucaradas.

Los comestibles sin refinar son los más ricos en nutrientes. Durante el embarazo se necesitan muchas proteínas, vitaminas y minerales (calcio y hierro, sobre todo) para prevenir trastornos como la anemia por carencia de hierro.

Durante el embarazo la mujer debe procurar, más que nunca, estar tan en forma como sea posible, pero, además, hoy los médicos subrayan la importancia de que la pareja (y no sólo la mujer) cuide su salud incluso durante los meses previos a la fecundación. Una vez ocurrido el embarazo, no hay que preocuparse por lo que antes se hizo o se dejó de hacer; lo que importa es no descuidar lo que aún falta para dar a luz y llevar una vida sana durante el periodo de gestación, sin mirar atrás y con mucho ánimo y constancia.

Lo que hay que hacer antes
El adoptar un tren de vida sano desde antes de la concepción debería formar parte de la planificación familiar, pues beneficia al desarrollo normal del futuro bebé en las primeras semanas del embarazo, cuando la madre probablemente no se ha dado cuenta de que está gestando. Las primeras semanas son muy importantes porque corresponden al desarrollo de la médula espinal y los brazos (entre 4.5 y 6.5 semanas) y las piernas (entre 5.5 y 7.5 semanas); hacia la octava semana el corazón del feto ya late.

El uso de la píldora anticonceptiva debe sustituirse por un método de barrera (el diafragma o el condón, por ejemplo; vea págs. 198—199) desde por lo menos tres meses antes de la fecundación, para que las secreciones hormonales y la ovulación se restablezcan con normalidad. Una de cada ocho parejas tiene que esperar más de un año para que lo anterior ocurra.

Los fumadores y las fumadoras deben suspender o al menos disminuir su consumo de cigarros. Los excesos en cuanto a bebidas alcohólicas deben evitarse por completo (no es prudente ni siquiera una transgresión ocasional). Cuidar la alimentación es fundamental; aunque el exceso de peso no es lo ideal antes de concebir, es mucho peor tratar de adelgazar en forma drástica mientras se está gestando. Las dietas para bajar de peso no deben seguirse durante el embarazo.

Otros aspectos también requieren del consejo de un médico; por ejemplo, las mujeres que en su infancia no padecieron rubeola deben vacunarse y evitar el embarazo durante al menos tres meses después de la vacunación, pues tanto la enfermedad como el efecto de la vacuna afectan muy gravemente al feto.

Las mujeres que trabajan donde hay muchos niños y en hospitales deben cuidarse de las infecciones, sobre todo de las virales (rubeola, sarampión y otras), a las que tal vez no sean inmunes. El trabajar con ciertas sustancias químicas nocivas (tanto el hombre como la mujer) puede afectar al feto adversamente y por ello es aconsejable consultar al médico en tales casos. Durante el embarazo no deben efectuarse exámenes radiológicos si no es por estricta necesidad.

Si se están usando medicamentos (inclusive cremas, aerosoles y jarabes para la tos), hay que consultar al médico por si pudiesen perjudicar la concepción o al feto; algunos antibióticos y esteroides son muy nocivos en este sentido. Lo mejor es pres-

El ciclo menstrual está regido por las hormonas de tal manera que alrededor de cada 28 días se produzca la ovulación (liberación de un óvulo de los ovarios) y que el útero se prepare para alojar y nutrir al óvulo si éste es fecundado por un espermatozoide. Si no ocurre la fecundación, se produce la menstruación, y si ocurre, la secreción de hormonas prosigue para evitar la menstruación o la eliminación de la mucosa uterina.

EL CICLO MENSTRUAL

		Óvulo fecundado
Si no hay fecundación	Si hay fecundación	Un espermatozoide fecunda al óvulo

Óvulo implantado
Útero
Espermatozoide
Mucosa
Ovario
Óvulo

Menstruación

Ovulación: durante 48 horas es factible la concepción	La secreción de hormonas prosigue si hay fecundación; si no la hay, cesa

| Días | 1 | 5 | 12 | 15 | 21 | 28 |

Recordatorio

Antes de procurar el embarazo hay que hacer lo siguiente:

● No tomar píldoras anticonceptivas desde 3 meses antes; durante este lapso hay que usar métodos de barrera.

● Dejar de fumar; en el peor de los casos, no fumar más de cinco cigarros al día.

● Reducir la ingestión de alcohol; un vaso de vino o de cerveza al comer no es perjudicial.

● Alimentarse con sensatez y equilibrio.

● Preguntarle al médico acerca de la rubeola y otras infecciones causadas por virus.

El ejercicio

A menos que con anterioridad se haya practicado asiduamente algún deporte, el embarazo no es el mejor momento para efectuar ejercicios muy vigorosos. Caminar a buen paso todos los días es excelente; la natación es muy aconsejable, y conviene practicar los ejercicios especiales que aparecen en las páginas 222—227. Algunas mujeres con muy buena condición física pueden jugar al tenis o realizar otros deportes hasta bien avanzado el embarazo.

No fumar, no beber

La nicotina, el monóxido de carbono y el alcohol son sustancias tóxicas que dañan la placenta y reducen la cantidad de oxígeno y de alimento que llegan al feto, cuyo corazón es obligado a latir muy deprisa; la falta de nutrientes puede causarle trastornos congénitos.

Las mujeres que durante el embarazo fuman tienen muchas más probabilidades de sufrir abortos, o complicaciones en el momento de dar a luz, y sus bebés tienen más riesgo de nacer prematuramente, con escaso peso corporal y con propensión a las infecciones.

El alcohol puede perjudicar el desarrollo del feto y causar malformaciones del corazón, la cara y las extremidades.

cindir por completo de todos los fármacos, incluso de los analgésicos, siempre que sea factible hacerlo. Desde luego, las drogas y todo tipo de adicción perjudican al feto.

Quienes necesitan tomar medicamentos para controlar enfermedades crónicas (diabetes, epilepsia y otras) deben consultar al médico antes de intentar la concepción; muchas veces es posible cambiar la medicación o modificar las dosis, pero esto sólo puede determinarlo el médico.

También es aconsejable advertirle al dentista que se está procurando lograr un embarazo o que éste ya se ha iniciado, para evitar el uso de medicamentos o de anestésicos que podrían resultar nocivos para la concepción o para el feto.

Asimismo, es muy importante buscar asesoría en materia de genética cuando se sospecha la posibilidad de sufrir enfermedades u otros trastornos de tipo hereditario, por parte de uno o ambos miembros de la pareja.

Muchas anomalías genéticas no pueden preverse con exactitud pero, por ejemplo, el síndrome de Down, causado por un cromosoma adicional a los 46 cromosomas normales, aumenta en frecuencia según la edad de la madre: a los 35 años las probabilidades de que la mujer conciba un feto anormal son de 1 en 300; a los 40 años, de 1 en 100, y a los 46 años, de 1 en 40. La espina bífida (desarrollo anormal de la columna vertebral) no tiene relación con la edad de la madre pero, al igual que el síndrome de Down, es detectable durante el embarazo (págs. 218—219).

La esterilidad

Se considera que una de cada diez parejas no puede concebir hijos; en 60 por ciento de los casos las causas son atribuibles a la mujer, y en 40 por ciento al hombre.

Causas: casi siempre la esterilidad femenina se debe o a un trastorno de la ovulación o a alguna anomalía de los órganos reproductores, como la obstrucción de las trompas de Falopio o la presencia de adherencias en los ovarios y el útero. Otras veces la esterilidad se debe a que el útero no cumple con las condiciones que permiten la implantación y el desarrollo del óvulo fecundado, o a que la mucosa del cérvix no es adecuada para recibir a los espermatozoides.

Por lo que respecta al hombre, se considera que es estéril cuando su semen contiene escasos espermatozoides (oligospermia) o cuando éstos son defectuosos. Las causas son muy diversas: trastornos hormonales, anomalías cromosómicas, alteraciones del sistema inmunológico, tumefacción de las venas de un testículo (varicocele), falta de descenso de los testículos, infecciones, trastornos de la próstata y de las vesículas seminales, malformaciones del pene y obstrucción de los conductos seminales. En algunos casos no es posible encontrar la causa de que exista una escasez de espermatozoides en el semen.

En ocasiones la esterilidad se debe a causas múltiples, y a veces es sólo parcial o se debe a insuficiencias de ambos miembros de la pareja. También puede deberse a que el uso de ciertos lubricantes durante el coito inmoviliza a los espermatozoides, o a que el acto sexual coincide siempre con la etapa que precede a la ovulación.

Pruebas: ambos miembros de la pareja deben someterse a exámenes médicos. En la mujer consisten en análisis sanguíneos y mediciones de la temperatura corporal, o exámenes quirúrgicos muy sencillos; en el hombre consisten en análisis de semen para determinar su cantidad y calidad, es decir, su contenido de espermatozoides.

Tratamientos: dependen de la causa de la infertilidad. La ovulación puede normalizarse mediante determinados medicamentos; las obstrucciones y adherencias requieren medios quirúrgicos. Si las trompas de Falopio no pueden restablecerse a la normalidad, puede intentarse la fecundación extra-corpórea, pero ésta sólo tiene entre 5 y 10 por ciento de probabilidades de éxito.

La escasez de espermatozoides a veces se corrige usando ropa interior holgada y evitando que la temperatura habitual de los testículos se eleve en exceso. En otras ocasiones se recurre a medicamentos, o a intervenciones quirúrgicas para desobstruir los conductos seminales o para solucionar el varicocele.

La inseminación artificial con las células sexuales de la propia pareja permite resolver algunos casos de esterilidad.

El aborto espontáneo

Los abortos no provocados ocurren en 15 o 20 por ciento de los embarazos, principalmente antes de la doceava semana. La causa más común es una anomalía cromosómica que altera el desarrollo del óvulo fecundado; otras causas son la hipertensión arterial, algunas enfermedades renales, los desequilibrios hormonales, ciertos medicamentos, malformaciones del útero, fibromas y debilidad del cuello del útero.

Algunos abortos espontáneos se acompañan de leves espasmos, y otros son totalmente indoloros. Debe tenerse presente que todo sangrado vaginal durante el embarazo es motivo de consulta con el médico. En ciertos casos el embrión muere pero queda retenido en la mucosa del útero; muchos de los signos de embarazo desaparecen pero la menstruación no se reanuda, y aunque el embrión llega a ser abortado espontáneamente, suele efectuarse un legrado uterino (vea pág. 205) en cuanto se diagnostica el problema.

El legrado uterino se realiza después de todo aborto para retirar del útero todos los restos y reducir el riesgo de hemorragias e infecciones.

Tanto para el esposo como para la esposa, el aborto es duro de asimilar desde el punto de vista emocional, en particular porque no hay una explicación tangible de la pérdida. La pareja debe evitar los mutuos reproches y recordar que es normal y necesario pasar por un periodo de aflicción para poder aceptar lo ocurrido.

Es necesario tener presente que la posibilidad de tener un embarazo normal no desaparece por haber sufrido uno o más abortos, salvo que exista una causa recurrente. El médico indicará cuándo sería conveniente intentar otro embarazo, lo cual dependerá de la etapa en que ocurrió el aborto y del estado de ánimo de la mujer.

Cuando la mujer piensa que podría estar embarazada, desea salir de la duda cuanto antes. El primer signo tal vez sea la ausencia de menstruación, o también un aumento de volumen de los senos, pero hay algunos otros síntomas que pueden servir de indicios al respecto: frecuente necesidad de orinar, sensación de cansancio o de desgano sin razón aparente, náuseas, asco por determinados alimentos y bebidas y pérdida del impulso de fumar. Es tan característica la sensación que produce, que a partir del segundo embarazo muchas mujeres se dan cuenta, en el lapso de unos pocos días, de que están gestando.

Pruebas del embarazo

Para determinar si se ha iniciado o no el embarazo, puede emplearse una prueba casera, de las que se expenden en las farmacias, o puede recurrirse al médico o al ginecólogo para tener seguridad al respecto. Casi todas las pruebas requieren una muestra de orina, en la que se detecta la presencia de la hormona gonadotrofina coriónica, y son válidas a partir de la sexta semana después del inicio de la última menstruación; los análisis sanguíneos permiten saberlo antes.

Si el embarazo se confirma, el médico calculará cuándo habrá de nacer el bebé. En promedio la gestación dura 266 días contados a partir de la concepción, pero como es muy difícil saber con exactitud cuándo ocurrió ésta, el cálculo de la posible fecha de nacimiento se hace contando 280 días después del primer día del último periodo menstrual, lo cual suma 9 meses y 7 días aunque el bebé podrá nacer normalmente dos semanas antes o después de la fecha calculada.

Para un acontecimiento que tendrá tanta importancia para ambos miembros de la pareja, es indispensable elegir un médico en quien se tenga plena confianza, que elaborará un programa de consultas para vigilar la salud de la gestante y el desarrollo normal del feto; por lo regular, al principio las consultas son mensuales, pero conforme se aproxima la fecha del alumbramiento se vuelven mucho más frecuentes; algunas veces es necesario acudir al hospital para someterse a pruebas diagnósticas especiales (con ultrasonido, o una amniocentesis, por ejemplo; págs. 218—219). En ciertos casos, sobre todo cuando se vive en lugares aislados, el parto se efectúa en casa, atendido por un médico o una partera.

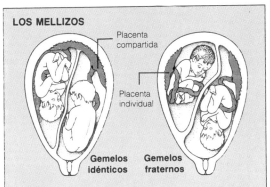

LOS MELLIZOS

Placenta compartida

Placenta individual

Gemelos idénticos   **Gemelos fraternos**

Los gemelos idénticos se forman cuando un solo óvulo se divide en dos, y los gemelos fraternos cuando dos óvulos son fecundados simultáneamente. Las mujeres cuyas madres han tenido gemelos fraternos tienen casi el doble de probabilidades de tenerlos a su vez, y las mujeres de entre 35 y 40 años de edad que anteriormente han tenido hijos (sobre todo si han sido gemelos) tienen más probabilidades de tener mellizos que las demás mujeres.

La posición del útero puede indicar la presencia de gemelos: a la octava semana del embarazo el médico nota en el vientre de la gestante una prominencia que en los demás casos no aparece sino hasta la doceava semana; las pruebas con ultrasonido permiten confirmar o descartar esta posibilidad.

La gestación de mellizos implica para la mujer un mayor riesgo de sufrir anemia, por lo cual es probable que el médico prescriba dosis de hierro y de ácido fólico más altas que las habituales; los trastornos relacionados con el embarazo son más frecuentes que en los embarazos normales, pero los mellizos generalmente nacen antes de cumplirse las 40 semanas de gestación.

Consultas prenatales

En la primera consulta con el médico después de haberse confirmado el embarazo, aquél elaborará la historia clínica con los datos de los futuros padres, entre ellos el tipo de trabajo y el modo de vida de ambos y hará seguramente determinadas recomendaciones. Esta consulta es asimismo una excelente ocasión para hacerle al médico todas las preguntas que se consideren pertinentes.

Después las consultas serán mensuales hasta la vigésimo—octava semana del embarazo, cuando comenzarán a ser quincenales; en el último mes serán semanales. Estas consultas son muy importantes y servirán para que el médico compare con los resultados de las pruebas iniciales los datos subsecuentes; toda fluctuación que él juzgue significativa para la salud de la gestante o del feto será cuidadosamente analizada para evitar posibles riesgos y tomar las providencias necesarias.

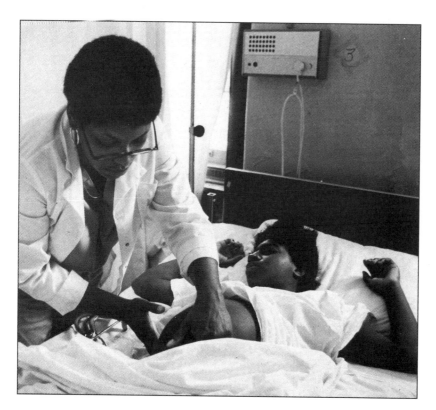

Palpando el abdomen de la gestante, el médico puede determinar con relativa precisión la posición del feto.

Análisis comunes

Los análisis de orina y de sangre permiten vigilar diversos aspectos de la salud de la gestante. Los primeros revelan posibles infecciones renales que de otro modo pasarían inadvertidas pero causarían complicaciones; también sirven para detectar la diabetes y evaluar el nivel de proteínas, cuyo aumento en las últimas etapas indicaría la presencia de preclampsia, trastorno que altera el funcionamiento de la placenta y pone en peligro al feto.

Los análisis de sangre permiten determinar el tipo sanguíneo. Si la gestante tiene sangre Rh negativo y el futuro bebé ha heredado del padre un tipo de sangre Rh positivo, el organismo de la madre podría desarrollar anticuerpos dañinos para futuros hijos, lo cual se evita aplicando una inyección de globulina especial después del primer parto. Además, los análisis de sangre permiten confirmar la inmunidad de la futura madre a la rubeola y la presencia de anemia, sífilis u otras enfermedades perjudiciales para el feto.

La medición de la presión arterial durante el embarazo forma parte de las pruebas y análisis precautorios. La presión arterial tiende a aumentar entre 20 y 25 por ciento durante el embarazo y puede ser un indicio de trastornos que requieren cuidadosa vigilancia médica.

En cada consulta prenatal el médico palpará el abdomen de la gestante para determinar las posiciones del útero y del feto y evaluar el grado de avance del embarazo, aunque esto último sólo se logra con exactitud mediante un examen con ultrasonido (vea página siguiente). Al principio del embarazo, se efectúa un examen vaginal que permite al médico palpar el útero y determinar si existen anomalías de la pelvis.

Los cuidados en casa

Una vez que la mujer sabe que está embarazada, tiene que proponerse cumplir hábitos de cuidado prenatal que complementen los de cuidado personal. Es fundamental dejar de fumar y de ingerir bebidas alcohólicas, pues hay que procurar estar plenamente en forma durante la gestación; lo anterior, y el alimentarse de modo correcto y hacer ejercicio, darán al bebé la oportunidad de comenzar la vida disfrutando de buena salud y prepararán a la futura madre para hacer frente a los efec-

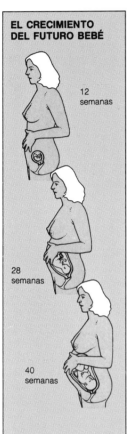

12
semanas

28
semanas

40
semanas

A las 12 semanas el feto mide unos 5 cm de longitud y en él se han formado ya todos los órganos principales. A las 28 semanas suele estar con la cabeza hacia abajo; si naciera en esta etapa, tendría pocas probabilidades de vivir. A las 40 semanas el tiempo de gestación se ha completado y el abdomen parece haberse reducido porque la cabeza del feto ha entrado en la pelvis.

tos físicos y psíquicos que se producirán unos meses antes y después del parto.

Pruebas especiales

Además de los análisis comunes, a veces el médico aconseja hacer pruebas especiales. En muchos países es legal interrumpir el embarazo si en el feto se detectan anomalías graves, como la espina bífida o la anencefalia, detectables mediante una amniocentesis, que consiste en tomar una muestra del líquido que rodea al feto y analizarla para medir el nivel de proteínas. Algunas de estas pruebas se realizan en la 16ª o 17ª semanas del embarazo.

La amniocentesis también se efectúa para detectar el síndrome de Down o mongolismo. En este caso la muestra del líquido amniótico, obtenida mediante la inserción de una aguja en el útero, se analiza para estudiar posibles defectos cromosómicos o de otra índole. Hasta la fecha esta prueba no puede realizarse antes de la 16ª semana, pero es posible que dentro de poco tiempo pueda efectuarse mucho antes. Implica el riesgo de causar un aborto espontáneo (en uno de cada 300 casos) y a veces se aconseja a mujeres de más de 35 años de edad, cuando es mayor el riesgo de tener un hijo con síndrome de Down.

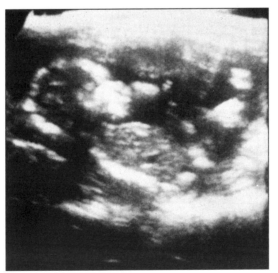

El examen con ultrasonido consiste en emitir ondas ultrasónicas (inaudibles) en el vientre de la gestante, con lo cual en una pantalla especial se forma la imagen del feto, que, aunque borrosa, puede ser interpretada por un especialista. El operador enfoca las extremidades, la cabeza, el corazón y el estómago del feto, y la placenta de la gestante. Casi todos los futuros padres se sienten emocionados al ver la primera imagen de su hijo.

El ultrasonido proporciona resultados inmediatos y sin ningún riesgo de causar un aborto.
Entre la 12ª y la 16ª semanas del embarazo, el examen permite evaluar el desarrollo del futuro bebé y saber si se trata de un feto único o de dos o más (gemelos, trillizos, etc.).
Entre las semanas 30ª y 36ª, el examen permite precisar la fecha del nacimiento y revela la posición del feto, que podría influir en las condiciones del parto. También hace posible conocer el estado y la posición de la placenta, que podrían afectar el paso del bebé por la vagina durante su nacimiento.

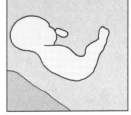

Esta representación de la imagen obtenida mediante ultrasonido (izquierda) muestra que el desarrollo del feto de 18 semanas es normal. La cabeza y el cuerpo se aprecian con claridad, y también se alcanzan a distinguir una pierna y un pie, ya bien formados.

EN FORMA DURANTE LA GESTACIÓN

Estar en forma es una meta que debe perseguirse también durante el embarazo; desde las primeras etapas es muy importante aprender y poner en práctica un tren de vida sano pues en este caso se trata de la salud de dos personas: la madre y el bebé. Cada mujer vive la gestación de un modo distinto, pero en todas ocurren cambios rápidamente y todas deben prestar especial atención a lo que su cuerpo necesita.

Hoy día son numerosas las mujeres que trabajan fuera de casa durante el embarazo, incluso hasta etapas avanzadas, pero es prudente conocer y respetar las limitaciones que impone el hecho de procrear un hijo. La gestante debe procurar organizarse de modo que no tenga que desplazarse en horas de congestionamiento vial, y debe evitar la fatiga y el esfuerzo excesivos; al llegar a casa convendrá que descanse durante una hora con los pies un poco en alto. Aunque no trabaje fuera de casa, un rato de reposo y relajamiento debe formar parte de su programa diario.

Los nueve meses del embarazo suelen dividirse en trimestres, cada uno de los cuales tiene sus propias características aunque no hay por qué alarmarse si éstas no concuerdan con algún caso en particular. El médico es quien puede contestar con mayor autoridad las preguntas que puedan plantearse acerca del desarrollo del futuro bebé. En estas páginas se hará referencia a las circunstancias más comunes.

El primer trimestre
En los tres primeros meses los cambios hormonales suelen causar cierta fatiga, náuseas y una especie de susceptibilidad emotiva. Como el cuerpo está sujeto a una actividad interna mayor que la usual, hay que procurar reposar y evitar exponerse al cansancio excesivo. Para combatir las náuseas es preferible comer alimentos sencillos en vez de platillos muy abundantes en grasas, sal y azúcares; los medicamentos contra las náuseas sólo deben tomarse si el médico los prescribe.

La alimentación debe ser equilibrada (vea págs. 52—93); por ningún motivo debe iniciarse durante la gestación una dieta para bajar de peso, ni tampoco "comer por dos". El aumento de peso debido al embarazo es muy variable según cada mujer, pero no es razonable aumentar más de 11 o 13 kg en los nueve meses de gestación; en términos generales, se aumenta una cuarta parte de esos kilos entre las semanas 12ª y 20ª, la mitad entre la 20ª y 30ª, y después el último cuarto. Muchas mujeres dejan de subir de peso hacia la 36ª semana y algunas bajan de peso pocos días antes del parto. Hay que recordar que lo que se aumentó habrá que perderlo después, lo cual no es fácil de ningún modo; por eso conviene vigilar el peso aunque sin seguir ninguna dieta reductiva. Se recomienda suprimir por completo la nicotina, todos los fármacos posibles, el alcohol y la cafeína.

Los cambios hormonales pueden provocar estreñimiento; para evitarlo es conveniente beber mucha agua y comer muchos alimentos ricos en fibra, como frutas, verduras, pan integral y cereales. Además, la necesidad de orinar será frecuente e imperiosa, por lo que hay que procurar estar siempre cerca de un baño. Las secreciones vaginales pueden causar irritación local y propensión a las infecciones; es aconsejable usar ropa interior de algodón, blanca para poder detectar mejor las posi-

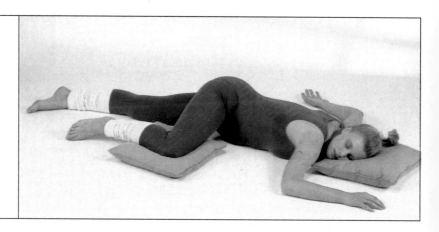

RELAJACIÓN
Acostarse de lado y apoyando bien todo el cuerpo suele bastar para relajarse. Esta postura también puede ser cómoda al principio del trabajo de parto.

bles secreciones. Todo sangrado vaginal debe ser informado al médico.

El segundo trimestre

A partir de la 12ª o 14ª semana suele iniciarse la etapa "grata" del embarazo: el cabello se vuelve brillante, la piel se pone tersa y en general se irradia bienestar; la fatiga y las náuseas que al principio pudieran haberse sentido tienden a disminuir y se recuperan las energías. Hacer ejercicio con asiduidad es muy importante para la salud durante el embarazo y después del parto; no se trata de hacer ejercicios extenuantes sino de proseguir el ritmo de actividad física habitual. En la página 222 se inicia un programa de ejercicios especial para gestantes. El ejercicio da ánimo y energía y mejora la apariencia personal.

Conforme crece el feto y comienza a moverse dentro del seno materno en forma perceptible, la gestante nota un cambio en su sentido del equilibrio y en su postura; la cintura empieza a perder esbeltez, así que se hace necesario usar ropa muy holgada y cómoda, preferiblemente de fibras naturales que permitan la transpiración. Como en el organismo hay entre 40 y 60 por ciento más sangre que antes, pueden producirse calambres y várices en las piernas, pero los ejercicios tonificadores ayudarán a contrarrestar los cambios circulatorios. Por lo que se refiere a las várices, comúnmente desaparecen después del parto.

Durante este trimestre es conveniente vigilar con minuciosidad la higiene personal e ir al dentista, pues los dientes y las encías podrían deteriorarse; al cepillárselos, tal vez las encías sangren y se inflamen con facilidad. Como la formación de los huesos del futuro bebé requiere mucho calcio, los dientes de la gestante pueden llegar a estropearse si no se incluyen en la alimentación suficientes lácteos y verduras de hojas grandes y de color verde oscuro; el maíz, tan común en nuestra alimentación, es también una buena fuente de calcio.

Podría ser provechoso comenzar a darse masaje en los senos y los pezones con el fin de prepararse para la lactación, sobre todo si se tienen los pezones muy planos o hundidos; en este caso hay que jalarlos con los dedos o usar bajo el brasier pezoneras de plástico. Los brasieres especiales para gestantes son indispensables para la comodidad, pues durante el embarazo los senos aumentan de volumen y peso.

El tercer trimestre

Durante los tres últimos meses son comunes el cansancio y los cambios respiratorios. Los ejercicios de respiración profunda ayudan a ganar energía y a oxigenar al feto adecuadamente. Hay que comer todo lo debido, reposar más que antes y evitar levantar objetos pesados, estar de pie mucho tiempo y cualquier otro esfuerzo innecesario. Organizarse con antelación es la mejor forma de preservar la comodidad.

El compañero

Compartir con él los variados gozos de la gestación es muy importante. Las relaciones sexuales podrán continuar con normalidad aunque el médico tal vez aconseje ciertas precauciones durante el primer trimestre y en las últimas semanas del embarazo; habrá que adoptar posturas que resulten cómodas conforme vaya creciendo el futuro bebé.

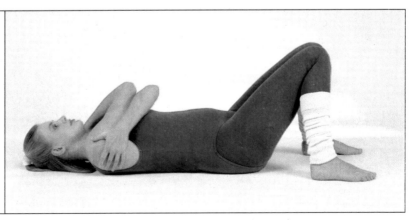

REPOSO MEDITATIVO
Acuéstese de espaldas, doble las rodillas y apóyelas entre sí; cruce los brazos sobre el pecho y estréchese suavemente los hombros.

El prestar atención a la salud y al bienestar durante los meses de embarazo facilitará en su momento el trabajo de parto y la recuperación posnatal. Si la gestación es normal y no presenta complicaciones, es plenamente factible hacer ejercicio; el cuerpo fuerte y flexible se desempeña con eficiencia y resiste más el cansancio. Además, los ejercicios son relajantes y agradables; para no olvidarse de hacerlos deben practicarse todos los días a una misma hora y, como cualquier otro tipo de ejercicio, deben comenzarse por lo menos una hora después de comer, usando ropa holgada y cómoda y evitando las temperaturas extremas.

Los ejercicios y las posturas que se muestran en éstas y en las siguientes cuatro páginas pueden ponerse en práctica durante todo el embarazo; sólo hay que modificarlos conforme al aumento de volumen corporal, sin olvidar que el cuerpo "pide" determinados cambios y que hay que suspender todo ejercicio que resulte doloroso o incómodo.

El propósito de estos ejercicios es corregir la postura, tonificar los músculos para evitar el dolor de espalda, fortalecer el pecho para evitar los hombros caídos, y fortalecer las piernas, la espalda y los brazos para contrarrestar el desplazamiento del centro de gravedad del cuerpo. Caminar, montar en bicicleta y nadar son excelentes para mejorar la eficiencia aeróbica, pero el ejercicio muy vigoroso hace que aumenten la temperatura corporal y la frecuencia cardiaca; esta última debe ser vigilada para no rebasar los límites prudentes. Quienes anteriormente han practicado el trote, por lo general tendrán que limitarse a 20 minutos de ejercicio, para evitar que la temperatura corporal aumente demasiado (en todo caso, es conveniente consultar al médico al respecto).

Los ejercicios pélvicos tienen mucha importancia y hay que prestar atención en particular a los músculos que regulan las aberturas anal y vaginal. El ejercicio de elevación de la pelvis ayuda a mantener en todo momento una buena postura y alineación corporales, y las rotaciones de cabeza y hombros alivian la tensión que suele acumularse en la parte superior de la espalda y del cuello; deben efectuarse varias veces al día.

Hay que vigilar los movimientos que se realizan durante la actividad cotidiana: por ejemplo, es necesario recordar la conveniencia de doblar las rodillas al levantar objetos pesados y hacer el esfuerzo con los músculos de las piernas y no con los de la espalda. El "estirón del gato" ayuda a extender y relajar los músculos dorsales.

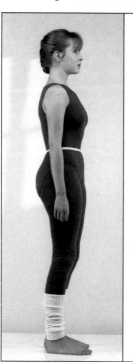

PARA MEJORAR LA POSTURA
La buena postura tiene mucha importancia. Hay que usar los músculos abdominales para enderezar la columna vertebral; Los glúteos deben contraerse y los hombros relajarse.

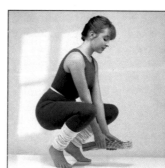

AL LEVANTAR PESOS
Al alzar un peso hay que doblar las rodillas para que la espalda no se fuerce, en particular al levantar niños pequeños.

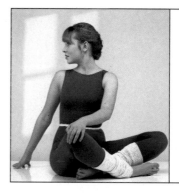

ROTACIÓN LATERAL
Siéntese con las piernas cruzadas; enderece la espalda. Ponga la mano izquierda sobre la rodilla derecha y voltee el cuello y los hombros hacia la derecha; hágalo 5 veces hacia cada lado.

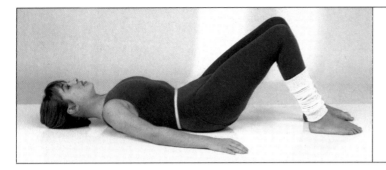

ELEVACIÓN DE LA PELVIS
Acuéstese boca arriba y doble las rodillas; tense la cara interna de los muslos y las ingles, y luego contraiga el abdomen mientras levanta la pelvis. Tense los glúteos para fijar y sostener la posición; repítalo 5 veces.

"ESTIRÓN DEL GATO"

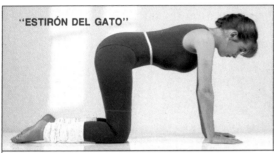

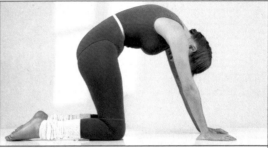

1. Apoyada sobre las manos y las rodillas, y con los brazos rectos y el abdomen contraído, enderece la espalda tanto como pueda mientras aspira.

2. Espire lentamente y agache la cabeza, arqueando la espalda y retrayendo el abdomen; luego vuelva a poner recta la espalda. Repítalo 5 veces.

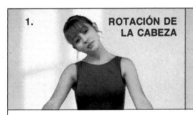

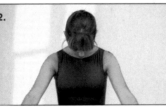

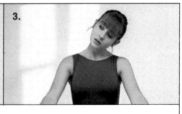

ROTACIÓN DE LA CABEZA

1. Sentada con las piernas cruzadas, ladee la cabeza hacia el hombro derecho.

2. Hágala rotar hacia el lado opuesto; aspire al agachar la cabeza y espire al levantarla.

3. Invierta el sentido del movimiento; repita el ejercicio 5 veces hacia cada lado.

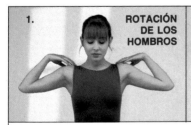

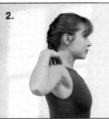

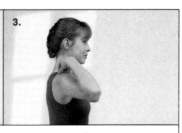

ROTACIÓN DE LOS HOMBROS

1. Siéntese en el suelo con las piernas cruzadas, o en una silla, con las manos sobre los hombros.

2. Sin separar de los hombros las puntas de los dedos, describa círculos hacia atrás con los codos.

3. No encoja los hombros; sepárelos bien de la cabeza. Hágalo 5 veces.

La secreción hormonal propia del embarazo permite que para el cuerpo resulten muy fáciles de hacer los ejercicios de estiramiento, pero no hay que exagerarlos pues ello podría afectar las articulaciones y causar problemas posteriormente. Los movimientos deben ser gráciles (un poco de música para acompañarlos será de ayuda) y adaptarse al continuo cambio de forma y de peso del cuerpo; hay que hacerlos lentamente y poniendo atención para obtener el mayor provecho.

Como las piernas y los tobillos quizá comiencen a hincharse debido a la retención de agua y al aumento de peso, será conveniente favorecer la circulación sanguínea evitando sentarse con las piernas cruzadas una sobre otra, no usando tacones altos y practicando el estiramiento de pantorrillas y la rotación de tobillos.

Para sostener el peso corporal hay que fortalecer los brazos, las piernas y la espalda, puesto que el abdomen habrá perdido capacidad para contraerse. El estiramiento lateral y las semiabdominales fortalecen el tórax y la cintura; ''la silla'' es útil para relajar y estirar la parte baja de la espalda y los muslos, y el estiramiento boca abajo ayuda a aliviar las tensiones.

Los ejercicios deben hacerse con regularidad, sin alterar el programa de actividades; no se necesitan más que 20 minutos cada día. Hay que procurar repetirlos por lo menos 5 veces, aspirando a fondo y espirando al hacer el esfuerzo.

ESTIRAMIENTO LATERAL
De pie, separe los pies y extienda los brazos hacia los lados. Eche las caderas hacia adelante, levante bien el tórax y ladee el cuerpo hacia la izquierda, deslizando la mano por la pierna y levantando el otro brazo. Luego estire con firmeza ambos brazos, procurando bajar un poco más el izquierdo. Hágalo 5 veces de cada lado.

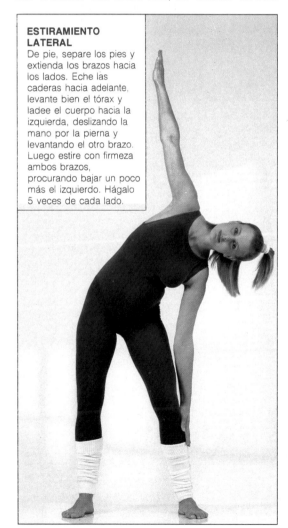

''LA SILLA''
De pie, apoye la espalda contra una pared y separe de ésta los pies unos 15 cm. Aspire; al espirar baje lentamente el cuerpo hasta quedar ''sentada'' pero no más baja que las rodillas. Después levante de nuevo el cuerpo. Hágalo 5 veces.

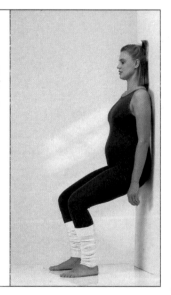

TONIFICADOR DEL PECHO
Póngase de pie y separe los pies al ancho de las caderas. Junte ambos codos a la altura de la nariz; al inhalar sepárelos hasta la altura de los hombros pero sin alzar éstos y sin arquear la espalda. Espire y vuélvalos a juntar. Repítalo 5 veces.

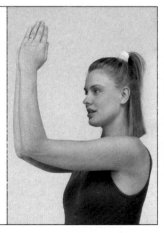

LA RESPIRACIÓN

Es muy importante respirar en forma correcta para tener más ánimo y energía. Procure usted aspirar de 4 a 6 veces por minuto; al espirar cuente hasta 5. Para practicarlo haga lo siguiente: **1.** Aspire a fondo; sienta expandirse el tórax e imagine que el aire le llega hasta el estómago conforme el diafragma se contrae. **2.** Espire haciendo sonar el aire para acentuar esta fase, lo cual además reduce el estrés.

Después respire expandiendo sólo el tórax; practique el jadeo, que se utiliza para ejercicios extenuantes y durante las contracciones del parto: entreabra la boca y deje que la lengua repose en la parte inferior. Durante el trabajo de parto espire al contraer los músculos y aspire al relajarlos.

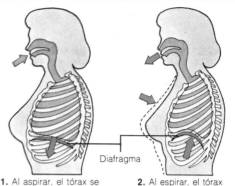

Diafragma

1. Al aspirar, el tórax se levanta y el diafragma se contrae.

2. Al espirar, el tórax desciende y el diafragma se relaja.

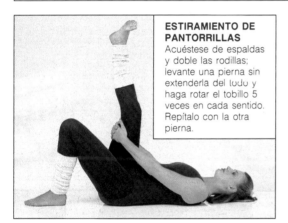

ESTIRAMIENTO DE PANTORRILLAS

Acuéstese de espaldas y doble las rodillas; levante una pierna sin extenderla del todo y haga rotar el tobillo 5 veces en cada sentido. Repítalo con la otra pierna.

SEMIABDOMINALES

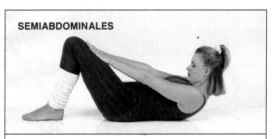

Acuéstese boca arriba, doble las rodillas, ponga las manos sobre los muslos y aspire; al espirar extienda las manos hacia las rodillas, levantando la cabeza y los hombros. Aspire al volver a la posición inicial. Hágalo 5 veces.

ESTIRAMIENTO BOCA ABAJO

1.

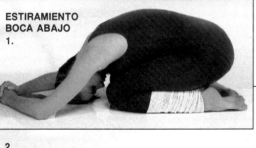

2.

1. Siéntese sobre los talones y extienda los brazos sobre el piso; aspire.
2. Al espirar levante las caderas e incline el pecho hacia adelante, extendiendo del todo los brazos; luego, sin mover más las caderas, baje el pecho suavemente hacia el piso. Hágalo 5 veces.

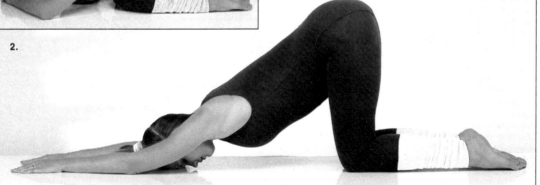

EJERCICIOS PARA GESTANTES/3

Durante los últimos meses del embarazo hay que seguir haciendo ejercicio y prestar especial atención a la alineación corporal para proteger las articulaciones de las caderas, las rodillas y los tobillos, dado el peso adicional que soportan. En caso de insomnio debido a incomodidad, es útil acostarse de lado y con una almohada entre las piernas. La postura de reposo meditativo (vea pág. 221) es útil para relajar la espalda.

Los ejercicios siguientes ayudan a prepararse para el parto y deben añadirse a los que precedentemente se hayan estado practicando. Los estiramientos en postura sedente y de pie y la rotación de caderas y de tronco son para fortalecer los muslos y la pelvis; la flexión y torsión del tronco sirve para relajar las partes superior y media de la espalda, y el pedaleo fortalece los tobillos y favorece la circulación sanguínea.

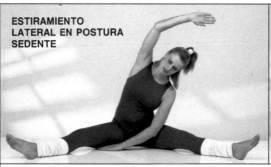

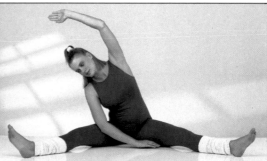

ESTIRAMIENTO LATERAL EN POSTURA SEDENTE

1. Sentada en el piso y con las piernas muy separadas, ponga la mano izquierda sobre el suelo, levante el brazo derecho y aspire; al espirar flexione el tronco lateralmente, sostenga la posición y cuente despacio hasta 5.

2. Aspire al enderezar el tronco, y al espirar repita el ejercicio hacia el otro lado; hágalo 5 veces de cada lado.

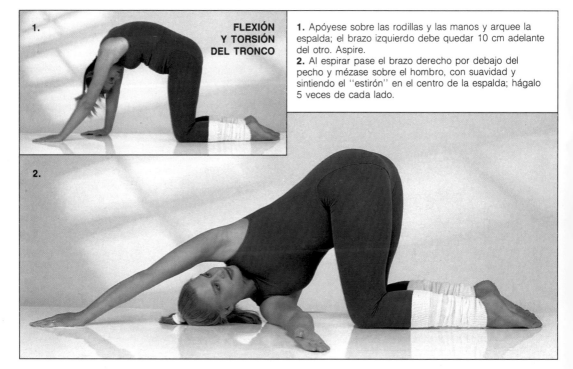

FLEXIÓN Y TORSIÓN DEL TRONCO

1. Apóyese sobre las rodillas y las manos y arquee la espalda; el brazo izquierdo debe quedar 10 cm adelante del otro. Aspire.
2. Al espirar pase el brazo derecho por debajo del pecho y mézase sobre el hombro, con suavidad y sintiendo el "estirón" en el centro de la espalda; hágalo 5 veces de cada lado.

PEDALEO

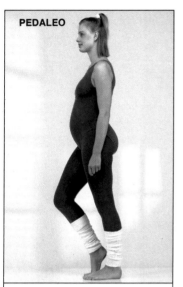

De pie, ponga recta una pierna y doble un poco la otra levantando el talón; respire rítmicamente y pase el peso del cuerpo de un pie al otro efectuando un movimiento de pedaleo.

ROTACIÓN DE CADERAS

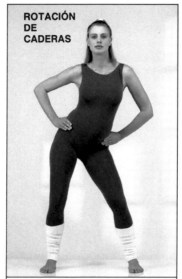

De pie, separe bien las piernas, doble un poco las rodillas y ponga las manos sobre las caderas; luego describa con éstas círculos amplios. Hágalo 5 veces en cada sentido.

ESTIRAMIENTO LATERAL DE PIERNAS

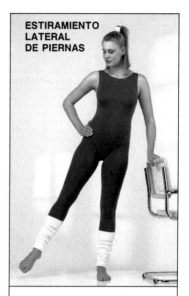

De pie, apoye una mano sobre el respaldo de una silla o sobre una mesa y aspire; al espirar levante despacio la pierna opuesta sin mover las caderas. Hágalo 5 veces de cada lado.

1. De pie y con las piernas bien separadas, ponga las manos sobre las rodillas, haciendo fuerza con los pulgares; aspire.
2. Al espirar baje el hombro izquierdo y mire por encima del hombro derecho; aspire y vuelva a la postura inicial. Espire y repítalo hacia el otro lado. Hágalo 5 veces de cada lado.

ROTACIÓN DE TRONCO

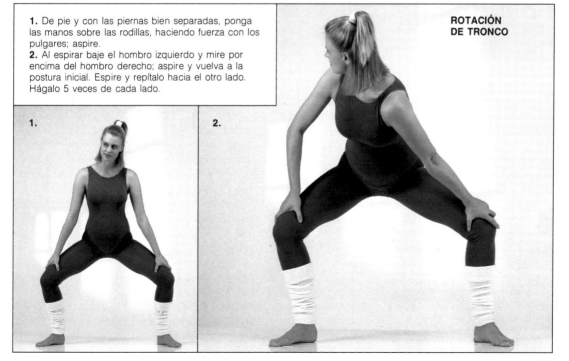

DAR A LUZ

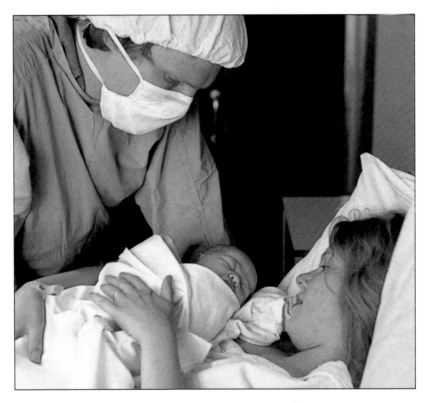

El bebé es llevado a la madre lo antes posible tras el parto; algunos médicos prefieren hacerlo incluso antes de cortar el cordón umbilical. Se cree que este contacto inmediato y entrañable ayuda a crear el vínculo de apego entre madre e hijo.

El saber cómo relajarse y cómo respirar ayuda a efectuar el trabajo de parto. Muchas mujeres temen que llegado el momento se les olvide lo que habían aprendido, pero deben mantenerse confiadas pues entonces la presencia del esposo (o de una parienta o amiga cercana) le será de gran ayuda. Si éste no puede asistir a las clases prenatales, hay que explicarle en casa lo que en ellas se aprendió y ensayarlo juntos.

Las señales de aviso

Una serie de contracciones intensas y a intervalos regulares suele anunciar la primera fase del parto, en la que se dilata el cuello del útero; por lo general, al principio ocurren seis o siete cada hora. Cuando el cuello del útero se ha dilatado por completo, comienza la segunda fase, que concluye con el nacimiento del bebé. En la tercera fase se expulsa la placenta.

Durante la primera fase del alumbramiento lo mejor es caminar dentro de casa el mayor tiempo posible, pero sin olvidar que las contracciones siguientes ocurrirán a intervalos cada vez menores; cuando las contracciones ocurran cada 10 minutos y duren entre 20 y 40 segundos, habrá que acudir a la clínica. A veces, antes de que se inicien las contracciones se libera el líquido amniótico ("se rompe la fuente"), y también en este caso hay que acudir al hospital sin tardanza. En otras ocasiones se expulsa la mucosa que tapona el cuello del útero; aunque aparatoso, esto por sí mismo no es motivo para ir al hospital.

Al ocurrir una contracción, lo que hay que hacer es relajarse y respirar tan regularmente como sea posible; mantener la calma evita un inútil gasto de energía. Hay que procurar no recostarse: lo más cómodo en la mayoría de los casos es sentarse en cuclillas apoyándose con los brazos hacia adelante; sentarse en una silla con el respaldo al frente y apoyándose en una almohada, o sentarse del modo normal y apoyarse en el esposo de modo que éste pueda dar masaje en la espalda para ayudar a la relajación y mitigar el dolor. En la clínica, si el médico lo permite hay que mantenerse en movimiento.

El método de alumbramiento que se emplee dependerá de las preferencias y de la historia clínica de la parturienta, así como de las instalaciones y procedimientos propios del hospital. Los partida-

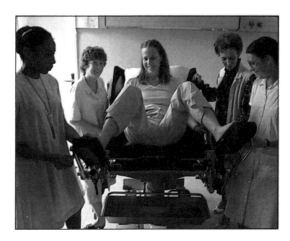

Una versión moderna *de un artefacto anticuado ha ganado aceptación entre algunos obstetras. Cuando la futura madre mantiene erguido el tronco durante el parto, la fuerza de gravedad ayuda a dar a luz. Cada vez los hospitales se preocupan más por hacer que las salas de parto resulten agradables y cómodas para la pareja.*

rios del alumbramiento ''natural'' consideran que la mujer debe determinar con libertad el tipo de parto que desea y que, por lo tanto, no debe ser automáticamente colocada en una cama para dar a luz en la postura más habitual; rechazan el uso indiscriminado de fármacos y proponen métodos más naturales, pero éstos no siempre son los más seguros.

En todo caso, muchas veces la historia clínica de la parturienta y las visicitudes del alumbramiento obligan a modificar los métodos elegidos; por ejemplo, si la madre sufre de hipertensión arterial, habrá que vigilar el ritmo cardiaco del bebé, o si el médico considera que éste corre peligro, tal vez proponga un parto inducido mediante la administración de hormonas o mediante la ruptura de la membrana amniótica.

También suele recurrirse a la inducción del parto cuando la parturienta ha perdido peso recientemente, o si la placenta muestra algún trastorno, o si hay una marcada reducción de los movimientos del bebé, o si el tiempo previsto de nacimiento se ha retrasado. La cesárea, operación que consiste en cortar la pared abdominal, es necesaria cuando la placenta obstruye el cuello del útero, o si el bebé está en una posición inadecuada o es demasiado grande para el tamaño de la pelvis, o si la madre padece herpes genital.

El uso de anestesia

En ocasiones, durante el parto la madre necesita que se le administren sustancias para mitigar el dolor, lo cual no tiene por qué hacerla sentir remordimientos. La sustancia anestésica (mezcla de gas especial y aire) se le administra mediante una mascarilla y le ayuda a mantener la lucidez y a soportar el dolor de las contracciones; no causa efectos nocivos. Otras veces se recurre a una inyección (sus efectos duran alrededor de 2 horas), pero ésta puede llegar a causar malestar a la madre y obstaculizar la respiración del bebé si se administra cuando el parto está muy avanzado; si se administra oportunamente, no implica riesgo alguno.

La sustancia anestésica también puede inyectarse cerca de la región lumbar para bloquear la sensación de dolor en la zona uterina. El uso de esta técnica exige la presencia de un anestesiólogo competente y un eficiente control médico del parto; la futura madre tendrá que acostarse de lado para dar a luz, tal vez necesite suero por vía intravenosa y, además, habrá que efectuar un examen continuo del estado del bebé.

En unos cuantos casos la madre sufre un intenso dolor de cabeza tras haber recibido la anestesia lumbar, y la capacidad del bebé para succionar puede resultar afectada durante cierto tiempo. Aun así, este recurso puede ser una verdadera bendición si el parto es muy complicado; a veces se usa para realizar la cesárea, en cuyo caso la madre puede ver cómo nace su hijo. Las mujeres que rechazan el uso de fármacos pueden optar por la acupuntura y la hipnosis para aliviar el dolor (vea págs. 316—317 y 328—329.)

Sea como fuere, no hay que aferrarse demasiado a ninguna preferencia, por más que durante el embarazo se haya pensado en ello, y hay que recordar que el personal médico está para ayudar. Es bueno mantenerse siempre dispuesta a preguntar y a escuchar las razones que el médico tiene para aconsejar determinado procedimiento.

CUIDADOS POSNATALES/1

Durante unos 10 días después del parto la madre necesita cuidados especiales, tanto si el parto se efectuó en una clínica como si se realizó en casa; hay que medirle la presión arterial y la temperatura corporal y examinarle el útero y los puntos de sutura si los ha habido.

El sangrado vaginal suele persistir hasta un par de semanas y puede ser seguido por una secreción blancuzca que a veces dura hasta seis semanas. Si el sangrado es muy abundante y de color rojo brillante, o si contiene coágulos o huele mal, hay que informar al médico cuanto antes.

Si ha habido puntos de sutura debido a una escisión quirúrgica o a una rasgadura, un baño de tina con dos tazas de sal agregadas al agua producirá un inmenso alivio. Tras el parto es frecuente sufrir estreñimiento durante varios días; para remediarlo es aconsejable beber muchos líquidos y comer alimentos ricos en fibra. Si persisten las contracciones del útero, conviene respirar tal como se hizo durante el alumbramiento.

La alimentación del bebé

La mayoría de las mujeres pueden y quieren amamantar a sus bebés, pero no hay que sentir remordimientos si por alguna razón se opta por otro método de lactación. En ocasiones la secreción de leche es muy copiosa a partir del segundo o tercer día después del parto, pero es común que tarde alrededor de una semana en regularizarse; además, el bebé puede tardar algún tiempo en acostumbrarse a succionar.

Si los pezones duelen, es bueno airearlos o usar alguna crema para la piel. Si se opta por no amamantar, habrá que extraer la leche para aliviar las molestias de los senos.

Una vez que se comienza a alimentar con biberón al bebé, lo más común es que se suspenda la secreción de leche materna. Es muy importante recordar que hay que mantener una higiene estricta

A propósito de la alimentación del bebé

¿Qué ventajas tiene darle el pecho?
- El calostro segregado durante los primeros días y la leche materna contienen anticuerpos que protegen al bebé contra infecciones.

- Es menos probable que el bebé engorde demasiado y que sufra de salpullido.

- La leche materna es la mejor para el bebé, es limpia y está a la temperatura ideal.

- El abasto corresponde a la demanda: a mayor apetito del bebé, mayor flujo de leche.

- El contacto físico beneficia al bebé y a la madre.

ADVERTENCIA: Fumar suprime la secreción de leche. No deben usarse píldoras anticonceptivas.

¿Qué ventajas tiene el biberón?
- Cualquiera puede dárselo al bebé.

- Es fácil saber cuánto come el bebé.

- Lo que come, fuma o usa la madre para medicarse no afecta al bebé.

- La cantidad de leche no varía según el estado de ánimo de la madre.

- Dar el biberón cansa menos a la madre.

A propósito de la salud de la madre
Peso: A menos que la madre fuera obesa desde antes del parto, si su alimentación es sana no hallará dificultad para bajar de peso. Si amamanta al bebé, lo conseguirá más pronto.

Alimentación: Las dietas para bajar de peso no deben seguirse mientras se amamante al bebé. La alimentación será similar a la del periodo de gestación, tal vez añadiendo leche y cereales de grano entero. Se necesitarán unas 500 calorías más que en condiciones normales; hay que beber muchos líquidos.

Ejercicio: Si es moderado, puede realizarse en seguida. Los ejercicios de las páginas 232—233 no deben hacerse sino hasta 15 días después del parto.

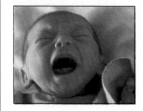

EL SUEÑO DEL BEBÉ

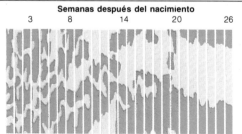

Semanas después del nacimiento: 3 8 14 20 26

Los recién nacidos no distinguen entre el día y la noche; su patrón de sueño (azul) y vigilia (rosa) es muy cambiante, pero a los pocos meses su ciclo de sueño se regulariza y duermen sobre todo por las noches.

si se usa el biberón, y seguir al pie de la letra las instrucciones del fabricante.

El aspecto emotivo
Cuando nace un bebé y sobre todo si es el primero, comienza para la madre una aventura maravillosa, tan difícil como placentera; pero en los días e incluso semanas posteriores al parto pueden surgir sentimientos conflictivos y perturbadores tanto para la madre como para el padre, dado que ambos están pasando por una experiencia desconocida cuyos efectos son desconcertantes.

Tras el gozo inicial puede sobrevenir una decaída: muchas mujeres sufren sentimientos de depresión hacia el cuarto día; por lo regular se trata de una circunstancia pasajera, pero a veces dura algún tiempo y provoca desánimo y llanto frecuente e intenso sin causa aparente.

La depresión posnatal no suele persistir más de una semana y sus síntomas son apatía crónica, dolor de cabeza, falta de apetito, insomnio, llanto y un injustificado temor por la salud del bebé. En estos casos no hay que dudar en acudir al médico para pedirle consejo, pero también es útil darse suficiente reposo, no descuidar la alimentación, recurrir al apoyo del esposo y hacer algún tipo de ejercicio aeróbico.

Alistarse para el nuevo tren de vida
El nuevo tren de vida estará dictado por las necesidades del bebé. De pronto, las horas de dormir y de comer habrán cambiado, y el bebé, que quizá había permanecido tranquilo, inexplicablemente romperá a llorar sin remedio y sin tregua. Pero conforme el bebé vaya adoptando su propio horario para dormir y comer, la madre quedará un poco más desahogada y empezará a distinguir cuándo el llanto del hijo es por hambre, por sueño, por incomodidad... o "porque sí".

A la madre el sexo quizá sea lo último en que se le ocurra pensar; las suturas tal vez hayan sanado apenas, y las noches sin dormir pueden haberle restado tanta energía, que sólo le quede la indispensable para atender al bebé, no digamos al esposo. No existen límites fijos para reanudar la actividad sexual pero, en todo caso, las relaciones sexuales completas no son aconsejables antes de que hayan sanado las suturas y haya cesado la secreción vaginal.

A las seis semanas del parto habrá que acudir al obstetra o al ginecólogo para una revisión posnatal, que implica un examen del útero para determinar si ya ha recuperado su tamaño normal, y quizá una citología cervical (vea págs. 204—206) y otros cuidados médicos, como un examen de senos y una palpación de abdomen.

Para regresar al trabajo, en beneficio del bebé lo mejor es esperar a que transcurran entre tres y seis meses, o en todo caso no regresar antes de haber alcanzado la completa recuperación y reposado lo suficiente; desde luego, habrá que prever el modo de atender al bebé cuando la madre ya no pueda permanecer en casa. Tanto si se reincorpora a la actividad laboral como si no se hace, hay que desechar todo sentimiento de culpabilidad; se trata de una decisión difícil, que depende de razones económicas, emotivas e intelectuales y que sólo la propia persona puede resolver.

Para iniciar este programa de ejercicios es necesario esperar por lo menos dos semanas después del parto, pero los ejercicios de contracción de los músculos del ano y de la vagina pueden realizarse tan pronto como sea factible pues ayudarán a tonificarlos y sanarlos.

Hay que preguntar al médico cuándo sería prudente reanudar un programa normal para estar en forma, y recordar que es muy importante darse tiempo para atender las necesidades personales.

En estas páginas se hace hincapié en fortalecer de nuevo los músculos abdominales y tonificar aquellas partes que pudieran haberse debilitado durante el embarazo.

Los ejercicios prenatales (vea págs. 222—227) son también adecuados para la etapa posnatal. Convendrá hacer además otros ejercicios aeróbicos para combatir el cansancio y consumir calorías; para empezar, será muy útil pasear largo rato a pie con la carreola del bebé. En las páginas 106—123 se hallarán muchas ideas para hacer ejercicios aeróbicos.

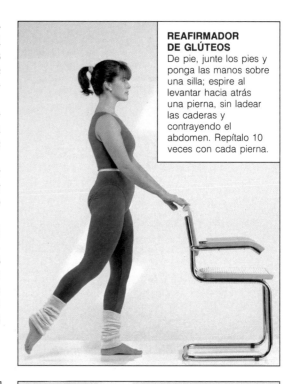

REAFIRMADOR DE GLÚTEOS
De pie, junte los pies y ponga las manos sobre una silla; espire al levantar hacia atrás una pierna, sin ladear las caderas y contrayendo el abdomen. Repítalo 10 veces con cada pierna.

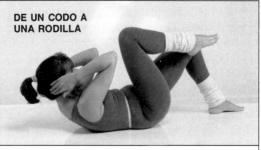

DE UN CODO A UNA RODILLA

Acostada de espaldas, doble las rodillas. Aspire; al espirar levante la cabeza y los hombros y toque una rodilla con el codo. Hágalo 5 veces de cada lado.

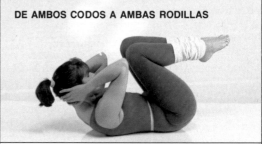

DE AMBOS CODOS A AMBAS RODILLAS

Acostada boca arriba y con las manos en la nuca, doble las rodillas hacia el pecho. Aspire; al espirar toque las rodillas con los codos. Hágalo 10 veces.

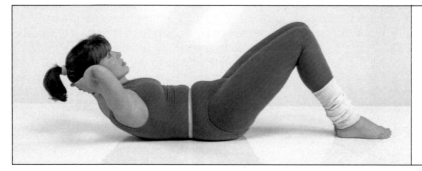

TONIFICADOR DEL CUELLO
Acostada de espaldas y con las manos en la nuca, doble las rodillas y asiente bien los pies. Aspire; al espirar suma el mentón y separe del piso los omóplatos. Hágalo 10 veces.

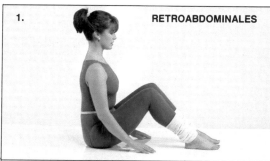

RETROABDOMINALES

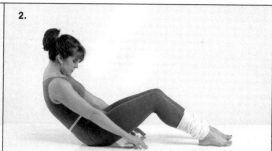

1. Siéntese, junte los pies, doble las rodillas y aspire.

2. Al espirar inclínese despacio hacia atrás sin despegar del piso las puntas de los pies; cuente hasta 5 en esa posición y luego vuelva a la postura inicial. Hágalo 5 veces.

3. Siga los pasos anteriores pero inclinándose hacia un costado; repítalo 5 veces de cada lado.

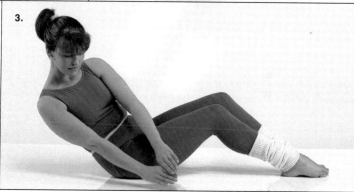

FORTALECEDOR DE TRÍCEPS

1. Junte con firmeza los codos al cuerpo.

2. Al espirar extienda hacia atrás los brazos y levántelos todo lo que pueda, sin arquear los hombros y sin sumir el pecho. Aspire mientras vuelve a la postura inicial. Hágalo 10 veces.

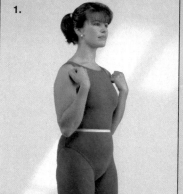

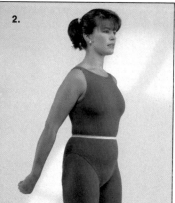

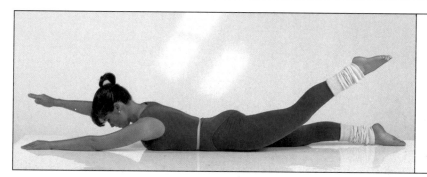

TIJERAS

Acuéstese boca abajo y separe del piso la cintura; al espirar levante despacio un brazo y la pierna opuesta. Hágalo 4 veces de cada lado, alternándolos.

EJERCICIOS PARA EL BEBÉ

Estar en forma no tiene por qué ser ajeno al bebé, cuya relación física con los padres será fundamental para que en él se desarrollen la fuerza y la flexibilidad. Una caricia, mecerlo despacio y darle unas palmaditas en el trasero lo serenarán en las noches de insomnio. Tras su primer mes, al bebé le gustará que le den masaje para aliviar los cólicos: hay que frotarle suavemente las extremidades y el tronco, del pecho hacia afuera, con sólo el peso de la mano, sin hacer presión y teniendo especial cuidado en el abdomen; no hay que hacerlo con las manos frías, claro está.

Hay que sostenerle siempre la cabeza con una mano, para evitar que cuelgue hacia atrás antes de que se hayan desarrollado los músculos del cuello. No hay que columpiarlo sosteniéndolo por los brazos; hacerlo parece divertido pero puede dislocársele un hombro. En general, hay que ser muy atentos con él pero sin exagerar; debe dejársele seguir su propio paso respecto a gatear, ponerse de pie y caminar.

Flexionar y extender los pies, las piernas y los brazos del bebé estimulará su desarrollo muscular y su capacidad de movimiento. Todo objeto móvil que cuelgue en alto y los juguetes de colores brillantes lo incitarán a alcanzarlos y agudizarán considerablemente sus facultades visuales. Los movimientos espontáneos del bebé son la mejor guía para escogerle ejercicios.

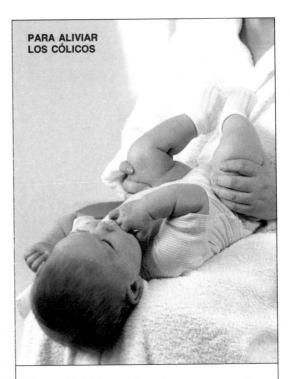

PARA ALIVIAR LOS CÓLICOS

Ponga al bebé boca arriba sobre su regazo, con la cabeza hacia las rodillas, y flexiónele suavemente las piernitas, lo cual lo ayudará a relajar los músculos abdominales.

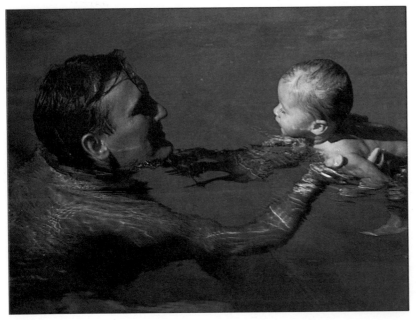

Volver a las actividades recreativas tan pronto como sea posible tras el nacimiento del bebé contribuirá a consolidar los vínculos de la familia. Hay que procurar que el bebé participe en todo lo que uno hace; por ejemplo, nadar no es sólo un excelente ejercicio para los padres sino que también fascinará al bebé.

MASAJE

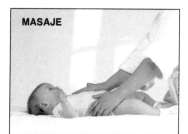

Despacio y con mucha suavidad, frótele con ambas manos todo el cuerpo, desde el pecho y la espalda hacia las extremidades; se le relajarán los brazos, las piernas, el cuello y la espalda. Lo mejor es hacerlo después de bañarlo.

"ESCAPADAS"

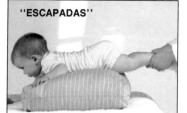

Coloque al bebé boca abajo sobre una almohada. Póngale enfrente un juguete llamativo para que trate de alcanzarlo; con suavidad sujételo por las rodillas o los tobillos mientras él trata de "escapar" hacia el juguete. No deje que se frustre: déjelo cogerlo de vez en cuando.

FLEXIÓN DE PIERNAS HACIA EL TRONCO

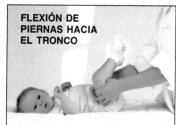

Empuje con delicadeza las rodillas del bebé hacia el tronco para estimular la contracción de los músculos abdominales; cuando él exhale, afloje usted la presión. Cuide de no hacer presión más de 2 o 3 segundos. Hágalo 5 veces.

ROTACIÓN DE LOS TOBILLOS

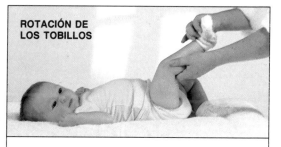

Sostenga con una mano la pantorrilla del bebé, sin apretarla, y muévale en círculos el pie en un sentido y luego en el otro, con cuidado. Oprímale un poco la planta del pie con el pulgar y flexióneselo en varias direcciones.

"EL TRICICLO"

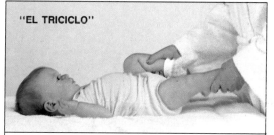

Empújele suavemente las rodillas hacia el estómago. Si usted alterna la presión y la distensión, estimulará un movimiento de pedaleo que ayudará a que los músculos de las piernas del bebé se estiren y fortalezcan.

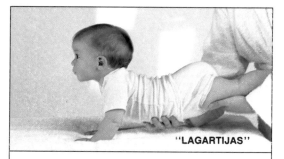

"LAGARTIJAS"

Cuando el bebé tenga de 3 a 6 meses de edad, sosténgalo por el pecho con una mano y con la otra por las rodillas; inclínele el cuerpo para que con las manos se apoye en una mesa o en otra superficie firme. Cuando él haga fuerza, ayúdelo un poco y repita el ejercicio.

EXTENSIONES DE PIERNAS

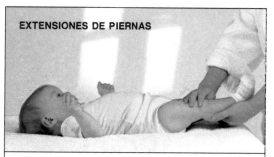

Coloque al bebé boca arriba, júntele las piernas y póngale usted una mano bajo las pantorrillas y la otra sobre las rodillas. Estírele las piernas con delicadeza, procurando acoplarse a su capacidad de movimiento; si se las estira demasiado, él arqueará la espalda y lo lastimará.

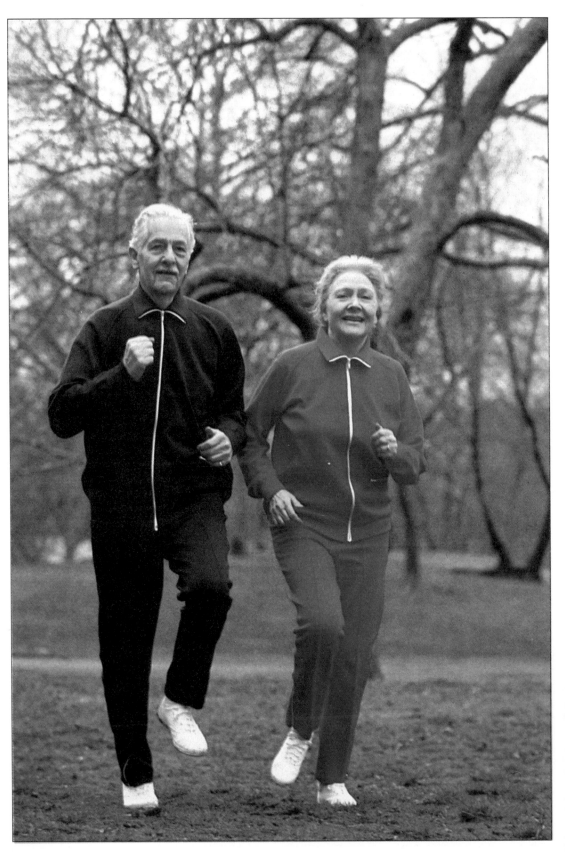

SIEMPRE BIEN, SIEMPRE JOVEN

Conforme aumenta en el mundo la cantidad de personas mayores, aumenta también la atención que reciben. Es de todos sabido que las personas de más de 65 años de edad son hoy más numerosas, están mucho más en forma y tienen mucho más que ofrecer que en cualquier época anterior. Cantidad de políticos, hombres de negocios y artistas reconocidos continúan aportando a la sociedad su trabajo, rebasando con mucho la edad de la jubilación.

La víspera de su septuagésimo aniversario, el violonchelista francés Paul Tortellier aseveró que su apariencia lozana y su vigor se debían a que estaba convencido de que todo el mundo debe morir joven... pero retrasarlo lo más posible. La longevidad de algunos artistas prolíficos (Rufino Tamayo, sin ir más lejos) obviamente se debe a que jamás se retiran; para ellos la actividad es parte de su ser, y no sólo un modo de ganarse el sustento. No estaría mal seguir su ejemplo y reconocer que la jubilación no significa retirarse de la vida. La edad avanzada debe verse como una bonificación (de bonificar: hacer buena una cosa y mejorarla), como una oportunidad para renacer.

Mirar con entusiasmo hacia el futuro y confiar en la propia capacidad de crecimiento mantiene encendida la luz que ilumina a cada persona. El permanecer siempre animado en lo físico y en lo mental es un reto, pero tal vez el signo más elocuente del éxito de un jubilado es que piense: ¿cómo fue que tuve tiempo para trabajar, con tanto que hacer que tengo ahora?

POR EL LADO POSITIVO

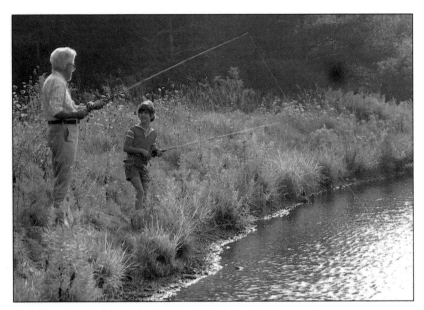

Los viejos y los niños suelen zanjar con increíble facilidad la brecha generacional. El abuelo y el nieto se entienden de maravilla y saben compartir sus gustos y pasatiempos, como pescar, por ejemplo. La actitud desprejuiciada y cariñosa de los niños debería servir de ejemplo a muchos adultos que, tanto dentro como fuera de la familia, hacen sentir aislados e inútiles a los ancianos.

Desde el momento en que se nace, la conducta y las actitudes de cada persona están influidas en mayor o menor grado por las reglas que rigen la sociedad en que se vive. Al envejecer, es común sentir que la época y la sociedad están obsesionadas con la juventud y que consideran que la edad avanzada es sinónimo de enfermedad crónica y que es "anacrónica", poco atractiva y, en ocasiones, incluso temible.

Un lugar en la sociedad

La televisión, los periódicos y las revistas refuerzan este erróneo punto de vista al exaltar constantemente el vigor, éxito, belleza y despliegue sexual de la juventud y al retratar a la vejez con tintes patéticos y dolientes. Sin querer, uno mismo contribuye a esta actitud y provoca la indiferencia de los jóvenes al negarse a conocerlos y entenderlos o al conducirse en otras formas equivocadas y, por lo tanto, ineficaces; además, al ver cómo envejecen los demás, uno mismo tiende a adoptar una actitud negativa, lo que es tan injusto para los jóvenes como para los viejos pues equivale a una especie de sentencia inescapable, a un estereotipo que por lo demás no corresponde a la realidad, la cual es más positiva y satisfactoria de lo que muchas personas creen.

En la mayoría de los países occidentales se ha alterado en forma radical el papel que por tradición se asigna a los ancianos; en cambio, en las sociedades "atrasadas" los viejos siguen siendo miembros activos, que aportan mucho a sus comunidades en cuanto a habilidad y experiencia. En Occidente, uno se convierte en una carga para la sociedad (precisamente lo que uno no querría) en cuanto se jubila, y en vez de consideración reverente, lo que se recibe suele ser impaciente rechazo, a veces disfrazado de cortesía; por más que uno tenga todavía mucho que ofrecer en cuanto a conocimiento, experiencia y sabiduría, parece como si a nadie le importara en lo más mínimo.

La actitud hacia los ancianos

La creencia de que la vejez no es más que el preámbulo de la muerte impregna todos los niveles de la sociedad; la mayoría de la gente actúa como si el ser anciano equivaliera a ser decrépito, y, por lo tanto, muchos ancianos sienten que se les trata en forma abusiva e inconsiderada, o, quizá todavía peor, como si fuesen niños, lo cual mina en gran medida su propia iniciativa.

En el fondo de esta torpe actitud se halla el temor que la gente siente ante su propio e inevitable envejecimiento, sobre todo en quienes tienen poco contacto con ancianos. Hay que ser francos: ¿cómo tratamos a las personas mayores? Uno de los recuadros de la página siguiente plantea varias actitudes muy comunes al respecto, aunque no pretende abarcar todos los aspectos de la realidad; por ejemplo, es frecuente el comentario de que los an-

---

cianos son achacosos, lo cual es una fácil generalización aunque la verdad es que por lo general los ancianos tienden a callar sus malestares físicos. Es necesario hacer hincapié en que, como grupo, los ancianos son más heterogéneos entre sí que los jóvenes en cuanto a características sociales, económicas, de salud y otras, y su diversidad en lo referente a metas, valores, preferencias y capacidades impide hacer generalizaciones que siempre resultarían arriesgadas.

Una actitud positiva
Conforme la edad avanza, es muy importante aceptar los efectos del envejecimiento y adaptarse a ellos, y a la vez es fundamental rechazar ciertos prejuicios al respecto, que pesan injustificadamente sobre el ánimo de la persona y le impiden disfrutar sus últimos años.

Como en todas las demás etapas de la vida, hay que mantenerse activo, interesarse en lo que está alrededor y buscar un medio que permita proseguir el desarrollo personal y alcanzar la satisfacción de los deseos y propósitos. En este sentido, puede decirse que la jubilación es la consecuencia lógica de todo lo que en la vida se proyectó, previó y realizó. Por fortuna, son muchos los ancianos que a su debido tiempo pensaron en cómo vivir la última etapa y, por lo tanto, han logrado proseguir sus vidas con independencia y manteniéndose activos en bien propio y de la sociedad.

El proceso de envejecimiento

Al avanzar la edad ocurren cambios fisiológicos cuya magnitud y rapidez varían mucho de una persona a otra pero entre cuyos efectos quedan comprendidos los siguientes:

Piel y cabello
La piel se arruga y se pone fláccida al perder su elasticidad y su capa de grasa subyacente. Cambia la pigmentación de la piel y del cabello. Los vasos capilares se debilitan, y la piel se lesiona con mayor facilidad; suelen aparecer manchas cafés en las manos debido al deterioro de los vasos sanguíneos, a factores genéticos y al sol.

Huesos y músculos
La estatura disminuye porque los discos intervertebrales se comprimen. Las articulaciones se agrandan y endurecen porque el tejido conjuntivo pierde elasticidad. Los huesos se vuelven quebradizos (osteoporosis) y los músculos pierden volumen y tono.

Corazón y función vascular
Las arterias se endurecen y estrechan por dentro gradualmente, lo que dificulta la circulación sanguínea. Llega menos oxígeno a los tejidos y, ante una súbita demanda de energía, el organismo reacciona con lentitud.
El corazón pierde eficiencia y tiene que esforzarse más para bombear la sangre a todo el organismo, lo que puede causar que la presión arterial se eleve.

Pulmones
Con la edad pierden elasticidad. Aunque sea eficiente, la capacidad respiratoria es menor.

Órganos abdominales
Su capacidad se reduce; los riñones depuran la sangre con mayor lentitud.

Cerebro y sistema nervioso
El cerebro encoge con la edad pero esto no parece afectar la capacidad intelectual; sin embargo, disminuye la memoria de hechos recientes. El principal trastorno cerebral es cierta falta de oxígeno debida a que el riego sanguíneo es menor. Los nervios tardan más en actuar y las reacciones se vuelven más lentas.

Los sentidos
Ocurre cierta pérdida sensorial cuyos dos efectos más comunes son una menor capacidad para enfocar la vista hacia objetos cercanos y una disminución de la capacidad auditiva (sobre todo para sonidos agudos). El gusto, el olfato y el tacto disminuyen en mayor o menor grado; el sentido del equilibrio pierde precisión. A veces las personas mayores pierden sensibilidad a los cambios de temperatura y no se abrigan bien cuando hace frío.

Para todo el mundo es evidente que conforme los países se desarrollan, aumenta en la población el porcentaje de personas mayores de 65 años de edad; y conforme éstas hacen escuchar su voz con una fuerza cada vez mayor, los gobiernos tienen que actuar hacia ellas en forma distinta a como antes lo habían hecho.

Las naciones envejecen

Tres principales factores ocasionan que la población de cada país cuente con un mayor número de ancianos: la reducción del índice de natalidad, una menor mortalidad infantil y el aumento de la esperanza de vida.

Uno de los ejemplos más sorprendentes al respecto es el de Japón. Tras la última guerra mundial hubo en ese país un súbito aumento de la tasa de natalidad, y luego una marcada disminución. Recientemente se encontró que 9.5 por ciento de la población de ese país (es decir, 11 320 000 personas) tenía más de 65 años de edad, lo cual no es demasiado si se compara con Estados Unidos (11 por ciento) o con Inglaterra (14 por ciento). Pero para el año 2000 (vea recuadro, página siguiente) el porcentaje de personas de más de 65 años de edad será mayor en Japón que en los otros dos países, y para el 2025 llegará a 21.3 por ciento; es decir, será mayor en Japón que en cualquier otro país del mundo (para entonces Alemania Occidental tendrá 20 por ciento de ancianos; Francia e Inglaterra 18.6 por ciento, Canadá 20.9 por ciento, y Estados Unidos 15.8 por ciento).

Los expertos en geriatría subrayan que no deben verse con demasiado pesimismo los problemas de salud de los ancianos. Hay millones de éstos que jamás han sufrido un infarto, que nunca se han roto un hueso, que no sufren de incontinencia urinaria y que no están confinados a sus hogares o en sus camas. Entre 85 y 90 por ciento de los ancianos tienen pocos problemas de salud y se mantienen activos.

Al iniciarse la década de 1980 la Asamblea Mundial sobre Ancianidad planteó el hecho de que los ancianos podrían ser una fuerza productiva si hubiese una organización adecuada, pero hasta ahora ningún país ha actuado en este sentido, tal vez por causa del desempleo prevaleciente.

Es significativo que Japón, país próspero, con poco desempleo y con una tradición de trabajo hasta edades avanzadas, haya retrasado de 55 a 60 años la edad de la jubilación; más aún, los trabaja-

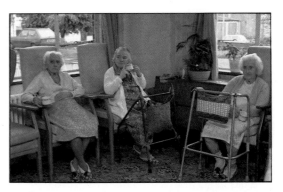

El destino de miles de personas de edad avanzada consiste en "llenar" sus días con ocupaciones sedentarias, pero las mentes más lúcidas de las que se han consagrado al cuidado de los ancianos subrayan que el restringir el margen de actividad es insatisfactorio y, con frecuencia, innecesario. El anciano debe ser alentado a aprovechar al máximo su tiempo y su energía.

dores que se jubilan suelen ser vueltos a contratar por sus compañías, aunque con puestos de menor responsabilidad y jerarquía que los que tenían. En cambio, otros países tienden a adelantar la edad de la jubilación. Y en otros más, donde por ley ha quedado prohibido discriminar a los ancianos en materia laboral, se considera que habría que abolir la jubilación forzosa.

El concepto de jubilación formal surgió en una época en que la esperanza de vida era entre 20 y 30 años menor que la actual. Hoy día tal vez sea un anacronismo la jubilación a la edad de 60 años, cuando la gente puede vivir hasta bastante más allá de los 70.

Lo que opinan los viejos

Desde muchos puntos de vista, nunca les había ido tan bien a los ancianos, que en la actualidad reciben pensiones y servicios médicos. Pero por desgracia eso no es suficiente.

Muchas personas mayores, insatisfechas de haber pasado a ser un grupo pasivo en la sociedad, plantean ya sus opiniones y demandas. Hasta ahora los gobiernos se han dado por enterados sólo porque el número de personas que levantan la voz es cada vez más grande dentro de sus respectivos países; pero nadie sabe si dichas iniciativas relativamente aisladas podrían culminar en un movimiento internacional que restaurara el papel de los ancianos como parte vital de la sociedad. La posibilidad está latente.

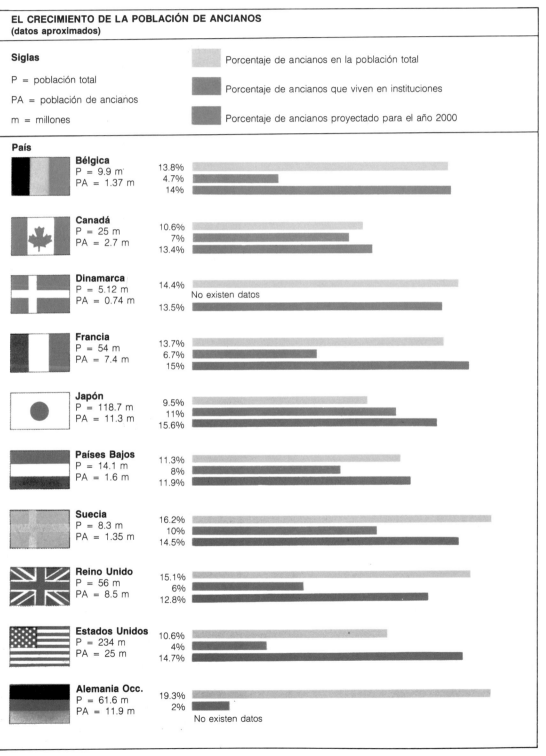

EL CRECIMIENTO DE LA POBLACIÓN DE ANCIANOS
(datos aproximados)

Siglas

P = población total

PA = población de ancianos

m = millones

Porcentaje de ancianos en la población total

Porcentaje de ancianos que viven en instituciones

Porcentaje de ancianos proyectado para el año 2000

País

Bélgica
P = 9.9 m
PA = 1.37 m
13.8%
4.7%
14%

Canadá
P = 25 m
PA = 2.7 m
10.6%
7%
13.4%

Dinamarca
P = 5.12 m
PA = 0.74 m
14.4%
No existen datos
13.5%

Francia
P = 54 m
PA = 7.4 m
13.7%
6.7%
15%

Japón
P = 118.7 m
PA = 11.3 m
9.5%
11%
15.6%

Países Bajos
P = 14.1 m
PA = 1.6 m
11.3%
8%
11.9%

Suecia
P = 8.3 m
PA = 1.35 m
16.2%
10%
14.5%

Reino Unido
P = 56 m
PA = 8.5 m
15.1%
6%
12.8%

Estados Unidos
P = 234 m
PA = 25 m
10.6%
4%
14.7%

Alemania Occ.
P = 61.6 m
PA = 11.9 m
19.3%
2%
No existen datos

La jubilación es un paso importante en el ciclo de vida pues, al igual que el matrimonio, el nacimiento de los hijos y su salida del hogar, afecta al bienestar físico y anímico. Pero a la vez ofrece la oportunidad de hallar nuevas formas de lograr la felicidad personal; muchas personas disfrutan sus años de jubilación tanto como disfrutaron los años de trabajo.

Previsión para los años de retiro
Muchos aspectos de la jubilación pueden preverse, así que prepararse para ellos facilita mucho la transición que aquélla implica. Las dificultades para adaptarse suelen estar determinadas por el grado en que la propia identidad y el sentido de la vida hayan dependido del trabajo y de las consiguientes relaciones humanas. La jubilación satisface en la medida en que se mantienen viejos intereses a la vez que se desarrollan otros nuevos, y el sentimiento de pérdida es menor cuando se pueden sustituir aquéllos; por ejemplo, un maestro de primaria cuya satisfacción en la vida hubiera provenido de educar a los niños tal vez hiciese más llevadera su jubilación si después trabajara como voluntario en la biblioteca escolar.

En cambio, el alto ejecutivo empresarial cuya satisfacción hubiera provenido de su posición de mando quizá encontrase difícil la sustitución al jubilarse, pero aun así no sería imposible hallarla; por ejemplo, no le faltaría cómo ejercer sus dotes si aceptase el reto de dirigir una junta de vecinos o de condóminos, y ciertamente no faltaría quien entonces apreciara sus méritos.

Los nuevos intereses y actividades no caen del cielo, sino que hay que allanarles el camino con mucha antelación; ésta es la clave. Hoy día la jubilación puede abarcar dos décadas e incluso más, de modo que hay que preverla y revisar la forma de vida y las relaciones humanas antes de que el tiempo se eche encima.

Algunos de los problemas —y oportunidades— que deben plantearse desde antes de tener que resolverlos en definitiva son los siguientes:

● Salud, seguridad y cambios en la capacidad física conforme pasan los años.
● Vivienda y lugar de residencia.
● Pros y contras de continuar viviendo en el lugar actual o de optar por otro.
● Organización y uso del tiempo.
● Planificación económica y aspectos legales.

Como es lógico, la mejor solución a estos problemas y el mejor aprovechamiento de estas oportunidades dependen de las circunstancias, preferencias y posibilidades de cada persona.

Lo importante en todo caso es pensar con seriedad en ello y no posponerlo en la creencia de que, una vez llegada la jubilación, habrá tiempo para resolverlo; al contrario, muchas personas tienen que afrontar graves trastornos precisamente por su falta de previsión.

A más tardar, hay que comenzar a allanarse el camino alrededor de los 50 años de edad, cuando las responsabilidades familiares empiezan a escampar; hacerlo así no equivale a adelantar vísperas inútilmente ni a preocuparse por problemas "de viejos" cuando aún se está en una edad del todo disfrutable; significa más bien un esfuerzo por hacer plenamente disfrutables unos años que, por ser los últimos de la vida, merecen que se les preste la debida atención en una etapa en la que aún es factible modificar el rumbo.

Los asuntos de dinero
Los recursos monetarios tienen muchísima importancia; puede tomar años ahorrar una cantidad de dinero adecuada para vivir con desahogo, por eso hay que ser previsores. Durante los 10 años anteriores a la jubilación hay que cumplir los objetivos que a continuación se tratan.

Hay que analizar si es o no ventajoso liquidar las deudas, préstamos bancarios, planes de pago a plazos e hipoteca. Ciertas decisiones de considerable envergadura, como remodelar la casa, realizar ciertos trabajos de mantenimiento o financiar una mudanza difícil, deben tomarse cuando aún se percibe el sueldo completo. De ser posible hay que comenzar a reunir un capital que complemente la pensión de jubilación.

Cuando no se es un mago de las finanzas, hay que procurar que un gerente bancario, un contador o un asesor de inversiones ayude a encontrar la mejor colocación para el dinero que se haya logrado reunir, pero hay que evitar las aventuras arriesgadas. En todo caso, periódicamente habrá que revisar los planes establecidos.

Cinco años antes de la jubilación hay que decidir en definitiva dónde y cómo se desea vivir. Una de las peores trampas en que suelen caer los jubilados consiste en mudarse a una zona desconocida y aislada, lejos de la familia y los amigos, lo cual multiplica en mayor o menor grado los problemas de

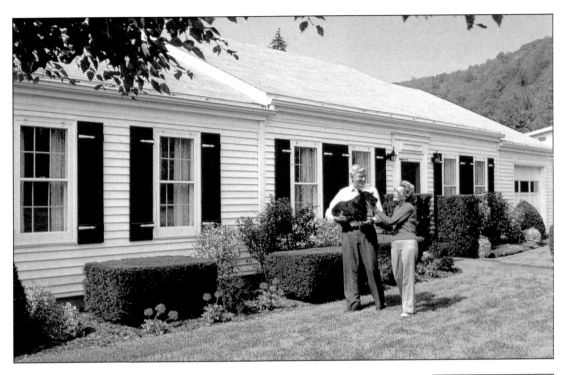

No hay que entusiasmarse por los lugares "románticos" cuando se analiza dónde convendría vivir tras la jubilación. Una vez que cese la vida de trabajo, será muy confortante hallarse en un medio conocido y entre rostros familiares. Una vivienda cómoda pero pequeña en la ciudad a la que se está habituado suele ser la mejor opción.

adaptación, que no es ya sólo al hecho de haber dejado el trabajo sino también al de haberse alejado del medio en que se vivía.

No obstante, si se ha optado por mudarse, incluso de ciudad, hay que tener bien claro adónde y para ello será muy útil hacer algunas visitas (aprovechando los periodos de vacaciones de los últimos años de trabajo, por ejemplo) al lugar previsto y averiguar qué servicios ofrece en cuanto a transporte público, hospitales y otras instalaciones a las que se recurrirá cada vez más conforme pasen los años. Tal vez sea factible comenzar a cultivar nuevas amistades en ese lugar, pero sin perder de vista que aún hay tiempo para cambiar de opinión y que es necesario dejar "enfriar" las ilusiones.

Al ir familiarizándose con el lugar previsto, se hallará qué tipo de vivienda está al alcance de los recursos disponibles y cuál es la más adecuada a las necesidades personales y de la pareja. Las casas de dos pisos tienden a ser incómodas para las personas mayores, y los departamentos alejados de las zonas verdes tienden a ser limitantes. Sea como fuere, hay que planear todo lo anterior antes de la jubilación. Los retrasos podrían ocasionar dificultades para hallar la vivienda óptima e incluso para financiar la mudanza.

Diez previsiones

● Averiguar en qué consistirá la pensión.

● Saldar las deudas.

● Reconsiderar las inversiones.

● Examinar las ventajas y desventajas de la vivienda actual.

● Verificar que las pólizas de seguros sean las más adecuadas.

● Decidir dónde vivir.

● Analizar las características de convivencia del lugar previsto.

● Considerar la posibilidad de un trabajo de medio tiempo.

● Hacer un testamento.

● Cultivar aficiones.

RESIDENCIAS PARA JUBILADOS

Las radicales modificaciones que en nuestra época ha sufrido la vida familiar han conducido a idear un concepto de residencia para ancianos en que se procura ofrecer el mayor número de ventajas a aquellas personas (sobre todo viudos y viudas) que, al llegar a cierta edad, no pueden o no desean vivir solas o en el hogar de algún pariente. Dichas residencias, además de ofrecer seguridad y alojamiento, pueden proporcionar alimentación y servicios médicos, de limpieza y recreativos; implican un costo que suele ser alto pero para muchas personas representan una solución muy atractiva, que nada tiene que ver con el tradicional y temido concepto de asilo para ancianos.

¿Quiénes viven allí?

Por lo regular estas residencias admiten sólo a personas mayores de 60 años. Como es lógico, cada residencia se rige conforme a un reglamento aunque éste varía mucho según el caso; por ejemplo, en algunas se restringen las visitas de niños, lo cual puede ser una ventaja (ausencia de gritos y llantos infantiles) o una desventaja (se pierde la oportunidad de ver reír y jugar a los pequeños); asimismo, en algunas los horarios de entrada, salida y alimentación son más rígidos que en otras. En algunas residencias se comparten las habitaciones, mientras que en otras es factible contar con habitaciones para una sola persona.

En general, cuanto más uniformes sean las edades de los residentes, más probabilidades hay de que éstos participen en actividades comunes y mantengan entre sí una comunicación cordial, pero en todo caso será muy aconsejable escoger una residencia cuya ubicación permita frecuentar a los amigos y parientes.

Cada residencia tiene un sello peculiar, que en gran medida depende del carácter de quienes la habitan. Antes de tomar una decisión, es conveniente conocer lo más posible la residencia que se tenga en mente y pedir informes acerca de su eficiencia y prestigio; el Instituto Nacional de la Senectud (INSEN) puede brindar una valiosa orientación en éste y otros muchos aspectos referentes a la vida de los jubilados. Sea como fuere, si se cuenta con una vivienda propia o rentada, por muchos defectos que tenga, lo mejor será no deshacerse de ella sino hasta después de haber probado por lo menos algunos meses en la residencia; así se evitarán errores que pueden resultar irremediables.

La residencia óptima

Las caraterísticas materiales que a continuación se enumeran constituyen una buena guía acerca de las condiciones que debe reunir una residencia para ancianos que sea confortable y segura.

1. Las habitaciones están en una misma planta, sin escalones ni obstáculos peligrosos.

2. Los pisos están alfombrados o no son resbaladizos.

3. Las puertas tienen una anchura de por lo menos 75 cm y pueden abrirse con facilidad desde ambos lados.

4. Las ventanas pueden abrirse y cerrarse fácilmente.

5. Los pasillos no tienen una anchura menor de 1 m.

6. La temperatura ambiente es de alrededor de 20 °C en cualquier clima.

7. Las habitaciones están bien ventiladas y tienen buena iluminación.

8. En el baño y en la recámara hay lamparillas de noche.

9. Los contactos y apagadores están a unos 70 cm arriba del piso.

10. Los closets son espaciosos y las repisas no están demasiado altas.

11. El baño está cerca de la recámara.

12. Si hay tina de baño, tiene un lugar para sentarse y tapete antideslizante.

13. Junto a la tina y el excusado hay agarraderas para sujetarse.

14. Si hay cocina, es del tipo integral, con refrigerador.

15. Las alacenas y anaqueles no tienen más de 30 cm de fondo y no están a más de 1.80 m sobre el piso.

¿Dónde vivir?

Hay que tomar en cuenta lo siguiente:

● La cercanía a los amigos, parientes, centros comerciales y zonas recreativas.

● La cercanía a clínicas y hospitales eficientes.

● La presencia de vecinos corteses y serviciales.

● La facilidad de transporte.

● La seguridad de la vivienda y del barrio o colonia.

● Si se trata de una residencia para ancianos, calcular los costos y no dar pasos en falso.

El plan de retiro debe comenzar a tomar forma definitiva cinco años antes (en caso extremo podrían ser dos años, nunca menos) de la fecha de jubilación; no se trata sólo de saber qué hacer con las 2 000 horas anuales que se han dedicado a trabajar, sino de plantearse toda una filosofía que permita continuar una vida plena.

Una vez resueltas las cuestiones monetarias y de vivienda, que son de largo plazo, habrá que resolver ciertos detalles prácticos acerca de cómo se desea vivir. ¿Será preferible seguir trabajando, tal vez medio tiempo, o aprovechar al fin la oportunidad de dedicarse a actividades y aficiones que durante muchos años han quedado pospuestas?

Quizá no sea tan sorprendente el hecho de que muchas personas desean seguir trabajando en mayor o menor grado. A medida que la esperanza de vida se alarga y que en general las condiciones de salud mejoran para todos, son muchos los años que suelen quedar por delante tras la jubilación, y no resulta fácil (ni siquiera desde el punto de vista económico) llenarlos con sólo viajar, reposar, visitar a los amigos y disfrutar de unos nietos que por lo común están casi siempre fuera de casa.

En busca de empleo

Son numerosas las investigaciones que señalan que trabajar tras la jubilación beneficia la salud, el estado de ánimo y la esperanza de vida de la persona. Pero el trabajo no siempre es fácil de hallar, por lo que es aconsejable analizar las posibilidades con bastante antelación.

Tal vez la mejor forma de hallar un trabajo idóneo sea recurrir a las amistades y los conocidos: hacerles saber que en breve plazo se estará en condiciones de seguir laborando y qué tipo de actividad se desearía emprender.

El trabajo voluntario

A cierta edad muchas personas suelen estar más dispuestas y capacitadas para hacer trabajos voluntarios que cuando eran más jóvenes. Su experiencia y sensatez son invaluables para muchas instituciones de beneficencia, y el trabajo voluntario es mucho menos agotador que el remunerado; pero aun así, como en todo tipo de trabajo, éste deberá concordar con las preferencias y las aptitudes de quien lo solicita. En el INSEN se proporcionan muchos datos útiles al respecto.

Al investigar las posibilidades de realizar algún trabajo, sea voluntario o remunerado, es importan-

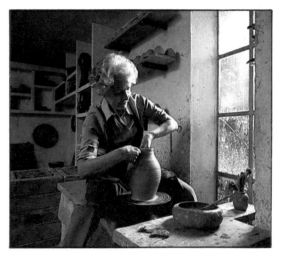

La jubilación ofrece una excelente oportunidad para desarrollar nuevas aptitudes; por ejemplo, inscribirse en un curso de cerámica quizá permita obtener después algunos ingresos mediante la venta de los objetos producidos.

te tener presente que a partir de la jubilación la necesidad de contar con suficiente tiempo libre será quizá mayor que antes. Es bueno continuar trabajando, pero con medida; por lo demás, las actividades deportivas pueden seguir siendo tan disfrutables como antes, y toda dote para escribir o pintar, por ejemplo, puede desarrollarse con un poco de práctica y una buena guía. Algunas personas optan por inscribirse en cursos que les permiten cultivar sus aficiones técnicas, intelectuales o artísticas.

Sea cual fuere la opción, es vital recordar que los estímulos físicos y anímicos son la clave para mantenerse siempre bien, siempre joven.

Pistas acerca de la ocupación

- Sondee usted las posibilidades de empleo entre sus amistades.

- Algunas agencias especializadas en empleo podrán serle de utilidad.

- El cuidado de los niños representa para muchas personas una ocupación atractiva.

- Inscríbase en cursos y clases.

- Analice la posibilidad de realizar alguna actividad artesanal susceptible de rendir frutos monetarios (tejer, por ejemplo).

- En algunos hospitales e iglesias se necesitan voluntarios.

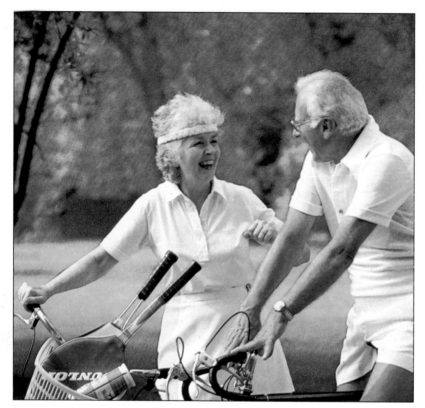

El trato social en los años de jubilación puede basarse en un mutuo interés por algún deporte, como el tenis. El compañerismo y el espíritu de sana competencia son un estímulo invaluable para el bienestar en esta etapa de la vida.

La jubilación puede provocar una crisis de identidad, tal como los traumas de la adolescencia o la crisis de la edad madura. Algunos recién jubilados se sienten eufóricos y desean fervientemente dedicarse al fin a sus aficiones; a otros los domina una compulsión por mantenerse activos: emprenden una limpieza general de su casa, le hacen mejoras y cultivan toda clase de plantas. Pero muchos otros, sobre todo los hombres, quedan como desposeídos y a veces llegan a deprimirse; una vez que se han despedido de sus colegas o subordinados, los invade una especie de aflicción que incluso afecta a quienes los rodean.

El matrimonio
Todos los matrimonios sufren las consecuencias, ya sean leves o graves, de la jubilación. Si ambos miembros de la pareja se han preparado para ello y si tienen una filosofía optimista acerca de los años por venir, el impacto se asimila con relativa facilidad. Por lo demás, en general las mujeres son menos reacias que los hombres a replantear su vida y se adaptan mejor a la nueva situación, sobre

todo si han estado dedicadas al hogar; pero aun así, no siempre les es fácil acostumbrarse a la constante presencia del marido en casa. Bien visto, es como si él hubiese tenido a su mujer continuamente presente en la oficina.

Es necesario que la pareja se trace de antemano un plan de vida en común, e incluso no es mala idea dejarlo por escrito, con todos los propósitos bien establecidos. La vida hogareña seguramente tendrá que modificarse, y las faenas domésticas quizá puedan repartirse más equitativamente. Ambos miembros de la pareja tienen derecho a disfrutar los años venideros; no hay que convertir éstos en un motivo de amargura.

Las amistades
Más que nunca, será oportuno frecuentar a las viejas amistades y cultivar otras nuevas; es posible que la vida laboral haya disimulado una falta de contactos sociales y que, una vez lejos de los compañeros, la vida parezca insípida. Las mujeres suelen desenvolverse en esto mejor que los hombres, pero para ambos es indispensable conservar y fo-

Encanecer puede ser una experiencia feliz si la soledad no se convierte en un problema. De uno mismo depende el buscar a otras personas cuya compañía sea grata y con quienes puedan compartirse los recuerdos y las alegrías.

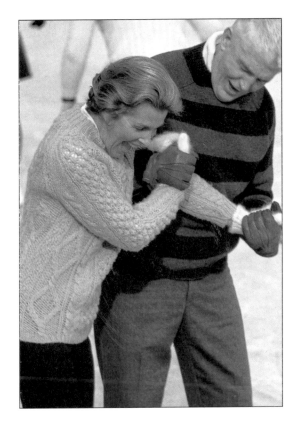

Dar nuevo cauce a la vida social

● Haga usted una lista de las personas que le agradaría ver más a menudo, y reúnase con ellas en determinadas fechas.

● Si se siente atado a compromisos sociales o familiares que le exigen demasiado tiempo, dinero o esfuerzo, analice si puede modificar la situación.

● Procure determinar qué actividades sociales de su pareja le agradan más y trate de participar en ellas.

● Anote sus compromisos; haga planes con algunas semanas de antelación.

mentar las relaciones de amistad, ya sean basadas en una afinidad de intereses, de experiencias o de recuerdos. Por otra parte, hay muchos matrimonios tardíos que demuestran, sin lugar a dudas, que en esta etapa de la vida son perfectamente posibles las afinidades románticas.

Las personas solteras y que viven solas corren a esta edad el mayor riesgo de sentirse aisladas; para ellas es especialmente importante aprender el arte de la autonomía y ser diligentes en mantener y ampliar el círculo de amistades.

La presencia de los jóvenes

Es bueno frecuentar a personas de todas las edades, incluso desde antes de la jubilación; esto facilita mucho la transición a lo que habrá de ser un nuevo modo de vivir y hace más variados e interesantes los años de retiro.

Pero al tratar a personas de otras generaciones, ya sean los hijos, los nietos, los vecinos o sencillamente amigos, es importante darse cuenta de que los jóvenes no por ser tales son más sanos ni más dichosos que uno mismo: también ellos tienen problemas y a veces se sienten solos; no es raro que recurran a la voz de la experiencia cuando les es posible hacerlo en los momentos de crisis.

La sexualidad después de los 60 años

Las relaciones sexuales pueden ser agradables y satisfactorias después de los 60 años. El principal problema es cierto prejuicio acerca de que a cierta edad el acto sexual es un tanto enfadoso o que ya "no está bien". Es verdad que el impulso sexual disminuye (aunque menos en quienes se mantienen sexualmente activos), pero esto no significa que los varones se vuelvan impotentes a esa edad, ni que tras la menopausia las mujeres pierdan interés en la sexualidad. A menos que sea por razones médicas, el acto sexual no tiene por qué quedar excluido en la edad avanzada (vea págs. 190—210).

Pero aun cuando una pareja ya no puede o no desea completar el acto sexual, no hay razón para que pierda el contacto físico; nadie es tan anciano que no aprecie las muestras físicas de ternura. En los años postreros el amor es un confiado estar cerca, pues ya es un amor a toda prueba.

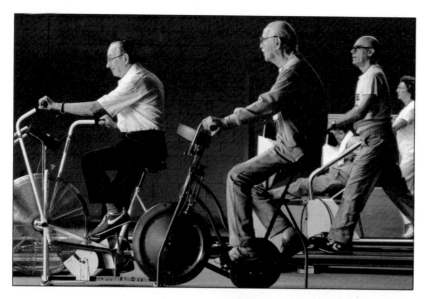

La energía genera energía, y la actividad física "afina" el cuerpo y aclara la mente; además, favorece el sentido de independencia y de dominio del propio ser.

La edad avanzada puede contarse a partir de los 60 o 65 años. Muchas personas continúan en forma, lúcidas y vigorosas hasta después de los 80 años, mientras que otras parecen decrépitas a los 60, por lo que es difícil generalizar acerca de las implicaciones anímicas y fisiológicas de la vejez. Los límites entre una edad y otra se vuelven imprecisos por ausencia de etapas de desarrollo claramente definidas; por ejemplo, no existe un margen de edad para que el pelo encanezca o para que la piel se arrugue. Se diría que el envejecimiento es una cuestión personal, aunque a partir de los 80 casi todo el mundo tiene una salud ya endeble.

Los efectos acumulados de ciertos procesos de envejecimiento que han tomado muchos años en desarrollarse o que se iniciaron en la edad madura salen a relucir en la vejez, y por eso se les considera como síntomas de senilidad, ya sea que se manifiesten como insuficiencias o como enfermedades.

La osteoporosis (vea pág. 239) es efecto tardío de un proceso que suele iniciarse antes de los 50 años, y la osteoartritis es consecuencia del desgaste normal de las principales articulaciones. Por su parte, las arterias se endurecen y obstruyen, lo que puede causar infartos y otros trastornos cardiacos. En la vejez se corre también mayor riesgo de sufrir infecciones respiratorias, pues los pulmones han perdido elasticidad.

Asimismo, en la edad avanzada suelen contraerse enfermedades que no parecen estar relacionadas con el proceso normal de envejecimiento sino que tal vez se deban a un prolongado contacto con agentes nocivos y a una pérdida de resistencia contra las infecciones.

Resistirse a envejecer

Sin embargo, las enfermedades e insuficiencias no son compañeras inevitables de la vejez. Es muy común que las personas mayores caigan en el error de atribuir todos sus males a la edad; incluso los médicos en ocasiones yerran al no decidirse a investigar a fondo la causa de muchos síntomas que podrían ser señal no de vejez sino de enfermedades curables.

El organismo tiene una admirable capacidad de adaptación a los cambios provocados por el envejecimiento, y no es válido creer que es más normal enfermarse en la edad avanzada que en cualquier otra edad. En la vejez habría que sentirse tan en forma y tan bien como en la juventud (aunque, por obvias razones, se tenga menor capacidad de reacción ante los cambios bruscos), y atender invariablemente todo problema de salud.

Hasta el médico más competente puede dudar sobre si determinados casos se deben al envejecimiento o al descuido y la depresión, pero es muy importante saber discernir ambas cosas porque a cualquier edad la mayoría de las enfermedades y lesiones pueden curarse o, por lo menos, mitigarse en buena medida; la recuperación puede ser lenta, pero ocurre. Hasta el final, hay que mantener el deseo de vivir.

Dificultades frecuentes en la vejez

Medicamentos

Para mantener una buena salud hay que colaborar con el médico y vigilar el uso de medicamentos. Muchas personas toman fármacos sin verdadera necesidad, pero en cambio no toman los que el médico les prescribe, o no los toman en la forma indicada por él, u olvidan qué dosis tenían que tomar. Para evitar confusiones, hay que hacer una lista de qué y cuánto tomar y de cuándo tomarlo. Si un medicamento se toma rara vez, hay que ponerle una etiqueta que indique para qué es. Se debe recordar también que muchos medicamentos tienen fecha de caducidad. No es aconsejable guardar durante mucho tiempo medicamentos que no se vayan a utilizar.

Enfermedades

Las enfermedades cardiacas y el cáncer son las principales causas de hospitalización y muerte a partir de los 65 años de edad.

La artritis y el reumatismo no suelen ser motivo de hospitalización pero sí de frecuentes consultas al médico. Si se sufre de persistente dolor y rigidez en las articulaciones, hay que acudir al médico para que éste determine cómo evitar los incapacitantes efectos de la artritis.

Fallas de la memoria

La memoria inmediata se pierde con mayor facilidad que la de largo plazo. Es muy común —y muy molesto— que de un minuto al otro se olviden las cosas; puede ser de ayuda anotarlas y efectuarlas sistemáticamente, una por una.

Cuando son muy marcados los olvidos, la confusión, la desorientación o la dificultad para razonar, hay que consultar al médico para que evalúe dichos síntomas, que, dependiendo del caso, pueden deberse a ciertos medicamentos, a la alimentación, a una pérdida de la capacidad sensorial o a una enfermedad curable.

Pérdida sensorial

Los cinco sentidos tienden a deteriorarse con la edad, y los efectos acumulados de esta pérdida pueden constituir un riesgo —por ejemplo, al manejar un vehículo—; hay que hacerse exámenes periódicos para saber si se está en condiciones de manejar. La dificultad para ver de cerca y cierta pérdida de la agudeza auditiva son dos de los trastornos más frecuentes y en parte son corregibles. La pérdida del sentido del equilibrio puede ocasionar caídas. Por otra parte, es conveniente recordar que hay que doblar las rodillas al levantar objetos (págs. 138—139).

Incontinencia urinaria

En la vejez la micción es más frecuente y el tono de los esfínteres es más débil que en edades anteriores, pero esto no quiere decir que la incontinencia sea inevitable. Generalmente puede ser controlada e incluso curada; no hay que aceptarla como una molestia irremediable.

Signos de alarma

Los siguientes síntomas no son consecuencia normal del envejecimiento y, por lo tanto, requieren atención médica inmediata.

● Insuficiencia respiratoria al reposar o por las noches.

● Palpitaciones.

● Dolor persistente o recurrente.

● Cansancio continuo.

● Visión doble.

● Zumbidos o tintineos persistentes en los oídos.

● Pérdida de peso repentina.

● Sed constante.

● Dolor persistente en la parte baja de la espalda.

● Debilitamiento de un brazo o una pierna.

● Cambio repentino en los hábitos de defecación.

● Hemorragia en cualquier parte del cuerpo.

Aunque no existe la fórmula de la eterna juventud, la ciencia médica ha hecho todo lo posible por ampliar el margen de vida al erradicar ciertas enfermedades epidémicas —como la viruela, la fiebre tifoidea y la tuberculosis— que antaño causaban la muerte a muchas personas aún jóvenes. Durante el último siglo la esperanza de vida se ha incrementado en forma sorprendente, hasta el punto de que parecería como si ni siquiera el control de otras enfermedades pudiera ya ampliarla aún más, de tal modo que la ciencia médica más bien ha tenido que atender la necesidad de mejorar la calidad de vida en la edad avanzada. El principal objeto de la gerontología (estudio científico de la vejez) es determinar cuál es la causa del envejecimiento normal, distinguir éste del envejecimiento ocasionado por el modo de vida y las enfermedades, y frenar el debilitamiento que afecta al organismo conforme avanza la edad.

Ha quedado plenamente demostrado que para llegar a la vejez en plenitud de facultades, en la juventud hay que cuidar y usar con sensatez el cuerpo. Cada vez existen más pruebas de que el tren de vida puede tener más influencia en la aparición de enfermedades degenerativas que el proceso de envejecimiento como tal. Muchas de las enfermedades que se manifiestan en la vejez son atribuibles al hecho de haber fumado o ingerido en demasía bebidas alcohólicas durante largos años (vea págs. 282—291), a la obesidad (págs. 72—79), a la mala alimentación (págs. 62—69) y a la falta de ejercicio (págs. 96—97).

En cuanto se renuncia a un mal hábito empiezan a mejorar la salud y el bienestar, y cuanto antes se renuncie, mayores son los beneficios, si bien algunos experimentos han demostrado que incluso en personas de 70 o más años de edad pueden lograrse resultados positivos.

Se diría que la sociedad ha desdeñado la capacidad que el hombre tiene para vivir activo y en plenitud; al inducir a las personas mayores a que aflojen el paso, las ha vuelto falsamente inútiles. Es obvio que un anciano no puede tener igual capacidad de movimiento que un joven, pero también es cierto que cuanto más ejercicio se hace, más perdura dicha capacidad; hasta quienes tienen que vivir en silla de ruedas pueden hacer ejercicio con los brazos y los hombros bajo la guía de un médico (págs. 252—253).

La gerontología no puede impedir el envejecimiento pero sí indicar cómo añadir vigor y optimismo a los años de ancianidad; de hecho este campo de la medicina ya ha apuntado a una nueva era en que sería raro que antes de los 80 años una persona fuese enfermiza y vulnerable. Ante tan esperanzadoras perspectivas, de uno mismo depende el trazarse un modo de vida que permita oponerse a la vejez mal entendida.

Una vejez sana

Comida y bebida
Son muchas las pruebas de que la mala alimentación se relaciona con la aparición de enfermedades degenerativas como la apoplejía, la hipertensión, la diabetes tardía y ciertos cánceres. Hay que alimentarse en forma sana.

● El exceso de grasas y la falta de fibra vegetal son nocivos. Para evitar el estreñimiento hay que comer cereales de grano entero, frutas y verduras.

● Es falso que los ancianos necesiten beber menos líquidos que los jóvenes; a cualquier edad hay que beber entre 1.5 y 2.5 litros diarios, o incluso más si hace calor o si el clima es muy seco.

● El aburrimiento no debe ser motivo para comer más de lo debido; es mejor hacer ejercicio o buscar compañía.

● Si se ha perdido interés en la comida, hay que buscar la forma de reavivarlo pero sin romper el equilibrio entre las proteínas, los carbohidratos, las grasas, las vitaminas y los minerales.

Mover el cuerpo
La sociedad está empezando a reconocer que a cualquier edad es imprescindible mantener un equilibrio entre el trabajo, el ejercicio y la recreación.

● En la edad de la jubilación es bueno hacer a diario algo de ejercicio pero con la aprobación del médico.

● Es de sabios procurar ir a pie a hacer las compras.

● También es sensato usar las escaleras en vez del elevador siempre que sea posible.

● Si se tiene un perro, hay que aprovechar el pretexto para salir a caminar con él.

● Hay que practicar alguna actividad por la que se tenga gusto (caminar, bailar, natación, tenis, jardinería, etc.) por lo menos tres veces por semana, o a diario si es posible. Consulte los planes de las páginas 108—123 y no rebase los límites seguros (págs. 12—13).

● Conviene hacer ejercicios para aflojar las articulaciones (págs. 106—107 y 126—131).

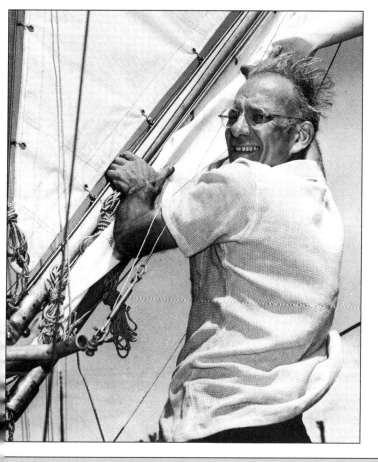

El navegante *Francis Chichester constituye un ejemplo idóneo de lo que puede lograrse en la edad avanzada. Habiéndose recuperado en forma notable de un cáncer, partió de Gran Bretaña para dar la vuelta al mundo solo en su yate, en agosto de 1966, casi un mes antes de cumplir la edad de 65 años. Navegar es una de tantas actividades que pueden realizarse tras la jubilación, cuando el tiempo libre ofrece la oportunidad de emprender nuevos deportes y proyectos que permiten mantenerse en forma.*

● Los infartos no son razón para estar inactivo; puede hacerse ejercicio con moderación.

● Nunca es tarde para empezar.

Vigilancia periódica
Es necesario hacerse exámenes médicos con regularidad, para seguir tranquilo o para remediar a tiempo los problemas de salud.

● Las inyecciones contra la gripe dan cierta protección o al menos mitigan los efectos de esa enfermedad.

La vista: Con ayuda de anteojos, casi todo el mundo conserva una vista eficiente durante toda la vida.

● Hay que mantener limpios los anteojos y usar buena luz para leer o para hacer trabajos manuales.

● Todos los años hay que ir al oculista, para que revise la graduación de los lentes y por si hubiera algún comienzo de cataratas o de glaucoma.

● Si los ojos duelen o si la vista se deteriora de improviso, hay que acudir al médico sin tardanza.

El oído: La sordera no es inevitable en la edad avanzada, pero el cerumen (cerilla) se acumula con rapidez.

● Cuando no se logra oír una conversación normal, hay que acudir al médico.

La dentadura: Sea natural o postiza, una dentadura descuidada hace verse mal, provoca infecciones y altera la digestión.

● Si se tiene la dentadura natural, hay que ir al dentista cada 6 meses para revisión.

● Si se tiene dentadura postiza, hay que acudir al dentista cada 5 años por lo menos.

Los pies: No tiene caso quedarse atado a la casa porque le duelen a uno los pies.

● Hay que usar calzado cómodo y que dé sostén a los pies; no es bueno usar pantuflas todo el tiempo.

● Cuando se dificulta el cuidado de los pies, hay que ir al podiatra.

EL EJERCICIO A PARTIR DE LOS 65 AÑOS

Practicado con regularidad, el ejercicio físico ayuda a mantener y mejorar la salud en la edad avanzada, incluso en quienes sufren alguna enfermedad o insuficiencia; además, da agilidad, corrige la postura y favorece la relajación. Al beneficiar la resistencia de los huesos, puede contribuir a frenar la osteoporosis (vea pág. 239). Por último, estimula una sensación de bienestar y ayuda a dormir.

Todo programa de ejercicios debería incluir:

● Ejercicios de estiramiento para conservar la flexibilidad y el margen de movimiento de las articulaciones (págs. 126—131); hay que hacerlos tres veces por semana como mínimo.
● Ejercicios aeróbicos para acondicionar el sistema cardiorrespiratorio y aumentar el vigor y la resistencia corporales; hay que hacerlos durante media hora, de tres a cinco veces por semana. Se aconsejan el caminar a paso relativamente veloz (págs. 108—109), la bicicleta fija (pág. 110) y la natación (págs. 116—117).
● Ejercicios para fortalecer los músculos (págs. 132—133); conviene hacerlos con regularidad, dos veces por semana.

Quienes han sido siempre muy activos no tienen por qué aflojar el paso, pero a cualquier edad hay que consultar al médico si se siente dolor u otras molestias y antes de emprender una actividad física nueva. Los ejercicios que se explican en estas páginas pueden hacerse de pie o sentado; si se practican con constancia, mejoran la flexibilidad, la respiración y la postura.

TENSIÓN Y FLEXIÓN DE DEDOS

1. Junte las puntas de los dedos de ambas manos y luego haga fuerza con los dedos y las palmas; después relaje los dedos. **2.** Oprima entre sí los nudillos cerrando con fuerza los puños; luego relaje los dedos y las manos. Hágalo 2 veces al principio, y después vaya aumentando hasta 5 las veces.

1.
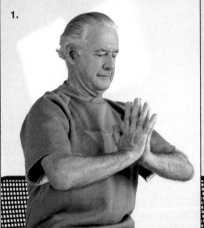
2.
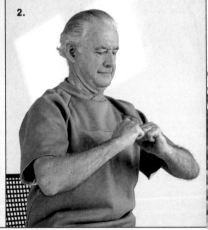

RESPIRACIÓN

1. Siéntese en una silla y deje colgar los brazos. **2.** Al aspirar levántelos despacio, contando mentalmente hasta 4. Junte en alto las palmas de las manos y contenga la respiración 4 segundos; volviendo a contar hasta 4, espire mientras baja los brazos. La cuenta de 4 ayudará a seguir un ritmo de respiración y movimiento y hay que prolongarla gradualmente hasta 10. Haga el ejercicio 3 veces y auméntelas poco a poco hasta 10.

1.
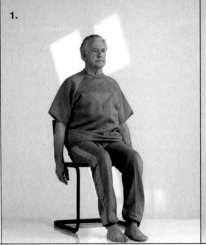
2.
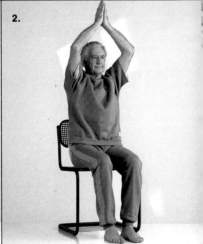

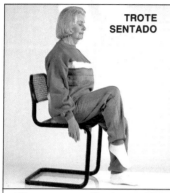

TROTE SENTADO

Siéntese en una silla de respaldo recto. Al aspirar levante el pie derecho; al espirar bájelo mientras alza el izquierdo. Dé 10 "pasos" y luego auméntelos hasta 50.

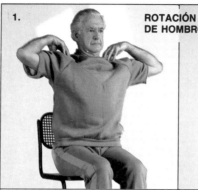

ROTACIÓN DE HOMBROS

1. Ponga las puntas de los dedos sobre los hombros, y los codos hacia los lados; al aspirar haga círculos amplios con los codos, hacia adelante y hacia atrás. **2.** Al espirar bájelos hacia el frente. Hágalo 4 veces y auméntelas paulatinamente hasta 10.

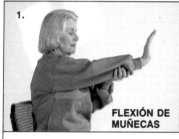

FLEXIÓN DE MUÑECAS

1. Extienda el brazo derecho y sujete el antebrazo con la mano izquierda; extienda un poco los dedos de la mano derecha y flexione la muñeca hacia atrás.

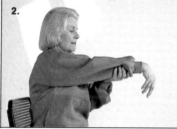

2. Flexiónela entonces hacia abajo. Hágalo 2 veces con cada muñeca y aumente las veces hasta 5.

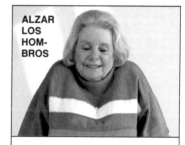

ALZAR LOS HOMBROS

Al aspirar alce los hombros; al espirar bájelos y relaje el cuerpo. Hágalo 4 veces y auméntelas hasta 10, respirando a fondo después de cada vez.

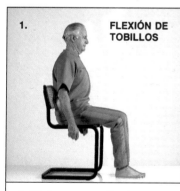

FLEXIÓN DE TOBILLOS

1. Siéntese en una silla de respaldo recto y asiente en el piso los pies. **2.** Extienda hacia el frente la pierna derecha y aspire al levantarla mientras flexiona

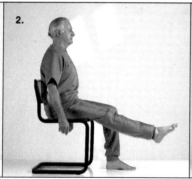

hacia abajo el pie. **3.** Al espirar flexione hacia arriba el pie; vuelva a aspirar y a flexionarlo hacia abajo, y luego espire y flexiónelo

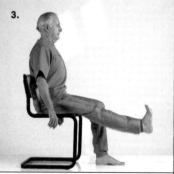

hacia arriba. Mueva los dedos, relaje el pie y bájelo. Hágalo con el otro pie y aumente poco a poco las veces hasta 5.

A la edad avanzada se tiene un sentido de la seguridad tan agudo como en edades anteriores e incluso se tiene más experiencia para prever y evitar el peligro que cuando se es joven, pero, lógicamente, cierta pérdida de agilidad física y mental hace que determinados actos cotidianos que antes se realizaban con soltura, como cruzar la calle, impliquen un riesgo.

Como los movimientos y las reacciones son más lentos y los sentidos son menos eficientes que antes, se es más vulnerable a los accidentes. Casi todas las personas mayores lo compensan tomando con más calma la vida y prestando más atención a las situaciones peligrosas; así, por ejemplo, evitan cruzar la calle cuando las luces del semáforo están a punto de cambiar.

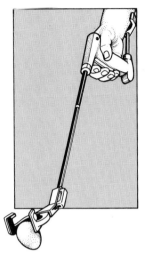

El alzaobjetos manual tiene unas pinzas en la punta y es muy útil para recoger objetos pequeños y frágiles cuando se sufre de artritis en las manos.

Accidentes y lesiones
Las caídas son los percances más comunes entre los ancianos. Los huesos de las mujeres son más frágiles que los de los hombres, y las caderas son las partes más vulnerables y que sanan con mayor lentitud, aunque muchas veces pueden recibir tratamiento quirúrgico.

Otro riesgo importante son ciertos episodios súbitos en que las piernas se debilitan inexplicablemente y hacen caer a la persona sin que pierda el conocimiento. No se conocen con exactitud las causas de ello pero generalmente se relacionan con una disminución de la presión arterial o del riego sanguíneo en el cerebro.

Las lesiones aumentan en gravedad si la caída se produce contra algún objeto anguloso, duro o quemante, como pueden serlo las esquinas de los muebles metálicos, los calefactores y las estufas; además, las personas que viven solas pueden quedar inmovilizadas por una caída sin que nadie se entere durante muchas horas o incluso días. Por eso es muy importante protegerse contra este tipo de accidentes (puede ser útil instalar en todas las habitaciones de la casa timbres de aviso) y consultar al médico cuanto antes si se ha sufrido una caída sin aparente explicación.

Pocas personas querrían vivir en un ambiente tan protegido que resulte incómodo y artificial; además, cuando se conoce bien una casa, se aprende a evitar muchos posibles riesgos. Pero aun así, a veces es conveniente invertir algo de dinero en mejoras que pueden hacer más seguro el hogar; en estas páginas se proporcionan algunas ideas útiles al respecto.

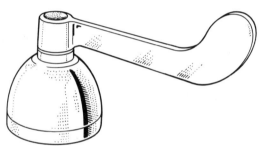

Las llaves del agua con manija larga, que pueden hacerse girar con las muñecas o con los antebrazos, son una enorme ventaja si se tiene dificultad para usar llaves comunes.

Un abridor atornillado a un anaquel o repisa permite abrir los frascos con una mano.

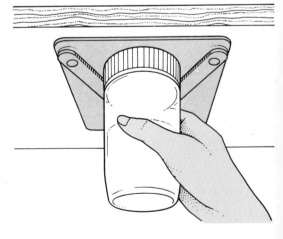

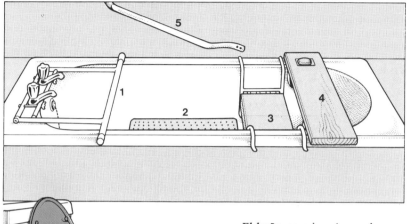

El baño, como la cocina, puede ser un sitio peligroso para los ancianos. Son muy prácticos los asideros *(1 y 5)* y el tapete antideslizante *(2)* en la tina; la banca *(4)* puede usarse como apoyo o como asiento, y el asiento bajo *(3)* permite sumergir más el cuerpo. Los asideros para excusado *(6)* son invaluables para muchos ancianos e inválidos; también puede serles útil un excusado con asiento alto.

Cuando caminar se vuelve difícil debido a la edad, es aconsejable usar algún aparato que permita apoyarse; en todo caso es preferible usarlo y no quedar inmovilizado o sufrir por orgullo un accidente. Hay muchos tipos de bastones que proporcionan mayor apoyo que el bastón ordinario; por ejemplo, el bastón trípode (extrema derecha) tiene una base muy firme y estable. Los mejores bastones son aquellos que permiten ajustar su altura y cuyos mangos pueden usarse con la mano izquierda igual que con la derecha. Las andaderas son estorbosas pero preferibles a quedar confinado en la cama o en una silla; deben poder resistir todo el peso del cuerpo. Los modelos como el que aquí se ilustra (derecha) son plegables y fáciles de transportar.

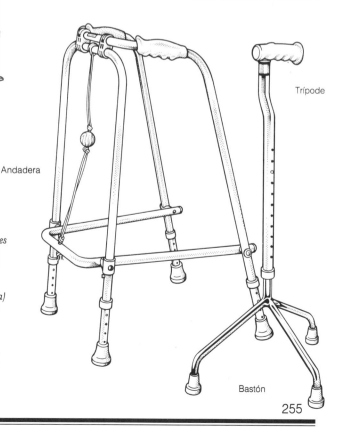

Trípode

Andadera

Bastón

UNA MENTE LÚCIDA

Los rasgos y las debilidades de carácter tienden a acentuarse con el tiempo; por eso en la vejez la personalidad suele ser más compleja que en otras edades. Algunas personas pasan a ser como una sombra de lo que eran y tienden a volverse nostálgicas y melindrosas, o amargadas e introvertidas; en cambio, otras dan el buen ejemplo y se conservan maravillosamente lúcidas, emprendedoras y generosas con sus congéneres.

Una filosofía optimista

No existe una receta para lograr una vejez feliz y constructiva, pero sí hay formas de preparar el ánimo para hacer frente a los años por venir; lo principal es darse cuenta de que los estímulos físicos y mentales son indispensables y que siempre están al alcance de uno mismo. Nunca es tarde para aprender cosas nuevas.

Otro ingrediente de una filosofía optimista consiste en hacer frente al temor a envejecer y en comprender que el miedo suele hacer más daño que la vejez misma. Los cuatro principales temores son la soledad, la invalidez física, la senilidad mental y la muerte; tal vez sea imposible suprimir del todo estos temores, pero simplemente es factible controlarlos para que no ensombrezcan la vida. El miedo socava el vigor y la salud.

A cualquier edad puede sentirse ansiedad y depresión, pero se trata de sentimientos temporales. Son muy pocos los ancianos que llegan a un estado de completa invalidez y, en cambio, en su mayoría logran desenvolverse con eficiencia hasta el final a pesar de los problemas.

Es muy fácil caer en la trampa de considerar la vejez como la antesala de la muerte y terminar siendo una persona apática y carente de iniciativa, en vez de cobrar ánimo y aceptar el reto de vivir con entereza los últimos años.

Los ancianos más sagaces comprenden que cuentan con la ventaja de una experiencia, unos conocimientos, una sabiduría de la vida y unos recuerdos que les permiten compensar el progresivo e inevitable deterioro físico; así, convierten su vejez en un periodo de certidumbre y de logro, pues triunfan sobre todo derrotismo y toda adversidad. Para ellos, tal como lo creía el genial pintor Leonardo da Vinci, la muerte llega como el sueño tras una dura jornada.

Una expresión de cariño

Pese a lo que suele creerse, para la mayoría de la gente la muerte no es un hecho doloroso sino más bien apacible. Es muy importante dejar que cada quien se acerque lo más posible a la forma de morir que prefiera, y animar a la persona para que aproveche y disfrute plenamente cada minuto de vida que le reste.

Para quienes tienen un profundo sentido de dedicación a sus seres queridos, hablar de la muerte y sus consecuencias no es un acto morboso sino

---

Un propósito para la vejez

En el siglo XVII fue escrita la conocida Oración de una monja, que, impregnada de sentido del humor y de piedad, expresa el deseo de paciencia y discreción que suele acuciar a muchas personas de edad avanzada:

"Señor, tú sabes mejor que yo que estoy envejeciendo y que un día seré anciana.

"Líbrame de volverme locuaz y, sobre todo, del nefasto hábito de pensar que en todo y para todo tengo que dar opinión.

"Apártame del impulso impertinente de querer arreglar la vida de los demás.

"Salva mi mente del afán de dar rodeos; dame alas para poder ir al grano. Concédeme la gracia de saber escuchar las penas de los demás, y ayúdame a soportarlos con paciencia.

"Sella mis labios para no hablar de mis males y mis dolores, pues aumentan cada vez y mi afición a recitarlos se torna más deleitosa año con año.

"Déjame aprender la gloriosa lección de que de vez en cuando quizá yo me equivoque.

"Concédeme ser dulce de carácter; no quiero ser una santa —no con todas las santas es fácil vivir—, pero tampoco una anciana amargada, pues ésta es una de las obras maestras del Maligno.

"Hazme pensativa sin ser taciturna; servicial pero no impertinente. Dado mi caudal de sabiduría, sería una lástima no emplearlo, pero tú sabes, Señor, que también querría conservar hasta el final unos cuantos amigos."

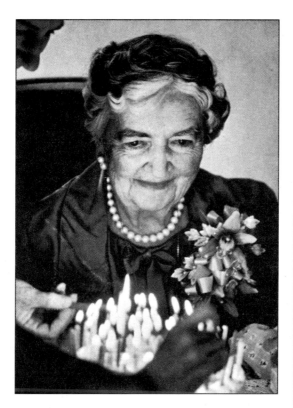

Los cumpleaños son a cualquier edad un motivo de celebración. Es cierto que llega el momento en que se piensa que cada aniversario podría ser el último, pero hay que hacer a un lado esta idea y pensar mejor en los logros del pasado y en las esperanzas del presente. Las ocasiones de alegría no deben ser echadas a perder por miedos ni por malos presagios.

En bien de la lucidez

● Hay que adaptarse a un modo de vida que no esté dictado por la necesidad de ganarse el sustento.

● Es aconsejable reconocer las virtudes de uno mismo y emplearlas con propósitos de logro y de servicio.

● Hacer planes para el futuro ensancha el horizonte de la vida.

● Siempre hay metas que proponerse y por las cuales luchar.

● Hay que estar atento a lo que pasa en el mundo, tanto en la política como en la sociedad y la familia.

● Es bueno ser uno mismo, aunque los demás quieran que uno se ajuste a los estereotipos de la vejez.

● Hay que vestir y comportarse de acuerdo con el propio gusto; que quede claro el respeto que uno mismo se tiene.

● Desechar la autocompasión y otros sentimientos negativos ayuda a recuperar la entereza y la voluntad de vivir.

● Hay que ser digno, no sumiso.

una expresión de interés y afecto. Además, sería inoportuno que al luto, duro de por sí, se agregasen problemas de índole práctica que deberían haberse resuelto con antelación. Los esposos deben hablar sin rodeos acerca de la muerte, sobre sus respectivos deseos y del paradero de documentos importantes (testamento, pólizas de seguro, etc.), o informar al respecto a otros parientes o a amigos íntimos.

Es penoso quedarse solo en la vida cuando se es viejo, y el luto suele acompañarse de sentimientos de rencor, ira y culpabilidad. Hay que ventilar estas emociones contradictorias, y la familia y los amigos deben alentar a la persona a que hable de su aflicción hasta que hayan transcurrido todas las etapas del duelo (vea págs. 296—297).

La aflicción distorsiona en mayor o menor grado las perspectivas; por eso es aconsejable que tras la muerte de un ser querido se pospongan durante algunos meses ciertas decisiones importantes (cambiarse de casa, por ejemplo). Hay que recordar que la persona afligida por el luto es muy vulnerable física y anímicamente durante por lo menos un año después del deceso.

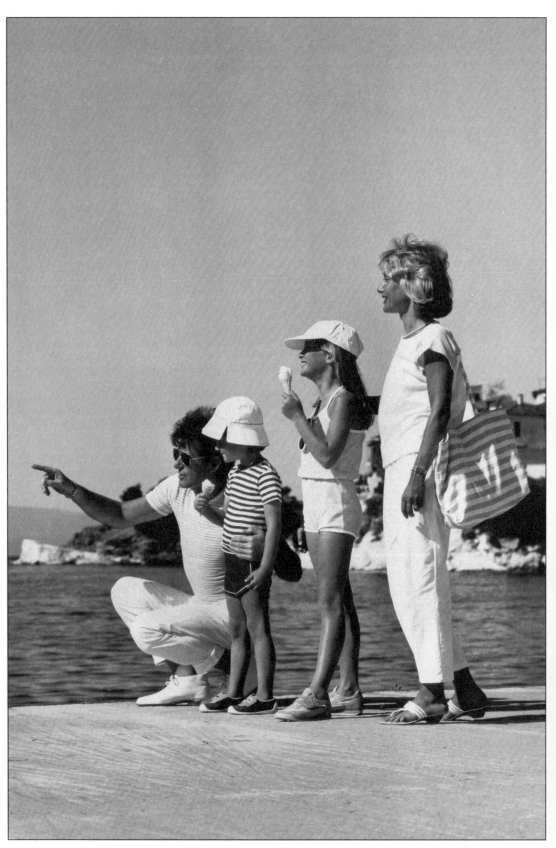

EL ESTRÉS, PUESTO A RAYA

A las tensiones que originan los sucesos y las circunstancias del ambiente el ser humano reacciona tanto física como emotivamente, porque el cuerpo y la mente actúan al unísono y en forma tan compleja, que da por resultado la individualidad de la persona. Se necesita cierta cantidad de estrés y de reto para desempeñarse en la vida, pero si se rebasa cierto límite el resultado puede ser una diversidad de enfermedades; por eso entender el estrés y saber ponerlo a raya debe ser parte sustancial de la medicina preventiva y de la terapéutica.

A veces es muy clara la relación que existe entre el estrés y ciertos trastornos físicos; por ejemplo, el clásico malestar digestivo de los alumnos antes de un examen temido. Por muy real que fuese, este trastorno seguramente desaparecería si el examen tuviera que ser cancelado.

El paso de los años no hace que disminuyan las fuentes de estrés; más bien lo que ocurre es que uno se acostumbra a vivir con sus efectos, y que conforme se aprende a ejercer un control sobre el medio circundante, lo que antes causaba pánico deja de ser tan temible. Aun así, la vida moderna es una fuente inagotable de estrés: son innumerables las circunstancias que crean tensión, frustración, irritación e ira; comparados con nuestros antepasados, nuestro ritmo de vida es demasiado veloz y desgastante.

Por desgracia, es muy común tratar de evadirse de los problemas (o hacerse la ilusión de solucionarlos) recurriendo a las drogas, al alcohol y al tabaco. En el plazo corto, tal vez se obtenga cierto alivio, pero a un costo altísimo porque las dificultades aumentan y se complican a la larga, sin jamás haber resuelto el problema causante del estrés.

En el presente capítulo se examinan algunas de las respuestas físicas y anímicas del ser humano frente al estrés, así como los riesgos que entrañan. Seguramente estas páginas ayudarán a averiguar las causas, a analizar las reacciones y a buscar formas viables, seguras y sensatas de resolver los problemas y de poner a raya el estrés.

LA PERSONALIDAD

La personalidad es el sello que distingue a cada miembro del género humano; no hay dos individuos, aunque sean gemelos idénticos, que tengan la misma. La personalidad da un perfil a la vida y determina muchos de sus aspectos: por ejemplo, lo que gusta y lo que desagrada, el trabajo que se desea realizar y la clase de amigos y de relaciones a que se aspira.

Los tipos de personalidad

Al tratar de clasificar la personalidad se plantean dos dificultades. La primera es que no existe forma de medirla con objetividad. Las características físicas pueden medirse conforme a criterios científicos rigurosos; pero la personalidad es una combinación compleja e indivisible de rasgos mentales, emotivos y de la conducta, y los métodos que se emplean para medirla (cuestionarios, pruebas proyectivas, entrevistas, etc.) son siempre subjetivos en mayor o menor grado. Además, al contestar un cuestionario determinada persona puede ser sincera mientras que otra tal vez conteste lo que cree que le conviene, aunque no sea verdad. Y para complicar más las cosas, al analizar la personalidad de un individuo, los entrevistadores pueden diferir mucho en su evaluación.

La segunda dificultad es que la personalidad está sujeta a variaciones que dependen de las circunstancias y del estado de ánimo del individuo. Al clasificar la personalidad es común incurrir en el error de dar por hecho que el individuo reaccionará siempre de una misma manera.

Sin perder de vista estas limitaciones, los psicólogos y los psiquiatras procuran clasificar los tipos de personalidad mediante el análisis de la conducta y las experiencias de los individuos; agrupan los rasgos conforme a su similitud y les dan un nombre genérico que indica sus principales atributos. Por ejemplo, si una persona tiende a procurar el orden hasta el punto de no dejar jamás el automóvil estacionado a más (o a menos) de 30 cm de la acera, estrictamente, o que no deja ni un papel fuera del cajón del escritorio, ni un calcetín fuera del ropero, la denominan obsesiva, lo cual no quiere decir que por fuerza lo sea en todos los casos pero sí que tiende a serlo.

La personalidad determina de muchas maneras las reacciones de la gente a las circunstancias e influye en su grado de bienestar físico y mental. Las etiquetas (obsesivo, introvertido, pasivo, sumiso, agresivo, reprimido, etc.) no son sambenitos sino guías de probada utilidad que ayudan a definir y tratar los problemas psicológicos.

Por ejemplo, hay personalidades que podrían definirse como nerviosas, porque corresponden a individuos cuyo grado de ansiedad, pase lo que pase, es siempre mayor que el del común de las personas. Aunque sólo se trate de ir a una reunión de amigos, se ponen nerviosos; además, tienden a sufrir fobias: temen a los sitios muy concurridos, o a los espacios abiertos, o a determinados animales, o a los elevadores, por ejemplo.

Las personas nerviosas no son las únicas propensas a sufrir una carga de estrés desmedida. Los obsesivos, por ejemplo, sufren de estrés por su minuciosa atención a los detalles y por su constante disgusto ante las imperfecciones que observan a su alrededor.

Y los introvertidos se inquietan ante todo suceso y toda decisión que tengan que tomar; en casos extremos su inquietud puede llevarlos a preocuparse por las consecuencias hasta el punto de terminar por no hacer nada.

Cómo se forma la personalidad

No es fácil establecer hasta qué punto se nace con cierto tipo de personalidad y hasta cuál ésta la determinan las experiencias de la vida. Seguramente lo cierto es que se nace con una tendencia a ciertos rasgos que después se modifican según las vivencias personales y que además se complementan con rasgos aprendidos.

Es común que las personas nerviosas pertenezcan a familias en las que otros miembros también sufren de ansiedad; tal vez su personalidad está determinada en gran medida por factores genéticos. En su infancia mojaban la cama con frecuencia, se mordían las uñas y tenían temor a la oscuridad, a los animales y a la gente. Aunque es verdad que casi todos los niños tienen alguno de estos problemas, indudablemente los niños nerviosos los tienen en grado superlativo.

Otros rasgos de personalidad, como el desprecio de sí mismo o la tendencia a reprimirse, al parecer se aprenden. Cuando un niño crece en un ambiente que le impide exteriorizar la ira o la frustración, al llegar a adulto le será muy difícil expresar estos sentimientos; el conflicto entre lo que siente y lo que aparenta le causará estrés. Y cuando un niño crece en un ambiente poco amoroso, al llegar a adulto tendrá dificultad para dar y recibir cariño. O bien, cuando el padre y la madre de un niño tienen gran éxito en la vida, es muy probable que el hijo sienta una enorme presión de triunfar a su vez, pues puede existir la tendencia a que eso sea lo único por lo que se le premie.

Las características corporales, como la estatura y el peso, pueden influir mucho en el desarrollo de la personalidad. Los niños de muy corta estatura suelen intentar compensar ésta volviéndose agresivos y tratando de ganar autoridad y prestigio a toda costa. Y los niños obesos tienden a volverse extrovertidos para intentar neutralizar las bromas y burlas de sus coetáneos y para granjearse la simpatía de sus compañeros y de la gente.

La autoestima

Uno de los principales factores que influyen en las personalidades propensas al estrés es la autoestima, es decir, el valor que uno mismo se atribuye. Por más nerviosa que sea una persona, no forzosamente sufrirá de estrés si considera ser valiosa, digna de amor y si no necesita ponerse constantemente a prueba. Los problemas surgen cuando se es una persona nerviosa y, además, con escasa autoestima, en cuyo caso es fácil convertirse en un individuo de marcada personalidad tipo A (vea recuadro, derecha).

Es muy importante que los padres fomenten en sus hijos la autoestima, que los hará sentir amados y seguros; las metas propuestas a los hijos deben ser congruentes y alcanzables, y no seguidas sin tregua por otras más arduas. Hay que dejar que los niños sientan satisfacción cuando han hecho algo bien, y no permitir que crean ser una continua decepción para sus padres, o que se sientan obligados a convertirse en una especie de ''máquina de alcanzar logros''.

Los niños que dudan de sí mismos suelen desconfiar de los demás, son susceptibles y sospechan la traición; se fuerzan a triunfar, a ser los mejores, pero difícilmente logran relacionarse con los demás pues temen su deslealtad.

¿Puede cambiarse la personalidad?

Sería imposible y quizá inconveniente rehacer por completo la personalidad, pero sí es factible modificarla en alguna medida.

El primer paso es recapacitar: ¿qué soy, cómo pienso? No tendría caso empeñarse en superar una tendencia innata al nerviosismo, por ejemplo; cuanto más se procurase hacerlo, peor sería la ansiedad por miedo a fracasar en el intento, y a mayor ansiedad, peores resultados. Lo mejor sería reconocer esa limitación y escoger con cuidado el tipo de trabajo y el ambiente de vida para no exponerse a un estrés insoportable.

Es bueno darse cuenta de cómo uno mismo se complica la vida (y agrava el estrés) por la propia forma de reaccionar. El presente capítulo será muy útil para aquellas personas que desearían modificar determinados aspectos de su personalidad. Nadie puede llegar a ser perfecto, pero con lucidez y un poco de esfuerzo puede mejorarse mucho la calidad de vida; en cambio, cuando el estrés queda fuera de control, la existencia se torna más difícil para uno mismo y para quienes están alrededor.

Los tipos de personalidad

En la década de 1960 dos científicos estadounidenses, Mayer Friedman y Ray Rosenman, idearon una forma de clasificar la personalidad que tiene sustanciosas implicaciones acerca del control del estrés.

Tipo A	Tipo B
1. Invariablemente busca competir.	1. No siempre busca competir.
2. Es propenso a enojarse, estar molesto, provocar e impacientarse.	2. Es tranquilo y no cae con facilidad en reacciones violentas.
3. Es agresivo con quienes le estorban el paso.	3. Es tolerante.
4. No soporta los retrasos ni hacer ''colas''.	4. Sabe esperar con paciencia.
5. Habla en forma imperiosa; interrumpe a los demás y termina las frases que éstos comenzaron.	5. Habla despacio, sin alzar la voz; no interrumpe y sabe escuchar.
6. Tiende mucho a fumar.	6. No tiende mucho a fumar.
7. Corre el doble de riesgo de sufrir males cardiacos que el tipo B.	7. Corre la mitad de riesgo de sufrir padecimientos cardiacos que el tipo A.

Lo que implica esta clasificación es que el tipo A necesita aprender a serenarse para que pueda modificar su personalidad. La relajación física y hablar solo (vea págs. 270—271), la meditación (págs. 326—327) y la bioautorregulación (págs. 324—325) pueden serle de gran utilidad.

OCUPAR UN LUGAR EN EL MUNDO

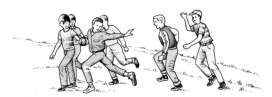

Hallar un equilibrio entre las necesidades propias y las de los demás, y hallarlo dentro de las normas que rigen a la sociedad, es indispensable para establecer una buena relación con el mundo. Desde que nacemos aprendemos a atenernos a la conducta de la familia y, más generalmente, de la sociedad; es de humanos desear la aprobación de los demás y evitar lo que haría perderla. Pero a veces no encajamos en el molde y creemos cosas totalmente distintas a las que creen los parientes, los amigos y aun la sociedad entera, y esto es natural, pues pocas personas están exentas de conflictos. Por lo regular es factible expresar la propia individualidad dentro de los holgados márgenes del conformismo, y corregir el rumbo cuando se desvía mucho del de los demás; pero por este camino, si se lleva al extremo, se puede perder la identidad personal con tal de quedar bien con la gente.

Objetivos realistas

Son muchas las personas agobiadas por miedos, dudas e ideas reprimidas, similares a los que uno mismo tiene en ocasiones. Por ejemplo, más de la mitad de la gente tiene problemas sexuales de cierta importancia y durante periodos prolongados; quienes no tienen ninguno son minoría. Y, sin embargo, todo el mundo piensa que los demás están libres de ese tipo de problemas, cuando lo cierto es que los personajes despreocupados y felices que el cine y la televisión retratan tienen muy pocos visos de realidad.

Casi todo el mundo encaja bien en la sociedad la mayor parte del tiempo, o por ser de carácter adaptable o sencillamente por concordar con las demás personas; pero cuando no resulta fácil ajustarse al molde, hay que decidir cómo arreglárselas. Forzarse a encajar sólo puede originar un intenso estrés, sobre todo si los demás se percatan de que en realidad no se es "uno de ellos", y renunciar del todo a conformarse al molde (a "entrar por el aro") sería franca rebeldía, lo cual parece una opción fácil pero suele terminar en un duro aislamiento, que también causa estrés; por otra parte, la rebelión encubierta por un conformismo fingido es muy difícil de sostener.

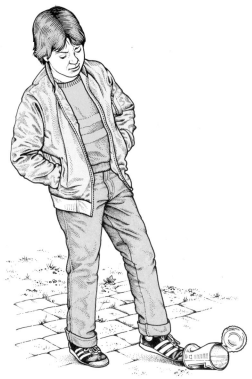

El chico que genuinamente ve la vida de un modo distinto a como la ven sus padres o sus compañeros, quizá se convierta en un "solitario"; su situación se agravaría si se le forzara a actuar en contra de su manera de ser.

El justo medio

Optar por el término medio implica conformarse a determinadas reglas y rechazar otras, y requiere mucha seguridad en uno mismo. Por ejemplo, supongamos que una mujer que detesta cocinar se ve obligada a invitar a comer a sus colegas de trabajo. Esta señora podría hallar el término medio entre no cocinar y complacer a sus invitados si comprase la comida ya hecha o si pidiese a los invitados que llevaran cada uno un platillo; en cuanto a resultados, no faltaría quien la criticase por su actitud poco usual, pero tampoco faltaría quien la admirase e incluso siguiera su ejemplo.

No obstante, hallar el justo medio exige aguzar la inteligencia: asistir a un baile de gala vestido de saco negro y corbata pero con pantalón de mezclilla y zapatos de tenis podría parecer una solución "de término medio" pero en realidad sería exponerse demasiado; como audacia resultaría tibia, y como demostración de buen gusto sería un completo fracaso.

Los muchachos que no encajan

Aquellos muchachos que desde pequeños y sin capricho ven las cosas de un modo muy distinto a como las ve la mayoría, sufrirán mucho si sus padres los obligan a conformarse al molde. Estos chicos se dan cuenta de que son diferentes, y a menudo saben que el asunto no tiene remedio; les causará estrés el conflicto entre lo que ellos saben que son y lo que los padres quieren que sean, y tal vez lleguen a creer ser anormales. Pero ser distinto no forzosamente equivale a estar en el error, ni tampoco ser conformista y aceptar sin rechistar lo que dictan los demás es siempre lo ideal. Los padres de esos muchachos podrán ayudarlos si los alientan a explorar el mundo tal como ellos lo ven, si les hacen vislumbrar cuál podría ser su camino, señalándoles los pros y los contras referidos a circunstancias concretas.

Los muchachos nerviosos e inseguros también tienen dificultad para encajar en la sociedad, y, una vez más, forzarlos resulta contraproducente; quererlos acostumbrar "intensivamente" a las relaciones interpersonales, que ellos temen, no hace sino acrecentar su ansiedad. Lo mejor es fomentar su seguridad con mucho tacto y delicadeza, organizándoles de vez en cuando reuniones con muy pocos amigos o animándolos a que ellos mismos los inviten. Las actitudes impositivas o demasiado unilaterales por parte de los padres o de otros adultos rara vez logran los resultados apetecidos.

Los muchachos rebeldes no suelen serlo por naturaleza. Es verdad que casi todos los niños pasan por etapas de cierta rebeldía a medida que van afirmando su independencia, pero hay algunos que se rebelan contra todo y contra todos, todo el tiempo; éstos generalmente son instigados por algún grupo de amigos de su misma edad. En realidad, lo que parece ser una abierta rebeldía hacia los adultos, es también un acto de conformismo hacia el grupo de coetáneos del muchacho.

Los enfrentamientos rara vez dan buenos resultados; más bien conducen a discusiones acaloradas e irreflexivas, que ocasionan que los hijos se aferren a su posición. Si éstos ya son adolescentes, los padres deben ser tolerantes y comprender que la rebeldía suele ser un intento de consolidar la individualidad y la autonomía, y no tanto un franco rechazo a los valores paternos. Los padres harán bien si ofrecen su apoyo a los hijos en una etapa en que sobre estos últimos pesan mucho las presiones y exigencias de la vida adulta.

EL ESTRÉS/1

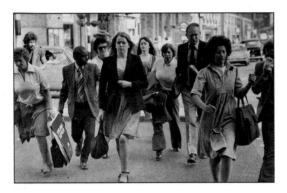

El acelerado ritmo de vida que caracteriza sobre todo a las ciudades ocasiona estrés porque activa el sistema nervioso e impide a los músculos relajarse.

Lo más común es pensar que el estrés es la respuesta específica del organismo a un suceso que lo pone en jaque desde fuera, pero la realidad es que el estrés se produce tanto por factores externos (físicos) como internos (emocionales). Lo sorprendente es que el estrés causado por un accidente o un fallecimiento, o sencillamente por los agotadores afanes de un día de trabajo, es del todo similar en sus efectos fisiológicos al estrés producido por los sucesos más felices, como casarse, tener un hijo, recibir un aumento de sueldo o enamorarse.

¿Es necesario el estrés?
Todos los seres vivos necesitan retos que los estimulen, y el hombre no es la excepción. Sin desa-

fíos, la gente se vuelve apática y se aburre; pierde el deseo de vivir con plenitud. La vida descansada no es tan buena como parece; más bien encierra tantos peligros para la salud y el bienestar como una vida desmedidamente agitada.

Para el hombre primitivo los retos de la vida eran mayormente físicos, pero éstos han disminuido mucho en la vida moderna, a menos que sean deliberados, como en los deportes. En la vida actual predominan los retos emocionales, originados en el trabajo, el hogar y en la relación con las demás personas.

Desde luego, hay desafíos muy atractivos y que conducen a resultados insospechados; emprender con éxito una empresa difícil, participar en un deporte arriesgado o incluso ver una película de terror hacen que la persona vibre de emoción. Y el nerviosismo, mientras no quede fuera de control, ayuda a realizar toda clase de tareas, desde un examen escolar hasta una junta de negocios o competir en un torneo de tenis.

Lo que no es el estrés

El estrés no es sólo la tensión nerviosa. Hay que aclarar este hecho, dado que muchas personas (incluidos algunos científicos) tienden a identificar el estrés con las emociones violentas e incluso con el llamado "agotamiento nervioso".

Es cierto que para el hombre, cuyo sistema nervioso está muy desarrollado, los estímulos emocionales son los agentes de estrés más comunes; pero también es cierto que el estrés puede asimismo ser provocado por la adaptación a una infinidad de estímulos ambientales, como los cambios de temperatura, los cambios de las estaciones del año o la ingestión de alimentos a los que el organismo no está acostumbrado.

El estrés no siempre es la consecuencia de un daño. No importa si el agente de estrés es agradable o desagradable: su efecto depende únicamente del grado de "novedad" que implica para el individuo y de la consiguiente necesidad de adaptarse.

El estrés no es un fenómeno ocasional. En efecto, siempre existe el estrés; lo que puede variar es su grado. En cambio, sí puede hablarse de un estrés "bueno" y uno "malo": en realidad, de este último es del que se habla a menudo, porque es difícil que nos quejemos de un estrés "bueno".

El estrés no es un fenómeno "optativo". No hay modo de evitar el estrés: la vida nos hace pasar de un cambio a otro y nos obliga a adaptarnos en forma continua.

La total ausencia de estrés conduce a la muerte. Hasta cierto punto, el estrés no sólo es "la sal de la vida" sino también su carburante: en efecto, la ausencia total de estrés es incompatible con la vida, porque equivale a no exigirle ya nada al organismo. Pero aunque no debemos (ni podemos) evitar el estrés, sí es factible afrontarlo en forma sana y sacar provecho de él, aprendiendo a conocer sus mecanismos y a adaptarnos a ellos.

Las causas del estrés

El estrés no es un fenómeno reciente pero se ha incrementado a raíz de los cambios ocurridos en el presente siglo.

● Todo cambio en el modo de vida puede ser causante de estrés.

● Los adelantos tecnológicos, la celeridad del ritmo de vida y la comunicación mundial instantánea ejercen una fuerte presión en el ser humano, cuya necesidad de reaccionar y adaptarse con rapidez es mayor que en el pasado.

● Hoy día el hombre común se ve obligado a tomar más decisiones y tiene más cuentas que rendir que antaño.

● La diversidad de opciones en todos los aspectos es hoy mayor que antes.

● La sobrepoblación, el ruido y la contaminación ambiental han aumentado en forma alarmante.

● Para el hombre común, las relaciones interpersonales exigen más esmero y diplomacia que antes.

● La tecnología ha afectado el trabajo, la recreación y las relaciones interpersonales; el contacto humano es menor que antes.

Los umbrales de estrés

El estrés abiertamente dañino ocurre cuando el reto es inabordable, y en este sentido viene a ser como una barrera protectora, paradójicamente. El efecto de un estrés excesivo puede manifestarse de muchas maneras, causar nocivos cambios de la conducta y minar la salud física y mental (vea págs. 266—267).

Salvo la privación de alimento, de sueño o de otros factores indispensables para la vida, ninguna circunstancia es causa de estrés por igual para todo el mundo.

La cantidad de estrés que se puede soportar depende de cada persona; por ejemplo, hay quienes pueden desempeñar cargos que implican viajar constantemente al extranjero, y hay quienes no podrían soportarlo.

Asimismo, para cada persona el umbral (o punto crítico) de estrés dañino varía según las circunstancias. Determinada persona quizá pueda resistir con facilidad el estrés laboral pero no el que le causan sus hijos, o la vida conyugal, o el tener que administrar sus ingresos, por ejemplo; o tal vez considere una delicia trabajar sola pero insufrible hacerlo en una oficina.

Existen muchos factores que determinan el umbral de estrés de cada individuo: la personalidad, la autodisciplina y la disciplina impuesta por la sociedad y por las circunstancias. Por lo regular, las personas cuya vida y relaciones podrían considerarse como fuentes inagotables de tensión, son las que tienen un mayor margen de tolerancia (o un umbral más alto) al estrés. Dichas personas no sólo han aprendido a controlar y a superar el estrés sino que también han ceñido sus ambiciones a las realidades de la vida. Su éxito no siempre puede medirse en términos materiales; tal vez se sientan fatigadas al terminar cada jornada, pero están contentas y su salud no se deteriora fácilmente.

El estrés y la salud física

La forma en que el estrés se manifiesta en el organismo varía de una persona a otra, y uno de los principales aspectos del control del estrés consiste en saber cómo reaccionará el organismo si el reto es excesivo. La reacción es automática e inconsciente; puede consistir en mal humor, urticaria, dolor de cabeza, agruras o muchos otros síntomas desagradables, pero el llegar a entender cómo y por qué se presentan permite empezar a controlarlos (págs. 266—267).

Estrés y expectativas

Mientras no exista mucha contradicción entre lo que el mundo es y lo que uno querría que fuese, las expectativas personales no serán fácilmente causas de estrés. Éste aparece cuando la fantasía y la realidad se oponen diametralmente.

Al recapacitar sobre sus expectativas y sobre el estrés que le pueden causar, recuerde usted lo siguiente:

● Lo que uno espera en la vida se aprende desde la infancia; a veces hay que borrar de la mente algunas de esas expectativas.

● La sociedad en que vivimos nos impone sus propias expectativas: ser competentes, triunfar y "entrar al aro".

● Las expectativas propias son sutilmente influidas por lo que uno ve y lee; el perfeccionismo es causa frecuente de estrés.

● El valor que uno mismo se atribuye depende del grado en que se vive según se desearía. Dentro de ciertos límites, es muy importante saber aceptarse tal como uno es.

LA REACCIÓN DE ESTRÉS

Durante toda la vida, las partes de que consta el organismo funcionan coordinadamente para responder a las constantes demandas provenientes de dentro y de fuera. Muchas de estas demandas plantean una amenaza para el organismo, cuya respuesta, tan universal como primaria, consiste en prepararse para luchar o huir. Primero, en un acto reflejo, los músculos se tensan, y después ocurre toda una serie de reacciones fisiológicas, que abajo se explican.

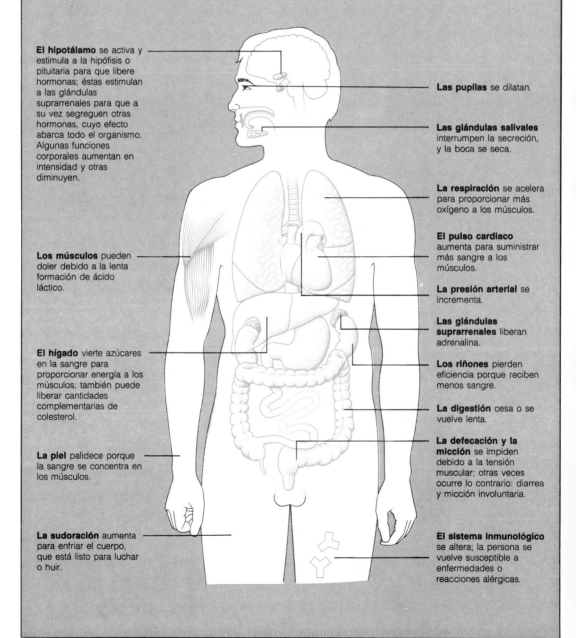

El hipotálamo se activa y estimula a la hipófisis o pituitaria para que libere hormonas; éstas estimulan a las glándulas suprarrenales para que a su vez segreguen otras hormonas, cuyo efecto abarca todo el organismo. Algunas funciones corporales aumentan en intensidad y otras diminuyen.

Los músculos pueden doler debido a la lenta formación de ácido láctico.

El hígado vierte azúcares en la sangre para proporcionar energía a los músculos; también puede liberar cantidades complementarias de colesterol.

La piel palidece porque la sangre se concentra en los músculos.

La sudoración aumenta para enfriar el cuerpo, que está listo para luchar o huir.

Las pupilas se dilatan.

Las glándulas salivales interrumpen la secreción, y la boca se seca.

La respiración se acelera para proporcionar más oxígeno a los músculos.

El pulso cardiaco aumenta para suministrar más sangre a los músculos.

La presión arterial se incrementa.

Las glándulas suprarrenales liberan adrenalina.

Los riñones pierden eficiencia porque reciben menos sangre.

La digestión cesa o se vuelve lenta.

La defecación y la micción se impiden debido a la tensión muscular; otras veces ocurre lo contrario: diarrea y micción involuntaria.

El sistema inmunológico se altera; la persona se vuelve susceptible a enfermedades o reacciones alérgicas.

Síntomas físicos de estrés

Cuando en uno mismo o en alguien allegado se reconoce alguno de los siguientes síntomas, hay que tratar de resolver sin demora el problema (vea págs. 270—273).

● Cambios en los hábitos alimentarios.

● Alteraciones del sueño.

● Trastornos digestivos.

● Aparición de hábitos nerviosos, como tics, manosearse el pelo o tocarse la cara con insistencia.

● Aumento de la presión arterial.

● Dolor de cabeza, calambres y espasmos musculares frecuentes.

● Reciente tendencia a la hiperactividad (o "aceleramiento").

● Deterioro de la eficiencia, el impulso y el disfrute sexuales.

● Tendencia a fumar o a beber alcohol más que antes.

● En los niños, reaparición de hábitos que ya habían superado: mojar la cama, berrinches, chuparse el dedo, etc.

Cuando el organismo siente una amenaza, de inmediato reacciona y se prepara para actuar, ya sea encarando el peligro (lucha) o evadiéndolo (huida). En la página de al lado se explica la respuesta de cada parte del cuerpo.

Las dos partes clave son el corazón, que es obligado a bombear más sangre a los músculos, y los músculos mismos, que alistan al cuerpo para actuar en forma física y concreta. Los pulmones captan más oxígeno, para aportar mayor energía muscular y avivar la agudeza mental; las grasas y los azúcares almacenados se vierten en la sangre, pero como los músculos la necesitan en gran cantidad, disminuye la circulación en ciertos órganos, como los digestivos.

Una vez pasado el peligro inmediato, el proceso de preparación se invierte, a lo cual parece ser que ayudaría el acto mismo de luchar o huir; pero como en la vida diaria hay muchísimas situaciones en que no es posible hacer físicamente ni lo uno ni lo otro, la inversión del proceso no ocurre o se produce en forma incompleta y la persona queda "trabada". Ésa es una de las razones por las que el ejercicio es tan eficaz para aliviar el estrés.

Adaptación y agotamiento

Cuando el cuerpo está sujeto a un estrés prolongado, se prolonga también su estado de alistamiento para luchar o huir: la presión arterial se mantiene alta, la tensión muscular constante altera la digestión y causa dolor, y la resistencia del organismo a las enfermedades disminuye.

Si no se hace nada por modificar o la causa del estrés o la reacción del organismo, tarde o temprano sobrevendrá el agotamiento. ¿En qué plazo? Esto depende de la constitución física de la persona, determinada por factores genéticos y por el tipo de alimentación y los hábitos de ejercicio que tenga, así como por su personalidad, su actitud y la índole de sus relaciones interpersonales. Cuando el cuerpo ya no puede más, ocurre un desplome físico o anímico.

Para combatir el estrés hay que darse cuenta de cuándo ocurre. Los síntomas físicos y mentales enunciados en esta página permiten percibirlo; sin embargo, como no siempre dichos síntomas se deben al estrés, hay que recordar que los cambios de conducta son en realidad los índices más significativos. Si un síntoma o un modo de actuar es persistente, se trata de un trastorno crónico o de un mal hábito y no del estrés.

Síntomas mentales de estrés

Si en uno mismo o en una persona allegada se identifican dos o más de estos síntomas, es posible que el estrés esté llegando a un nivel peligroso, pero hay que recordar que también pueden deberse a alguna enfermedad física.

● Reciente aparición de fobias u obsesiones.

● Pérdida de la seguridad en uno mismo y de la autoestima.

● Sentimientos de culpabilidad persistentes.

● Miedo al futuro.

● Deterioro de la memoria y de la capacidad de concentración.

● Tendencia a comenzar con prisa una actividad, antes de haber terminado bien otra anterior.

● Irritabilidad y mal humor constantes.

● Sentimientos de soledad.

● Ocuparse todo el día en actividades inútiles o triviales.

● Dificultad para tomar decisiones.

● Llanto o deseos de llorar frecuentes.

● Sensación de que el pensamiento divaga todo el tiempo.

LOS VIAJES Y EL ESTRÉS

Tanto para los conductores como para los pasajeros, los viajes pueden ser una importante causa de estrés. Muchas personas consideran que manejar un rato el automóvil las ayuda a relajarse cuando están tensas o enojadas, pero la verdad es que manejar puede empeorar la situación.

Conductores y pasajeros

Que el manejar provoque estrés se debe a muchas razones: el ruido, la vibración incesante del vehículo, la conducta a veces indolente o temeraria de los peatones, la frustración por los frecuentes congestionamientos... Estos últimos, según ciertos estudios, ocasionan fuertes incrementos del pulso cardiaco y de la presión arterial, así como sudoración de las manos (vea pág. 324), todo lo cual es señal inequívoca de estrés.

El acto mismo de conducir un vehículo produce cambios de la personalidad. A nadie sorprende que los individuos agresivos lo sean más al manejar, pero lo desconcertante es que muchas veces las personas normalmente tranquilas, mesuradas y hasta tímidas son las que se convierten en ogros cuando están detrás de un volante. Al parecer, el vehículo les hace sentir tanta seguridad, que exteriorizan una agresividad que no se atreverían a demostrar cara a cara.

Hay quienes reaccionan al tránsito intenso enojándose y buscando a quién culpar, como si los demás conductores fuesen los causantes de los embotellamientos; si alguien los rebasa o les estorba el paso, lo toman como afrenta personal, peor todavía si envidian (o si desdeñan) el otro vehículo o a su conductor.

Para colmo, la reacción de "lucha o huida" (págs. 266—267) causará una descarga de tensión violenta y temeraria; añádanse a esto las frustraciones y el cansancio de un día de trabajo y la suma de estrés resultará en verdad desmedida. Por otra parte, en circunstancias de tránsito intenso las reacciones hostiles de una persona pueden desencadenar las reacciones hostiles de los demás, lo cual exacerba el problema.

Como pasajero, no siempre es mejor la situación, independientemente del tipo de transporte. Surge la frustración al esperar el autobús o el taxi y empeora por el estrés de los demás, que, impacientes, se precipitan todos a la vez (y quizá uno mismo con ellos) sobre el único vehículo disponible, atestado de por sí. El taxi que uno había visto primero, es "ganado" por alguien más. Para colmo, sólo faltaría no haber salido con bastante antelación para llegar a tiempo a la cita.

El estrés de los demás pasajeros es contagioso. Se siente envidia de quien sí logró ganar un asiento; incomodidad por los empellones; irritación por el calor y la falta de aire fresco; desequilibrio físico por el brusco accionar de los frenos del vehículo, y moral por la perceptible pérdida de los frenos propios.

Podría agregarse el estrés causado por el burocratismo aeroportuario o ferroviario (boletos, pasaportes, maletas que no aparecen, etc.). No es de extrañar que, al llegar al punto de destino, una taza de café no calme, sino que exacerbe los síntomas de estrés (pág. 267).

Reducción del estrés del viajero

Hay muchas maneras prácticas de reducir el estrés causado por un viaje, sobre todo si uno mismo conduce el vehículo.

● Aprender a calcular la duración del recorrido, compensando los posibles retrasos.
● Convencerse de que no existe modo de llegar antes de lo previsto.
● Sentarse lo más cómodamente posible, sobre todo si se va a conducir el vehículo; no encoger los hombros ni apretar los dientes o engarrotar las manos al sujetar el volante.
● Aflojar el cuello mediante suaves movimientos de cabeza.
● No manejar durante más de dos o tres horas seguidas, y en las pausas caminar un poco, dormir o tomar un tentempié.
● Cambiar de postura de vez en cuando.
● Si los niños u otros pasajeros alborotan, detener el vehículo y explicarles los peligros que entraña su proceder.
● Aprender a moderar la frustración en vez de entregarse a ella; esto se logra con un poco de imaginación: si el otro conductor es un "cafre", hay que pensar que tal vez maneja en forma temeraria porque está en grave apuración; y si es un pésimo conductor, recordar que nadie nace sabiendo.
● Buscar una forma de viajar que no sea tan frustrante como la que se ha elegido.

Malestar tras un viaje en jet

No es raro que los viajes de negocios o de placer se echen a perder por las consecuencias fisiológicas de haber cruzado varios husos horarios. El ciclo de

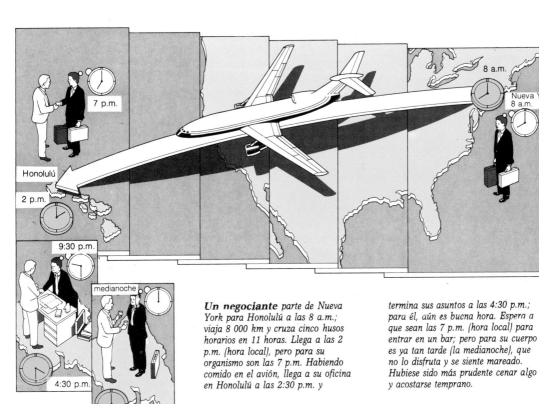

Un negociante *parte de Nueva York para Honolulú a las 8 a.m.; viaja 8 000 km y cruza cinco husos horarios en 11 horas. Llega a las 2 p.m. (hora local), pero para su organismo son las 7 p.m. Habiendo comido en el avión, llega a su oficina en Honolulú a las 2:30 p.m. y* *termina sus asuntos a las 4:30 p.m.; para él, aún es buena hora. Espera a que sean las 7 p.m. (hora local) para entrar en un bar; pero para su cuerpo es ya tan tarde (la medianoche), que no lo disfruta y se siente mareado. Hubiese sido más prudente cenar algo y acostarse temprano.*

Adaptarse de antemano

Para evitar el malestar tras un vuelo en jet, hay que preparar al organismo.

● Calcular la diferencia de horas.

● Durante unos días antes del viaje, acostarse una hora antes o después de lo acostumbrado (según se vaya a viajar hacia el oeste o hacia el este).

● Levantarse una hora antes o después de lo acostumbrado.

● Comer a las horas que serían normales en el lugar de destino.

sueño y vigilia, de 24 horas, es regulado por una glándula y se sincroniza con el ciclo de noche y día del lugar donde se vive; al trasladarse la persona a otra región del globo, dicho ciclo tarda varios días en ajustarse.

No hay que hacerse ilusiones: el malestar no se remediará con fuerza de voluntad ni con somníferos. Lo que hay que hacer es conservar el horario del sitio de origen, o bien, días antes de partir, acostumbrarse al horario del lugar de destino, aunque lo más sensato es hallar un término medio entre ambos métodos.

En lo posible, conviene procurar que el vuelo permita coordinar las actividades en forma relativamente natural al llegar al lugar de destino. Por ejemplo, si se partiera de la ciudad de Nueva York temprano por la tarde, se llegaría a Hawai por la noche (hora local); habiendo dormido por lo menos 4 horas en el avión, se estaría en buenas condiciones para cenar, acostarse a una hora razonable conforme al tiempo local e iniciar con buen ánimo el siguiente día.

Ojo al decidir

Los vuelos muy largos ofuscan al negociante.

● Hay que tomar las decisiones importantes en las horas en que normalmente se tendría la máxima lucidez.

● No hay que tomar decisiones en horas que serían las de dormir.

● No deben tomarse decisiones antes de haber dormido bien por lo menos una noche en el lugar de destino.

● No hay que tomar decisiones sino hasta haberse adaptado al horario local.

CÓMO AFRONTAR EL ESTRÉS/1

Dos importantes tácticas concernientes al estrés son aprender a relajarse y aprender a modificar la propia conducta para evitarlo o, por lo menos, mitigarlo. La relajación contribuye a reducirlo porque despeja de pensamientos agobiantes la mente y además, porque compensa los efectos de la reacción de "lucha o huida" (vea págs. 266—267); exige bastante práctica, no se logra de un día para otro, pero en la página siguiente se proporcionan algunos consejos para dominarla.

A falta de relajación física, hay que usar la imaginación; por ejemplo, figurarse un paisaje apacible y agradable, tal como una playa fresca y soleada; cerrar los ojos y evocar la fragancia, los colores y los murmullos; situarse en la escena con pausados ademanes y prolongar el fantaseo durante 10 o 15 minutos (una grabación de efectos sonoros sería de mucha ayuda). Otras posibilidades consisten en meditar (págs. 326—327) y en recurrir al yoga (págs. 148—153), al masaje (págs. 306—309) o a la bioautorregulación (págs. 324—325).

El ejercicio, la alimentación sana y el sueño reparador desempeñan un papel importantísimo para reducir el estrés. Por otra parte, es tan común concentrarse tanto en el grave asunto de la supervivencia diaria, que nunca se encuentra ni tiempo ni energía para jugar; pero hay que procurarlo y aun obligarse a ello. El "jugar" puede consistir en pasear en un parque, ir al cine o incluso "incurrir" en usanzas infantiles (saltar sobre un montón de hojas secas o chapotear), por absurdo que parezca. ¡No todo debe ser complicado y formal en la vida! La risa es un estupendo antídoto para el estrés; es contagiosa y ayuda a que las personas que están alrededor se relajen también.

Romper la rutina

El estrés suele ser concomitante a la rutina personal; por eso conviene romper ésta. Por ejemplo, ir a casa por otro camino, comprarle un regalo sencillo a la persona amada y, al llegar, no hacer lo mismo de siempre. Si esto último consiste en encender el televisor y sentarse en el sofá, será mejor probar a hacer antes un poco de ejercicio durante 10 minutos y darse un buen duchazo. En los fines de semana también hay que procurar variar las actividades, con el fin de romper la rutina.

En general, podría afirmarse que a mayor actividad, menor estrés. La lista de sugerencias podría ser infinita: pasear a pie, cantar, ir a una librería, pintar, cocinar, regar las plantas, mirar los escaparates de las tiendas... Hay que escoger algo que sea divertido, y si no resulta tal, hay que buscar otra ocupación. Por sí sola, ninguna de estas actividades puede bastar para eliminar todo el estrés, pero sin hacer nada y sin cambiar nada no habrá modo de reducirlo; más bien empeorará.

El trabajo de voluntario permite mitigarlo en mayor o menor grado; no tanto porque los problemas de los demás mejoren la perspectiva de los propios (lo cual ya es una ganancia), sino porque la ayuda que se brinda fomenta nuevas relaciones interpersonales, que obligan a emplear talentos que de otro modo permanecerían inactivos. Pero para algunas personas el voluntariado resulta demasiado absorbente y exige demasiado tiempo; por otra parte, cuando el trabajo voluntario se convierte en una actividad competitiva, se desvirtúa la posibilidad de que reduzca el estrés.

Desahogarse es una forma eficaz de aliviar las tensiones. Lo mejor es expresar la frustración o el enojo en el momento, pues de otro modo es más probable sufrir trastornos físicos relacionados con el estrés o explotar con una carga acumulada. Gritar es una buena forma de desahogarse, pero para no molestar a los demás hay que buscar un sitio apartado.

Desde luego, una de las mejores formas de aliviar el estrés consiste en cambiar el modo en que se reacciona, aunque es difícil de lograr; por ejemplo, en un congestionamiento de tránsito, en vez de montar en cólera e impacientarse, es preferible bajar la ventanilla y hacer algún comentario cordial al pasajero o al conductor de al lado, o por lo menos sonreír.

Hablar solo

Al efectuar ciertas acciones cotidianas, como abrocharse los zapatos, por ejemplo, los niños suelen hablar solos. Si no lo hiciesen, les sería más difícil aprender y realizar aquella acción. Recientemente, se ha descubierto que también para los adultos puede ser provechoso hablar solos, sobre todo si al hacerlo se esfuerzan sinceramente por convertir en positivas las ideas negativas.

Para empezar a hablar solo como medio de aliviar las tensiones, pueden utilizarse los ejemplos sugeridos en la página siguiente. Hay que hacer hincapié en los aspectos positivos de cada circunstancia, y no apocarse por el hecho de estar hablando en voz alta con uno mismo; acabar con el estrés es lo importante.

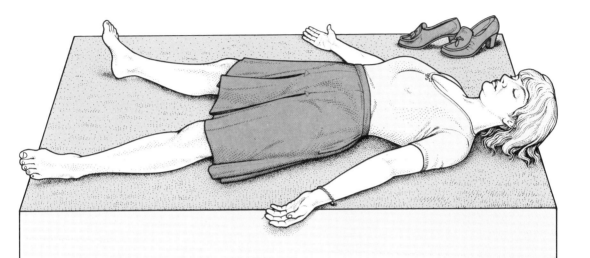

APRENDER A RELAJARSE

1. La relajación no se aprende bien cuando se está cansado sino cuando se está en buenas condiciones de ánimo.
2. Lo mejor es que no haya motivos de tensión o de distracción (ruido, personas alrededor, etc.).
3. Hay que estar sin prisa y sin preocupación por la hora. No hay que mirar el reloj; en el peor de los casos, podrá ajustarse el despertador para que suene cuando sea necesario.
4. No hay que forzarse a aprender la relajación. Si no se logran buenos resultados al principio, será mejor dejarlo un par de días y después recomenzar por lo que más provecho había dejado.

Antes de comenzar
1. El lugar debe ser silencioso y cómodo.
2. Hay que aflojarse la ropa y descalzarse.
3. Sea sentado o acostado, hay que ponerse en la postura más cómoda posible.
4. Los ojos deben estar cerrados, las piernas separadas (no cruzadas) y las palmas de las manos vueltas hacia arriba.

Relajación, parte por parte
Hay que tensar las partes del cuerpo que se indican abajo. Primero, inspirar a fondo y sentir la tensión contando mentalmente hasta 10, y luego aflojarla al espirar diciendo la palabra "cede", para reforzar la idea de relajación.
Dedos de los pies: Flexionarlos lo más posible hacia arriba o hacia abajo.
Pantorrillas: Flexionar los pies lo más posible hacia arriba.

Glúteos: Comprimirlos con fuerza contra la silla o la cama, sintiendo todo el peso del cuerpo.
Abdomen: Tensarlo como si se esperara recibir un golpe en el estómago.
Hombros: Alzarlos lo más posible.
Garganta: Sumir el mentón para oprimir con fuerza la garganta.
Cuello y cabeza: Comprimirlos contra la parte posterior de los hombros, estirando el cuello.
Cara: Tensar tantos músculos faciales como sea posible, en particular los de la frente, las mandíbulas, el mentón y la nariz.

Relajación pronta
Si no se tiene tiempo para seguir el procedimiento anterior o no se está en un momento adecuado para ello, puede recurrirse al siguiente método breve y eficaz:
1. Tensar y luego aflojar toda la parte superior del cuerpo.
2. Sumir el abdomen o tensar los glúteos.
3. Levantar de la silla el cuerpo asentando con firmeza las plantas de los pies y utilizando sólo las pantorrillas y otros músculos de las piernas.

Hablar solo
Los siguientes son ejemplos de cómo hacerlo:
1. "Va a ser difícil, pero voy a tener que volver a discutir con ellos todo el asunto."
2. "Tengo que rehusar ese trabajo adicional; ahora puedo con él, pero después me resultaría excesivo."
3. "Sí, me está gritando, pero también ella está tensa y ha tenido un día muy pesado."

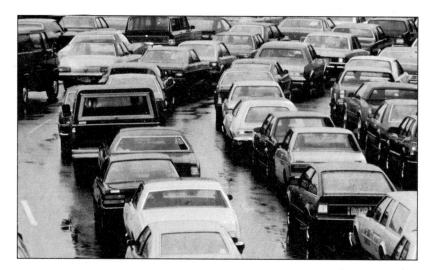

Cuando desplazarse en automóvil forma parte de la rutina cotidiana, es preciso reducir al mínimo el estrés que ello implica. Los altos del semáforo y los congestionamientos pueden servir para relajarse en vez de desesperarse. No tiene caso enfurecerse por circunstancias que no se pueden cambiar.

El estrés suele resultar de un conflicto entre las expectativas (es decir, lo que uno espera) y la realidad. Algunas expectativas pueden haber sido asimiladas de los padres o de los maestros; otras se aprenden de personas allegadas y de la sociedad en general. Si se aceptan sin ajustarlas a las aptitudes y limitaciones tanto propias como ajenas, es posible que las expectativas resulten ilusorias; los psicólogos las denominarían "falacias". Por ejemplo, ¿cuántas de las siguientes aseveraciones tendrían validez en el caso de usted?

● Tengo que ser competente en lo que emprendo y ganar a toda costa la aceptación de las personas que me importan.
● Tengo que complacer a todos.
● La felicidad viene de afuera.
● La vida tiene que ser justa conmigo.
● Los demás deberían procurar ayudarme en todo lo que hago.
● Siempre hay soluciones claras y convincentes para cualquier problema.
● Yo no puedo equivocarme.
● No debo fracasar.

Todas las anteriores aseveraciones expresan expectativas ilusorias, que nunca podrán cumplirse del todo pues son ideas falaces.

Las consecuencias de las falacias
Invariablemente, la consecuencia de estas ideas y de otras similares es el estrés. Quien cree que debe ganarse la aceptación de todos los demás, pierde el

tiempo haciendo lo que ellos quieren (o lo que piensa que ellos desean) y, peor aún, quedará frustrado pues busca lo imposible. Además, corre el riesgo de que sus actitudes se vuelvan inconsistentes y arbitrarias.

Quien espera que la felicidad le llegue de afuera también pierde el tiempo, porque la felicidad es subjetiva y sólo puede surgir del interior de uno mismo; esperar que la vida sea siempre justa con uno implica exponerse a un chasco seguro, y creer que todos los problemas tienen una solución obvia significa desperdiciar mucho tiempo buscando respuestas inexistentes.

Pensar que uno no puede permitirse cometer errores significa perder el tiempo comprobando todo lo que uno hace, exponerse a ser intolerante para con los errores de los demás y acabar siendo incapaz de reconocer los propios. Y creer que uno no debe fracasar equivale a fomentar tal cantidad de estrés, que el fracaso se vuelve más probable que nunca.

Para reducir el estrés causado por las falacias hay que aprender a identificarlas y a aceptar las realidades de la vida. Es conveniente proceder paso por paso. Primero hay que preguntarse qué es lo que uno espera realmente y anotarlo; luego hay que preguntarse: "¿Por qué creo eso? ¿Es factible? ¿Qué pasaría si no lo fuese? ¿Perdería yo de verdad la aceptación de los demás?"

Después hay que adoptar normas de vida más razonables. Hablando solo, conviene decirse, por ejemplo: "Sería muy agradable que los demás pensaran bien de mí, y no me gustaría que todos los que me rodean tuvieran hacia mí una actitud de rechazo; pero soy capaz de admitir que a algunas personas yo les resulte antipático. De todas formas, yo me acepto y mis amigos me aceptan, aunque haya quienes no lo hagan."

Resolver los problemas

El primer paso para resolver los problemas causados por el estrés consiste en *definirlos* claramente, preguntándose uno mismo si se relacionan con circunstancias específicas o si forman parte de una reacción más general; por ejemplo, "¿Me molesta toda crítica o sólo la que proviene de ciertas personas?" También hay que indagar el porqué de las reacciones de los demás, y no creer que la falta es siempre de uno. Después hay que buscar el mayor número de soluciones, descartando aquellas que en otros casos no hayan dado resultado. No hay que engañarse pensando que con mucho empeño se logrará que cualquier solución funcione; lo que importa es la *calidad* de la solución, y no tanto la magnitud del empeño.

En seguida hay que preguntarse cómo resolverían el problema otras personas, lo cual ayuda a hallar otras soluciones y a adoptar otros puntos de vista. Y luego convendrá ordenar las soluciones conforme a su grado de viabilidad y probar la que parezca más factible de todas. Finalmente, una evaluación objetiva de los resultados obtenidos permitirá ganar experiencia en la solución de este tipo de problemas.

Hacer frente a los fracasos

Aunque es de todos sabido que no siempre se logra lo que se pretende, hay personas que ante un fracaso —por mínimo que sea— se sumen en un estado de derrotismo, como si fuesen incapaces de triunfar en nada. Estas personas suelen dar a cada situación una importancia mucho mayor de la que realmente tiene, y como invariablemente evitan pedir favores o ayuda y se niegan a delegar responsabilidades, desaprovechan recursos que podrían serles de mucha utilidad. Lo que determina el éxito de una persona no es que nunca fracase, sino qué hace cuando fracasa.

Cuando no se logra resolver un problema, hay que cambiar de actitud y mejorar el desempeño propio. No tiene caso culpar a los demás o a sucesos pasados, pues de este modo tal vez se alcance un poco de compasión pero no se obtendrán los resultados apetecidos.

DORMIR Y SOÑAR

Dormir es fundamental para la salud y el bienestar, pero hay muchas personas que no duermen bien o que temen que las horas que duermen no sean las que en realidad necesitarían. El consumo inmoderado de somníferos es prueba fehaciente de lo anterior.

La cantidad de sueño indispensable varía según la persona, pero lo que en verdad importa no es cuánto se duerme sino cómo se duerme; es, pues, más una cuestión de calidad que de cantidad. Dormir demasiado hace que la persona se sienta tan cansada, irritable e incapaz de concentrarse como si durmiera demasiado poco; a algunas personas les bastan cinco horas de sueño para sentirse repuestas, y otras necesitan ocho o nueve, pero las molestias debidas a la falta de sueño tal vez sean más un producto de la aprensión que del hecho de no haber dormido lo suficiente.

Sueño y estrés

El estrés quizá sea la principal causa del insomnio y, peor aún, éste aumenta el estrés por la preocupación de que tal vez no se haya dormido lo suficiente y no se esté en condiciones de hacer frente a los problemas del día siguiente, con lo que se crea un círculo vicioso.

El grado de nerviosismo propio del carácter de cada persona influye en los hábitos de sueño. Las personas apacibles tienden a conservar la calma en cualquier circunstancia y no suelen tener problemas de insomnio; en cambio, las aprensivas literalmente se desvelan asediadas por pensamientos inquietantes, que les interrumpen el sueño y les impiden volver a conciliarlo.

La mayoría de las personas se hallan entre ambos extremos y sólo de vez en cuando pierden el sueño por alguna preocupación. Por desgracia, cuanto más se procura olvidar un problema, tanto más se altera el sueño. En estado de estrés intenso, la persona no puede conciliar el sueño o se despierta durante la noche; en cambio, las personas deprimidas no tienen dificultad para conciliar el sueño pero su problema consiste en que se despiertan demasiado temprano.

En cuanto la mente de la persona se despeja, como ocurre al disponerse a dormir, la asaltan las preocupaciones. Las transitorias, como mudarse de casa o una importante junta de trabajo, causan insomnio hasta que se resuelven, pero las de largo plazo, como haber perdido el trabajo o un enfermedad grave de algún pariente cercano, provocan insomnio incluso después de haberse resuelto el pro-

LAS FASES DEL SUEÑO

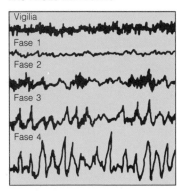

El sueño consta de varias fases que pueden registrarse mediante electroencefalogramas. En promedio, cada persona pasa en la cama 15 minutos antes de conciliar el sueño. En la fase 1 la presión arterial, el pulso cardiaco y la temperatura corporal disminuyen y la conciencia se dispersa. Pronto sobreviene la fase 2: la persona está inconsciente y su pulso disminuye aún más. En la fase 3 el sueño es más profundo, y todavía lo es más en la fase 4.

Entre 60 y 90 minutos después de haberse conciliado el sueño, aumenta el pulso; los ojos, cerrados, se mueven con

rapidez: se trata de la fase MOR (vea abajo), durante la cual se sueña. Luego reaparecen las fases 2, 3 y 4, y otra vez las fases 3 y 2 y una nueva fase MOR. El ciclo completo suele repetirse entre cuatro y seis veces durante la noche.

Se sabe que las fases 3 y 4 son imprescindibles para no sentir letargo al día siguiente. La falta de sueño MOR causa agresividad e irritabilidad. Los somníferos alteran las fases 3, 4 y MOR.

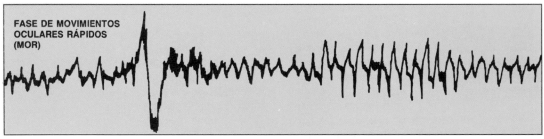

FASE DE MOVIMIENTOS OCULARES RÁPIDOS (MOR)

blema causal. Cuando el insomnio es crónico, la preocupación se centra no tanto en los problemas de la vida sino en el hecho mismo de no poder dormir; la persona queda exhausta y por lo regular necesita ayuda médica.

Lo sorprendente es que algunas personas duermen más cuando tienen problemas, lo que parece permitirles huir de ellos.

Los somníferos

Los somníferos son útiles para remediar el insomnio de corto plazo, aunque tienden a alterar la calidad del sueño y producen una sensación de "cruda" al día siguiente, pero cuando el insomnio es crónico no son aconsejables pues tienden a producir una fuerte dependencia.

Para suspender el uso de los somníferos, lo cual es muy recomendable, hay que reducir gradualmente la dosis y hacerse a la idea de que el sueño se volverá un poco irregular; recuperar el hábito normal de sueño y superar la dependencia física y psicológica a los fármacos puede durar varias semanas, durante las cuales conviene hacer mucho ejercicio pues el cansancio corporal ayuda a combatir la ansiedad.

Los sueños

Todo el mundo sueña, pero lo que se sueña suele olvidarse al despertar salvo que haya tenido un significado especial para la persona, o que ésta haya despertado inmediatamente después de una fase MOR (vea diagrama).

Actualmente se considera que los sueños no forman parte indispensable del dormir y que lo importante es el sueño MOR; sin embargo, desde los profetas de los tiempos bíblicos hasta los psicoanalistas de nuestro siglo, se ha insistido en que los sueños revelan verdades, aunque encubiertas en un extraño simbolismo. Desde el punto de vista estrictamente científico, no hay modo de descifrarlos y su valor no puede demostrarse.

Las pesadillas pueden deberse al nerviosismo o la ansiedad; no existen pruebas de que sean causadas por determinados alimentos ingeridos antes de dormir (a menos que se hayan ingerido en cantidad excesiva), pero pueden ser ocasionados por beber demasiado alcohol. En personas ansiosas o deprimidas y que sufren de pesadillas frecuentes es probable que exista un problema emocional subyacente; como primer paso podría serles útil consultar a un médico o un psicólogo.

Cómo dormir mejor

Aunque no siempre un mismo consejo es útil para todo el mundo, hay cosas que a la mayoría le conviene hacer o no hacer.

Qué hacer

● Formarse hábitos para antes de dormir, ya sea practicar ejercicios sencillos y luego darse un baño caliente, o tomar una bebida tibia o leer un poco para sosegarse.

● Hacer ejercicio con regularidad.

● Levantarse temprano.

● Procurar dormir y levantarse siempre a las mismas horas, aunque se tengan deseos de permanecer en la cama un rato más.

● Evitar tener demasiado frío o demasiado calor en la cama.

● Beber un vaso de leche o de otro producto que la contenga, pues ésta contiene triptofano, que favorece el sueño.

Qué no hacer

● Unas horas antes de dormir, comer alimentos que produzcan gases estomacales (fruta, frijoles, oleaginosas, verduras crudas, etc.) o alimentos muy grasos, lentos de digerir.

● Ingerir alcohol; en pequeña cantidad puede ayudar a dormir, pero en exceso altera el sueño MOR.

Cuando es difícil conciliar el sueño

● No hay que dormir la siesta, pues ello agravaría el insomnio nocturno.

● En muchos casos es útil relajar metódicamente el cuerpo y la mente (pensar en cosas agradables).

● Conviene cambiar de hábitos: acostarse a otra hora, salir por la noche, no leer en la cama, etc.

Otros consejos

Si lo anterior no da resultado, existen otros recursos:

● Si la mente tiende a divagar, conviene concentrarla en temas plácidos: imaginar la casa donde uno vivió en la infancia, recordar una pieza musical, idear unas vacaciones o pasear mentalmente por un sitio conocido y grato.

● Proponerse permanecer despierto. No pasar más de 15 minutos en la cama sin poder dormir; levantarse y emprender alguna tarea pendiente, como escribir una carta.

● No preocuparse ni alarmarse por no poder dormir. No es probable perder tantas horas de sueño, que al día siguiente no sea posible desempeñarse bien.

● No fumar ni tomar café durante las horas de insomnio, pues ambas cosas ahuyentan el sueño.

ESTRÉS Y ENFERMEDAD

El estrés contribuye a que las enfermedades aparezcan, permanezcan y se agraven. Cuando el organismo está en constante estado de alerta, listo para la lucha o la huida, segrega ciertas hormonas en mayor cantidad. Además, el estrés provoca que la persona no sólo tienda a comer más deprisa y descuide la alimentación sino que su digestión se altere y el organismo no obtenga todo el provecho de los alimentos.

Lo que sucede es que el hígado vierte en la sangre más azúcares y grasas que lo normal, pero el cuerpo no puede utilizarlas a menos que el estrés se mitigue mediante la actividad física; si no, dichas sustancias se acumulan, generalmente en las arterias coronarias. Además, los intestinos y los riñones pierden eficiencia y no eliminan todas las toxinas y los desechos del organismo. El sistema inmunológico se debilita y la persona se vuelve más vulnerable a las enfermedades y menos capaz de combatirlas una vez que las ha contraído. Por su parte, la tensión muscular continua causa dolor, que puede volverse crónico.

Si el estrés es constante, puede producir indigestión, acidez estomacal, estreñimiento, diarrea, insomnio, sudoración injustificada, dolor de cabeza, dolor de espalda, náuseas y sensación de ahogo. Es sabido que el estrés contribuye a la aparición de úlceras gastroduodenales, hipertensión arterial y trastornos cardiocirculatorios; también desempeña un papel en la aparición del asma, la artritis reumatoide y el eccema.

La hipocondriasis
La hipocondriasis consiste en una anormal preocupación de la persona por su estado de salud, que la hace acudir constantemente al médico por síntomas que no tienen causas orgánicas e importunar a sus amistades y parientes quejándose de enfermedades imaginarias. Los verdaderos hipocondriacos son personas muy inseguras, que se complacen en sentirse enfermas con tal de hallar motivos para que los demás se ocupen de ellas. Cuando sufren de fobia a las enfermedades, se aterrorizan hasta el punto de caer en conductas extravagantes con tal de no exponerse a contraer algún padecimiento o sufrir alguna lesión.

Muchas personas acuden al médico y le refieren una larga serie de molestias leves porque temen hablar de su principal fuente de preocupación; esto ocurre principalmente en el caso de los trastornos relacionados con el estrés y en el de los problemas sexuales y maritales. Una vez reconocido y solucionado el problema principal, suelen desaparecer las demás molestias. Las enfermedades psicosomáticas son muy comunes y con frecuencia son causadas por el estrés; aunque pueden carecer de causas orgánicas, sus síntomas son igualmente reales y desagradables.

La depresión
Cualquiera puede sufrir una depresión ocasional, bien sea durante unos minutos, días o semanas, y muchas veces es fácil reconocer su causa: un divorcio, la ruptura de una relación, un fracaso en los estudios o la partida de los hijos, por ejemplo; otras veces el motivo es una mala administración de los ingresos personales o familiares o una incapacidad para hacer frente a las exigencias de la vida, o la sospecha de una crisis inminente, lo que además suele provocar ansiedad. La falta de empleo, las lesiones y enfermedades graves, el parto y el uso de ciertos medicamentos son otras causas frecuentes de depresión.

Pero cuando la depresión rebasa ciertos límites se convierte en un problema de por sí; por ejemplo, se considera normal afligirse por la muerte de un ser querido, y también se considera normal aceptar gradualmente la pérdida tras un periodo de intensa tristeza, pero en ocasiones la depresión persiste y pasa a ser un problema ·aparte, y no ya una reacción justificada.

Depresión exógena
Cuando la depresión se debe a causas externas se denomina exógena. Provoca cambios del comportamiento: dificultad para concentrarse y para disfrutar de lo que se hace, percepción distorsionada del mundo, tendencia a abrumarse por problemas que normalmente serían de fácil solución, aumento del nivel de estrés y disminución de la eficiencia personal. A la persona deprimida cada falla propia le parece una prueba rotunda de su ineptitud y de la imposibilidad de "salir del hoyo", con lo cual su depresión se agudiza.

La convicción de que no hay escapatoria posible es característica de la depresión crónica. La capacidad de concentración se esfuma, la memoria falla y la espiral depresiva continúa cuesta abajo. Habiendo perdido la fe en su capacidad para superar los problemas, la persona renuncia a todo intento de solución y deja de luchar; en este estado, puede apartarse de toda actividad y de toda relación, encerrarse en su casa e incluso no querer salir de la cama. Sus sentimientos de inutilidad pueden llegar a ser tan agobiantes, que piense en el suicidio, y, contrariamente a lo que suele creerse, si una persona habla de suicidio, es muy posible que trate de llevarlo a cabo.

Depresión endógena

Existen formas de depresión que parecen originarse en el organismo, en cuyo caso se denominan endógenas; los médicos y los psiquiatras consideran que tal vez se deban a alteraciones bioquímicas del cerebro. Tienden a aparecer en forma repentina y sin motivo aparente, y suelen acompañarse de trastornos del sueño (principalmente despertar de madrugada) y cambios del peso corporal. El tratamiento consiste en la administración de medicamentos antidepresivos (vea págs. 278—279).

Cuando se sufre de depresión hay que acudir al médico, pues es muy importante obtener un diagnóstico preciso. Los consejos proporcionados en estas páginas son útiles para hacer frente a una depresión moderada o esporádica, pero las depresiones endógenas y las exógenas crónicas requieren tratamiento especializado.

Fobias, obsesiones y monomanías

Las fobias son miedos irracionales —aun para quien las sufre— a determinados objetos o situaciones. Por ejemplo, la agorafobia (temor a los espacios abiertos) puede ocasionar que la persona se recluya en casa, y la claustrofobia (miedo a los espacios cerrados) puede impedirle usar los transportes públicos.

Las obsesiones también se originan en el miedo; inducen a efectuar actos compulsivos con los que se pretende evitar el objeto temido. Por ejemplo, el temor a la suciedad o a los gérmenes puede hacer que la persona repita insistentemente ciertos hábitos de higiene, mucho más allá de lo que normalmente se requeriría.

Las monomanías implican ideas causantes de ansiedad, tales como ''Voy a arrojarme por la ventana'', aunque el acto nunca se realiza pues la idea en sí misma es tan aterradora, que la persona busca ponerse a salvo.

Todos estos trastornos se agravan si la persona está nerviosa, cansada o deprimida; si se esforzara por sobrellevarlos, empeoraría el problema, que sólo puede solucionarse con ayuda médica o psicológica (págs. 330—335).

LOS FÁRMACOS

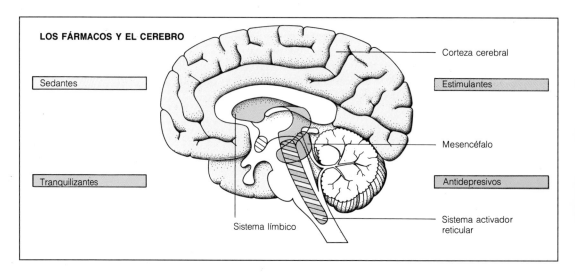

LOS FÁRMACOS Y EL CEREBRO

Sedantes

Tranquilizantes

Corteza cerebral

Estimulantes

Mesencéfalo

Antidepresivos

Sistema activador
reticular

Sistema límbico

Los psicofármacos son medicamentos ideados para que, al modificar la actividad de diversas partes del cerebro, produzcan determinados efectos terapéuticos. Los sedantes actúan en la corteza cerebral y disminuyen el estado de conciencia. Los tranquilizantes actúan en el sistema límbico y modifican el estado de ánimo y la memoria; también actúan en el sistema activador reticular (SAR), indispensable para mantener la conciencia. El SAR también se altera por efecto de los estimulantes y los antidepresivos; estos últimos actúan asimismo en el mesencéfalo y modifican el estado de ánimo.

Los médicos disponen de un sinfín de fármacos que permiten el tratamiento de trastornos físicos y mentales y que abarcan desde los analgésicos, que alivian el dolor, hasta los antibióticos, que combaten las infecciones, y los antisueros, antivirales y tranquilizantes.

En todos los casos es indispensable tomar los medicamentos tal y como lo prescribe el médico, y para ello hay que asegurarse de haber entendido qué cantidad hay que tomar, cada cuántas horas y durante cuánto tiempo. Algunos fármacos son ineficaces si no se mantiene en el organismo determinada concentración, para lo cual hay que tomar las dosis exactas y a las horas indicadas; otras veces hay que seguir tomándolos durante cierto tiempo para asegurar su efecto, aunque ya se haya notado una franca mejoría.

Asimismo es importante saber qué reacciones y efectos secundarios pueden producirse, para tomar las debidas precauciones; por ejemplo, muchos antihistamínicos, utilizados para combatir la fiebre del heno y otras reacciones alérgicas, causan somnolencia y por lo tanto debe evitarse manejar ve-

hículos y maquinaria durante la medicación. El efecto de otros fármacos se altera por la presencia de alimentos en el estómago, y otros más interactúan adversamente con el alcohol, con ciertos alimentos o con otros fármacos.

Todo medicamento debe guardarse en un lugar fresco y seco, fuera del alcance de los niños, sobre todo de los más pequeños, que pueden confundirlos y pensar que son caramelos. Hay que deshacerse de los fármacos que han sobrado tras una enfermedad y nunca tomar fármacos recetados a otras personas.

Psicofarmacología

La parte de la medicina referente a los fármacos que modifican los procesos mentales y anímicos se denomina psicofarmacología. Los psicofármacos, según su tipo, se emplean para el tratamiento del estrés, la ansiedad, la depresión y las enfermedades mentales.

Los antidepresivos ayudan a combatir la depresión endógena (vea págs. 276—277); no "animan" a la persona ni le producen un efecto de alegría artificial sino que le corrigen ciertas funciones neurocerebrales (una relativa falta de neurotransmisores). El estado de ánimo de la persona cambia de la depresión al estado normal. El efecto de los antidepresivos es nulo en depresiones exógenas o en personas sanas.

La mayoría de las personas que utilizan fármacos para reducir el estrés y la ansiedad recurren a los sedantes para inducir el sueño, y a los tranquilizantes para disminuir la tensión y sentirse serenas durante el día. Ambos tipos de fármacos tienen cierta utilidad; provisionalmente permiten un alivio porque encubren los síntomas, pero en realidad no remedian la causa de éstos, que, al persistir, hasta cierto punto obliga a depender de los medicamentos y a arriesgarse a sufrir efectos secundarios nocivos.

Efectos secundarios

Todo fármaco causa en el organismo multitud de efectos. Los sedantes y los tranquilizantes, al actuar en las zonas cerebrales que determinan la excitabilidad, calman pero, a la vez, pueden producir somnolencia y debilidad y afectar la memoria y la capacidad de concentración; en dosis altas, a la larga dificultan el habla y provocan visión borrosa, sobre todo en ancianos. Por otra parte, cada persona responde de modo peculiar a cada medicamento y puede sufrir otros efectos colaterales indeseables que no afectarían a otras personas; el médico tiene que tomar en cuenta los síntomas, la gravedad del caso y la historia clínica del paciente, pero no puede prever cómo responderá el organismo de éste a determinado fármaco.

El problema de la dependencia

Todos los fármacos que afectan la mente producen dependencia, es decir, crean hábito. Existen dos tipos de dependencia farmacológica: fisiológica y psicológica, pero el límite entre ambas es difícil de determinar. La dependencia fisiológica se debe a que el organismo se acostumbra a funcionar eficientemente sólo en presencia de determinada sustancia, de la cual necesita cada vez mayor cantidad debido al fenómeno llamado tolerancia; a la larga, en el organismo ocurren ciertos cambios para compensar el efecto del fármaco, y si éste se suprime, se alteran las funciones fisiológicas y la persona sufre diversos síntomas y siente una intensa necesidad del medicamento.

Hay suficientes pruebas médicas de que los tranquilizantes producen dependencia fisiológica; si de golpe se suspende su uso, los síntomas que aparecen (palpitaciones, calambres, falta de apetito, insomnio y tensión extrema, entre otros) pueden ser incluso peores que los que hicieron necesario el empleo del medicamento. Por desgracia, no hay forma de saber cuándo comienza la dependencia, pero en general se considera que el uso regular de tranquilizantes empieza a ser arriesgado después de un par de meses.

LAS DROGAS

Las drogas que a mayores abusos se prestan son aquellas que producen euforia. El precio que se paga por un placer efímero es casi invariablemente una sensación depresiva tras el primer efecto y, la mayoría de las veces, la aparición de la dependencia, ya sea fisiológica o psicológica.

En general, se tiende a creer que la cafeína y la aspirina son inocuas; que la marihuana, el alcohol y la nicotina a veces producen dependencia, y que el opio, la heroína, el LSD, las anfetaminas, la cocaína y los solventes son sustancias muy peligrosas dadas sus consecuencias desde el punto de vista fisiológico, psicológico y legal.

Pero en realidad, todas las anteriores sustancias deben considerarse como drogas que pueden producir dependencia y ser muy dañinas. La drogadicción destruye la salud física y mental, puede conducir a la delincuencia y, en el caso de las drogas inyectables, causar una infección mortal.

Tipos de drogas

La cafeína es un estimulante que se encuentra en el café, el té y las bebidas a base de cola; aumenta la presión arterial, el pulso cardiaco y, si se ingiere en demasía, provoca temblor, vahídos, dificultad respiratoria y sentimientos de ansiedad. Hay personas que beben café para calmarse, pero quienes toman más de cinco tazas al día corren el riesgo de perjudicar su salud; es aconsejable moderar su ingestión u optar por el café descafeinado. Para reducir al mínimo la inquietud debida a la falta de un estimulante al que se estaba acostumbrado, es aconsejable reducir la ingestión en forma gradual.

No es raro desarrollar dependencia a la aspirina; hay personas que toman 20 tabletas al día para prevenir el dolor de cabeza, pero es muy alto el riesgo de sufrir sangrados estomacales si de pronto hubiera que prescindir del medicamento.

Las reacciones a la marihuana (*Cannabis indica*)varían mucho, según la calidad de la droga y el estado de ánimo, el metabolismo y las circunstancias de quien la fuma; abarcan desde la euforia hasta la depresión. Es frecuente sentir hambre, somnolencia y alteraciones en la percepción del tiempo, así como sufrir fallas de la memoria, de la concentración y de la coordinación neuromuscular.

Las anfetaminas estimulan el sistema nervioso y hacen que la persona se sienta dueña de una ilimitada energía y bienestar; inhiben el apetito y por eso se han utilizado en el tratamiento de la obesidad. Pero la dependencia que producen es tan rápi-

da como intensos son sus efectos secundarios: irritabilidad, ansiedad, agresividad y temblor.

Los efectos estimulantes de la cocaína son parecidos a los de las anfetaminas: intensa sensación de euforia, de fortaleza y energía físicas y falta de apetito. La cocaína produce una rápida tolerancia, es decir, la persona necesita cada vez mayor cantidad; su uso prolongado tiende a dañar la mucosa nasal y causar inquietud, excitabilidad, temor y delirios.

Opiáceos, solventes y LSD

El opio se extrae de la amapola *Papaver somniferum*; sus derivados son la heroína y la morfina (utilizada en medicina para controlar el dolor intenso), y en conjunto se denominan opiáceos, que producen una sensación de júbilo casi instantánea y una rápida dependencia. Cuando la persona se administra una nueva dosis, desaparecen los síntomas de abstinencia.

La inhalación de solventes y otras sustancias volátiles, grave problema de muchos jóvenes y aun niños de escasos recursos, produce un efecto parecido a la ebriedad causada por el alcohol: euforia, confusión, desinhibición y alteraciones de la percepción, que conducen a alucinaciones, agresividad, somnolencia, convulsiones y náuseas. Son frecuentes los fallecimientos por infarto, por lesiones renales y hepáticas y por accidentes.

El LSD (dietilamida del ácido lisérgico) es un alucinógeno potente, peligroso desde la primera dosis; produce experiencias de tipo místico y alucinaciones, pero también pánico y total ausencia de control mental. Aunque en muchos casos las experiencias con esta droga son desagradables, quienes se aficionan a ella insisten en tomarla de nuevo. A la larga, su uso trastorna la memoria, la concentración y la percepción.

Cómo empieza la pendiente

La simple curiosidad, a veces aunada a las presiones de un grupo de amigos, es el motivo más común de las primeras experiencias con drogas. Hay quienes esperan hallar la verdad de su ser, pero la verdad que encuentran se les va de las manos en cuanto el "viaje" termina. Hay quienes buscan huir de los problemas, y se encuentran con otro problema peor. Algunas personas comienzan fumando marihuana, comparativamente poco peligrosa, pero después buscan drogas más potentes. Aunque el uso de la marihuana no necesariamente conduce al uso de drogas más potentes, el hecho es

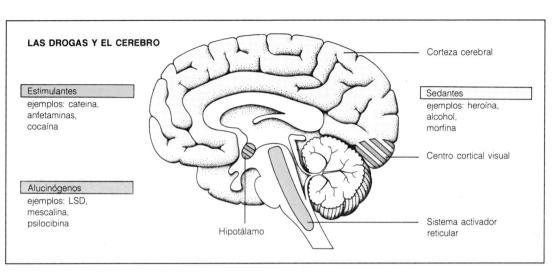

LAS DROGAS Y EL CEREBRO

Corteza cerebral

Estimulantes
ejemplos: cafeína,
anfetaminas,
cocaína

Sedantes
ejemplos: heroína,
alcohol,
morfina

Centro cortical visual

Alucinógenos
ejemplos: LSD,
mescalina,
psilocibina

Hipotálamo

Sistema activador
reticular

Las drogas *alteran la actividad cerebral; su efecto depende del tipo de droga y de la parte del cerebro a la que afecten. Las drogas estimulantes actúan principalmente en el sistema activador reticular e intensifican el estado de conciencia; también actúan en el hipotálamo y producen una típica reacción de "lucha o huida", característica del estrés. Las drogas sedantes actúan en la corteza cerebral y disminuyen el estado de conciencia. Los alucinógenos causan insólitos efectos visuales porque interfieren el funcionamiento del centro cortical visual, donde se interpretan los datos procedentes de los ojos.*

Qué hacer para superar la dependencia

● Decidirse a hacer frente a los síntomas de abstinencia, cuya intensidad depende del tipo de droga pero que siempre son desagradables.

● En casos graves, buscar ayuda en un centro especializado.

● Trazarse un plan de vida para cuando se haya superado la adicción.

● Fortalecer los lazos de amistad con personas no relacionadas con la droga.

● Las primeras dos semanas son las más difíciles, pero después seguirán las dificultades de adaptarse a un nuevo modo de vida. Hay que estar preparado para dar la batalla de una vez por todas, y saber a quién recurrir en caso necesario.

que casi todas las personas que emplean drogas muy peligrosas comenzaron fumando marihuana.

La adicción
La personalidad desempeña un importante papel en el problema de la adicción a las drogas. El mayor riesgo lo corren las personas de escasa autoestima y cuyas expectativas no concuerdan con la realidad (vea págs. 272—273) o que se sienten marginadas de la sociedad.

Cuanto más persistente sea el uso de una droga, mayor será el riesgo de sufrir adicción fisiológica, y ésta es difícil de superar porque el organismo ha alterado su propio funcionamiento y los síntomas de la abstinencia son muy desagradables y constituyen una barrera temible de superar.

La dependencia psicológica no es menos tenaz que la fisiológica. Las personas inadaptadas se refugian en comportamientos y modos de hablar específicos de un grupo dentro del cual se efectúa una especie de ritual familiar al preparar la droga, cuyos efectos de dicha y euforia incitan fuertemente a su uso. Como tal, el grupo defenderá su propia cohesión y procurará impedir la separación de uno de sus miembros.

La actitud de los padres

● Criticar a los hijos no suele dar buenos resultados, sino que muchas veces los induce a aferrarse a sus propias pautas de conducta.

● Los regaños, las amenazas, los chantajes morales, los sobornos y el fingir indiferencia nunca dan buenos resultados.

● Lo mejor suele ser llegar a un acuerdo con el hijo, de modo que él acepte dialogar con un especialista a cambio de algo que desee que los padres hagan. Más que el renombre del especialista, lo que importa es su personalidad y experiencia.

● Hay que intervenir lo menos posible en la relación entre el hijo y el terapeuta.

NO FUMAR/1

LOS PELIGROS DE FUMAR

Fumar es siempre un riesgo. Las cifras son elocuentes: en promedio, quienes fuman más de 20 cigarros al día se ausentan del trabajo dos veces más que quienes no fuman; y entre los varones fumadores que actualmente tienen 35 años de edad, 40 por ciento de los más empedernidos morirán antes de jubilarse, mientras que de los no fumadores morirán sólo el 18 por ciento. En

Estados Unidos, el tabaco es la causa de unas 400 000 muertes al año. En la ilustración se indican las partes del cuerpo (para ambos sexos) más afectadas por el tabaquismo, pero las mujeres corren un riesgo adicional: el feto puede dañarse si la gestante fuma y, además, el fumar aumenta el riesgo de padecer un cáncer cervical.

Boca y garganta: El cáncer es el mayor riesgo; además, las encías pueden deteriorarse y los dientes se vuelven amarillentos y muy vulnerables a la caries.

Esófago: El alquitrán puede causar un cáncer.

Bronquios: El humo contiene cianuros y otras sustancias que atacan e inflaman la mucosa bronquial y propician la bronquitis crónica.

Circulación sanguínea: La nicotina aumenta la presión arterial, y el monóxido de carbono favorece la formación de depósitos de colesterol en las arterias, lo que causa infartos y apoplejía. En las extremidades, el riego sanguíneo puede obstaculizarse gravemente.

Intestinos: Pueden aparecer úlceras y diarrea.

Cerebro: Es frecuente el dolor de cabeza. La falta de oxígeno y el estrechamiento de los vasos sanguíneos pueden causar apoplejía.

Pulmones: Los fumadores tienen 10 veces más riesgo de sufrir cáncer pulmonar que los no fumadores. La secreción de moco aumenta y causa la tos de fumador. Puede originarse un enfisema.

Corazón: El pulso cardiaco aumenta por efecto de la nicotina, y la sangre se coagula con mayor facilidad, lo que favorece los infartos. El monóxido de carbono resta oxígeno a la sangre.

Estómago: El aumento de secreciones ácidas puede ocasionar úlceras.

Vejiga: Las sustancias que tiene que eliminar pueden dar origen a un cáncer.

En los países occidentales el fumar es la principal causa de enfermedad grave y de muerte prematura. Cada cigarro fumado puede llegar a restar en promedio 5.5 minutos de vida; aun así, los fumadores no se dan por aludidos y no quieren o no pueden renunciar al hábito.

Estos peligros se deben a la nicotina, al monóxido de carbono y al alquitrán contenidos en el tabaco, como se muestra en el diagrama de la página anterior. Incluso los llamados fumadores "pasivos" (que inhalan involuntariamente el humo despedido por otras personas) corren cierto riesgo, alrededor de un tercio del que corren quienes fuman directamente los cigarros.

Entre quienes conviven con fumadores, el cáncer de pulmón es dos veces más frecuente que entre quienes no conviven con ellos. Los cónyuges de fumadores mueren en promedio cuatro años antes que los cónyuges de no fumadores. Los niños sufren en particular las consecuencias de aspirar el humo del tabaco, que les provoca infecciones respiratorias capaces de lesionar permanentemente los pulmones.

Se dice que los cigarros "suaves" son menos dañinos que los "fuertes", pero esto todavía no ha sido demostrado en forma convincente, pues aunque el contenido de alquitrán y nicotina sea menor, sigue siendo igual el efecto del monóxido de carbono, que resta oxígeno a la sangre y, por lo tanto, a todo el organismo y en particular al corazón. Además, muchas veces quienes fuman cigarros suaves los fuman en mayor cantidad que si fuesen fuertes, bien sea porque consideran que no son tan peligrosos o porque necesitan mayor cantidad de ellos para obtener el mismo efecto que les producirían los cigarros fuertes.

Si no se aspira el humo —es decir, si no se le "da el golpe"—, fumar puros o en pipa es menos peligroso que fumar cigarros en cuanto al riesgo de contraer cáncer de pulmón, pero es igualmente perjudicial en lo referente a los cánceres de esófago, boca y garganta.

Se ha observado que las personas nerviosas, del tipo A, tienden más a fumar que las personas tranquilas, del tipo B (vea págs. 260—261). Además, por sugestión, los fumadores convierten en realidad la creencia de que fumar les despeja la mente, los relaja y les da seguridad, lo cual llega a ser un impedimento cuando tratan finalmente de vencer el hábito.

La presencia de nicotina en el organismo produce adicción, y fumar es una forma de drogadicción; la dosis se regula conforme a la cantidad de cigarros fumados cada día. También produce una dependencia psicológica, que hace aún más arduo renunciar al hábito.

¿Por qué fuma la gente?
Hallar las razones de por qué se fuma ayuda a dejar el hábito. A continuación se ofrece una lista de razones, que pueden calificarse de la siguiente manera:
Siempre es cierto: **5** puntos; lo es con frecuencia: **4** puntos; lo es a veces: **3** puntos; lo es raras veces: **2** puntos, y nunca es cierto: **1** punto.

Para estimularse
"Fumar me calma."
"Fumar me despabila."
"El tabaco me anima."
La estimulación es un efecto fisiológico de la nicotina.

Por tener ocupadas las manos
"Palpar el cigarro es placentero."
"Gozo el acto de encenderlo."
"Me gusta mirar el humo."
El ritual del fumador es parte importante del placer que el hábito suele implicar.

Para relajarse
"Fumar me parece agradable y relajante."
"Fumar es un placer."
"Me gusta fumar cuando estoy cómodo y tranquilo."
Paradójicamente, fumar puede ser tan calmante como estimulante; tal vez esto dependa del ritmo y de la profundidad de la inhalación.

Por aliviar la tensión
"Fumo cuando estoy enojado."
"Fumo cuando estoy incómodo o alterado."
"El cigarro me distrae de las preocupaciones."
El usar el cigarro como "muleta" contra el estrés causa adicción psicológica.

Por ansia
"No puedo estar sin cigarros."
"Si durante un rato no fumo, lo echo de menos."
"Me da un ansia terrible cuando estoy sin fumar."
La nicotina produce una verdadera dependencia física.

Por hábito
"Fumo sin siquiera darme cuenta."
"Enciendo uno sin haber terminado el otro."
"Cuando quiero darme cuenta, ya lo tengo encendido."
Fumar se convierte en un acto irreflexivo, casi automático.

Puntuación: 11 o más puntos en cualquier inciso es demasiado, y 7 puntos es moderado; la puntuación intermedia es la más común. Si es muy alta en todos los incisos, será muy arduo dejar de fumar. Conviene leer las páginas 284—286.

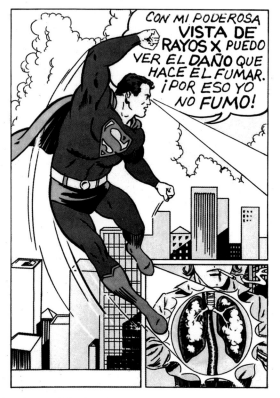

Este cartel *fue diseñado para contrarrestar particularmente en los niños y los adolescentes el efecto de la propaganda que fomenta el consumo de cigarros.*

Lo mejor para salvaguardarse de los peligros que implica fumar y de las pesadas molestias de dejar el hábito es, sencillamente, no empezar nunca. Pero es muy difícil persuadir a los niños y los adolescentes a que aprendan a decir "no", porque están sujetos a las presiones de sus compañeros y de la publicidad.

Está demostrado que los hijos de fumadores son los más propensos a adoptar ese hábito; la influencia de los hermanos mayores es también determinante en este sentido. En general, las probabilidades de que los jóvenes fumen son cuatro veces mayores cuando pertenecen a familias en las que hay fumadores. Cuando los niños se habitúan a respirar el humo del tabaco, los desagradables efectos del primer cigarro son mucho menos repulsivos que cuando no se tiene la costumbre.

La publicidad no escatima el impacto que produce en los muchachos, y más aún en las muchachas: fomenta el concepto de que fumar implica madurez y éxito social y material, lo cual no deja de atra-

er a los adolescentes, ansiosos de lograr seguridad en sí mismos e independencia. Y llega todavía más lejos: a través de los medios de comunicación masiva patrocina espectáculos deportivos y recurre a personajes famosos entre los jóvenes para anunciar los cigarros.

Todo lo que pueda decirse sobre el cáncer de pulmón y las enfermedades cardiacas tendrá probablemente escaso efecto en los jóvenes, pues se trata de trastornos de largo plazo, que ellos consideran remotos.

Un modo eficaz de impedir que los muchachos fumen consiste en proponerles un trato que les resulte suficientemente atractivo. Por ejemplo, a cambio de no fumar, recibirán algún premio especial; pero el trato debe hacerse bajo palabra de honor, y ésta no deberá ser puesta en tela de juicio (las presiones, las sospechas, el espionaje y las insistencias echarían todo a perder). Si alguna vez ocurriese una "recaída", será bueno reconocerla y perdonarla; bien vale la pena sostener el ofrecimiento del premio con tal de mantener vivo el interés en rechazar un hábito muy nocivo y en fomentar una actitud de la que el joven habrá de sentirse orgulloso, pues tal vez pueda hasta constituir un ejemplo para sus compañeros.

No hay que tenderse trampas

La sorprendente disminución de decesos causados por enfermedades cardiacas, que a partir de mediados de la década de 1960 se ha registrado en Estados Unidos, seguramente se debe a que ha disminuido el número de fumadores. Pero la gente tiende a desoír estos testimonios, a menos que sienta ya un peligro directo e inminente.

Muchas veces la razón de no dejar el hábito de fumar es el temor a engordar. Y es verdad que al dejarlo se tiende a aumentar un poco de peso, en parte porque se sustituye con comestibles la estimulación oral que antes proporcionaban los cigarros, y en parte porque el organismo tiende más a acumular grasas en los tejidos. Pero el peligro de morir por fumar es más de dos veces mayor que el de morir por obesidad, y en todo caso ésta puede solucionarse a su debido tiempo.

Nunca es tarde para dejar de fumar, aunque el hábito haya durado 20 o 30 años. Desde el primer día en que se deja de fumar, aumenta la esperanza y la calidad de vida, mejora inmediatamente la apariencia física, el olfato y el gusto y el organismo está mejor preparado para combatir las enfermedades. El corazón y los pulmones funcionan mejor, y se alejan los riesgos de sufrir males cardiacos, bronquitis, enfisema y cánceres de diversas índoles, sobre todo el de pulmón.

Cómo dejar de fumar

Motivarse es la clave para dejar de fumar; hay que convencerse de que es un hábito malsano, sucio, caro y hasta degradante. Sin tal convicción, dejar de fumar es tan improbable como renunciar a la adicción a cualquier otra droga. Después, quizá el único camino sea decirse: ''Nunca volveré a llevarme un cigarro a la boca'', pero para hacer efectiva la anterior determinación hay que fijarse una fecha con bastante antelación, para hacerse a la idea. Al saber que están embarazadas, muchas mujeres dejan de fumar para siempre.

No todo el mundo tiene la fuerza de voluntad que sostener tal decisión exige, y en ese caso convendrá recurrir a un proceso gradual. Abajo se muestra cómo hacer un ''diario del fumador'', útil para ese propósito. Los cigarros menos ''necesarios'' son los primeros que hay que suprimir; cada día, o cada semana, hay que reducir un cuarto de lo que se fumó en el día o semana anterior, hasta llegar a una fecha límite preestablecida.

Independientemente del método que se elija para dejar de fumar, será útil redactar un diario. El diario del fumador sirve para detectar en qué situaciones ocurren los mayores tropiezos. El cuestionario de la página 283 sirve para saber por qué se fuma. En la página 286 se proponen varias estrategias eficaces, que habrá que escoger según la índole de las respuestas previas.

EL DIARIO DEL FUMADOR

El modelo de al lado puede servir como base para llevar un registro diario. En la columna titulada ''Importancia'' la puntuación es como sigue:

0 puntos: ''Lo encendí sin darme cuenta.''
1 punto: ''Sentí ganas.''
2 puntos: ''Tenía necesidad de fumar un cigarro.''
3 puntos: ''Estaba desesperado por fumar.''

Este tipo de diario sirve para tener una idea de cuánto y cuándo se fuma y de la menor o mayor importancia que tiene cada cigarro (el ''de levantarse'', el ''del desayuno'', el ''de después de comer'', etc.), lo cual indica cuáles cigarros serán los más difíciles de dejar.

LUNES 10 DE AGOSTO

HORA	MOTIVO	IMPORTANCIA	REFLEXIONES
7:50	Desayuno	3	No puedo empezar el día sin un cigarro.
8:20	Manejar	2	Me fastidia ir al trabajo con tanto tránsito.
9:00	La taza de café	1	Me hizo sentir relajado.
9:35	Una llamada telefónica	2	Tuve que fumar porque estaba nervioso.
10:10	El jefe me ofreció un cigarro	0	Me hubiera apenado rechazarlo.
11:00	Fuerte carga de trabajo	2	Me ayudó a concentrarme.

Todo método que motive a dejar de fumar merece ser probado. He aquí algunos:

● Decírselo a todo el mundo, con lo cual uno queda comprometido. Pero hay que recordar que los demás fumadores no serán buenos aliados. En el fondo querrían ver un fracaso, para no sentirse ni aludidos ni comprometidos a su vez.

● Imponerse "castigos" cuando se recae, tales como cumplir tareas desagradables pero necesarias. De ese modo siempre se gana: o se deja de fumar o se cumplen las tareas.

● No dejar de pensar en los beneficios de abandonar el cigarro y en los perjuicios de no hacerlo. Imaginar un pulmón invadido de cáncer.

● Pensar en cuánto dinero se ahorrará y qué premio se merecerá, posible de pagar con lo ahorrado; ponerlo en una alcancía especial, con un rótulo que diga "Vacaciones" o "Regalo".

● Saber que habrá momentos tensos, incómodos, en que sea muy difícil concentrarse.

● De momento, uno se sentirá mal, pero hay que tener presente que muy pronto todo será mejor.

Cuando se fuma por placer o por relajarse, hay que procurar hallar cosas más sanas que hacer: escuchar música, leer un buen libro o practicar un método de relajamiento (vea págs. 270—271). Si se fuma por obtener estimulación, hay que sustituirlo por algún ejercicio vigoroso o por alguna otra actividad interesante.

Si se fuma por el hecho de tener algo en las manos, ayudará a sustituirlo el dibujar garabatos, tejer, o juguetear con monedas, clips o lápices. Toda actividad manual puede ser útil al respecto.

Y si es para mitigar la tensión, hay que buscar otro modo de entendérselas con el problema. El fumar puede sustituirse por algún ejercicio, mascar chicle (que no contenga azúcar) o practicar un método de relajamiento. Hay que procurar evitar las situaciones causantes de estrés, o por lo menos acordarse de que inducen a fumar.

Si el ansia proviene del "gusanillo" de la nicotina, habrá que resignarse a quedarse con las ganas. Podría ser de ayuda mascar chicle que contenga nicotina (por prescripción del médico). No obstante, si la dependencia a la nicotina es muy fuerte, lo mejor es dejar de fumar de un golpe en vez de hacerlo gradualmente.

Si el hábito de fumar está relacionado con la rutina diaria, conviene cambiar ésta y vigilar las situaciones que inducen a encender el cigarro (la taza de café, escribir una carta, hablar por teléfono, etc.). El café puede sustituirse por jugo de naranja o de toronja, que tiende a quitar las ganas de fumar.

Hay que escoger restaurantes en los que no se permita fumar o, por lo menos, haya secciones de no fumar, y evitar los bares, donde por lo regular se fuma mucho. Conviene limpiar los ceniceros del coche y retirar los de casa, y pasar la aspiradora a las cortinas y las alfombras para quitarles el olor a humo. En todos los medios de transporte en los que existan secciones para no fumadores, convendrá preferirlas a las de fumadores.

Muchos fumadores dejan el hábito sin sentirlo, pero también hay quienes sufren diversos efectos molestos (el consabido síndrome de abstinencia): resequedad de boca y garganta, irritabilidad, dolor de cabeza, falta de concentración, malestar estomacal, estreñimiento, repentinos cambios del estado de ánimo y tos. Aunque desagradables, éstos son signos de que el organismo se está limpiando y suelen desaparecer en pocas semanas o incluso en cuestión de días.

Son tres las principales causas de las recaídas del fumador:

1. Un estado emotivo adverso (ansiedad, depresión, soledad, hastío, impaciencia, inquietud, fatiga, etc.).
2. La presión social, en particular la de otros fumadores.
3. Los conflictos íntimos.

Para no recaer se puede hacer lo siguiente:

● Reconocer con lucidez cuáles situaciones son las que más inducen a fumar.

● No "hacerse de la vista gorda" con uno mismo.

● Ensayar cómo decir "No, gracias. Estoy dejando de fumar."

● Buscar abiertamente que los demás lo alienten a uno a perseverar.

● No engañarse pensando que las recaídas se deben a que el cuerpo no puede prescindir de la nicotina. Si resistió 15 días, puede resistir otros 15.

● Cuando se cede ante el impulso de encender un cigarro, hay que pensar cuál fue el motivo y aprender bien la lección.

● Tras recaer, hay que volver a insistir, ahora mismo, sin darse la menor tregua.

EL ALCOHOL: UNA TRAMPA/1

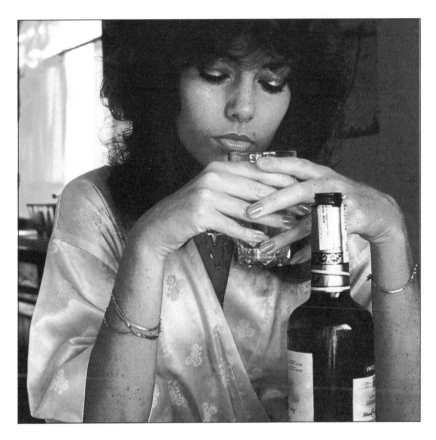

El alcoholismo es cada vez más un problema que atañe a las mujeres, sobre todo aquellas que desempeñan cargos de mucha responsabilidad o que están todo el día en casa y se aburren.

Es común creer que el alcohol es un estimulante porque hace hablar sin rodeos, alegra y da valentía, pero la verdad es que deprime la actividad del sistema nervioso; es, más bien, un anestésico. En casos extremos deprime la función respiratoria y causa la muerte.

La gente lo bebe por muy diversas razones. Tomado en pequeña cantidad y por periodos cortos, el alcohol alivia la tensión, favorece una sensación de bienestar y no es probable que resulte dañino. Pero hay quienes lo ingieren creyendo poder zanjar con ello los problemas graves, y esta actitud conduce a necesitar cada vez mayor cantidad (fenómeno llamado tolerancia) y, por desgracia, a empeorar los problemas. Tomado en exceso, el alcohol provoca depresión crónica, sufrimiento moral, inseguridad y numerosos trastornos físicos, desde desnutrición hasta cirrosis hepática.

El trato social y los compromisos y presiones consiguientes inducen sutilmente a beber, porque parece que bebiendo la gente se entiende mejor: la conversación se vuelve desinhibida y la gente piensa que con ello mejora su nivel de comunicación; la publicidad refuerza esta idea y le añade los atractivos de una personalidad interesante y segura de sí, que se supone relacionada con las bebidas objeto de propaganda. Pero otras veces la gente bebe para consolarse, premiarse, matar el tiempo y mitigar el cansancio, el nerviosismo y el estrés. Un diario similar al que se propone para el caso de los fumadores (pág. 285) sería un medio muy útil para ayudar a desentrañar los motivos que inducen a cada persona a convertirse en bebedora.

Dos principales tipos de personalidad son los más propensos al alcoholismo: primero, los individuos inseguros, sin autoestima y con tendencia a castigarse a sí mismos; con el alcohol se desinhiben y se sienten más animosos. El segundo tipo de personalidad también encuentra arduo hacer frente a la vida, pero se diferencia en que suele haber sido mimado durante su niñez; recurre al alcohol porque no puede tomar las riendas de su vida como adulto. En ambos casos el alcohol crea un verdadero círculo vicioso, meollo del problema.

EL ALCOHOL: UNA TRAMPA/2

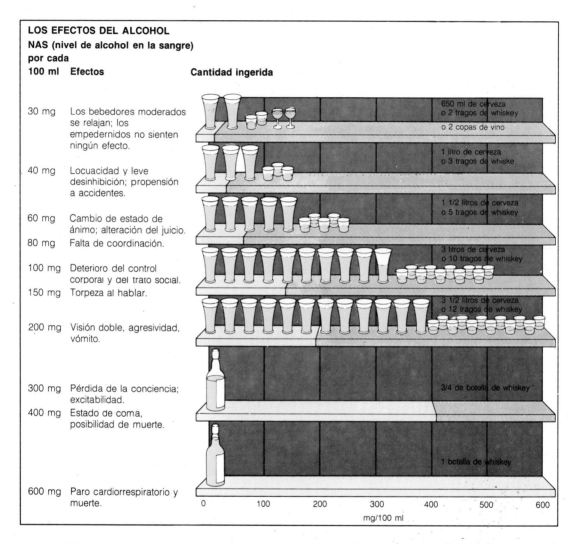

LOS EFECTOS DEL ALCOHOL
NAS (nivel de alcohol en la sangre)
por cada
100 ml   Efectos   Cantidad ingerida

NAS	Efectos	Cantidad ingerida
30 mg	Los bebedores moderados se relajan; los empedernidos no sienten ningún efecto.	650 ml de cerveza o 2 tragos de whiskey o 2 copas de vino
40 mg	Locuacidad y leve desinhibición; propensión a accidentes.	1 litro de cerveza o 3 tragos de whiske
60 mg	Cambio de estado de ánimo; alteración del juicio.	1 1/2 litros de cerveza o 5 tragos de whiskey
80 mg	Falta de coordinación.	
100 mg	Deterioro del control corporal y del trato social.	3 litros de cerveza o 10 tragos de whiskey
150 mg	Torpeza al hablar.	
200 mg	Visión doble, agresividad, vómito.	3 1/2 litros de cerveza o 12 tragos de whiskey
300 mg	Pérdida de la conciencia; excitabilidad.	3/4 de botella de whiskey
400 mg	Estado de coma, posibilidad de muerte.	
600 mg	Paro cardiorrespiratorio y muerte.	1 botella de whiskey

0   100   200   300   400   500   600
mg/100 ml

La cantidad o nivel de alcohol presente en la sangre (NAS) determina el comportamiento de la persona después de beber. La policía usa este índice para comprobar si un conductor se halla en estado de ebriedad. El NAS depende de cuatro factores. El primer factor es, sencillamente, la cantidad de alcohol ingerida. El segundo factor lo determina la rapidez con que el alcohol es absorbido en el torrente sanguíneo. El tipo de bebida determina en gran parte la cantidad de alcohol y la rapidez de absorción. Por ejemplo, el whiskey es absorbido más pronto que la cerveza, y las bebidas gaseosas que se añaden a la bebida alcohólica aumentan la rapidez de absorción; ésta disminuye si antes de beber se come, o si la ingestión de alcohol es pausada.

El tercer factor es el peso corporal. Las mujeres, por tener generalmente menos peso que los hombres, sufren más que éstos los efectos del alcohol si beben igual cantidad, y por lo regular tienen menor tolerancia al alcohol. Toda bebida que eleve el NAS a 20 mg implica ya un riesgo de sufrir accidentes; en personas de complexión delgada, dicho nivel se alcanza en una hora tras haber ingerido una bebida.

El cuarto factor es la rapidez con que el hígado elimina, mediante un proceso de oxidación, el alcohol presente en la sangre. Una pequeña cantidad del alcohol ingerido se expulsa con el aliento y con la orina, pero el resto queda a cargo del hígado; en promedio, éste puede oxidar el alcohol contenido

¿Está usted cayendo en la trampa?

Responda las siguientes preguntas con sinceridad y lucidez:

1. ¿Bebe mucho si el día ha sido malo?
2. ¿Bebe más de la cuenta si está preocupado?
3. ¿Bebe más ahora que antes?
4. ¿Le remuerde la conciencia por beber?
5. ¿Ansía el primer trago del día?
6. ¿Suele sentirse incómodo si no bebe algo?
7. ¿Procura tomar en secreto unos tragos más?
8. ¿Sufre de lagunas mentales después de beber?
9. ¿Otras personas suelen hablar de cuánto bebe usted?
10. ¿Se han vuelto frecuentes las lagunas mentales?
11. ¿Ha tratado de moderar su ingestión de alcohol?
12. ¿Suele beber por razones que conoce?
13. ¿Lamenta con frecuencia lo que hace o dice cuando ha bebido demasiado?
14. ¿Tiende a seguir bebiendo aunque los demás ya no deseen hacerlo?
15. ¿Han fallado sus buenos propósitos de moderarse?
16. ¿Alguna vez se ha mudado de casa o ha cambiado de trabajo con la intención de dejar la bebida?
17. ¿Ha comenzado a sentirse un poco perseguido?
18. ¿Han aumentado sus problemas de trabajo y económicos?
19. ¿Prefiere beber con desconocidos?
20. ¿Come a deshora cuando bebe?
21. ¿Bebe por las mañanas para sentirse animado?
22. ¿Se siente a veces deprimido y derrotado?
23. ¿A veces se embriaga durante varios días?
24. ¿Piensa que ya no puede beber tanto como antes?
25. ¿Ve u oye cosas imaginarias cuando bebe?
26. Tras de beber mucho, ¿siente a veces pavor?

Si ha contestado "sí" a cualquier pregunta, debe recapacitar. La gravedad depende del grupo de preguntas:
Preguntas 1—8: está cayendo en la trampa.
Preguntas 9—21: está ya dentro de la trampa.
Preguntas 22—26: está en la etapa avanzada del alcoholismo.

en un trago de whiskey o un vaso de cerveza en una hora. No hay forma de activar el proceso, pero, en cambio, la desnutrición y la mala salud pueden retrasarlo.

La cruda
Suele consistir en dolor de cabeza, náuseas, sed, cansancio, mareo y malestar estomacal, solos o combinados. Contra lo que se cree, la cruda no tiene pronto remedio. Beber café o tomar analgésicos tiende a alterar el estómago, de por sí trastornado. El acetaminofén puede ser de ayuda para remediar el dolor de cabeza, pero en general lo mejor es relajarse y tomar muchos líquidos que no contengan alcohol.

Los problemas del beber
La tolerancia al alcohol (es decir, el hecho de que una persona tenga que beber cada vez más alcohol para obtener el mismo efecto) evoluciona con rapidez. No existe forma de precisar en qué momento se inicia la dependencia, pues es consecuencia de una progresión gradual, pero antes de que alcance su forma crónica se manifiestan ya los problemas propios del alcoholismo.

Como en el caso de cualquier otra droga, el alcohol ingerido en demasía mina gravemente la salud física y mental, y reduce en forma drástica la esperanza de vida. La cirrosis hepática, ciertos padecimientos del aparato digestivo, algunos cánceres y ciertas lesiones cerebrales son las secuelas principales del alcoholismo.

El comportamiento del alcohólico sufre graves trastornos. A veces éstos se manifiestan antes que las alteraciones físicas; otras veces ocurren después. Los trastornos del comportamiento suelen consistir en pérdida de la memoria y de la capacidad intelectual, depresión, postración e impulsos suicidas.

La vida familiar se perturba como resultado de la violencia, el abandono y la ruptura de la relación matrimonial. El alcohólico, aun cuando lo sea en grado moderado queda cada vez más aislado y termina por preferir una botella a un amigo. Su trabajo se deteriora inexorablemente.

El alcoholismo puede arruinar en forma irremediable la vida de personas inocentes: la conducta irreflexiva y la pérdida del sano juicio pueden ocasionar accidentes de trabajo, domésticos y en especial de tránsito; son muchos los fallecimientos ocurridos por esta última causa. En Estados Unidos, por ejemplo, por lo menos 50 por ciento de las muertes ocurridas en carretera se deben a los excesos en el beber.

EL ALCOHOL: UNA TRAMPA/3

El alcoholismo es en muchos países un problema creciente, y una de sus características más recientes es que está casi igualmente extendido entre las mujeres que entre los hombres. Hace treinta años, los alcohólicos solían ser hombres de cuarenta años de edad o mayores. Pero esta proporción ya no se cumple. La proporción entre hombres y mujeres adictos a la bebida ha cambiado, de alrededor de cuatro a uno en la década de 1950 hasta menos de dos a uno en la década de 1980.

Entre las mujeres más propensas a convertirse en alcohólicas se encuentran las que trabajan fuera de casa y sufren un conflicto de identidad, pues se sienten inseguras de su capacidad para desempeñar una profesión o se preguntan si serían más felices siendo simplemente esposas y madres. Están también expuestas al riesgo las amas de casa de edad madura, aburridas y solitarias, cuyos hijos han crecido y viven fuera de casa, con maridos preocupados por su trabajo y sin preparación profesional para trabajar fuera del hogar.

En los círculos científicos se ha discutido mucho acerca de si los alcohólicos deberían controlar su hábito o suprimirlo. Hasta la fecha, no se ha podido llegar a una conclusión definitiva al respecto, pero en muchos casos, quienes habían logrado moderar su consumo de alcohol han vuelto a caer gradualmente en el exceso que consideraban superado.

La experiencia parece demostrar que, para los alcohólicos, la única salida eficaz es abstenerse por completo de beber. La razón es que al dejarlo del todo se descubre una nueva vida y una nueva actitud frente a los problemas, lo que no sucede cuando sólo se procura "capotear" la situación.

En cualquier caso, lo importante es optar a conciencia por una de ambas posibilidades y llevarla a cabo con determinación; el titubear sería avanzar hacia el fracaso. Es menos difícil dejar el alcohol que moderar su ingestión, pero si la motivación es insuficiente, no se logrará ni lo uno ni lo otro.

La abstinencia total
Dejar el alcohol es similar a dejar cualquier otra droga, pero para un alcohólico empedernido no puede ser, desde luego, lo mismo que dejar de fumar. Incluso si los efectos de la abstinencia no llegaran a consistir en el delirium tremens, podrían incluir dolor muscular, sudoración, taquicardia y fiebre, lo que requeriría la intervención de un médico. Hay personas que consideran poder prescindir de la ayuda de éste, pero en todo caso es prudente pedirle consejo antes de intentar renunciar al alcoholismo crónico.

Muchas instituciones médicas, tanto oficiales como privadas, cuentan con centros de desintoxicación para alcohólicos. En la primera etapa suelen administrarse al enfermo vitaminas y anticonvulsivos, para prevenir las lesiones cerebrales; en casos crónicos puede ser peligroso utilizar sedantes. Una vez controlados los efectos de la abstinencia, puede recurrirse a fármacos que provocan efectos desagradables si se combinan con el alcohol. Por desgracia, el enfermo puede olvidar tomarlos, por lo que suele requerirse que un pariente cercano lo vigile; también pueden emplearse cápsulas especiales que se injertan debajo de la piel y liberan poco a poco las sustancias disuasivas, lo cual hace innecesario controlar la ingestión de fármacos.

Pero todo lo anterior es útil sólo en el plazo corto pues no remedia los problemas de fondo, causantes de la tendencia al alcoholismo. Para que el enfermo renuncie a su hábito o por lo menos lo modere, necesita apoyo permanente para mejorar su vida laboral, social y familiar.

En este sentido es muy útil y meritoria la labor de los grupos de Alcohólicos Anónimos (AA). No se trata de una solución "mágica", pero sí ha ayudado a muchos miles de bebedores. En dichos grupos se hace hincapié en que la persona desarrolle por sí misma la motivación y la fuerza de voluntad que requiere, y que se responsabilice de sus actos. En México, AA funciona desde 1956 y ha fundado una enorme cantidad de grupos por todo el país.

Los alcohólicos que con sinceridad se hayan propuesto poner fin a su adicción tienen muchas probabilidades de conseguirlo si buscan y aceptan ayuda calificada.

El caso de los jóvenes
Para los jóvenes alcohólicos, la mejor ayuda se encuentra siempre fuera de la familia, pues ésta tiende a ocultar los problemas y con ello empeora la situación. Es aconsejable tratar de concertar una cita entre el joven y un experto que, además, tenga la personalidad idónea para el caso; es decir, que sepa cómo hablarle al joven sin caer en el superfluo papel de un padre adicional.

El alcoholismo siempre tiene un motivo de fondo, pero por desgracia los jóvenes consideran que sus padres son los peores interlocutores para tratar sus asuntos e, incluso, muchas veces ésta es en sí la razón de su alcoholismo. En cualquier caso, los

Cómo excusarse

La mejor manera de rehusar un trago es decir "No, gracias", pero a veces las presiones son tenaces, en cuyo caso conviene echar mano de alguna excusa para reforzar la negativa. Hay que hacerlo con firmeza, sin discutir y sin pretender cambiar el punto de vista ajeno.

● "He dejado de beber porque antes me excedía." *A fuerza de repetir este comentario, las demás personas dejarán de insistir.*

● "Tengo que manejar."

● "El médico dice que quizá tengo úlcera."

● "No estoy muy bien del hígado."

● "Estoy tomando antibióticos (u otro medicamento) y no puedo beber alcohol."

● "El alcohol me hace sentir mal."

● "Quiero bajar de peso."

● "Ya he bebido bastante; no quiero más porque me haría sentir enfermo."

● "El alcohol me produce dolor de cabeza."

● "He dejado de beber a mediodía porque me echaba a perder las tardes."

Cuando las demás personas se dan cuenta de que lo dicho es en serio, dejan de insistir.

alcohólicos, sean jóvenes o adultos, no renunciarán a su hábito a menos que sientan que hacerlo vale la pena; los padres no suelen poder ofrecer esta motivación.

En vez de empeñarse en luchar contra una situación que para ellos es incontrolable, los padres harán bien si tratan al hijo con comprensión, con tacto y si procuran llegar con él a un acuerdo para que acuda a un especialista. A veces es útil recurrir a un amigo de la familia, capaz de hablar con el joven en un plano de igualdad.

Cómo moderarse

El método de puntuación
Este método ayuda a moderar la ingestión de bebidas alcohólicas.

La meta es: un máximo de 24 puntos semanales, un máximo de 6 puntos diarios y no beber más de 4 días por semana.

Cómo obtener la puntuación:

1 botella de cerveza	= 2 puntos
1 vasito de jerez o de vino fuerte	= 1 punto
30 mililitros de whiskey, ginebra, tequila, brandy, etc.	= 1 punto
1 vasito de vino común	= 1 punto

Si la puntuación semanal rebasa 50 puntos, habrá que reducir 10 puntos semanales hasta lograr 40 por semana, y si es de 40 puntos, habrá que reducir 5 por semana.

Recursos útiles

● Hacer un diario similar al del fumador (vea pág. 285); anotar las circunstancias más tentadoras y las bebidas fáciles de dejar.

● Lo que cuenta no sólo es la cantidad sino cómo se reparte ésta; nunca hay que excederse.

● Anotar por qué no se debe beber más de lo prudente; las presiones para reincidir serán muy fuertes.

● Preparar las buenas excusas y las estratagemas (vea recuadros izq. y der.).

● Decirle a todo el mundo que se está procurando beber menos; tratar de obtener apoyo sincero.

● Cultivar nuevas aficiones que distraigan de la bebida.

● Buscar ayuda profesional para ventilar los problemas íntimos.

Estratagemas

Para hallar las estratagemas más útiles, que ayuden a controlar o a dejar del todo el hábito de beber, hay que saber primero qué situaciones son las más peligrosas; después hay que buscar tantas estratagemas como sea posible y ensayarlas para que funcionen. He aquí algunos ejemplos:

● No permanecer más de 20 minutos en las fiestas.

● Beber agua mineral con hielo y un mezclador fingiendo que se está ingiriendo alcohol.

● No quedarse quieto si la presión es muy tenaz; ir a otra habitación o unirse a otro grupo de la reunión, para zafarse.

● Ensayar cómo decir "no" o cómo excusarse, para que resulte convincente.

● Proponerse ir a un bar y no tomar más que una bebida; este ensayo es de los más difíciles.

● En los restaurantes, beber jugos o agua mineral en vez de vino.

Cuando surge una crisis, lo común es tener que desempeñar uno de dos papeles: o ser la víctima de una calamidad o tener que remediar problemas ajenos; y si la crisis afecta a la pareja (vea págs. 296—297) u ocurre entre padres e hijos, la situación suele volverse muy confusa aunque ambos papeles siguen siendo bastante definidos.

En estas páginas se pretende ofrecer ideas útiles para solucionar las crisis, sobre todo las de índole familiar, aunque también pueden servir para las de otros géneros.

1. Los sentimientos propios

Ante una crisis, hay que procurar no complicar las cosas con reacciones del tipo de ''¿Por qué me pasa esto a mí?'', ''¿Qué pensará la gente?'', ''¿Cómo fueron capaces de hacerme esto?''. De modo similar, si se trata de ayudar a otra persona, no hay que entremezclar los propios sentimientos ni recalcar cómo resultará afectado uno mismo; lo importante es resolver la crisis sin perder el tiempo en lamentos y zozobras.

2. No contagiar la ansiedad

Pase lo que pase, en una crisis no hay que contagiar el nerviosismo, que podría despertar en los demás una respuesta negativa; hay que calmarse, o por lo menos aparentarlo. Conviene repetirse mentalmente: ''El problema seguramente tiene solución; calma.'' Así como el nerviosismo se contagia, también se contagia la serenidad.

3. Recurrir a la intuición

Cuando se trata de resolver una crisis ajena, o en la que uno está implicado sin buscarlo (como suele ocurrirles a los padres), hay que confiar en la intuición; ésta puede parecer cosa de magia, pero en el fondo no suele ser más que una certera ''puntería'' basada en experiencias previas y que ilumina la mente de improviso.

Un pensamiento tal como ''Tengo la certeza de que mi hijo está en casa de su amigo Fulano'' podrá parecer una mera corazonada, pero en realidad se funda en situaciones previas o en indicios inconscientemente discernidos en alguna conversación.

También es aconsejable hacer caso a la intuición cuando en la crisis es uno mismo el ''perjudicado''. Tal vez los demás hagan el reproche de que se ha cedido a los sentimientos, y tal vez los actos no parezcan muy lógicos, pero si la intuición es muy poderosa conviene obedecerla.

4. El qué dirán

En las crisis hay que olvidarse de lo que habría que hacer según la sociedad. El miedo a la opinión ajena hace que muchas personas se acobarden, aun en detrimento de quien está en dificultades.

Si un hijo se droga o se embriaga, los padres suelen creer que su obligación es ocultarlo, no tanto por el hijo sino por guardar las apariencias y por no quedar en evidencia ante los demás.

Cuando una persona esta en problemas, hay que recordar que éstos hacen sufrir y que por eso hay que ayudar a resolverlos, lo cual muchas veces obliga a olvidarse de guardar las apariencias.

5. Dar con el porqué

Al tratar de ayudar a resolver una crisis hay que ponerse en el lugar de la persona afectada, lo cual ayuda a dar con el porqué del conflicto y a hallar posibles soluciones.

Lo anterior es igualmente válido cuando se es partícipe pasivo de una crisis. Si el hijo ha huido del hogar y se averigua su paradero, no tiene caso acudir corriendo a hostigarlo con reproches del tipo de ''¡Cómo es posible! ¿Te das cuenta del lío que has causado?'', ''¿Qué dirán de esto los vecinos?'' Al padre podrán parecerle importantes estas preocupaciones, pero al hijo le parecerán irrelevantes; lo harán enconcharse y ocultar el porqué de su huida, que es lo verdaderamente importante.

6. Vencer el resentimiento

Si por causa de otra persona se está en crisis, no hay que echarle en cara la frustración, el resentimiento y la ansiedad que ha ocasionado en uno. El hijo o el cónyuge que han abandonado el hogar suelen regresar sólo para encontrarse no con una bienvenida comprensiva sino con una furiosa escena, lo cual no ayuda a resolver nada.

Como a la gente le gusta sentirse dueña de su propia vida, se irrita cuando se ve obligada a resolver problemas ajenos, incluso si se trata de la enfermedad de un pariente. Pero hay que procurar dominarse para hacer frente a las crisis.

7. Hablar y escuchar

Sea cual fuere el papel que uno desempeñe en una crisis, conviene hablar de ello con un interlocutor neutral, con ánimo de entender razones aunque no concuerden con lo que uno querría oír. Lo mejor es que el interlocutor no tenga nada que ver con la situación que provocó el conflicto.

Pero al oír consejos es muy importante saber determinar si conviene o no seguirlos, pues ocurre que, de pronto, todo el mundo se convierte en "perito". Lo fundamental será discernir si estos consejos tienen en cuenta las verdaderas necesidades y circunstancias de la persona afectada, o si son meras transposiciones de casos enteramente distintos, o si obedecen a los intereses de quienes los ofrecen. Es muy importante que la persona de quien se toma consejo sea digna de confianza.

8. ¿A quién acudir?

Cuando se opta por buscar ayuda en una crisis, sea propia o de otra persona, es sensato acudir al médico en primer término; él ofrecerá muy buenas ideas acerca de qué hacer o a quién más recurrir.

Los psiquiatras y los psicólogos, muchos de los cuales pertenecen a instituciones de salud privadas u oficiales, pueden ofrecer una valiosa ayuda. Los psiquiatras son médicos que se han especializado en psiquiatría. En cuanto a los psicólogos, se dividen en varias especialidades; los que mayor asistencia pueden brindar en caso de crisis de índole personal o familiar se denominan psicólogos clínicos. Hay que asegurarse de que la persona a la que se recurra sea competente; por desgracia, existen muchos charlatanes que dicen ser "psicólogos" sin serlo realmente, por lo cual hay que procurar acudir a un profesional recomendado por un médico o

por un amigo de confianza, o que esté respaldado por alguna institución. No hay que hacer caso de quienes se anuncian en los periódicos prometiendo resultados prodigiosos.

9. Cómo juzgar a los expertos

Así como es necesario juzgar por uno mismo los consejos que ofrecen los amigos, vecinos y parientes, así también es fundamental juzgar la opinión y los consejos de los expertos, aunque se trate de psicólogos o psiquiatras; pues la compenetración entre seres humanos no depende de títulos ni de grados académicos sino de afinidades más sutiles y, a la vez, más relacionadas con la experiencia de la vida. Si un "experto" basa sus opiniones en lo que dicen los libros de texto pero sin demostrar sensibilidad y conocimiento de las realidades humanas, no estará capacitado para resolver a conciencia una crisis.

Sin embargo, si el consejo recibido no parece concordar con lo que uno mismo (o la persona afectada por la crisis) siente o piensa, no hay que dejar de preguntarse el porqué. Tal vez se ha partido de factores que no son razonables o que han sido mal planteados, o quizá se han omitido otros factores que hacen mucho al caso. Los expertos no son infalibles, pero no deben descartarse sus opiniones por el simple hecho de que a uno no le agraden; es necesario equilibrar los juicios al respecto.

Cómo y cuándo favorecer la confianza

Quizá la confianza es la cualidad más importante en las relaciones interpersonales. Hace que se disipe el miedo al rechazo, al ridículo y al engaño (temor que tanto acosa a muchos individuos); además, abre el camino a la amistad y la intimidad. La confianza es la esencia del amor a otra persona y de la aceptación de uno mismo.

Según el psicólogo Philip G. Zimbardo, de la Universidad de Stanford (E.U.A.), es posible favorecer un ambiente de confianza tanto en el seno de la familia como en el trabajo; para ello es necesario seguir algunas reglas, que a continuación se resumen:

● Hay que procurar que los demás se sientan libres de exponer abiertamente sus problemas.
● Hay que corresponder a la apertura de los demás ofreciendo la propia.
● Es necesario demostrar un apoyo y una aceptación incondicionales a quienes se estima, aunque pueden desaprobarse algunas de sus acciones; hay que hacer saber que éstas podrían ser motivo de discrepancias.

● Es indispensable la coherencia (no la rigidez) en las propias pautas, valores y acciones.
● Hay que estar dispuesto a escuchar y a expresar simpatía y comprensión, aunque de momento no se tenga una respuesta o una solución a lo que se plantea.
● Nunca hay que prometer lo que no se puede o no se desea realmente cumplir.

Es claro que uno de los medios que permiten medir la profundidad de una relación consiste en observar hasta qué punto somos veraces en lo que decimos: "Un amigo", afirmaba el escritor Ralph Waldo Emerson, "es una persona con la cual puedo ser sincero. Frente a él puedo pensar en voz alta".

¿Qué cuestiones tratamos en una conversación con un amigo, con un conocido casual y con un desconocido? El grado de intimidad es sin duda muy diferente en cada caso. Independientemente de que la confianza sea indispensable para profundizar en una relación, es obvio que no todas las relaciones se prestan a brindar el mismo grado de confianza.

Cuando se forma una relación de pareja, no hay modo de saber de antemano qué resultará pero, aunque ninguna relación es perfecta, deben existir en ella suficientes alicientes para que ambos miembros la consideren valiosa; también hay que tener en cuenta que las personas cambian con el paso del tiempo.

No hay reglas fijas que garanticen la calidad o la duración de una relación, ni que determinen cuándo debería darse por concluida. Pero al considerar una relación y su posible futuro es útil hacerse algunas preguntas, las más importantes de las cuales se tratan con detalle en estas páginas.

1. ¿Vale la pena seguir?
La pregunta misma indica que existe por lo menos alguna falla grave en la relación, o que las esperanzas puestas en ella han sido desmedidas. Para contestarla hay que hacer primero un balance: ¿cuáles serían los pros y los contras de seguir y de terminar? Después hay que poner en claro cuáles razones han alentado a continuar hasta ahora la relación; hay que hacerlo con absoluta sinceridad y sin omitir nada. Tal vez ha sido por falta de recursos económicos propios, o por pereza para conseguirlos, o por temor a la reacción del resto de la familia; cualquier razón puede ser importante.

El siguiente paso consiste en evaluar los pros y los contras anotados; y, una vez más, lo importante es lo que uno mismo considera tal, pues cada persona tiene sus propios criterios. Por ejemplo, muchas personas piensan que deben sacrificar su desarrollo personal o profesional en aras de una relación permanente; otras consideran que hacerlo sería frustrante e insoportable y preferirían dar por terminada la relación.

En muchos casos, sobre todo entre quienes ya han pasado por un divorcio, el miedo a tener que afrontar una situación aún peor adquiere mucho valor entre las razones a favor de continuar la relación. En cambio, el temor a herir a la pareja no es una de las mejores razones para continuar, pues por sí misma no hace sino perpetuar la infelicidad de ambos miembros.

2. ¿Cómo puedo mejorar la relación?
Al proponerse mejorar la relación, muchas parejas pasan por alto lo importante: hallar dónde está la falla. Los comentarios del tipo de "Él siempre me critica delante de la gente", o "Ella siempre busca molestarme" pueden ser "síntomas", pero no el verdadero porqué de la falla. Las críticas podrían deberse a que "él" se siente incómodo por cómo "ella" se comporta en público; y tal vez "ella" lo moleste porque es la única manera de que "él" responda. O quizá ambos problemas se deban a que en el fondo no hay felicidad en la pareja.

Otra razón para cuidar de no confundir los "síntomas" con el verdadero porqué, es que aquéllos tardan tiempo en manifestarse y, por lo tanto, no remiten directamente a su causa; hay que buscar ésta analizando los sucesos de periodos largos.

3. ¿Qué piensa mi pareja?
Es muy común querer adivinar lo que piensa (o pensaría) el otro miembro de la pareja, pero es un esfuerzo inútil porque él (o ella) no ve las cosas como uno las ve.

En vez de adivinar, lo que hay que hacer es hablar abiertamente, con franqueza pero sin caer en mutuas acusaciones. Si el intento de comunicación no resulta como uno querría, no hay que culpar al otro, y si ni siquiera se logra comenzarlo, es porque se adoptó una actitud errónea.

Si en otras ocasiones han fracasado los intentos de comunicación, lo que hay que hacer es cambiar de actitud, escogiéndola conforme a las reacciones que uno observa en el otro miembro de la pareja cuando está con otras personas.

Para discutir con la pareja acerca de la relación, hay que crear unas condiciones favorables, que no despierten el temor a las reacciones de uno o a la obstinada defensa de lo que uno piensa.

4. ¿Sé discutir?
La gente suele creer que discutir equivale a sostener un campeonato: los puntos no dejan de anotarse... y al final nadie da su brazo a torcer. Pero cuando se trata de salvar una relación, hay que entender que no se trata de una batalla campal para ver quién tiene la razón; se trata de solucionar los problemas y de mejorar.

Si uno mismo se prohíbe incurrir en el juego de atacar y defenderse, la otra persona estará mejor dispuesta a entender razones. Hay que ceder cuando el otro está en lo cierto, aunque duela, y no caer en monólogos sino dejar hablar y compartir las preocupaciones.

5. ¿Espero demasiado?
Es difícil ser realista en una época en que el cine, la televisión y los libros invitan a contemplar rela-

Amar significa también callar

La sinceridad es una virtud muy apreciada y se considera que es indispensable en una relación de pareja: es sinónimo de confianza, de unión perfecta y de acuerdo continuo. Pero sabemos que a veces la sinceridad puede significar también crudeza e incluso desconsideración y puede provocar sufrimiento en los demás. No siempre es oportuno expresar lo que uno piensa, ni hacerlo constituye siempre una prueba de amor: en determinadas ocasiones puede demostrarse mayor afecto a la pareja guardando para uno mismo determinados sentimientos, o disimulándolos.

Es preferible callar algún "desliz" sentimental que pueda haber ocurrido, sobre todo si no ha tenido repercusión o si se busca confesarlo sólo para "quitarse un peso de encima"; por el contrario, es más prudente reservarse este pequeño secreto en vez de revelarlo con el único propósito de sentirse en paz con la propia conciencia.

Saber discernir qué debe decirse o no a la pareja y cuándo decirlo no significa interponer una barrera de secretos y de mentiras que inevitablemente pueden alejar a ambas personas; significa tan sólo determinar si se trata de algo que amerite la total sinceridad. La unión de una pareja requiere discreción, tacto, gentileza, paciencia, protección y comprensión: requisitos que a menudo tienen más importancia que la "verdad a toda costa".

ciones "ideales". Sin embargo, hay que serlo, porque quienes creen que pueden pedir la luna y merecerla están destinados a llevarse un chasco. Una vez admitido que la vida no es sólo de color de rosa, hay que decidir hasta qué punto se está dispuesto a aceptar las contradicciones entre lo que se espera y lo que se obtiene.

Las desilusiones no impiden luchar por mejorar, y sólo cuando la mejoría es imposible resulta válido pensar en terminar una relación.

6. ¿Tengo yo la culpa?
No es muy constructivo pensar en términos de culpabilidad y de reproche. Es mucho mejor preguntarse "¿Hago yo algo que ocasione problemas?" Si la respuesta es "sí", la siguiente pregunta será "¿Cómo puedo cambiar?" Después hay que poner manos a la obra.

Pero hay veces en que el otro miembro de la pareja está tan absorbido por el egoísmo, la arrogancia, la indiferencia o incluso la violencia, que aunque uno procurase cambiar, de nada serviría. En este caso la pregunta será "¿Podrá o querrá cambiar él (o ella)?" Si la respuesta es "no", hay razones para pensar en terminar la relación; nadie está obligado a soportar violencia de ninguna especie.

7. ¿Qué tan importantes son los alicientes sexuales, afectivos, intelectuales y recreativos?
Todos éstos son muy importantes; el problema surge cuando sólo le importan a uno de los miembros de la pareja.

Cada pareja debe plantearse qué quiere, y cómo y hasta qué punto satisfará sus necesidades, pero por desgracia las necesidades suelen plantearse a destiempo; aun así, es indispensable ser claros al respecto. Cuando la pareja se casa o une muy joven, cada miembro madura a diferente paso y el resultado tiende a perjudicar la relación, en cuyo caso puede ser preferible terminarla.

8. ¿Necesito consejo?
El acudir a otra persona en vez de querer resolverlo todo uno solo tiene claras ventajas: se obtiene otro punto de vista, es más fácil calmar los ánimos y se encuentran nuevas posibilidades de solución. Los consejeros matrimoniales pueden brindar una ayuda valiosa, al igual que ciertos psicólogos clínicos y psiquiatras dedicados a estas cuestiones.

9. ¿Son distintas las relaciones de pareja entre homosexuales?
Los principios que rigen una relación de pareja son iguales en todos los casos, y siempre se requieren los mismos procedimientos de discusión y acuerdo. La mayoría de los consejeros están en la mejor disposición de ayudar a las parejas homosexuales.

10. ¿Cómo reaccionarán los niños?
Los niños son muy adaptables. Muchos terapeutas consideran que si los padres riñen con frecuencia, el trastorno es para los niños tan grande como si se divorciaran, e incluso esto último podría ser preferible a una tensión constante; además, los hijos podrían sentirse culpables de ser el impedimento para una separación. Los niños deben estar enterados de lo que ocurre, pero no hay que permitir que tomen partido.

Ciertamente la pérdida de un ser querido es una crisis que tarde o temprano hay que afrontar. La aflicción y el duelo son sentimientos que se relacionan casi exclusivamente con la muerte, pero también surgen en mayor o menor grado con la pérdida de un empleo, una casa, los ideales, un bien preciado, una mascota entrañable, un amigo íntimo o el cónyuge. Todas estas pérdidas obligan a adaptarse a nuevas circunstancias, y el duelo es un proceso que ayuda a dicha adaptación.

Ayudarse uno mismo

Es posible que la gente mejor preparada para hacer frente a la pérdida —sobre todo la muerte— de un ser querido sea aquélla perteneciente a culturas en las que se efectúan ritos luctuosos estrictos, solemnes e intensos. En la sociedad moderna se procura actuar como si no hubiese ocurrido nada, pero diversos estudios efectuados al respecto demuestran que en realidad el duelo es imprescindible para poder aceptar la pérdida. El duelo consta de tres etapas consecutivas (vea recuadro). La aflicción no debe servir de pretexto para atraer la conmiseración o para no cambiar de vida, pues llega el momento en que hay que hacerse fuerte y seguir adelante.

Si no se desarrolla adecuadamente en sus tres etapas completas, el duelo puede dañar la integridad física, anímica y mental de la persona. Si, tras haber disminuido en apariencia, la aflicción retorna acompañada de signos de depresión (págs. 276—277), será aconsejable buscar ayuda psicológica profesional.

El duelo no es un motivo para sentirse avergonzado; tampoco es una extravagancia ni un mero artificio aunque, desde luego, hace que la persona no parezca muy atractiva, y hay circunstancias en que es conveniente procurar no exagerarlo y, en cambio, tratar de guardar las apariencias lo más posible. Sin embargo, quien está de duelo no tiene por qué buscar complacer a los demás, ni éstos tienen por qué retraerse; más bien deben procurar dar consuelo con su presencia. Quien está de duelo no debe pensar que su aflicción, por intensa y difícil de sobrellevar que sea, es una carga incómoda para los demás; llegará el momento en que ellos estén

ETAPAS DEL DUELO			
El duelo, sea cual fuere su causa, consta de tres etapas:			
	Primera etapa	**Segunda etapa**	**Tercera etapa**
Características	Conmoción, incredulidad y un agudo desconcierto. Imposibilidad de aceptar lo ocurrido. Creencia de que nada ha cambiado (por ejemplo, esperar que la persona fallecida llegue a casa a la hora de siempre).	Se cae en la cuenta de haber sufrido una pérdida. Intensa aflicción. Evocación de emociones y sucesos lejanos. Sentimientos de culpabilidad. Comportamiento extraño, renuencia a comer y a dormir. Depresión.	Alivio de la aflicción y el pesimismo. Vuelta a una actitud optimista. Aceptación de posibles sucedáneos, aunque se sepa que no pueden compensar del todo la pérdida. Aceptación de la pérdida. Interés en hallar alternativa.
Comentarios	No hay que prolongar demasiado esta etapa, pues la recuperación se retrasaría.	Esta etapa puede durar semanas, meses o incluso años. Ayudar a la persona afligida es de enorme importancia.	Lo anterior es prueba de que el duelo ha cumplido su cometido; la pérdida no se olvidará nunca, pero se hace frente a la realidad.

en iguales circunstancias y querrán contar con alguien comprensivo que los anime.

No debe pensarse que se está obligado a acortar forzadamente el periodo de duelo. No hay atajos en este doloroso trance. Hay que seguir todo el proceso al paso propio y prepararse para afrontar emociones, sentimientos y pensamientos desacostumbrados y dolorosos.

Después de haber sufrido una pérdida importante, muchas personas necesitan hasta un año para llegar a aceptarlo, pero si en ese lapso no se ha superado la aflicción intensa, habrá que pensar en buscar ayuda externa para lograrlo. Los familiares de la persona no deben permanecer pasivos.

El divorcio y otras pérdidas

Es natural afligirse cuando se rompe el matrimonio, se pierde el trabajo o se sufre otra pérdida de similares proporciones. A veces éstas son más duras de aceptar que la muerte misma, pues cuando alguien fallece, la pérdida es tan definitiva que obliga a empezar una nueva vida.

En cambio, en el divorcio, además de todos los sentimientos hirientes, queda la idea de que la relación podría tal vez reanudarse. De vez en cuando surge la nostalgia; por ejemplo, cuando algunos amigos de ambos comentan alguna noticia acerca de la ex pareja, o cuando ocurren encuentros imprevistos con ella, o cuando los hijos hacen algún comentario que despierta el recuerdo de lo que fue o de lo que pudo haber sido. Por eso a muchas personas les resulta imposible "enterrar" el divorcio antes de que haya transcurrido mucho tiempo; a veces, esto se logra sólo cuando la otra persona vuelve a casarse.

Además, el divorcio siempre entraña sentimientos de rechazo, que conducen a sentimientos de culpabilidad mucho más intensos que los que en algunas ocasiones produce la muerte de un ser querido; dichos sentimientos, combinados con la sensación de haber fracasado, complican el proceso de duelo.

Tras un fallecimiento, queda el recurso de "levantar un monumento" a la persona fallecida (una lápida, una colección de objetos personales o el simple recuerdo de sus virtudes y el olvido de sus defectos). En el divorcio no cabe este recurso, si los defectos de la otra persona perduran con intensidad en la memoria.

La pérdida del trabajo es bastante similar a un divorcio; sin embargo, aunque son muy agudos los sentimientos de desamparo, rechazo y fracaso, se tiende a evitar que la persona afectada los desarrolle. De momento, los amigos se muestran compasivos, pero no tardan en insistir en que hay que "animarse" y "no mirar al pasado sino al futuro". Sin embargo, lo cierto es que toda pérdida importante requiere pasar por un proceso de duelo que, con mayor o menor intensidad, tiene muchos rasgos en común con el que ocurre tras la pérdida de un ser querido.

Cómo ayudar en la aflicción

Existen muchas maneras de ayudar a quien ha sufrido una pérdida. He aquí algunos consejos sobre cómo actuar con tacto.

● Dejar que la persona dé la pauta; no adelantarse a insistir en que debería animarse y mostrar fortaleza.

● Condolerse por la pérdida, lo cual hará que la persona se desahogue y será una muestra de aprecio al difunto.

● Ayudar en lo práctico, sobre todo al principio (antes del funeral y durante algunas semanas después), pues quien sufre una pérdida no está en condiciones de afrontar dificultades.

● Recordar que las tareas prácticas pueden ayudar al afligido distrayéndolo; hay que dejarlo hacer si se muestra dispuesto a ello.

● Hacerse presente. En la aflicción se necesitan muestras de ayuda y apoyo aunque no se pidan, no sólo en los primeros días sino durante muchos meses.

● Emplear delicadeza para decirle al afligido que su dolor disminuirá aunque de momento no lo parezca.

● No sugerirle que tome medicamentos antidepresivos o tranquilizantes; es mucho mejor prescindir de ellos. No obstante, los somníferos pueden ser útiles si se toman por breve tiempo.

● Estar a la expectativa. Usar la sensibilidad para descubrir si la persona está ya dispuesta a distraerse un poco; entonces aprovechar la ocasión con finura.

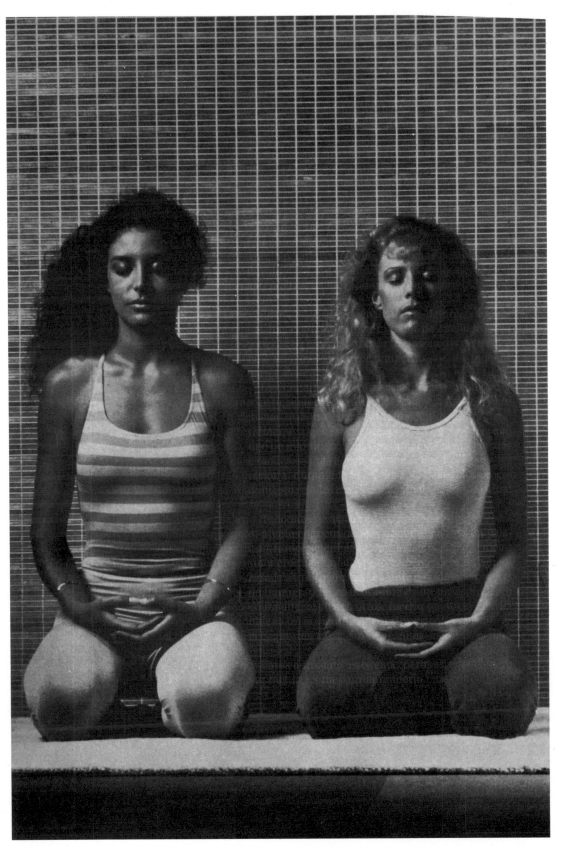

MÉTODOS TERAPÉUTICOS

En su búsqueda de la salud y el bienestar físico y mental, mucha gente opta por métodos terapéuticos que en ocasiones no pertenecen a la práctica médica más usual. Incluso ha ocurrido que los médicos han comenzado a reconocer el valor de dichos métodos como auxiliares o alternativas a los que ellos mismos emplean; asimismo, existe un acuerdo cada vez mayor acerca de que muchas enfermedades orgánicas no obedecen sólo a causas físicas, y que los tratamientos que favorecen la serenidad y la dicha internas alivian muchos síntomas molestos relacionados con el estrés, como la migraña y el dolor de espalda.

En el presente capítulo, al escoger los tratamientos propuestos se ha tenido muy en cuenta su variedad, seguridad y facilidad de uso. Tal vez algunos de ellos no estén basados en sólidas razones médicas, pero por lo regular pertenecen a tradiciones muy antiguas; además, a veces un tratamiento surte efecto por la fe que en él se pone, lo cual también tiene un valor práctico.

En general, estos tratamientos no son demasiado extravagantes y en cualquier ciudad grande pueden hallarse personas diestras en su aplicación. Algunos, como la herbolaria, no necesitan asesoría, pero otros sí requieren la guía de un experto, por lo menos en las primeras etapas, como es el caso de la meditación y de la técnica de Alexander; otros más, como la acupuntura y el rolfing, exigen en todas sus etapas la presencia de personal especializado y competente. Muchos de estos tratamientos producen un cambio de actitud que persiste aunque el tratamiento en sí haya concluido; por ejemplo, la bioautorregulación permite aprender de una vez por todas cómo controlar las reacciones adversas causadas por el estrés.

Cambiar de actitud y de comportamiento es indispensable para mejorar el grado de salud y bienestar. Por eso este capítulo concluye con ejemplos de terapias que ayudan a modificar la apreciación de uno mismo. Al recapacitar y al adoptar ante los problemas una actitud holística (o "de la persona como un todo"), se vislumbra el camino que conduce a las soluciones.

TERMOTERAPIA

El calor y el agua son dos importantes fuentes de bienestar. Para mucha gente, la quintaesencia del estado de tranquilidad y relajamiento consiste en tenderse en una playa, respirar la brisa, dejar que las preocupaciones, el cansancio y la tensión se pierdan entre la suave arena bajo un sol estimulante y, de vez en vez, entregarse al ejercicio perfecto: nadar en agua salada. No es de extrañar que el presente método —combinación de calor, luz e hidroterapia— obre maravillas, ni que las personas que habitan en las metrópolis de clima frío busquen en los saunas, jacuzzis y duchas de presión al menos el apacible recuerdo de un día transcurrido a la orilla del mar.

Pero el agua y el calor no sólo dan bienestar sino que reproducen las condiciones en que se originó la vida. Todas las formas de vida de nuestro planeta tuvieron sus inicios en el mar; el feto humano se desarrolla rodeado de un líquido (el líquido amniótico, cuya composición no difiere mucho de la del agua marina), y el cuerpo se compone sobre todo de agua.

Por otra parte, al igual que todos los demás seres de sangre caliente, el hombre logra mantener constante su temperatura corporal por medio de reguladores internos, pero éstos dependen de que la temperatura externa sea tal, que permita el desarrollo de la vida. Si la temperatura externa llega a extremos de frío o de calor, los procesos corporales —y entre éstos la regulación de la temperatura interna del organismo— dejan de funcionar, con catastróficas consecuencias.

El uso del calor y del agua con fines terapéuticos abarca desde el simple baño de agua caliente hasta las terapias más refinadas, utilizadas en casos de enfermedad grave. La termoterapia y la hidroterapia pueden emplearse por separado, o combinarse, como en el baño de vapor y en el jacuzzi. Después de una termoterapia, sola o mixta, es prudente descansar durante unos 30 minutos para que el organismo se recupere, pues aquélla hace aumentar el ritmo cardiaco.

Terapias con calor seco

Este tipo de termoterapia actúa principalmente en la piel y en la circulación sanguínea y alivia los síntomas de trastornos musculoesqueléticos, tales como la artritis, el reumatismo, la ciática y algunos padecimientos respiratorios. Las terapias que provocan sudoración son útiles para eliminar del cuerpo las toxinas, como el ácido láctico, que tiende a

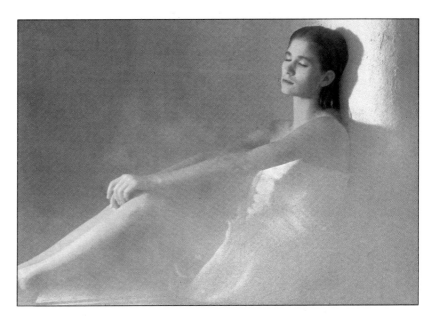

El baño ruso es similar a un sauna combinado con vapor. Como en todos los tipos de sauna, los efectos son inmediatos: piel brillante, respiración despejada, músculos relajados y una sensación de bienestar general. En los modernos saunas eléctricos se vierte agua sobre piedras calientes, para que el vapor limpie la piel. A falta de nieve para darse un revolcón "a la finlandesa", puede recurrirse a duchazos de agua fría intermitentes.

acumularse en las fibras musculares durante el ejercicio vigoroso y provoca dolor.

Las terapias con calor seco provocan una alteración transitoria denominada hiperemia (dilatación de los vasos sanguíneos, aumento de temperatura y aumento anormal del riego sanguíneo en la parte corporal tratada), aunque sólo transitoriamente; su beneficio consiste en que descongestionan los tejidos, pero deben ser seguidas de un breve duchazo de agua fría.

Los principales tipos de terapia con calor seco son los siguientes:

Radiación infrarroja. Se trata de la aplicación moderada de rayos cuya longitud de onda es mayor que la de la luz visible. Todo objeto caliente emite esta radiación, que sólo es eficaz cuando proviene de una fuente cuya temperatura es mayor que la del cuerpo humano. Aplicada en forma general, es útil para aliviar el reumatismo, y aplicada en forma local alivia el lumbago y el dolor producido por lesiones. Cada sesión suele durar 15 minutos. Los diabéticos no deben utilizarla, y las personas de piel muy blanca deben proteger ésta con productos emolientes antes de someterse a cada sesión de tratamiento.

Calor radiado. Es útil para aliviar los dolores musculoesqueléticos y la ciática. La persona se sienta o se acuesta bajo una superficie reflectante bordeada de focos luminosos; la cabeza queda protegida del calor (unos 93°C) aplicado al resto del cuerpo. Esta terapia no es adecuada para niños, ancianos ni enfermos de hipertensión o de trastornos cardiacos.

Baños de cera. Se usan principalmente para aliviar la artritis de las manos y las muñecas, pero también pueden utilizarse en otras partes del cuerpo; se emplea parafina fundida a 46°C en un recipiente con termostato. La parte corporal afectada se sumerge unas 10 veces y luego se envuelve en papel impermeable a la cera, se mete en una bolsa de plástico y se envuelve en una toalla durante 20 o 30 minutos; después se quita la cera (procedimiento que se efectúa con sumo cuidado para no causar dolor) y la parte afectada se pone bajo un chorro de agua fría durante menos de 1 minuto.

Baño turco tradicional. Suele confundirse con el baño ruso, pero este último es similar al sauna con vapor. En el baño turco se emplea aire caliente y seco. La persona, envuelta en una toalla, entra a reposar en una cámara fría; luego pasa a la cámara tibia (entre 39 y 44°C) hasta que empieza a sudar, y después entra en la cámara caliente (hasta 65°C). Tras 30 minutos de sudoración intensa recibe un masaje completo, para limpiar las impurezas de la piel. Por último, se da un duchazo de agua fría para cerrar los poros.

EL SAUNA DOMÉSTICO

Muchas personas gustan de relajarse por medio del calor seco de un sauna, y para los pueblos escandinavos el sauna es, además, un lugar de reunión. En otras épocas el sauna parecía ser exclusivo de los bosques finlandeses, y parecía tener que consistir forzosamente en una cabaña hecha de troncos, pero en la actualidad prácticamente todo el mundo puede disfrutar de un sauna doméstico. Los saunas domésticos pueden instalarse en casi cualquier casa que tenga el espacio necesario.

La cámara de sauna

La cámara de sauna debe estar hecha de tablones de pino con ensambles de encaje y ranura, de no menos de 1/2 pulgada de grosor. La puerta es especial. Un respiradero debe quedar debajo del calentador, y el otro debe quedar en alto, enfrente, de modo que el aire circule en forma continua y sin alterar la temperatura del sauna.

Casi todos los saunas tienen bancas de tablones separados, adosadas a las paredes y colocadas a dos o tres alturas diferentes; como el aire caliente tiende a subir, la banca más alta es la más caliente. La persona puede cambiar de banca para cambiar de temperatura, como en el baño turco (vea págs. 300—301).

La temperatura básica ideal es de entre 88 y 93°C, con una humedad relativa de entre 10 y 15 por ciento. El calentador es especial, por lo común eléctrico aunque puede ser de gas o de leña; debe poder calentar la cámara en 30 minutos, y tener un amplio receptáculo para las piedras, un humidificador y un protector de sobrecalentamiento; además, debe estar aislado, de modo que no produzca quemaduras al tocarlo. El regulador de temperatura suele instalarse afuera.

Se necesita un termómetro, un cronómetro (instalados en la pared) y un balde con un cazo para verter el agua en el calentador. La iluminación debe ser mínima, para propiciar el reposo.

Uso del sauna

Para aprovechar al máximo el sauna hay que quitarse toda la ropa y las alhajas y ducharse antes de entrar en la cámara. Tras unos 5 minutos de calor seco comienza la sudoración; una vez que ésta es copiosa, hay que darse un duchazo de agua fría y volver a la cámara; esto se repite dos o tres veces hasta estar totalmente relajado. Al final se vierte agua en el calentador, lo que hace sentir aún más calor aunque en realidad desciende la temperatura

y se eleva el grado de humedad; hay que darse otro duchazo y descansar media hora disfrutando de una bebida que no contenga alcohol.

Los beneficios

Con el calor seco los poros se abren y se suda profusamente, lo que elimina las toxinas y limpia la piel. La humedad del final tonifica el cuerpo, despeja las vías respiratorias y alivia la artritis y algunos trastornos cutáneos. Las duchas frías contrarrestan la hiperemia causada por el calor seco y estimulan la circulación sanguínea.

Quienes sufren de hipertensión, males cardiacos, diabetes, inflamación de ojos y nariz u otros padecimientos que se agravan con el calor, no deben usar el sauna sin consultar antes al médico; tampoco debe usarse después de comer en abundancia o haber ingerido bebidas alcohólicas.

Hay personas que creen que usar el sauna equivale a un concurso de resistencia y que, cuanto más permanezcan dentro, mejor. No tiene caso permanecer más tiempo que el necesario para relajarse por completo; el exceso puede causar malestar, debilidad y dolor de cabeza. Tampoco hay que pensar que el sauna hace bajar de peso, pues el sudor equivale a una mínima parte del agua corporal y se repone al comer y beber.

Medidas de seguridad

Para utilizar el sauna hay que tomar las siguientes precauciones:

● El calentador debe estar debidamente aislado, de modo que pueda tocarse con las manos sin producir quemaduras.

● No es aconsejable utilizar el sauna si se es hipertenso, diabético o si se padecen trastornos cardiacos.

● No debe utilizarse el sauna si se han ingerido bebidas embriagantes.

● Si se ha comido en abundancia, es conveniente esperar un par de horas antes de entrar en la cámara de sauna.

● No permanecer en el sauna más tiempo del necesario.

El sauna doméstico no ocupa demasiado espacio y constituye un excelente medio de relajamiento. El que se ilustra a la derecha es bastante fácil de adquirir para armarlo uno mismo o para que lo instale un proveedor.

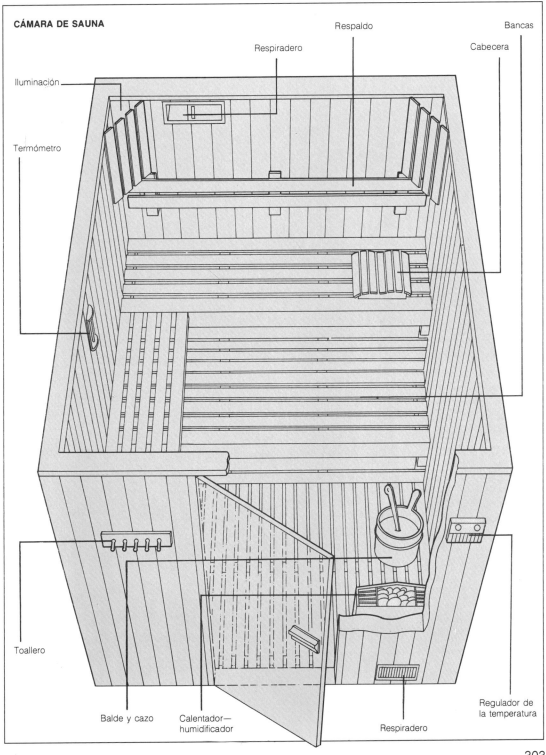

CÁMARA DE SAUNA

Respaldo

Bancas

Cabecera

Respiradero

Iluminación

Termómetro

Toallero

Balde y cazo

Calentador—
humidificador

Respiradero

Regulador de
la temperatura

HIDROTERAPIA

La gran variedad de hidroterapias existentes forma parte central de los llamados "remedios naturales"; se basa en la creencia de que muchos males, desde la expectoración crónica hasta la cistitis, pueden prevenirse y tratarse mediante una limpia a fondo del organismo. Para los naturistas, la purificación equivale a una panacea; para otras personas, un simple baño en jacuzzi es un bálsamo para los músculos y la piel.

De la hidroterapia, conocida por lo menos desde el tiempo del Imperio Romano, se ha dicho que puede curar desde la cruda hasta la demencia. Los balnearios, donde la gente acudía a "tomar las aguas", pasaron de moda tras un gran auge durante los siglos XVIII y XIX pero han vuelto a ganar popularidad en nuestra época.

El agua es un medio terapéutico muy versátil porque su temperatura y presión pueden regularse a voluntad y su masa puede someterse al movimiento, al burbujeo y al bombeo en potentes y estimulantes chorros.

Los hidroterapeutas defienden la eficacia de sus tratamientos para múltiples enfermedades. Los estudios científicos todavía no han dado una explicación convincente a los supuestos éxitos de las "curas de agua", aunque es evidente que producen un beneficio psicológico y que los ejercicios en el agua ayudan a la recuperación de una amplia variedad de enfermedades físicas. Los baños calientes y los emplastos de lodo son eficaces para combatir el reumatismo y la artritis.

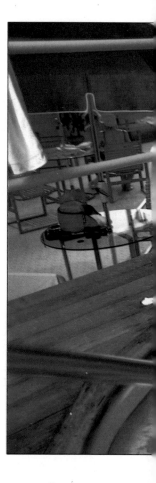

El jacuzzi es una forma de hidroterapia muy difundida, en la que se combinan el movimiento y la presión del agua. En muchos clubes el jacuzzi está ubicado cerca de la piscina. Más pequeño que ésta, el jacuzzi cuenta con salidas de agua cuya fuerza da al cuerpo una especie de masaje.

Tipos de baños

En la hidroterapia moderna los tratamientos más elementales son los baños de agua fría o caliente y los alternados. Los cambios de temperatura hacen que el cuerpo reaccione: un breve baño de agua fría (pero de no menos de 15.5ºC) produce un efecto tonificante; los vasos capilares de la piel se contraen durante la inmersión y se dilatan después, produciendo una sensación final de calor. El baño de agua caliente produce el efecto inverso: primero aumenta el riego sanguíneo en la piel y estimula las glándulas sudoríparas, pero después el cuerpo se enfría.

La alternancia de agua fría y caliente hace que los vasos sanguíneos se contraigan y se dilaten; este efecto de bombeo reduce la congestión de los vasos sanguíneos y la inflamación de los tejidos. Hay que alternar un par de minutos de agua caliente y 30 segundos de agua fría.

El baño de asiento consiste en una combinación simultánea: el abdomen queda sumergido en agua caliente y los pies en agua fría, durante 10 minutos, y después se invierte la combinación. La cabeza y las rodillas no entran en contacto con el agua. Este tratamiento se utiliza para aliviar trastornos menstruales y circulatorios y se basa en el hecho de que los vasos sanguíneos del abdomen se contraen y se dilatan según éste quede sumergido en agua fría o caliente.

Para el baño neutro se emplea agua a la temperatura del cuerpo (37ºC); es útil para aliviar la tensión, el insomnio y los trastornos irritativos cutáneos. Si se le añaden hierbas especiales (saúco, cola de caballo y menta), su efecto se intensifica; y si se le añaden sales de higuera (sulfato de magnesio), hace sudar profusamente y alivia el dolor muscular. Después del baño neutro hay que ducharse con agua caliente.

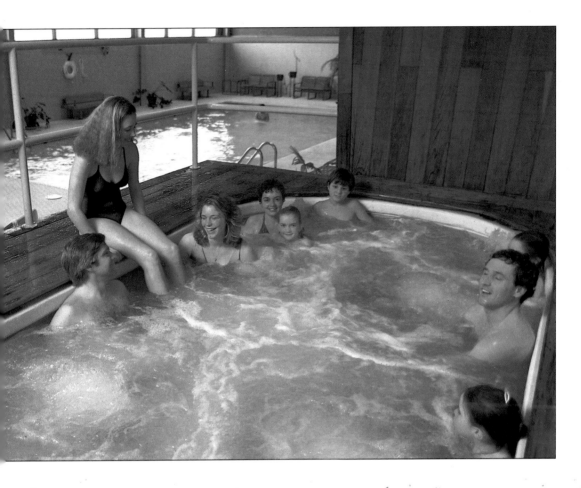

Terapias de movimiento y presión

El masaje por medio del agua es el más eficaz y común de los tratamientos basados en el movimiento acuático. El agua se recircula y produce un potente chorro que puede dirigirse a cualquier parte del cuerpo, y como éste casi no pesa en el agua y los músculos están relajados, el masaje se intensifica. Es importante recostarse y descansar durante 15 minutos después del tratamiento.

Los jacuzzi producen suaves remolinos y se emplean para fisioterapia en caso de lesión de las articulaciones y del tejido conjuntivo y en trastornos nerviosos.

La gasificación del agua, fenómeno natural en ciertos manantiales, puede producirse por medios artificiales y, aunque permite sólo un masaje muy suave, es eficaz en fisioterapia y como tonificador.

Las duchas abarcan desde las comunes y corrientes hasta las de presión con alternancia de agua fría y caliente, las de chorro en agujas y las de impulsión. Para tratamientos locales son más eficaces que los baños de tina pero no son aconsejables para niños de corta edad.

Otros tratamientos

Las compresas de agua caliente (para dilatar los vasos sanguíneos) y de agua fría (para aliviar congestiones e inflamaciones) pueden aplicarse en zonas pequeñas o grandes.

Beber agua mineral se recomienda en muchos casos; por ejemplo, si contiene azufre y nitrógeno, parece aliviar el reumatismo. Hay quienes aconsejan ayunar y beber agua mineral para purificar el organismo.

La inhalación de vapor se emplea para aliviar la inflamación de las mucosas y las molestias respiratorias causadas por el catarro, la gripe, el asma y otros padecimientos.

MASAJE/1

El masaje es un calmante natural; en prácticamente toda época y cultura se ha usado para aliviar el dolor, relajar los músculos y serenar la mente. Existen varios tipos de masaje pero los más comunes son el oriental y el sueco; la principal diferencia consiste en que en este último hay procedimientos cuyo propósito no es relajar sino estimular el cuerpo.

Por desgracia, mucha gente que se beneficiaría con el masaje nunca lo ha probado y lo considera asunto de atletas o de lisiados, o una complacencia injustificada. En cuanto a cómo dar masaje, es fácil aprender la técnica: no es sino una forma de contacto humano.

Es muy útil aprender una serie de procedimientos que ayudan a aliviar el dolor de cuello, cabeza y espalda y a relajar el cuerpo tras un día de tensiones; uno mismo puede darse masaje en muchas partes del cuerpo.

Los masajistas profesionales tienen habilidad y experiencia; conocen la anatomía y la fisiología humanas, saben detectar qué músculos están engarrotados y generalmente pueden reconocer qué tipo de masaje y qué procedimientos serán los más beneficiosos para cada persona. Por lo regular las sesiones duran una hora, durante la cual los procedimientos se intensifican gradualmente y al final se suavizan.

Todo masaje se compone de una serie de procedimientos básicos, a veces denominados con palabras francesas. El *effleurage* se emplea para iniciar y concluir la sesión y produce un efecto sedante y agradable; el *pétrissage* es útil para detectar zonas de tensión, y el amasamiento es un procedimiento de fondo que se utiliza alternado con otros. La fricción es el procedimiento más vigoroso y constituye el clímax del masaje, que después disminuye en intensidad.

Existen muchos libros acerca de este tema, pero la práctica es mejor que la teoría para aprenderlo.

LOS PROCEDIMIENTOS BÁSICOS

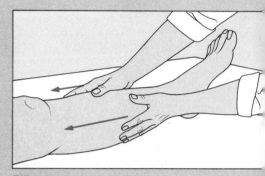

Effleurage
Use ambas manos y una presión moderada; recorra a todo lo largo las piernas, los brazos y la espalda. Utilice este procedimiento para aplicar aceite o talco.

RECORDATORIO AL DAR MASAJE

● La habitación debe ser tibia (no menos de 21ºC) y estar bien ventilada.

● El masaje debe darse colocándose a una altura adecuada. Puede usarse una cama firme, o una colchoneta extendida sobre una mesa o sobre el piso; en muchos casos es útil arrodillarse para poder usar todo el peso del cuerpo.

● Hay que quitarse toda alhaja; las uñas de las manos deben estar perfectamente limadas.

● Antes de comenzar, hay que calentarse y aflojar las manos frotándolas y sacudiéndolas.

● Hay que aplicarse en las manos talco o aceite para bebé, para suavizarlas.

● Al dar masaje hay que recargar todo el peso del cuerpo.

● Hay que sentir realmente el otro cuerpo, y no sólo tocarlo; al variar los procedimientos no debe perderse la continuidad.

● **No debe darse masaje**
Al vientre de una embarazada.
Inmediatamente después de comer.
A las venas varicosas.
A las partes del cuerpo débiles, lesionadas o vulnerables.
A quienes tengan fiebre.
A enfermos del corazón.
A personas cuya piel esté infectada, inflamada o lesionada.

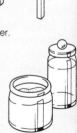

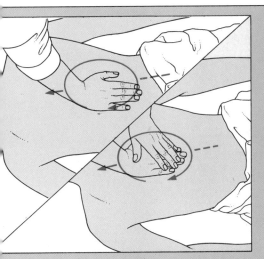

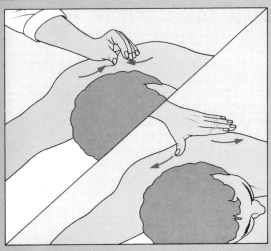

trissage
nsiste en un movimiento circular en el que se alternan
presión a fondo y la presión suave; se comienza en
a pierna o en los glúteos y se finaliza en el cuello.
ede utilizarse una mano sobre la otra.

Amasamiento
Se efectúa con el pulgar y los otros dedos y alternando
ambas manos; hay que asir cada músculo y levantarlo
(pero sin pellizcarlo) y luego soltarlo. El procedimiento
debe efectuarse con uniformidad.

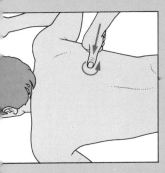

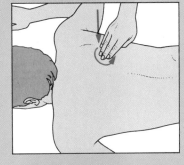

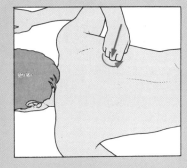

cción
n los pulgares haga presión en
queños círculos.

En vez de los pulgares, pueden
usarse las puntas de los otros dedos.

También pueden usarse los nudillos,
como se muestra arriba.

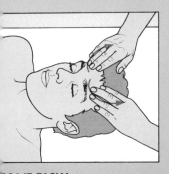

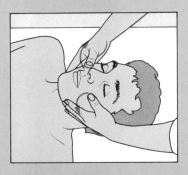

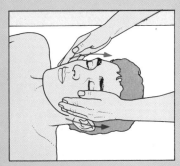

ASAJE FACIAL
Deslice las yemas de los dedos
bre la frente, como se indica.

2. Con los pulgares frote alrededor
de los pómulos.

3. Alise la cara hacia arriba desde el
mentón, por ambos lados.

El masaje es uno de los más placenteros medios para obtener la sensación de bienestar. Mejora la circulación, alivia la fatiga y el dolor, acrecienta la conciencia corporal y favorece la relajación, pero no hace bajar de peso ni rejuvenecer, ni tampoco intensifica el tono muscular.

El orden que se sigue al dar un masaje completo es una cuestión de preferencias; lo más usual es comenzar por la espalda y terminar por los pies: boca abajo, la persona recibe el masaje en la espalda, los hombros, el cuello, los glúteos, los muslos y las piernas; boca arriba, lo recibe en los brazos, las manos, la cabeza, la cara, la parte anterior de los hombros, el abdomen (con las rodillas flexionadas), las piernas, los tobillos y por último los pies.

Los procedimientos del masaje sueco, clasificados en conjunto como *tapotement*, incluyen el golpeteo con las palmas y los cantos de las manos y con los puños. Si no se es un experto, hay que ser muy cauto al usar estos procedimientos porque aunque su propósito es estimular los músculos, no deben provocar en la persona tensiones musculares defensivas.

Para darse masaje uno mismo, las manos son los mejores instrumentos aunque también pueden emplearse algunos artefactos; los hay divertidos y seguros de usar: rodillos de madera (fijos en marcos, para los pies, o en bandas, para la espalda), vibradores y sandalias con pinchos de hule.

EL MASAJE DE LA ESPALDA

Para un principiante en el arte del masaje, la espalda, por ser una parte grande y plana, es ideal para aprender. En este recuadro se ilustra el masaje completo, que dura entre 20 y 30 minutos. Antes de empezar hay que estar tranquilo y relajado, quitarse las alhajas y tener bien recortadas las uñas. Al poner manos a la obra es importante darse cuenta de qué partes de la espalda están tensas. Los procedimientos deben efectuarse con uniformidad; con la práctica se aprende el ritmo óptimo. En las páginas 306—307 se proporcionan más datos.

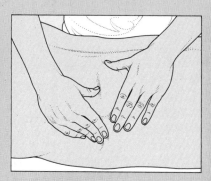

3. Colóquese al lado de la persona y, partiendo de la parte baja de un costado, "amase" hasta llegar a los hombros; afloje las zonas tensas.

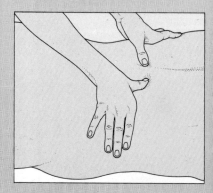

6. Con los pulgares a ambos lados de la columna, efectúe la fricción en círculos pequeños y a fondo, aflojando las partes nudosas; haga círculos mayores en los hombros.

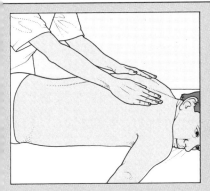

1. Caliéntese las manos, póngales un poco de aceite y extiéndalo sobre la espalda; efectúe el *effleurage* con suavidad, desde arriba de los glúteos y hacia ambos lados de la columna.

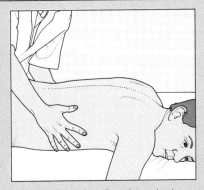

2. Prosiga con el cuello, y luego hacia abajo a ambos costados del cuerpo; repita los pasos (1) y (2) unas 12 veces, aumentando un poco cada vez la presión ejercida.

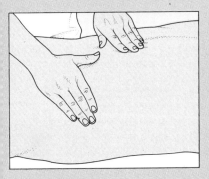

4. Efectúe el *pétrissage* en círculos en ambos sentidos, de la cintura a los hombros por toda la espalda; repítalo en los costados.

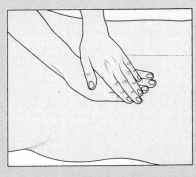

5. Poniendo una mano sobre la otra, prosiga el *pétrissage* por toda la espalda, a ambos lados de la columna; adapte la presión según la persona.

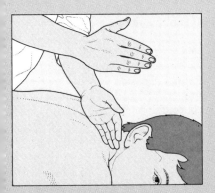

7. El golpeteo de canto, tomado del masaje sueco, puede efectuarse en los hombros y los costados si la persona lo desea.

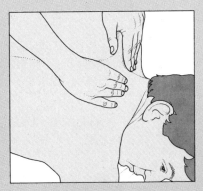

8. Concluya con procedimientos más suaves aplicados a las partes tensas, y con un *effleurage* uniforme; cobije a la persona para que repose.

Recordatorio

● Cubra las partes del cuerpo a las que no vaya a dar masaje.

● Dé igual importancia a ambos costados; los movimientos deben ir de la periferia al corazón.

● Al usar una mano sobre la otra, haga círculos en el sentido de las manecillas del reloj en el lado izquierdo de la parte que reciba el masaje, y en sentido inverso en el derecho.

● Espire al hacer movimientos largos, para darles mayor peso.

Errores frecuentes

● Verter el aceite directamente: hay que extenderlo con las manos. Usar cremas y lociones que la piel absorbe muy pronto: hay que usar aceite mineral o vegetal.

● Hablar: hay que hacerlo sólo para lo indispensable. Poner música: hay que evitarlo; ciertos efectos sonoros (el ruido de las olas del mar, por ejemplo) pueden ser relajantes.

● Prolongar el masaje: no debe durar más de 1 hora.

● Hacer demasiada presión en partes óseas y dar masaje directamente sobre la columna son errores inadmisibles.

OSTEOPATÍA Y QUIROPRÁCTICA

La espalda es como el lado oculto de la Luna; para vérsela uno mismo con comodidad, hacen falta dos espejos. Pero no deja de llamar la atención, sobre todo cuando duele, y por eso ha sido objeto de muy variados métodos terapéuticos manipulatorios cuyas aplicaciones son muy diversas.

La manipulación (manipular, en sentido estricto, significa "operar con las manos") como medio para curar los trastornos musculoesqueléticos es una de las terapéuticas más practicadas a lo largo de la historia y data, por lo menos, de la época del antiguo Egipto.

La osteopatía y la quiropráctica son dos métodos manipulatorios que permiten el tratamiento de trastornos de la columna vertebral. Aunque distintos, ambos se relacionan y tuvieron su origen en Estados Unidos a finales del siglo XIX, época en que la medicina había alcanzado un desarrollo muchísimo menor que el actual. En ese país, actualmente los quiroprácticos deben completar cuatro años de estudios y están reconocidos por la ley, al igual que en otras naciones.

Técnicas de osteopatía

La osteopatía fue ideada por el doctor Andrew Taylor Still (1828—1917), médico de Kirksville, Missouri, que insistía en el papel que desempeña el sistema musculoesquelético (es decir, el conjunto de huesos, músculos y articulaciones del cuerpo, sobre todo los de la columna) en la salud y en la enfermedad y que propugnaba por el uso de métodos manipulatorios para tratar muchos padecimientos. Su original punto de vista fue dado a conocer en 1874, y en 1892 fue inaugurada la primera escuela de osteopatía.

La palabra osteopatía, que en griego significa "enfermedad de los huesos", es confusa porque en realidad no se refiere a los padecimientos de los huesos como tales sino a los que se derivan de éstos y los de las articulaciones, sobre todo en la columna vertebral. La idea fundamental de Still era lo que él denominaba lesión osteopática: anomalía estructural capaz de causar enfermedades funcionales y orgánicas.

La osteopatía parte de la base de que el sistema musculoesquelético, que abarca más de 60 por ciento de la masa corporal de una persona, desempeña un papel de gran importancia para la salud del organismo en general. Postula que la alteración de un sistema o aparato del organismo repercute en todos los demás —como un efecto en cadena—

por medio de los sistemas nervioso y circulatorio; subraya la relación existente entre la estructura y el funcionamiento corporales, con lo cual amplía la base para un tratamiento integral del paciente. Este punto de vista exige conocer a fondo la anatomía y desarrollar una habilidad especial para reconocer y tratar, mediante terapias manipulatorias, los trastornos estructurales.

Los osteópatas son médicos titulados y, por lo tanto, no solamente proporcionan su peculiar terapia sino que, además, pueden tratar muchos otros tipos de enfermedades orgánicas, recetar medicamentos y efectuar operaciones quirúrgicas. Algunos de los principios osteopáticos se han incluido en la fisioterapia.

Técnicas quiroprácticas

La quiropráctica no pertenece a la medicina institucionalizada pero está muy difundida; constituye un método que podría calificarse de más enérgico que el empleado en osteopatía. No recurre a la prescripción de medicamentos ni a los procedimientos quirúrgicos.

Su nombre significa en griego "hecho a mano"; fue ideada por el estadounidense Daniel David Palmer, que presentó su teoría en 1895, en Davenport, Iowa. Palmer hacía hincapié en la importancia del sistema nervioso y de los trastornos puramente mecánicos que lo afectan, y postulaba que el mejor remedio en tales casos era recurrir a medios también mecánicos. Denominaba "subluxaciones" a las desviaciones o desplazamientos de los huesos, sobre todo de las vértebras, y creía que al corregirlas por medio de la manipulación, suprimía muchos síntomas (dolor de espalda y de cabeza, indigestión y otros).

Para diagnosticar, la quiropráctica recurre a la radiografía y otras pruebas clínicas comunes que permiten determinar el estado de salud general de la persona. El tratamiento suele consistir en la manipulación de la columna, efectuada en una mesa especial. Está demostrado que en manos de un quiropráctico competente, el tratamiento es eficaz para aliviar el dolor de espalda.

No obstante, sería erróneo esperar que la manipulación proporcionara alivio en casos muy avanzados de artritis debida a una lesión de los tejidos, o en casos de deformación estructural de la columna. La manipulación puede agravar el dolor causado por un disco vertebral herniado, o lesionar una vértebra debilitada por la osteoporosis.

LA VISITA AL OSTEÓPATA

Cuando debido al dolor de espalda o lumbago se visita por primera vez a un osteópata, éste elabora la historia clínica del paciente y hace un examen preliminar; después manipula cada articulación para determinar su estado mecánico y hacer el diagnóstico.

Si tras este examen se descubre que alguna articulación ha perdido capacidad de movimiento, como suele ocurrir en las vértebras, el osteópata la manipula para volverla a alinear. Una vez que los huesos recuperan su posición correcta, el alivio es inmediato.

El examen de la región lumbar o baja de la columna vertebral es parte importante del trabajo del osteópata, pues dicha región es muy vulnerable. El dolor de espalda puede deberse a una mala postura o estar relacionado con el estrés. El osteópata buscará indicios de contracción muscular, restricción del movimiento articular y lesión ósea.

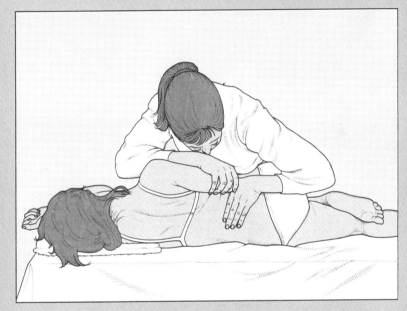

El osteópata aconseja a sus pacientes que cuiden todo el cuerpo pero en especial la columna vertebral. Las posturas como la que se muestra al lado, que imitan las que muchos animales adoptan al bostezar y desperezarse, ayudan a que la columna se alinee correctamente y los músculos circundantes se ejerciten; también alivian la tensión acumulada en la columna durante las faenas diarias.

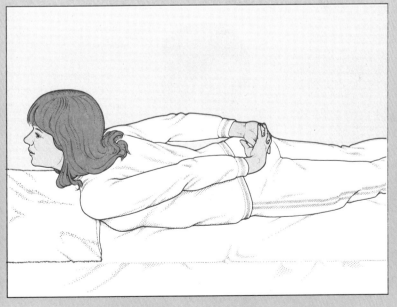

LA TÉCNICA DE ALEXANDER

EL CUELLO

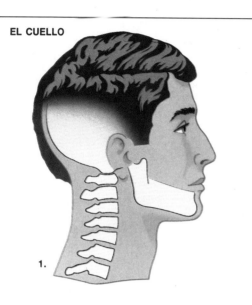

1.

La base del cuello (**1**) es la puerta que comunica al cerebro con el cuerpo. Si las vértebras se desalinean o si los músculos que las sujetan se contraen debido a la mala postura habitual, el habla y la deglución pueden alterarse. Y si los vasos sanguíneos o los nervios quedan oprimidos, surgirán graves trastornos en otras partes del cuerpo. El mal hábito más común es echar hacia adelante la cara, con lo cual el cuello se fuerza (**2**); lo anterior se complica si además se echa hacia atrás la cabeza (**3**). Todo ello puede ocasionar que se desplace una vértebra. La técnica de Alexander enseña a adoptar la postura correcta (**4**).

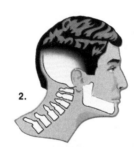

2.

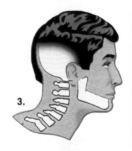

3.

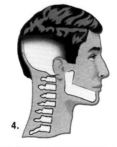

4.

La técnica (o principio) de Alexander tiene el propósito de corregir la mala postura habitual, que puede perjudicar el desempeño mental y físico de la persona.

El actor australiano Matthias Alexander (1869—1955) la ideó a fines del siglo pasado, al proponerse descubrir por qué había comenzado a perder la voz, lo que ponía en peligro su carrera profesional. Analizando cada detalle de su propio comportamiento físico, halló que tendía a hundir la cabeza y echarla hacia atrás, y que eso le alteraba la voz; el hallazgo lo animó a estudiar a fondo el cuerpo humano, la forma en que éste debería funcionar conforme a su "diseño" natural, y cómo el hombre moderno suele contrariar la naturaleza de su propio cuerpo.

Alexander concordaba con los osteópatas y quiroprácticos (vea págs. 310—311) acerca de la importancia que la columna vertebral tiene para el bienestar de la persona, pero él atribuía los trastornos directamente a la mala postura habitual. También halló que existía una relación entre las actitudes mental y física: una mente apática suele habitar en un cuerpo apático, y la tensión muscular suele reflejar una tensión emotiva; en este sentido, actualmente podríamos decir que su punto de vista era holístico (es decir, que considera al individuo como un todo).

La mala postura se debe a una especie de inercia, que al cabo de algunos años deforma la columna y altera su funcionamiento. La técnica de Alexander plantea el reto de "desaprender" los malos hábitos.

Demostración y aprendizaje

La técnica de Alexander no consta de ejercicios ni puede aprenderse en los libros; tiene que ser demostrada por un maestro calificado, que adapte sus conocimientos a la persona en particular; a ésta le enseñará a adoptar las posturas correctas. Al principio puede surgir cierta confusión, porque la mala postura acaba pareciéndole "cómoda" a la persona, pero el maestro se encargará de que quede clara la diferencia.

Las clases individuales son indispensables para este aprendizaje, pero pueden complementarse con sesiones de grupo. Por sí misma, la exposición teórica es fascinante, y al final de cada clase es común sentirse rebosante de optimismo y alegría. Muchas veces las clases se basan en una recapitulación de cómo evolucionó la postura en el ser humano; los participantes imitan las posturas del hombre primitivo, o las de los bebés. El propósito es recuperar la postura que se adoptaba antes de que la tensión, los traumas, los muebles mullidos y la pereza la deformasen.

En las clases individuales se manipula el cuerpo del alumno al sentarse, ponerse de pie, caminar y acostarse, que son posturas insospechadamente engañosas; se atiende en particular la transición de una a la otra. La manipulación, indolora, da la sensación de que el cuerpo crece.

El aprendizaje obliga a adquirir conciencia del cuerpo. La cabeza es una pieza clave: como una locomotora que jala todo el tren, o como si estuviese suspendida de un gancho y dejara al cuerpo alinearse por sí mismo.

Para muchas personas la técnica de Alexander ha sido una experiencia valiosísima. El famoso novelista y ensayista inglés Aldous Huxley (1894-1963) la consideraba como el ideal de educación física, que acrecentaba la conciencia en todos los niveles e impedía que el cuerpo recayera en malos hábitos inducidos por una codicia inveterada. Esta técnica ha beneficiado a muchos actores, cantantes y músicos.

Se trata de una terapia extraordinariamente sutil, refinada y que exige perseverancia para obtener resultados duraderos. Los maestros se preparan durante 3 o 4 años, y por lo general cada alumno requiere 30 sesiones de práctica.

En cuanto a lo físico, la técnica de Alexander no implica riesgo ni fatiga; parece reducir los efectos del estrés y aliviar el dolor de espalda, la neuralgia, el asma, la indigestión, la migraña y la hipertensión arterial, pero sin que exista demostración científica al respecto.

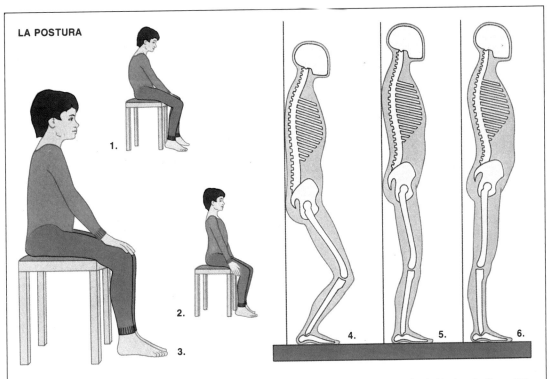

LA POSTURA

Mucha gente se sienta incorrectamente (**1**), creyendo estar relajada. O arquea hacia dentro la espalda (**2**) pensando que es lo correcto. En realidad, sentarse con la espalda recta, los ojos mirando hacia el frente, los pies bien asentados y el peso bien distribuido (**3**) cansa menos y beneficia más.

Este ejercicio ayuda a entender la técnica de Alexander. De pie y con la espalda contra una pared, las rodillas dobladas y la cabeza un poco hacia el frente (**4**), si la espalda se cansa en seguida, habrá que corregir la postura; al enderezar despacio las rodillas (**5** y **6**) se nota un cambio en la forma de erguirse.

MÉTODO DE ROLF

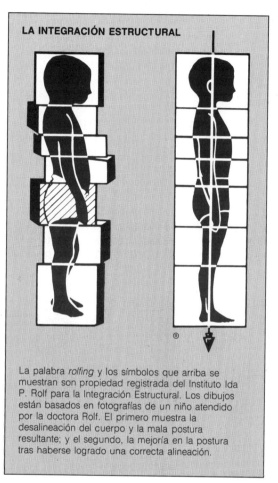

LA INTEGRACIÓN ESTRUCTURAL

La palabra *rolfing* y los símbolos que arriba se muestran son propiedad registrada del Instituto Ida P. Rolf para la Integración Estructural. Los dibujos están basados en fotografías de un niño atendido por la doctora Rolf. El primero muestra la desalineación del cuerpo y la mala postura resultante; y el segundo, la mejoría en la postura tras haberse logrado una correcta alineación.

El método de Rolf para la integración estructural constituye una forma de reeducación física cuyo propósito es que el cuerpo recupere su equilibrio óptimo. Lo ideó la doctora Ida P. Rolf (1896—1979), bioquímica estadounidense que inició sus trabajos en la década de 1930 basándose en la osteopatía (vea págs. 310—311), el yoga (págs. 148—153) y las teorías de Wilhelm Reich y F.M. Alexander (págs. 312—313), entre muchos otros.

Al igual que Alexander, la doctora Rolf comprendió que la postura influye en la salud general de la persona. Por ejemplo, una postura encorvada obstaculiza la respiración, la circulación sanguínea y la digestión. Puede causar dolor y restringir la capacidad de movimiento conforme los músculos de la espalda, el pecho y los hombros se endurecen gradualmente y "fijan" la postura incorrecta. Ésta a su vez llegará incluso a dañar la actitud que se

tiene ante la vida y ante los demás. La doctora Rolf notó que muchas personas desarrollan zonas de tensión crónica, consecuencia de la lucha del cuerpo contra la fuerza de gravedad.

Observó que existe una serie de etapas (dejarse rodar, sentarse y gatear) que conducen a que el ser humano adopte la postura erecta, pero que la plenitud de ésta puede ser impedida por muchos sucesos. Por ejemplo, supongamos que un niño se lesiona el tobillo. Su primera tendencia será recargar el menor peso corporal posible sobre la pierna donde sufrió la lesión, mientras ésta sana del todo. Pero incluso después de curada la lesión, el niño quizá desconfíe (en forma tal vez inconsciente) de esa pierna y continúe recargando mayor peso sobre la otra, es decir, sobre la pierna "buena". Gradualmente, el tejido conjuntivo de sus caderas y de su cuerpo se desarrollará conforme a esa nueva postura. Al cabo de los años, ese cambio tan insignificante habrá llegado a causar debilidad en ciertos músculos y dolor de espalda y de cuello.

El tratamiento

El método de Rolf (o *rolfing*) tiene el propósito de aliviar la tensión crónica, "estirar" el cuerpo y equilibrarlo respecto de la fuerza de gravedad, para que, al adoptar la postura erecta, el gasto de energía sea mínimo y los músculos y las articulaciones funcionen con normalidad. Se emplean procedimientos especiales que aflojan y extienden paulatinamente los tendones, músculos, nervios y otros tejidos que mantienen unido el esqueleto y que se habían acortado y engrosado por efecto de la tensión constante.

Por lo regular se requieren varias sesiones, ideadas a propósito para las necesidades de cada persona. En la primera sesión se elabora la historia detallada del paciente, se analiza su postura erecta y se registra por medio de fotografías (tomadas en ropa interior) su apariencia previa al tratamiento; durante éste se tomarán más fotografías, que permitirán constatar el grado de avance hasta que el tratamiento haya concluido. Al final, el paciente no sólo tendrá en imágenes la prueba de su mejoría sino que ésta le resultará evidente por la forma en que se sentirá y por la libertad que experimentará al moverse.

Durante el tratamiento hay que acostarse o sentarse para que el experto, con las manos, los nudillos y a veces hasta con los codos, afloje a fondo y gradualmente los tejidos musculares contraídos;

**PARA EVALUAR LA PROPIA
INTEGRACIÓN ESTRUCTURAL**

1. Póngase usted de pie y relajado frente a un espejo, de preferencia en ropa interior, y trace una línea imaginaria en el centro del cuerpo. Mírese con atención de arriba a abajo. ¿Existen diferencias entre ambos lados?

2. Trace una línea imaginaria de un lado a otro de la cintura y compare la parte de arriba con la de abajo. ¿Concuerdan, o están desproporcionadas entre sí?
   Póngase de perfil y, mirándose de reojo, trace otra línea imaginaria que bisecte su cuerpo. ¿Están las partes de mayor peso (cabeza, tórax y pelvis) alineadas verticalmente, o forman un zigzag?
   En la medida en que exista un desequilibrio, se gasta mayor energía y se produce mayor tensión muscular para mantenerse erguido. Si se corrige el desequilibrio, la energía podrá emplearse para mejores fines.

3. Vuelva a mirarse de frente en el espejo y piense: si se viera en una reunión o en el trabajo, ¿qué impresión recibiría? ¿Concuerda su apariencia exterior con lo que siente en lo íntimo?

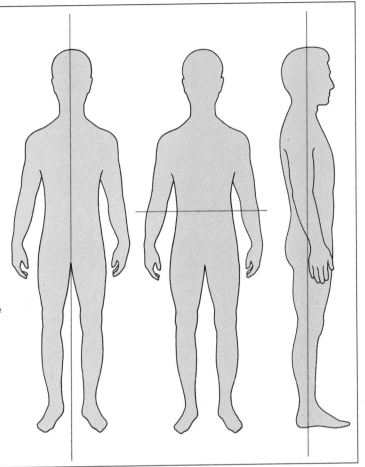

hay que relajarse y realizar ciertos movimientos para ayudar en el proceso. Éste no siempre es pan comido, sobre todo si existen efectos de alguna lesión o si se es una persona muy tensa, pero al final, con sensibilidad y perseverancia, el experto consigue su propósito: "vencer" la rigidez de aquellas zonas y devolverles su plena capacidad de movimiento y su flexibilidad.

Los resultados varían según el caso. Las mejorías más evidentes se relacionan con el dolor corporal crónico debido a tensión o a desequilibrio, con ciertos problemas respiratorios, con el llamado pie plano y con curvaturas excesivas de la columna vertebral. En general, mediante el método de Rolf se obtiene alivio del dolor, descanso y una sensación de soltura, agilidad y vigor.

Todo médico sabe que existe una relación entre la postura corporal, la tensión y los trastornos emo-

tivos; por ejemplo, las personas crónicamente temerosas o deprimidas reflejan en la postura su estado anímico y caminan cabizbajas y con los hombros encogidos, como si esperasen que alguien les asestara un golpe. Pues bien, así como el psicoanálisis y la psicoterapia tienen un efecto en la salud física, así también el *rolfing*, a partir de un proceso de recuperación física, tiene un efecto en la mente: se considera que la persona se vuelve más abierta y adquiere una actitud más sana ante la vida y ante los demás.

El método de Rolf es de mucha utilidad para los atletas, bailarines y músicos; como complemento de la psicoterapia, y para todas aquellas personas que sencillamente deseen dar lo mejor de sí e intensificar su salud física y mental. Puesto que concierne a la forma de moverse, es compatible con casi todos los tipos de ejercicio.

ACUPUNTURA Y REFLEXOLOGÍA

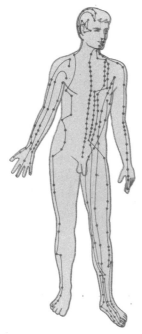

Cuando los puntos de acupuntura referentes a determinado órgano o aparato se unen por medio de líneas, se obtienen los llamados meridianos. La energía chi, según la teoría tradicional china, fluye a lo largo de estos 12 meridianos o vías; por eso una aguja insertada en el pie, por ejemplo, puede aliviar la migraña. Los principales meridianos del frente del cuerpo se relacionan con la circulación, los órganos genitales, los pulmones, el corazón, el estómago, el hígado, los riñones, el bazo y el intestino grueso.

La acupuntura es una terapia tradicional china utilizada para mantener una salud óptima y para diagnosticar y tratar muy diversos trastornos. En Occidente ha hallado aplicación como medio analgésico y anestésico y, en menor grado, en el tratamiento de los síntomas causados por la abstinencia en casos de drogadicción.

La práctica de la acupuntura se basa en la creencia de que en el cuerpo fluye una energía vital, llamada *chi*, cuyo equilibrio es indispensable para la salud. La medicina occidental siempre se ha mostrado escéptica al respecto porque la existencia de dicha energía no ha sido demostrada en forma inequívoca (por ejemplo, tal como podría demostrarse la existencia de los impulsos nerviosos), pero no por ello la acupuntura ha dejado de ganar terreno, sobre todo como medio para reducir o suprimir el dolor. La razón teórica de este efecto es que al bloquear un nervio sensorial por medio de un estímulo simple, se evita que transmita las sensaciones dolorosas y, además, se induce a la glándula pituitaria, o hipófisis, a que segregue endorfinas (sustancias que, entre otros efectos, regulan el dolor corporal).

La corriente de energía

Segun la teoría tradicional, cuando la energía *chi* queda obstaculizada, hay que estimularla a continuar su paso, lo cual se logra insertando unas delgadísimas agujas en determinados puntos de la piel (el nombre acupuntura se deriva de "acus", aguja, y "punctura", punzada, en latín). El acupunturista puede dejar insertadas las agujas, o utilizarlas sólo brevemente para estimular ciertos nervios, o bien, usarlas para transmitir una corriente eléctrica de baja intensidad.

Algunos médicos de corte académico consideran difícil aceptar la validez de esta terapia, que utiliza medios externos para remediar dolencias internas, y que a veces se aplica en partes del cuerpo muy distantes de las que pretende curar; pero tal vez la acción de las endorfinas pudiese explicar el hecho de que la acupuntura sí produce un efecto anestésico.

En acupuntura se toma 12 veces el pulso cardiaco (seis veces en cada muñeca), lo cual constituye su principal medio diagnóstico, totalmente ajeno a la práctica médica occidental, en la que sólo se toma una vez el pulso. El acupunturista palpa la arteria radial de la persona para determinar su grado de plenitud, dureza y actividad, y a partir de éstas

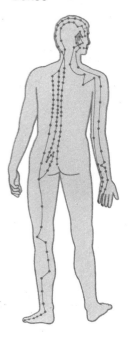

Entre los principales meridianos del dorso del cuerpo se cuentan los relacionados con la vejiga, la vesícula biliar, el intestino delgado, el intestino grueso y ciertas funciones de regulación y distribución térmica. Muchos acupunturistas aconsejan hacer cuatro consultas anuales, al cambiar cada estación del año, lo cual permitiría una supervisión adecuada y un diagnóstico y tratamiento oportunos en caso de surgir algún trastorno imprevisto.

y otras observaciones decide dónde insertar (sin causar dolor) las agujas esterilizadas.

La moxibustión

Se trata de una forma de acupuntura en la que se emplea el calor. Alrededor de cada aguja se quema un cono de hierbas secas, o moxa; cuando la persona comienza a sentir el calor, el acupunturista retira de inmediato el cono. A veces la moxa tiene forma de cigarro, y éste se acerca a la piel. Otras veces se emplea una aguja rematada en forma de copa; en ésta se coloca y quema la moxa, cuyo calor se transmite por la aguja a la piel.

La reflexología

Se basa en el principio de que cada parte del cuerpo (por ejemplo, la cabeza) se corresponde con de-

terminadas partes de los pies (por ejemplo, la punta del dedo gordo del pie izquierdo), y que al dar masaje a estas últimas, se proporciona alivio a las partes del cuerpo correspondientes. Además, en reflexología existen diez meridianos, que terminan en los dedos de los pies.

Cuando una parte del cuerpo sufre un trastorno, se forman depósitos cristalinos en la parte correspondiente del pie y la vuelven dolorosa al tacto. Los reflexólogos se basan en ello para diagnosticar los padecimientos; después dan masaje a aquellas partes de los pies que lo necesitan, para aliviar la tensión, eliminar dichos depósitos y estimular la circulación sanguínea. Si por alguna razón no es posible dar masaje a los pies, se da a las manos. El tratamiento puede causar cierta molestia pero el alivio es asombroso.

EL YIN Y YANG

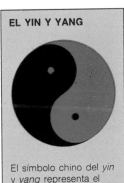

El símbolo chino del *yin* y *yang* representa el dualismo del universo y el equilibrio ideal. Para que la energía *chi* fluya sin impedimento, las fuerzas *yin* y *yang* deben estar equilibradas en el organismo. Los órganos huecos destinados a la absorción y la eliminación (los intestinos, la vejiga y el estómago, por ejemplo) se relacionan con el *yin*, mientras que con el *yang* se relacionan los órganos "sólidos" y regulatorios (los pulmones, el corazón, el hígado y los riñones).

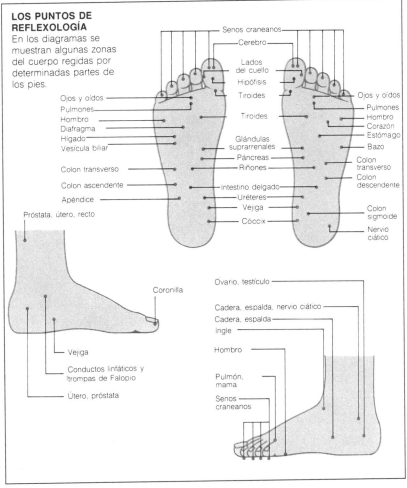

SHIATSU

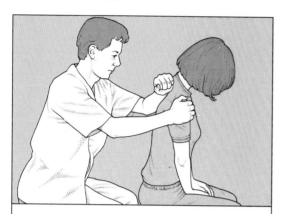

Al aplicarles presión con el codo, a fondo y en forma sostenida, los músculos ceden y se relajan.

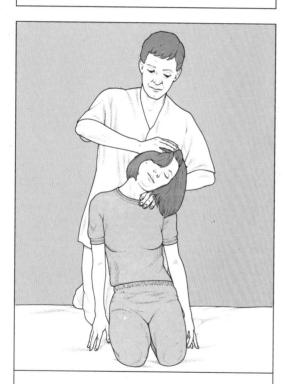

El grado de presión que se ejerce sobre el cuello para extenderlo varía al cambiar el ángulo del codo.

Las ilustraciones de esta página y de la siguiente son ejemplos de algunos de los muchos métodos de shiatsu.

El shiatsu es la versión japonesa de una forma de masaje terapéutico conocido más comúnmente como digitopuntura, que, aunque en el Lejano Oriente se ha practicado desde hace siglos, en los países occidentales ha ganado popularidad apenas recientemente. La digitopuntura se basa en los mismos principios médicos que la acupuntura (vea págs. 316—317), a la que es muy posible que haya dado origen.

Al igual que la acupuntura, el shiatsu parte de la creencia en una energía vital (denominada *ki* en japonés) que fluye por el cuerpo a lo largo de unos meridianos o vías cuyos nombres suelen referirse a determinados órganos (los riñones, los pulmones, el corazón, etc.) pero que en realidad abarcan también el aspecto afectivo: cuando en determinada parte del cuerpo la circulación de ki es o insuficiente o excesiva, o si queda interrumpida por una lesión, también resulta afectada la parte emocional correspondiente.

El propósito del shiatsu es restablecer el equilibrio de la circulación de la energía *ki* a través de los meridianos. Como cualquier otra forma de masaje, es muy adecuado para aliviar los efectos del estrés (tensión, dolor de cabeza e insomnio); también se utiliza para aliviar trastornos digestivos, úlceras gástricas, alteraciones menstruales, asma, migraña y una enorme variedad de padecimientos musculoesqueléticos, desde el codo de tenista hasta el dolor de espalda o lumbago.

Practicado regularmente y en combinación con otros buenos hábitos de salud (además de una alimentación sana), el shiatsu constituye una excelente forma de medicina preventiva.

El diagnóstico
Sobre una estera colocada en el piso se efectúan el diagnóstico y el tratamiento. El experto comienza evaluando el estado del paciente, sin tocarlo. Todos los detalles se toman en cuenta al hacer el diagnóstico: el color y otras características del rostro, la postura y la complexión del cuerpo, el estado de la lengua, el tono de la voz e incluso el olor de la persona.

Después el experto efectúa el *hara* o diagnóstico del abdomen, en el que palpa las zonas reflejas (éstas corresponden a cada meridiano y se considera que son los principales núcleos de energía *ki*) para determinar cuáles son *jitsu* (sobrecargadas de energía) y cuáles son *kyo* (deficientes o insuficientes en ella); el propósito del tratamiento es dispersar energía de las primeras y aportarla a las segundas para restablecer el equilibrio de la energía *ki*.

Métodos de tratamiento

En el masaje shiatsu no se utiliza aceite y el paciente debe estar vestido con ropa holgada y de fibra natural. Colocando al paciente en distintas posturas (acostado boca abajo, o de lado, o permaneciendo de pie), el experto palpa en su totalidad los meridianos y los puntos de acupuntura del paciente y les da masaje. Uno de los métodos más característicos consiste en hacer presión con las manos, los pulgares, las rodillas, los codos y los pies; el experto utiliza todo su cuerpo para modificar en el del paciente la circulación de *ki*. La presión que hace sobre los meridianos *kyo* y la forma en que los extiende es suave y a la vez profunda, pero en los meridianos *jitsu* recurre a métodos más vigorosos: los sacude y los palmea, por ejemplo. Algunos expertos efectúan ajustes similares a los de la osteopatía (págs. 310—311), pero por lo regular los huesos se reacomodan solos cuando los músculos circundantes se aflojan con el masaje.

En Japón se practica un shiatsu más bien rudo, que causa un placer rayano en el dolor (un "dolor placentero", dicen algunos), pero en Occidente tiende a ser más moderado. En cualquier caso, los pacientes se sienten después profundamente relajados y rebosantes de energía, pues han liberado una gran cantidad de tensión.

Se considera que el tratamiento es en realidad un proceso de diagnóstico continuo en el que el experto percibe por medio de sus manos la energía del paciente y a la vez le infunde la suya propia por medio de todo su cuerpo. Los expertos recurren a ejercicios parecidos a los de las artes marciales para desarrollar su fuerza mental y física y practican la meditación para lograr un estado de quietud y concentración internas.

No obstante, la aplicación del shiatsu no sólo está en manos de terapeutas profesionales. Por ejemplo, en Japón se suele aplicar en forma doméstica, sin entrenamiento especial ni métodos complicados, y muchas personas lo consideran de gran utilidad para aliviar las tensiones familiares, acercar a la gente entre sí y poner remedio a padecimientos leves.

Existen varias formas de shiatsu autoaplicado; la más conocida es el *do—in*, combinación de shiatsu y de ejercicios de estiramiento muscular que infunde vigor en la persona.

MÉTODOS DE SHIATSU

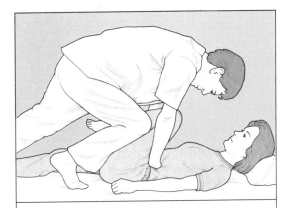

El experto utiliza la rodilla para presionar la pierna y los meridianos y para hacer el *hara* al mismo tiempo.

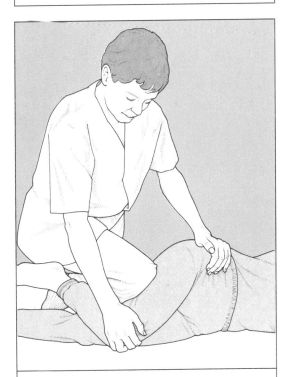

La rodilla se utiliza para hacer presión sobre el nervio ciático del paciente, acostado de lado.

HERBOLARIA Y AROMOTERAPIA

La herbolaria consiste en el uso interno y externo de remedios hechos a base de plantas. Quienes practican este tipo de tratamiento afirman que mantiene sano al organismo y que lo vuelve más resistente a las enfermedades, pero los escépticos suelen responder que lo anterior se debe a la fe que los pacientes tienen en dichos remedios.

La herbolaria no sólo recurre a las hierbas aromáticas que se emplean para cocinar, sino también a los helechos, líquenes, árboles, algas y otras plantas, de las cuales usa partes enteras a diferencia de los medicamentos comunes, que sólo contienen determinadas sustancias o "principios activos" aislados o sintetizados. Con dichas partes se preparan los remedios, ya sea para uso interno o para ser aplicados en forma de ungüentos.

La herbolaria es tan antigua como el hombre mismo y podría decirse que aun más, puesto que muchos animales buscan instintivamente ciertas plantas para curar sus enfermedades. Seguramente se practicó en todas las civilizaciones antiguas, en parte porque no se tenía otra opción, y a tal grado se llegó a identificar las plantas con sus propiedades curativas, que estas últimas sirvieron de base para elaborar la taxonomía actual. La invención de la imprenta permitió que se divulgaran ciertos grandes tratados de botánica, como los de Gerard (1636) y Culpeper (1653), que aún consultan los actuales expertos en herbolaria.

Los remedios hechos a base de plantas son baratos y, tomados en cantidad moderada, no producen efectos secundarios adversos, lo que explica su po-

ALGUNOS REMEDIOS COMUNES A BASE DE HIERBAS		
Trastorno	**Hierba**	**Preparado**

Tos, resfriado y garganta irritada	Manzanilla
	Salvia
	
	Eucalipto
	
	Rosa
	
	Ajo
	Menta
		Té de flores
		Té de hojas secas;
		  infusión para hacer gárgaras
		Hojas secas o aceite en infusión
		Inhalado
		Infusión de hojas y pétalos
		  secos, para hacer gárgaras
		Jugo
		Té

Dolor de cabeza	Lavanda Romero Tila	Té diluido de flores secas Té diluido de hojas secas Infusión de hojas o flores pulverizadas
Diarrea	Frambuesa Roble Zarzamora Fresa	Infusión de hojas Decocción de corteza Infusión de hojas o de raíz Infusión de hojas
Estreñimiento	Albahaca Madreselva Nogal Morera	Hojas mezcladas con aceite Infusión de hojas Infusión de corteza pulverizada Decocción de corteza; jarabe de bayas
Flatulencia e indigestión	Perejil Pimienta Mejorana Estragón Alcaravea	Té Polvo Infusión de hojas Infusión de hojas Semillas en polvo o aceite de semillas
Insomnio	Eneldo Violeta Yerbabuena Menta Valeriana	Semillas cocidas en vino Té de hojas y flores Té Té Té

Los remedios a base de hierbas suelen consistir en maceraciones, tinturas y jarabes, o en infusiones y decocciones hechas con plantas secas; o bien, en cápsulas y tabletas. La aplicación externa se hace con ungüentos, lociones y cataplasmas.

pularidad entre algunas personas desilusionadas de los tratamientos a base de fármacos modernos. Las plantas contienen sustancias que en forma natural mitigan el efecto de la sustancia principal, lo que protege contra el daño que ésta causaría si fuese ingerida sola.

Los preparados de hierbas pueden utilizarse con fines tanto preventivos como curativos en caso de malestares comunes; muchos tipos de tés pueden tomarse en vez del café y del té negro, para reducir la ingestión de cafeína (vea págs. 280—281), y los remedios herbarios pueden aliviar la migraña, la inflamación crónica de las mucosas y muchos otros trastornos frecuentes.

A menos que se sea un conocedor de las plantas y de sus usos, no hay que intentar idear remedios uno mismo. Lo mejor, sobre todo en caso de molestias persistentes o de cierta importancia, es consultar a un experto en herbolaria, que procurará hallar el tratamiento idóneo para la persona y no sólo aliviar los síntomas. Muchas veces, aunque dos personas sufran los mismos síntomas, requieren tratamientos distintos.

Aromoterapia

Fue el cosmetólogo francés René Maurice Gattefosse quien dio nombre a la práctica de la aromoterapia y publicó, en 1928, el primer libro sobre el tema. La aromoterapia, como la herbolaria, se basa en el uso de ciertas plantas pero, a diferencia de aquélla, solamente utiliza aceites esenciales aromáticos, muy concentrados, volátiles y costosos. Por lo regular éstos se frotan sobre la piel, se inhalan o se añaden al agua en la tina de baño; en ciertos casos se usan por vía interna. La aromoterapia se propone curar muy diversos padecimientos circulatorios, respiratorios, digestivos y neuromusculares; los remedios se idean específicamente para cada persona. El efecto de los aromas abarca la mente, por lo que también se pretende curar por este medio los trastornos mentales.

En diferentes versiones, la aromoterapia se conoce desde los tiempos bíblicos; la práctica moderna no necesariamente requiere la ayuda de un especialista.

Tanto para el baño como para la inhalación se vierten en agua unas gotas de aceite esencial; para el masaje, se diluye bastante el aceite, pero en cada caso varía el grado de dilución pues de ello depende de que un mismo aceite tenga efectos sedantes o estimulantes.

Los remedios florales de Bach

Edward Bach (1880—1936), médico, patólogo y bacteriólogo plenamente calificado, se convenció de que en el hombre las enfermedades se deben a desequilibrios causados por estados afectivos negativos. Su credo era: "Hay que tratar al paciente, no la enfermedad." Abandonó Londres y la medicina académica y partió para la campiña galesa, donde desarrolló un enfoque terapéutico intuitivo. Halló los remedios que buscaba en 38 especies florales silvestres cuyas fuerzas vitales capturó remojando los capullos en agua de manantial calentada al sol.

Bach dividió sus remedios en siete grupos:

Temor Jara (terror, pánico), *Mimulus* (timidez), *Prunus cerasifera* (miedo a enloquecer), álamo (miedo a lo desconocido), castaño rojo (miedo a los demás).

Incertidumbre *Ceratophyllum* (desconfianza de sí), genciana (depresión), tojo (desesperación), ojaranzo (cansancio, abatimiento), avena loca (insatisfacción, falta de sentido).

Falta de interés en el presente. Clemátide (fantaseo), madreselva (nostalgia pertinaz), escaramujo oloroso (renunciación, apatía), olivo (agotamiento por estrés), castaño blanco (preocupaciones persistentes, conflictos mentales), mostaza (depresión inexplicable), yema de castaño (aprendizaje lento de las experiencias de la vida, errores incorregibles).

Desaliento y desesperación. Alerce (inactividad por miedo al fracaso), pino (culpabilidad), olmo (desesperación pasajera), castaño oloroso (angustia extrema), estrella de Belén (cualquier forma de conmoción y pena), sauce (resentimiento, amargura), roble (desaliento por falta de logros), manzano silvestre (sentimientos de impureza, desagrado de sí).

Soledad. *Hottonia palustris* (orgullo, altanería), *Impatiens* (impaciencia), brezo (miedo a la soledad, egolatría, desapego).

Sensibilidad desmedida a las ideas e influencias. Agrimonia (tormentos mentales ocultos tras una fachada de valentía), centaura (voluntad débil, abuso por parte de los demás), nogal (cambios fisiológicos importantes, como la pubertad y la menopausia), acebo (celos, odio).

Exagerada preocupación por el bienestar ajeno. Achicoria (posesividad), gallocresta (estrés causado por entusiasmo excesivo), vid (afán de dominación, inflexibilidad), haya (intolerancia, arrogancia).

PSICOLOGÍA DEL DEPORTE

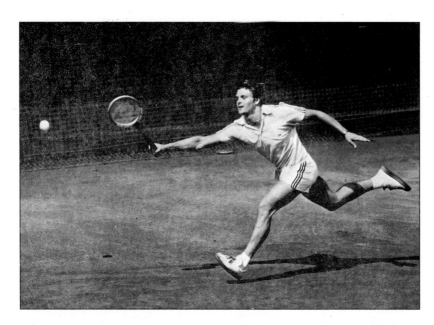

La psicología del deporte tiene por objeto estudiar los distintos componentes del fenómeno deportivo, desde la selección y el entrenamiento de los atletas hasta las relaciones interpersonales de los miembros del equipo, las reacciones ante el éxito y el fracaso y las actitudes del público.

En los 20 últimos años ha aumentado la conciencia de que aunque el condicionamiento físico y la práctica son muy importantes, no bastan para alcanzar el éxito en los deportes. Los sorpresivos triunfos soviético y de Alemania Democrática en las Olimpiadas de 1972 y 1976 hicieron reflexionar acerca de una nueva actitud ante el deporte: las llamadas técnicas autogénicas, que ponen énfasis en la preparación mental, habían permitido un desempeño físico superior. Desarrolladas en un programa de psicología del deporte, dichas técnicas pasaron a formar parte de los programas de entrenamiento deportivo en otros países.

El método autogénico

Las técnicas autogénicas (o autogeneradas) recurren al poder de la autosugestión para modificar las respuestas del cuerpo y lograr un relajamiento por concentración. Este método fue ideado en la década de 1920 por el neurólogo alemán J.K. Schulz; éste había utilizado la hipnosis para el tratamiento de sus pacientes, y como a muchos de ellos los beneficiaba el relajamiento profundo producido por medio del proceso hipnótico, buscó una forma de

lograrlo sin recurrir a la hipnosis y encontró que el aprender a sugestionarse verbalmente era muy eficaz para ese propósito.

Los ejercicios autogénicos se han utilizado para combatir el dolor de cabeza, la hipertensión arterial, la úlcera y muchos padecimientos psicosomáticos. Su finalidad es concentrar la mente en determinada parte del cuerpo para modificar sus respuestas; por ejemplo, al decirse varias veces uno mismo ''Tengo las manos calientes y pesadas'' y repetir este procedimiento sucesivamente con las demás partes del organismo, al final se sentirá caliente y pesado todo el cuerpo.

Los ejercicios autogénicos pueden llegar a modificar la respiración y el pulso cardiaco, con lo que el relajamiento se vuelve más profundo. Para que durante el proceso de autosugestión la mente permanezca despejada, hay que recurrir a fórmulas tales como ''Siento fresca y relajada la frente''.

Con la práctica constante se logra una respuesta automática al repetir las frases, lo cual es muy útil en circunstancias de estrés. Por ejemplo, en un congestionamiento de tránsito quizá baste decirse uno mismo ''Tengo los hombros calientes y pesados'' para que la tensión se reduzca.

Durante la relajación profunda pueden aparecer dolores y molestias e incluso cansancio, lo cual se debe a que los músculos han estado habitualmente tensos y, al aflojarse, manifiestan los efectos de su anterior estado.

Conocer la propia potencialidad

Al practicar algún deporte es fácil percatarse de que hay días buenos y días malos, y que hay personas que sin ser técnicamente muy diestras suelen vencer a las que sí lo son. Esto último sucede porque aquéllas aprovechan al máximo su potencialidad, evitan cometer errores y no pierden la concentración, mientras que las más diestras suelen "dormirse en sus laureles".

La psicología del deporte utiliza las técnicas autogénicas para ayudar a que la persona aproveche lo más posible su potencialidad: seguirá habiendo días malos pero serán menos frecuentes que antes, y seguirán ocurriendo fallas de concentración pero será más fácil corregirlas.

La clave del asunto

La presión psicológica es para el deportista la fuerza más destructora: lo que durante el entrenamiento resultaba relativamente fácil y hasta divertido, resulta fallido durante una competencia; sin embargo, en determinados momentos decisivos de un partido (durante un desempate, por ejemplo) los espectadores quedan asombrados del desempeño que los grandes profesionales suelen alcanzar. ¿Cómo pueden, bajo tan enorme presión, jugar tan estupendamente?

En realidad, no hay tal. Nadie puede jugar bien bajo una presión desmedida. Lo que sucede es que los grandes jugadores han aprendido a evitar sentirse presionados y a hacer acopio de serenidad y confianza en sí mismos hasta en los momentos más determinantes.

Una vez que ciertas preocupaciones (generalmente por el triunfo y la derrota) invaden la mente, la presión se vuelve intensa; pero, aunque ésta obedezca al afán de triunfo, hay que aprender a suprimirla de raíz.

La preparación y el ensayo

Para la preparación pueden utilizarse los métodos de relajamiento que se explican en la página 271, o bien, en forma más sencilla, estando sentado pueden tensarse y relajarse alternadamente los principales grupos de músculos: los de las piernas, brazos, abdomen, tórax, mandíbula, cara y los de alrededor de los ojos.

Después hay que concentrarse, de una en una, en frases que reduzcan la presión psíquica (vea recuadro de esta página) y favorezcan el relajamiento. Y a continuación hay que ensayar mentalmente

uno o más movimientos clave del deporte que se practique; por ejemplo, un tenista tendría que ensayar imaginariamente el golpe directo, con mucha concentración, como si fuese en "cámara lenta", desde todos los ángulos y "sintiendo" el sol y la brisa, "viendo" cómo la pelota golpea la red y deforma sus cuerdas y "oyendo" el sonido que produce al golpearla.

También se puede optar por hacer los ejercicios de relajamiento y después concentrar la mente sólo en la raqueta y la pelota (o en las pesas, o en el remo, o en los pedales de una bicicleta, según el caso) durante un par de minutos, lo cual seguramente ayudará a mantener la concentración en el momento oportuno.

Para controlar la presión psicológica

Ideas causantes de presión

1. Tengo que ganar.

2. Si no gano, perderé la estima de la gente.

3. Si me esfuerzo más, ganaré.

4. Este viento me molesta, este árbitro me pone nervioso, el calor es insoportable, etc.

Frases reductoras de presión

1. Estoy aquí porque quiero; no querría estar en ningún otro sitio del planeta.

2. Estoy aquí para divertirme; jugar es maravilloso y estimulante.

3. Siento en mi rostro la brisa y en mis brazos el sol, y la pelota es tan grande como la luna.

4. No sé quién habrá de ganar. No estaría mal saberlo pero es imposible adelantar vísperas, de modo que sólo queda aguardar y ver qué sucede; mientras tanto, voy a mirar esta hermosa pelota (o a sentir estas magníficas pesas, o remos, etc.) y dejar que mi cuerpo haga lo demás.

Los ensayos mentales repetidos permiten que el cuerpo aprenda a actuar por sí mismo con soltura, con eficiencia y sin perder la relajación. Así, el desempeño mejora y el jugador disfruta más. Además, si durante el partido el jugador perdiera la concentración, podría echar mano de ciertas "claves" que le permitirían recuperarla: tomarse uno o dos segundos para relajar el abdomen o la mandíbula, o mirar fijamente la pelota, por ejemplo, con lo cual el cuerpo recuperaría automáticamente el estado de calma obtenida durante los ensayos.

BIOAUTORREGULACIÓN

La bioautorregulación (*biofeedback*, en inglés) se basa en la idea de que la persona puede regular sus reacciones fisiológicas (ansiedad, dolor, tensión, etc.) si aprende a detectarlas mediante aparatos especiales que le indican con señales luminosas o sonoras cuál es su presión arterial, su tensión muscular, su resistencia cutánea y su temperatura corporal. Conforme la persona va aprendiendo a relajarse de modo que sus reacciones fisiológicas se modifiquen, los aparatos especiales van dejando de emitir las señales.

A finales del siglo XIX, varios futuros personajes que por entonces estudiaban la hipnosis —entre ellos Carl Jung (vea págs. 330—331)— descubrieron que los estados de ansiedad provocaban un marcado aumento en la resistencia cutánea a la electricidad. A partir de la década de 1930, éste y otros cambios fisiológicos involuntarios fueron aprovechados para hacer pruebas con el polígrafo o detector de mentiras.

En la década de 1960 se comprendió por vez primera la utilidad que tales mediciones fisiológicas tenían para detectar y controlar el estrés. Como resultado de extensas investigaciones realizadas con personas y con animales, fueron ideados los aparatos que actualmente se usan para el tratamiento por bioautorregulación.

Las ventajas
La bioautorregulación es una de las pocas técnicas que han sido aceptadas por la medicina para demostrar cómo la mente influye en el cuerpo, según ocurre particularmente en ciertos procesos internos tales como el pulso cardiaco y la temperatura de la piel, que antes se consideraban ajenos a la voluntad. Los debilitantes efectos del estrés (dolor de cabeza, indigestión, tensión, insomnio, etc.) pueden ser regulados por la propia persona, por lo cual en la actualidad muchos hospitales cuentan con aparatos de bioautorregulación para tratar muy diversos trastornos causados por la ansiedad. Los mismos principios se han utilizado también, aunque en menor medida, para investigar los estados especiales de la conciencia, como en la meditación y la hipnosis.

Para aprender esta técnica se establece primero un objetivo: por ejemplo, modificar la frecuencia del pulso cardiaco. Durante la sesión, la persona controla continuamente los latidos de su corazón y, probando varios métodos, logra por fin encontrar el que le permite obtener los mejores resultados; es

decir, puede probar contrayendo o relajando varios músculos, imaginando escenas terribles o confortantes y así sucesivamente. Mediante un estímulo simple, como pueden serlo un sonido o una luz, se le informa inmediatamente de cualquier cambio aunque éste sea mínimo, y dicha información induce al individuo a ejercitar un control voluntario adicional.

Los mensajes de la piel
El relaxómetro es un aparato de bioautorregulación que mide los niveles de excitación cutánea por medio de electrodos colocados en los dedos de la persona. Cuando el cuerpo se excita o cuando está sujeto a estrés, suda en mayor cantidad, y al aumentar el grado de humedad de la piel, ésta conduce más electricidad; el relaxómetro avisa de estos cambios a la persona, que, guiándose por las señales del aparato, aprende a relajarse y a controlar las glándulas sudoríparas.

Otro aparato de bioautorregulación mide los cambios de temperatura que se producen en la piel; por ejemplo, los que ocurren cuando el estrés hace que el sistema nervioso autónomo desencadene en la persona una reacción de lucha o huida (págs. 266—267), que a su vez hace que los vasos sanguíneos se contraigan y que la temperatura de la piel descienda. Muchas personas pueden calentarse las manos con sólo imaginar que están sentadas frente al fuego de una chimenea; en cambio, no podrían hacerlo recurriendo únicamente a la fuerza de voluntad, porque ésta no puede activar la reacción de lucha o huida, que está regida por el sistema nervioso autónomo.

Aprender a relajarse
Los aparatos de bioautorregulación no pueden por sí mismos relajar a la persona, pero sirven para aprender cómo hacerlo porque ayudan a cobrar conciencia de los "mensajes" que el cuerpo emite cuando está tenso o relajado, frío o caliente, por ejemplo. Para provocar los cambios suele bastar con imaginar que el cuerpo está frío o caliente, por ejemplo, y llega el momento en que la persona descubre que puede hacerlo aunque no sepa explicarlo. Con la práctica, muchas personas aprenden a relajarse sólo por medio de la autosugestión.

Los mensajes del cerebro
El electroencefalograma (EEG), que se utiliza en investigación para conocer los niveles de actividad

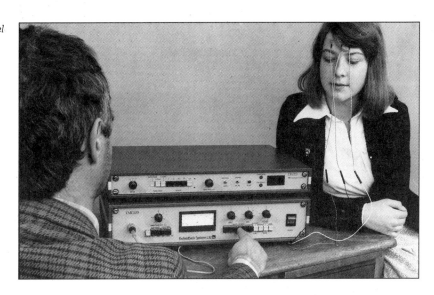

La actividad eléctrica del cerebro, que se mide por medio de una especie de electroencefalograma, indica al operador entrenado cuál es el estado de conciencia del paciente. El propósito de la bioautorregulación es enseñar a la persona a controlar los cambios fisiológicos que normalmente escapan a la voluntad, con lo cual se reduce el estrés y se evitan los males que suele acarrear.

cerebral, es uno de los más conocidos recursos de la bioautorregulación. Cada frecuencia de onda cerebral corresponde a determinado estado de ánimo: las ondas *beta*, las más comunes en el cerebro normal, representan el nivel de actividad eléctrica más veloz y se asocian con el estado de concentración activa, como cuando hay que resolver un problema práctico. Las ondas *alfa* son más lentas y corresponden al estado de agradable relajamiento. Las ondas *theta* son aún más lentas que las anteriores; suelen relacionarse con un estado intermedio entre el sueño y la vigilia y con imágenes mentales caprichosas o inquietantes. Por último, las ondas *delta* son las más lentas de todas y corresponden al estado de sueño.

Los aparatos de bioautorregulación informan a la persona acerca del nivel de actividad cerebral *alfa* y la ayudan a aprender a aumentarlo o disminuirlo; en realidad, dichos aparatos son una versión simplificada de los aparatos que en los hospitales se emplean en electroencefalografía. Con la práctica, la persona puede lograr estados de relajación que en otras circunstancias le llevarían años de practicar la meditación.

Reducir la hipertensión
La bioautorregulación ha demostrado ser eficaz para aliviar la hipertensión arterial, importante causa de males cardiacos. Cuando el sistema nervioso autónomo da una señal de alarma, la presión arterial aumenta y todo el cuerpo entra en un estado de excitación; así, sin darse cuenta, muchas per-

sonas viven en un estado de tensión semipermanente. Por medio de la bioautorregulación y de ejercicios de relajamiento, la persona puede aprender a pasar al estado de calma. Este aprendizaje toma más tiempo que el recurrir a un tratamiento con fármacos, pero no implica riesgo de dependencia y es, desde luego, más sano.

Los placebos
El efecto de los placebos ilustra cómo la mente puede influir en el cuerpo. Un placebo es una sustancia inofensiva que se da al paciente haciéndole creer que se trata de un medicamento verdadero. Pues bien, se ha demostrado que en muchos pacientes la hipertensión disminuye tanto si se les prescriben fármacos como si solamente se les dan placebos. El mero hecho de creer que una píldora causará alivio, lo causa, en efecto, aunque ésta sea un placebo.

Los aparatos de bioautorregulación son muy útiles para el tratamiento de padecimientos físicos y psíquicos, pero no son indispensables para que una persona cobre conciencia de sí. Para percatarse del estado de salud propio basta con prestar atención a las continuas señales internas y externas que lo manifiestan: un simple espejo dice mucho acerca de ello; los comentarios de las amistades más allegadas son también un valioso indicio al respecto, pero lo más importante es la capacidad para escuchar los mensajes que emite el propio cuerpo, pues éstos son los más precisos consejeros acerca de si hay que continuar el ajetreo o darse un descanso.

ZEN Y MEDITACIÓN

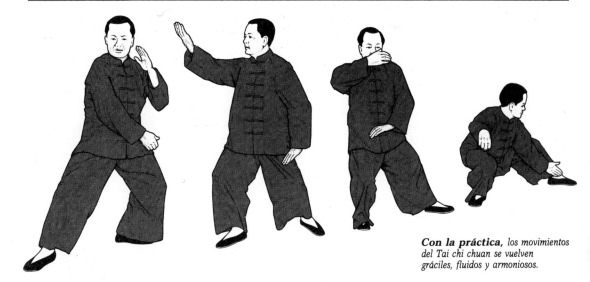

Con la práctica, los movimientos del Tai chi chuan se vuelven gráciles, fluidos y armoniosos.

La meditación tiene como finalidad relajar el cuerpo y la mente y crear una conciencia plena que permita acallar la "palabrería" interna y alcanzar la serenidad y la paz interiores. Cuando se practica con regularidad y en un ambiente de silencio y sosiego, da tregua al ajetreo cotidiano y al consiguiente estrés.

Se ha practicado en todo el mundo desde hace muchos siglos. En Occidente se ha identificado con la oración y con la comunicación directa con Dios; en Oriente su propósito ha sido liberar la mente de una excesiva carga de pensamientos. Desde hace algún tiempo se han incorporado muchos métodos de meditación simplificados a las concepciones holísticas acerca de la salud.

Los métodos de meditación

Un común denominador a toda forma de meditación es la concentración de la atención, de modo que por completo quede absorta en el núcleo de la experiencia meditativa y excluya todo lo demás. En la meditación zen el centro de atención es el acto respiratorio; cuando los pensamientos comienzan a disipar la mente, hay que reconcentrarla en ese acto. En la meditación trascendental el centro de atención es una palabra, un mantra, que se repite en silencio, incesantemente.

Por lo general, para meditar hay que adoptar una postura cómoda pero erguida y concentrarse en un mantra, en la respiración, en una imagen, en una vela encendida o en algún otro objeto. Lleva tiempo acostumbrarse a hacer a un lado los pensamientos y los sentimientos más aparentes, pero al final se descubre el camino que conduce al corazón de la experiencia interna.

El budismo zen constituye una tradición de espiritualidad que pone énfasis en la necesidad de "vaciamiento": al vaciarse la mente de todos sus prejuicios y preocupaciones, se acerca a la verdadera realidad. En el zen también se hace hincapié en confiar en el curso natural de los acontecimientos, fuente inagotable de sabiduría y sencillez.

Toda forma de meditación, si se practica a conciencia y con constancia, influye profundamente en la vida y en la salud de la persona; la serena y relaja, le da paz interior y la reanima en lo físico y en lo mental. Además, es muy frecuente que la ayude a integrarse al medio que la rodea.

Al investigar la actividad cerebral se ha logrado explicar algunos de los efectos de la meditación. Los neurofisiólogos han descubierto que en la mayoría de las personas el hemisferio izquierdo del cerebro prevalece sobre el derecho. El izquierdo se relaciona con el pensamiento lógico, el habla, los conceptos matemáticos y otros aspectos similares; su preponderancia parece deberse a una tendencia cultural hacia la racionalidad.

Por su parte, el hemisferio derecho se relaciona con el gozo estético, con las formas no lógicas de pensamiento e ideación y con la intuición. En la meditación ocurre un cambio de preponderancia, en favor del hemisferio derecho, y este cambio permite alcanzar un nivel de receptividad y de conciencia mucho mayor que el que normalmente se logra dentro de la actual tendencia cultural de Occidente.

El Tai chi chuan

El milenario arte del Tai chi (ilustrado a la izquierda) es una forma de meditación en movimiento, que sólo en apariencia guarda similitud con las artes marciales. Su propósito es múltiple, al igual que sus beneficios, ninguno de los cuales tiene que ver con la defensa personal; entre éstos se cuentan los siguientes:

● Experimentar la gracia, el equilibrio y el sentido inherentes al movimiento mismo.

● Volver profunda la respiración y despejar la mente.

● Lograr que el pensamiento y el movimiento se integren.

● Hacer que la persona, por medio del contacto con el suelo, cobre arraigo y seguridad en sí misma.

● Favorecer una armoniosa unidad entre el cuerpo, la mente y el espíritu.

Otro efecto fisiológico significativo consiste en que, al comenzar a meditar la persona, ocurre en ella una pronunciada disminución de la respuesta de lucha o huida (vea págs. 266—267): el pulso cardiaco, la conductividad de la piel y la tensión muscular se reducen notablemente.

La persona puede aprender a conservar en forma permanente estos beneficios. Son obvias las ventajas que lo anterior supone para el tratamiento de muchísimas enfermedades psicosomáticas y relacionadas con el estrés, y ésa es una de las razones por las que la meditación comienza a ser apreciada dentro de la profesión médica como parte integrante de la concepción holística (es decir, que considera al individuo como una totalidad) de la salud.

Meditación y espiritualidad

Muchas personas aprovechan la meditación para comunicarse con Dios o para recapacitar acerca del sentido de la vida; para ellas, la meditación apacigua la mente y les permite poner atención en la Divinidad o dejar que el espíritu vital las penetre. Consideran que escuchar la palabra de Dios no significa esperar revelaciones inusitadas, sino impregnarse de las verdades fundamentales de la vida y entregarse a ellas sin reservas.

La meditación, la oración, la contemplación y la fe infunden en la persona un sentido vital de trascendencia, de pertenencia a algo que es mucho mayor que uno mismo. En el terreno práctico, lo anterior supone una enorme ayuda para hacer frente a las crisis de la vida y a ciertos hechos estremecedores, como lo es la muerte. Es frecuente que quienes meditan se sientan capaces de rebasar sus preocupaciones menores, de acercarse a los demás con hondura y de integrarse al universo.

Las experiencias culminantes —esos momentos en que la persona se siente como poseída de revelación, de entendimiento y de profundos sentimientos— pueden ocurrir también por medio de la actividad física y del deporte. No es nada descabellado que cierta mujer haya explicado en términos religiosos sus experiencias al practicar el trote: "Me inspiro más que cuando estoy en la iglesia; a veces siento que salgo de mí misma y me doy cuenta de ser parte de todo lo que me rodea."

La meditación nutre a la fe, cuyos componentes necesarios son el amor y la confianza. ¿Quién podría dudar de que, en un mundo trastornado, todo medio para reconocer el valor de la vida y del universo tenga obligada importancia?

Beneficios del meditar

● Alivia el estrés y los males consiguientes.

● Ayuda a estar más cerca de la verdadera realidad.

● Expulsa las ideas negativas y los sentimientos de duda.

● Fomenta el sentimiento de la propia valía.

● Ahonda la fe.

● Nutre la felicidad.

● Hace ser más consciente del medio en que se vive.

Método para meditar

Las siguientes instrucciones pueden servir de guía para una forma sencilla de meditación.

1. Siéntese en silencio y con comodidad y cierre los ojos.

2. Relaje a fondo todos los músculos y no vuelva a tensarlos durante la meditación.

3. Respire por la nariz, poniendo atención en ese acto; al espirar susurre la palabra "un".

4. Cuando lo distraigan los pensamientos, vuelva a susurrar la palabra "un".

5. Prolongue la meditación de 10 a 20 minutos; al terminar permanezca sentado durante algunos minutos más, primero con los ojos cerrados y luego abiertos.

LA HIPNOSIS

El hipnotismo se remonta a tiempos muy antiguos; sin embargo, sus orígenes más recientes están asociados al médico austriaco Anton Franz Mesmer, nacido en 1734.

La hipnosis es un estado especial de la conciencia en el que la persona entra voluntariamente y que por lo común se acompaña de una sensación de profundo relajamiento; puede producir cambios físicos y psicológicos al alterar las emociones, las sensaciones y la imaginación del individuo. A muchas personas la hipnosis les permite reducir el estrés, modificar el comportamiento que suele asociársele y sobrellevar problemas que están ya muy arraigados; la hipnosis también puede ser útil para mitigar el dolor.

La índole de la hipnosis

Básicamente, la hipnosis es un estado de "anuencia", y para ser susceptible a ella (no está de más señalar que casi todo el mundo lo es) hay que tener cierto grado de confianza en el hipnotista y cierta disposición para hacer a un lado toda resistencia. El hipnotista actúa principalmente como guía: da algunas instrucciones sencillas que, cuando la persona las sigue, la llevan poco a poco hasta un estado de trance.

Es muy común imaginar al hipnotista balanceando un péndulo o mirando fijamente a su sujeto. Tal vez estos métodos aún estén en uso, pero lo importante es sólo conseguir que la atención se concentre y que se eviten las distracciones.

Casi todos los hipnotistas actuales disponen de una amplia gama de métodos; por ejemplo, tal vez pidan contar hacia atrás a partir de 300, o fijar la mirada en un punto del techo, pero por lo regular basta con sentarse y atender a lo que el hipnotista dice, con lo cual se entra gradualmente en un estado de concentración intensa aunque restringida o, podríamos decir, estrecha.

Se ha divulgado mucho la errónea idea de que la hipnosis es una forma de sueño inducida por el interminable, repetitivo y monótono parloteo del hipnotista. Lo cierto es que los estudios hechos mediante la electroencefalografía demuestran que la hipnosis no tiene absolutamente ninguna relación con el sueño; más bien es una forma de viveza mental encauzada hacia un solo foco de atención, en detrimento del resto. Quienes quedan absortos en el cine, al leer un libro o al fantasear, probablemente pasan por un estado de autohipnosis leve. Podría decirse que la hipnosis es un fantaseo tan

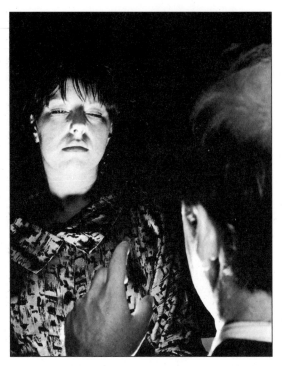

*El **hipnotista** sostiene en la mano un objeto pequeño de vidrio. La mujer concentra la atención en ese objeto para evitar distraerse y para acoger las sugerencias del hipnotista.*

intenso, que por breve tiempo parece como si fuese realidad, hasta el punto de quedar olvidado lo que sucede alrededor.

Cuando la mente y el cuerpo están tranquilos y relajados; lo que el hipnotista va sugiriendo pasa directamente a la conciencia y tiene muchas probabilidades de ser aceptado por el hipnotizado; por eso tiene que haber un acuerdo previo entre ambos acerca del tipo de sugerencias que se propondrán. Es muy importante que el hipnotista sepa mantener un tono mesurado y benigno al dar las instrucciones, pues en algunos casos, durante el tratamiento, pueden aflorar espontáneamente a la conciencia del hipnotizado recuerdos y sentimientos embarazosos.

Suele ser mucho más fácil explorar los aspectos espinosos de la vida personal en el estado hipnótico que en condiciones normales, porque queda en suspenso la resistencia —la "censura crítica"— que la mente les opone. Se trata entonces del método terapéutico denominado hipnoanálisis, para el cual el terapeuta debe contar con mucha experiencia, sensibilidad y conocimientos.

La hipnosis práctica

Cuando se ha logrado vencer el temor y se han recibido las debidas explicaciones y garantías, lo más probable es ser susceptible de entrar en trance hipnótico, por leve que sea. Para llegar al trance profundo pueden requerirse muchas sesiones, pero esto no siempre es necesario cuando se trata de una hipnoterapia, que puede ayudar a resolver problemas tales como fumar, comer en exceso y morderse las uñas. En general, lo que puede resolverse por medio de la hipnosis puede también solucionarse sin ella, pero posiblemente con mucha mayor lentitud.

En la técnica terapéutica de la hipnosis se distinguen tres etapas, que corresponden a los distintos grados de hipnosis a que llega el sujeto. La primera etapa es la de somnolencia; aunque el sujeto puede oponer su fuerza de voluntad, está dispuesto a seguir algunas órdenes o instrucciones del hipnotista. La segunda es la de sueño leve (así denominada aunque en realidad no tiene relación con el sueño propiamente dicho). Y la tercera es la de sueño profundo o trance.

Al tratar de solucionar los problemas de sus pacientes, el hipnotista puede recurrir a varias estrategias. Fortalecerles el ego quizá sea un buen comienzo; implica el uso de sugerencias que refuercen la motivación y la autoestima. Si se trata de ciertos problemas de adicción, como el fumar y el uso o el abuso del alcohol y otras drogas, tal vez sea oportuno emplear una terapia de aversión, que hace hincapié en los aspectos desagradables y dañinos del mal hábito.

Otra opción sería que el terapeuta subrayase los aspectos positivos de romper con la adicción, de tal modo que en el paciente comenzaran a surgir criterios mejores; en muchos casos basta un estado de trance leve para que la mente acepte nuevos criterios y el problema quede superado.

Por regla general, cuanto mayor sea la capacidad imaginativa del paciente, tanto mayores serán las probabilidades de éxito de la hipnoterapia. Aquellas personas que tienen dificultad para evocar los sabores, olores, sonidos, colores, formas y texturas, son las menos aptas para beneficiarse de este tipo de tratamiento.

Un alivio al dolor

La hipnosis puede mitigar los dolores de parto y los que se producen en el consultorio del dentista. En estos casos induce un relajamiento y un efecto de anestesia local, pero para obtener éxito el paciente (o la paciente) tiene que haber sido entrenado con antelación, de modo que en el momento oportuno llegue al estado hipnótico con suficiente rapidez. Las clases de autohipnosis para gestantes han ganado aceptación entre quienes prefieren prescindir de los anestésicos.

Conforme a este enfoque, la persona es inducida a sentir adormecimiento en determinada parte del cuerpo. Por ejemplo, se le sugiere que durante la hipnosis no sentirá ningún dolor en las manos; tras algunas repeticiones, se hace una prueba pinchándole las manos con un alfiler. Si la prueba resulta satisfactoria, se le sugiere que traslade dicha insensibilidad a otra parte del cuerpo, como la boca en el caso de una próxima visita al dentista, o la parte inferior de la espalda en el caso de una parturienta.

Muchos hipnotistas consideran que para obtener buenos resultados, tiene enorme importancia evitar toda alusión directa al dolor, lo cual causaría ansiedad; en cambio, emplean términos más neutros, como "contradicción" o "entumecimiento".

Hay quienes afirman que, con algo de práctica, es posible aprender a autohipnotizarse, lo cual tiene relación con los métodos autogénicos (vea págs. 322—323) y podría ser útil para controlar diversos efectos adversos del estrés.

Es falso lo siguiente:

● La persona hipnotizada está inconsciente.

● Si por medio de la hipnosis se suprimen unos síntomas, aparecerán otros.

● La mente puede quedar sometida al hipnotista, y la persona quizá actúe en forma inaceptable.

● Al concluir la sesión, no se vuelve a un estado del todo normal.

Es cierto lo siguiente:

● La hipnosis requiere la plena aceptación y cooperación de la persona.

● En realidad, la persona se hipnotiza a sí misma, guiada por el hipnotista.

● La persona se da cuenta de lo que ocurre durante la sesión y, si lo desea, puede salir del trance hipnótico en cualquier momento.

● La persona suspende hasta cierto punto su juicio crítico, y en esa medida podría ser vulnerable a algún abuso por parte de un hipnotista no profesional.

● Es imposible que la persona no regrese a su estado normal; en el peor de los casos, la vencería el sueño si el hipnotista no la despabilara.

PSICOANÁLISIS

El psicoanálisis fue concebido a fines del siglo XIX por el médico austriaco Sigmund Freud (1856—1939) como método para resolver los problemas psíquicos. Freud, a partir de su extensa experiencia clínica, llegó a la conclusión de que las emociones y el comportamiento humanos están influidos en gran medida por deseos inconscientes y que los problemas emotivos se originan en las necesidades y las frustraciones del desarrollo en la infancia. En casi todas las personas esos deseos permanecen inconscientes porque conciernen a la sexualidad y provocan temor o vergüenza.

El mapa de la mente

Freud afirmaba que la mente se divide en tres partes; el *ego* (yo) es aquélla de la que la persona suele estar consciente; es la parte que percibe, recuerda, siente y resuelve qué hacer hoy, mañana y la semana siguiente.

Las otras dos partes, inconscientes casi por completo, son el *superego* (superyó) y el *id* (ello). La primera abarca los preceptos de los padres, de la sociedad y de la moral; dicta los sentimientos que se apoderan de la persona según ésta se comporte bien o mal, y cuando dicha parte entra en conflicto con algún acto o deseo, hace sentir disgusto, vergüenza o ansiedad.

Por lo que se refiere al id, éste abarca muchos deseos, apetitos y anhelos y puede entrar en conflicto frontal con el superego. El ego es el encargado de mediar entre los deseos del id y las prohibiciones del superego; todo lo que la persona dice o no dice y hace o deja de hacer está determinado por este proceso constante e inconsciente.

El método psicoanalítico

El psicoanálisis parte de la premisa de que los problemas habidos durante la infancia afloran en el adulto en forma de discordias matrimoniales, excesos en el comer, alcoholismo y otros trastornos. A diferencia de muchas otras terapias, el propósito principal del psicoanálisis no es dar alivio a los síntomas sino descubrir gradualmente las causas subyacentes, ocultas en recuerdos reprimidos. Según el psicoanálisis, si no se descubre el conflicto inicial, el alivio de un síntoma (beber demasiado alcohol, por ejemplo) no hará sino conducir a la aparición de otro síntoma (comer en exceso o sentir ansiedad, por ejemplo).

El psicoanálisis implica el conocimiento riguroso de ciertos métodos fundamentales que permiten al analista ayudar a que el paciente llegue hasta los niveles mentales más recónditos e inconscientes. En el psicoanálisis ortodoxo o clásico (es decir, tal como Freud lo ideó) las consultas son frecuentes, cuatro o cinco por semana y de 45 a 50 minutos de duración; el paciente permanece recostado en un diván, mientras que el analista se sienta detrás o enfrente de él, según el caso, y le pide que haga asociaciones libres; éstas consisten en decir todo lo que acuda a la mente, sin censura por parte del propio paciente, lo que inicia el proceso mediante el cual se descubre lo que había quedado oculto: los recuerdos y las actitudes más íntimos y determinantes de la persona.

Las necesidades y los conflictos reprimidos se revelan a través de la relación que se establece entre el paciente y el analista, el cual se mantiene distante en general pero propone interpretaciones cuyo objetivo es romper la resistencia del paciente a afrontar emociones y recuerdos muy remotos. En teoría, los sentimientos reprimidos del paciente, tanto positivos como negativos, se irán manifestando conforme evolucione la relación entre el paciente y el analista.

En lo que se denomina transferencia, el paciente dirige hacia el analista sentimientos de amor, ira u odio que de hecho se considera son una reproducción de lo que en su infancia sintió hacia otras personas significativas para él. Al separar la veracidad de tales sentimientos y su contenido de fantasía, y al descubrir sus antecedentes, el analista proporciona al paciente una pauta que le permite integrar sus emociones en la realidad, en la conciencia y en tiempo presente.

La interpretación de los sueños es otro de los principales métodos mediante los cuales el psicoanálisis penetra las profundidades del inconsciente, y es también uno de los métodos de lo que más se ha hablado. Se ha criticado que Freud les atribuyera en su interpretación un contenido primordialmente sexual, consecuencia de su convicción acerca de que los deseos sexuales de la infancia constituyen el trasfondo de los conflictos internos del ser humano; pero aun así, la interpretación de los sueños sigue siendo parte esencial de muchas escuelas de psicoanálisis.

A quiénes beneficia

El psicoanálisis es útil sobre todo para aquellas personas que están dispuestas a emprender un largo proceso de autoconocimiento y para quienes sufren trastornos de la personalidad. Esto último se refiere a personas que sin estar del todo insatisfechas de su situación, sinceramente desean recurrir a un tratamiento con el fin de cambiar su modo de ser, en bien de su relación marital o de sus relaciones de trabajo.

Las psicoterapias

Cuando se trata de resolver problemas internos, es muy importante no confundir el psicoanálisis y la psicoterapia. La psicoterapia psicoanalítica consiste en un diálogo que una o dos veces por semana se efectúa entre el paciente y el terapeuta, el cual se remite al valor que por convicción atribuye a los procesos inconscientes; la terapia se prolonga hasta que los problemas quedan resueltos a satisfacción del paciente, lo que puede durar meses o incluso años.

Las terapias cortas son aconsejables para quienes sufren algún problema específico y circunstancial, producto de alguna falla de adaptación en el pasado. Por lo general su duración se limita a entre 6 y 20 sesiones, y su propósito es hacer aflorar en el nivel consciente la causa del problema específico, analizarlo y resolverlo sin entrar en mayores profundidades.

Hallar al terapeuta idóneo

La relación que se establece entre el paciente y el analista es un factor muy importante para el éxito del tratamiento; por eso es necesario buscar —por referencias de amigos, médicos u otras personas dignas de confianza— un terapeuta que no sólo cumpla con los debidos requisitos profesionales sino que también "inspire" la posibilidad de una relación eficaz y fluida.

Otras escuelas psicoanalíticas

Todas las terapias analíticas que en la actualidad existen se derivan del psicoanálisis freudiano, y casi todos los personajes del psicoanálisis fueron discípulos o colaboradores de Sigmund Freud.

Carl Gustav Jung (1875—1961), psiquiatra y colega de Freud aunque más joven que éste, se separó de él porque consideraba que además de los deseos sexuales de la infancia, en el individuo existen otras dimensiones inconscientes. Gran parte de la obra de Jung se basa en su amplísimo conocimiento de los mitos, las religiones y las filosofías de muchas culturas, cuyo contenido se manifiesta, según Jung, en los sueños y las fantasías de la gente.

Jung centró su teoría analítica en la existencia de lo que él denominó inconsciente colectivo, "región" psíquica común a todos los seres humanos, nutrida de temas universales que él llamó arquetipos. Un ejemplo de arquetipo es la dualidad de los componentes masculino (*animus*) y femenino (*anima*) de la personalidad. Jung subrayaba que es normal que en toda persona coexistan ambos componentes, y que si éstos no son reconocidos por igual, surgen trastornos en las relaciones que la persona establece. Así, una mujer que no se percatase de su *animus* estaría expuesta a tener una serie de relaciones fallidas con hombres exageradamente masculinos y rudos; pero si por medio del psicoanálisis esa mujer reconociera su componente masculino, dejaría de necesitar relacionarse con aquel tipo de hombres y buscaría uno cuya personalidad fuera más equilibrada y menos dominante.

Jung consideraba que su enfoque terapéutico era idóneo para personas de edad madura necesitadas de perspectiva y de sentido; daba mucha importancia a las etapas de la vida y a los ciclos de siete años, que él creía comunes a todo el género humano.

Alfred Adler (1870—1937) trató en su profesión a muchos niños y le llamó la atención el grado en que éstos compensan su mal desempeño en determinado aspecto (en la escuela, por ejemplo) procurando sobresalir en otro (en el deporte, o volviéndose pendencieros); desarrolló la teoría del complejo de inferioridad y su contrapartida, el de superioridad.

Otto Rank (1884—1939) no recibió preparación médica y se dedicó en particular a investigar la causa de la ansiedad. Al igual que Freud, sostenía que todos los problemas internos se originan en sucesos muy anteriores. Postuló la teoría del trauma del nacimiento, según la cual toda ansiedad se deriva de la que fue causada por el hecho de nacer. Consideraba que el temor a la intimidad, a la entrega sexual, a la muerte y a la separación, por ejemplo, son un reflejo del temor a abandonar el seno materno, cambiar y llegar a un final. En su terapéutica daba mucha importancia a los "finales", e incluso tendía a fijar un límite a la duración del tratamiento y a referirse desde un principio al hecho de que éste habría de terminar. En este sentido, fue el precursor de la moderna terapia corta.

Harry Stack Sullivan (1890—1949) fue el primer gran psiquiatra estadounidense. Tuvo mucha penetración para entender los procesos inconscientes pero consideraba que no existían las estructuras inconscientes. Consagró su teoría a explicar las relaciones interpersonales. A su modo de ver, el comportamiento humano tiene como motivación la lucha por alcanzar la satisfacción y la seguridad, que suele dar origen a conflictos; creía que los seres humanos pueden aprender a relacionarse con mayor sensatez y con mejores resultados. En muchos sentidos, fue precursor de numerosas terapias conductistas cortas.

TERAPIA CONDUCTISTA

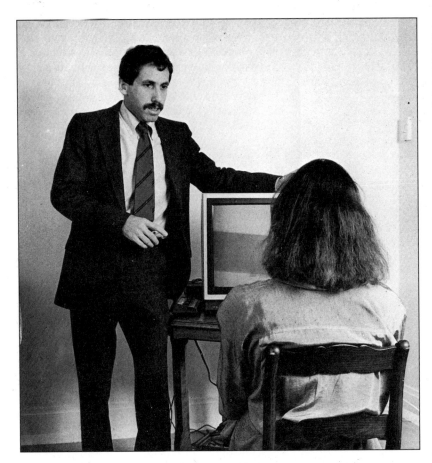

La terapia conductista es el polo opuesto al psicoanálisis. Éste se basa en el supuesto de que todo comportamiento del ser humano es el resultado final de una lucha interna entre los deseos y las prohibiciones, y que sólo puede modificarse cuando esos conflictos afloran a la conciencia, se asimilan por el entendimiento y se resuelven. En cambio, la terapia conductista se interesa únicamente en el comportamiento de la persona en sí, sin referirlo a impulsos y defensas internas, ni a traumas y vivencias del pretérito; se basa en el supuesto de que el comportamiento puede modificarse por medio de una serie de ejercicios especiales.

Los efectos de una fobia

La terapia conductista ha logrado sus mejores resultados en el tratamiento de los trastornos de ansiedad, tales como las fobias, que son temores obsesivos e irracionales cuyos efectos pueden alterar la vida de una persona. He aquí un ejemplo:

Alicia es una mujer joven y triunfante, pero cada vez que ve un gato siente que el corazón le palpita con fuerza; suda, se siente aterrorizada, mareada y a punto de desmayarse o de morir. Desde luego, procura evitar encontrarse con los gatos, pero el problema se complica porque tiende a la *generalización*; es decir, si Alicia se topa con un gato en la Calle 7, en lo sucesivo temerá a dicha calle del mismo modo que teme a los gatos. De esta manera, al cabo de un tiempo Alicia terminará por no salir de su casa.

Los trastornos de ansiedad afectan a muchas personas, que suelen considerar sus temores como debilidades de las que prefieren no hablar. Al principio los parientes y amigos piensan que esas personas son tímidas y retraídas y que por eso su trato social tiende a disminuir, pero llega el momento en que es obvia la necesidad de recurrir a un terapeuta. Si se trata de fobias, la terapia conductista puede curarlas.

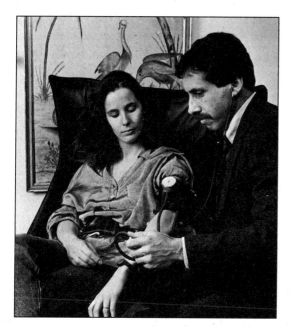

Después de haberle sido inducida la ansiedad, la mujer hace ejercicios de relajamiento mientras el terapeuta le toma el pulso y la presión.

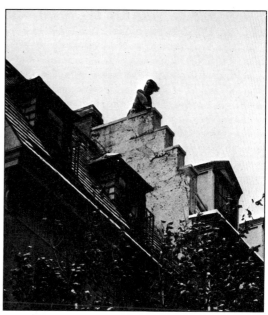

Más tarde la mujer es expuesta a una situación que solía causarle pánico, pero esta vez es capaz de superar su ansiedad ante ella.

Tratamiento de las fobias

El tratamiento consiste en exponer paulatinamente al paciente a los estímulos que le causan temor; en este caso, los gatos. Simplificando la explicación, podría decirse que el primer día el terapeuta mostrará a Alicia una foto de un gato y hará que se siente frente a ella durante una hora. Al principio Alicia sentirá mucha ansiedad, pero después de transcurridos entre 40 y 80 minutos ésta será menor, quizá con la ayuda de ejercicios de relajamiento; cada vez que Alicia soporte la ansiedad, la fobia se debilitará otro poco.

Cuando Alicia logre mirar la foto del gato sin alterarse, el terapeuta tal vez le mostrará un gato que cruza por la calle; la ansiedad volverá a aumentar y luego a decrecer. Y cuando Alicia pueda mirar al gato a distancia y sin inmutarse, el terapeuta quizá le mostrará un gato al otro lado de la habitación: la ansiedad resurgirá y luego desaparecerá; por último, Alicia tomará en brazos al gato: sentirá algo de ansiedad, pero ésta disminuirá después. Llegará el momento en que no vuelva a temer a los gatos; sin embargo, deberá procurar no evitar encontrárselos, pues esta actitud podría recrudecer la fobia.

La terapia conductista exige la dirección de un profesional hábil y cuidadoso, que garantice que el paciente podrá soportar las sesiones de tratamiento; no se trata de una terapia que pueda practicarse a solas.

Los psicoanalistas criticaron duramente la terapia conductista en sus comienzos; afirmaban que curar los síntomas no era curar la enfermedad, para lo cual se requería hallar la causa inicial del temor so pena de sustituir un síntoma por otro. Es decir, consideraban que si una persona se curaba de la fobia a los gatos por medio de la terapia conductista, corría el riesgo de desarrollar una fobia a, digamos, los perros; no obstante, parece ser que en la mayoría de los casos no es posible hallar ninguna causa de la fobia, y que no existe riesgo de que sea sustituida por otra.

La terapia conductista ha logrado algunos otros triunfos, referentes a trastornos del comportamiento muy específicos —compulsiones y tics, por ejemplo—, pero no ha tenido mucho éxito en el tratamiento de problemáticas más vastas.

Todo el mundo ha tropezado alguna vez con problemas en la vida, que muchas veces pueden resolverse sin necesidad de tratamientos, pero es importante recordar que hay ocasiones en que uno no se da abasto por sí solo y que entonces es indispensable buscar ayuda profesional.

TERAPIA COGNOSCITIVA

La terapia cognoscitiva es una psicoterapia corta (vea págs. 330—331) que ayuda a que la persona recapacite acerca de ciertas actitudes fijas y generalmente derrotistas. Se basa en el supuesto de que los actos de una persona están determinados por su forma de ver el mundo y de interpretar las experiencias de la vida. La manera en que se interpretan los sucesos se convierte en un patrón automático que la persona llega a considerar infalible, y como su manera de pensar es verosímil y rara vez puesta en tela de juicio, es fácil que el individuo llegue a pasar toda su vida atenido a sus prejuicios acerca de sí mismo y de los demás. La terapia cognoscitiva no busca las causas de estas actitudes sino que se concentra en la lógica del pensamiento.

Cambiar el modo de pensar

Pongamos por caso el de una mujer que acaba de divorciarse del hombre del que dependía en todo. Poco después del divorcio, se siente deprimida y desconfía de su capacidad para llevar sola los asuntos del hogar; entonces recurre a la terapia cognoscitiva y, al comenzar a recapacitar acerca de sus sentimientos, se da cuenta de que el pensamiento que desencadenó su depresión fue "Nunca he servido para nada en la vida". Poco a poco comprende lo falaz de ese pensamiento drástico, que en realidad debería haberse reducido a "No sé como llevar las cuentas de la casa". Comienza a verse a sí misma con más realismo y cambia la frase a "Sé hacer algunas cosas pero necesito ayuda para aprender a

llevar las cuentas, a educar a los hijos y a afrontar la soledad". Tras algún tiempo, esta reconsideración la anima y vence su estado depresivo.

El ejemplo anterior ilustra un modo de pensar muy común, que puede ocasionar problemas emotivos y de comportamiento. Los pensamientos enfadados suelen ser meras aseveraciones que representan ideas dogmáticas y que nunca son puestos en tela de juicio. En vez de este enfoque más bien rudimentario, la terapia cognoscitiva enseña a la gente a pensar en forma madura y a examinar con lógica los pensamientos para poder hacer frente a las circunstancias desde diferentes ángulos.

El método terapéutico cognoscitivo es adecuado para personas de cualquier edad. Por ejemplo, un niño de ocho años entra en un estado de ansiedad cada vez que sus padres discuten por alguna razón, aunque sea en plan de broma. El pensamiento subyacente a sus temores es "Si mamá y papá se pelean, acabarán divorciándose". Por medio de la terapia cognoscitiva, el niño pone a prueba la veracidad de aquel pensamiento hablando de ello con el cartero, con un maestro y con los padres. Aprende que el simple hecho de discutir no significa divorcio inminente; el niño cambia de manera de pensar y deja de angustiarse cuando sus padres discuten.

Los niños, aún más que los adultos, tienden a ver las cosas en forma extrema, y como todavía son cortos de vocabulario interpretan los sentimientos recurriendo a polaridades: por ejemplo, si no están

TIPOS DE PENSAMIENTO		
A veces lo que se piensa acerca de uno mismo es demasiado duro e injusto. Si tales pensamientos se repiten durante años, pueden resultar minantes a menos que se llegue a comprender que la personalidad de cada ser humano es capaz de modificarse y de adaptarse a una manera de pensar más optimista. Si usted considera que tiende a juzgarse con excesiva dureza, procure adoptar un punto de vista más objetivo.	**Pensamiento rudimentario**	**Pensamiento maduro**
	Dogmático: "Soy un amargado."	**Multifacético:** "Soy algo amargado, generoso y muy inteligente."
	Sentencioso: "Soy un antipático."	**No sentencioso:** "Conozco pocas personas tan rudas como yo."
	Inflexible: "Siempre he sido huraño y siempre lo seré."	**Flexible:** "Mis enojos varían en intensidad según sean las circunstancias."
	Referido al carácter: "Tengo un defecto de carácter."	**Referido al comportamiento:** "En determinados casos reacciono con prepotencia."
	Fatalista: "Eso ya no tiene remedio."	**Variable:** "Soy capaz de aprender a reaccionar de otra manera."

contentos, creen que necesariamente tienen que estar tristes. La terapia cognoscitiva se propone abrir todos los grados de sentimiento que existen entre un extremo y otro. Al ampliarse el vocabulario del niño, éste adquiere mayor seguridad.

Vanas ilusiones

Ciertos conceptos fijos acerca de la masculinidad y la feminidad ponen de relieve cuán ilusorias son las expectativas alentadas por los medios masivos de comunicación, los padres y los compañeros. Por ejemplo, muchos desempleados se ven obligados a hacer una dolorosa revaluación de su identidad: "No seré un hombre mientras no consiga trabajo"; por mucho tiempo, las mujeres acataron el mito de que no debían mostrar iniciativa ni aspirar a una carrera, y los hombres solían creer que era impropio de su sexo demostrar ternura o llorar.

Desde temprana edad, a la gente se le enseña a esperar muchas cosas en sus relaciones y en la vida. Desde los periódicos y las revistas hasta ciertos "expertos", todo el mundo habla acerca de cómo *deberían* ser las relaciones humanas, y el resultado es que muchas parejas se separan porque no ven realizadas aquellas vanas ilusiones, que con frecuencia ni siquiera han sido capaces de expresar con entera franqueza.

Hasta la gente madura puede ser presa de ciertas distorsiones. Una mujer satisfecha de la vida, activa y emprendedora, a los 65 años de edad cae en la apatía y en la depresión más inesperadas. Tras

analizar su situación, sale a relucir el motivo: se había convencido de que después de la jubilación no había más que la muerte. Pero pone a prueba su creencia, entra en contacto con otras personas de su misma edad, también jubiladas, y cambia su modo de pensar y adopta una actitud más optimista hacia el futuro.

Para cambiar ciertas actitudes mortificantes, puede ser útil probar el siguiente método:
1. Tomarse 15 minutos para escribir en qué consiste el problema desde el punto de vista actual.
2. Determinar en qué momentos aflora el pensamiento pesimista automático.
3. Percatarse de cómo influye en el sentir y en los actos ese pensamiento; tratar de dejarlo claro en palabras.
4. Procurar hablar con otras personas para constatar si la creencia negativa es o no cierta.
5. Recapacitar sobre la creencia actual y modificarla en palabras para que concuerde con una actitud más realista y positiva.
6. Reiterar con frecuencia el nuevo pensamiento, más maduro, sobre todo en los momentos en que tiende a aflorar el otro.
7. Si el pensamiento negativo es cierto pese a todo, habrá que recapacitar sobre la magnitud que tiene para uno mismo; por ejemplo, si no se es amado por determinada persona, tal vez habrá que aceptar esa realidad y compensarla con el amor que otras personas sí pueden dar.

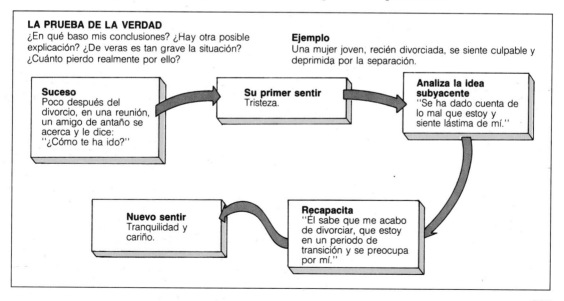

ÍNDICE ALFABÉTICO

Los números de página en **negritas** indican una exposición amplia del concepto o tema; en *cursiva* indican que el nombre o tema aparece en recuadro, en pie de ilustración o en ambos.

A

abdomen 218
  y envejecimiento 239
aborto espontáneo 204, **216**, 219
  causas de 215
abrasión dérmica 164
abuelos 45, 47-48, 51
ácido(s)
  ascórbico (vitamina C) 56, 58
  biliares 55
  fólico 56, 58-59, 217
    y embarazo 59
  gammalinolénico 203
  grasos 54
  láctico 71, 300-301
  pangámico (pangamato) 59
  pantoténico 58
acné 31, 162, 164, 300
acondicionamiento aeróbico **98-99**
actitud hacia los ancianos 239
actividad(es)
  anaeróbica 71
  física 13,
    en familia **154-155**
  sexual 103
  recreativas 33
acto sexual 190-191, 195
acupuntura 229, **316-317**
aditivos 93
Adler, Alfred 331
adolescencia
  cambio de voz en la 187
  cambios mentales y emotivos en la 188
  deportes y *186*
  despertar sexual en la 189
  fantasías sexuales en la 189
  frustraciones sexuales en la *189*
  homosexualidad y 192
  masturbación en la 188-189
  menstruación y 188
  presiones sociales y 188
  promiscuidad en la 189
  rebelión en la 263
  revisiones médicas durante la 31
adolescentes
  conformismo entre los **263**
  cuidado dental de los 31
  metas de los 30-31
  y dinero 31
  y drogas 281
  y exámenes de la vista 31
  y relaciones con los padres 30
adrenalina 158
adultos
  hombres **32-33**, **36-37**, **40-41**, **44-45**, **48-51**
  mujeres **34-35**, **38-39**, **42-43**, **46-51**
afecciones biliares 14, 24
aflicción **297**
agorafobia 277
agotamiento, y estrés 267
agua fluorada 178
alcohol **287-291**
  abstinencia de **290**
  adicción al 290
  calorías y 56, 68
  cirrosis hepática y 287, 289
  embarazo y 218, 220

estrés y 267
moderación en la ingestión de 291
nivel de alcohol en la sangre (NAS) 288
rapidez de absorción del 288
y adolescentes 30
y cruda 289
y desarrollo fetal 215
y hombres 32, 37, 40-41, 44
y jóvenes 290-291
y mujeres 34, 38, 43, 47, *287*
y vitaminas 59
Alcohólicos Anónimos 290
  Vea también alcohol
alcoholismo 218, **290-291**
  Vea también alcohol
alergenos 92
alergias 93, 163
  a los alimentos **92-93**
Alexander, Matthias 312
Alexander, técnica de **312-313**
  cuello y *312*
  postura y *313*
alimentación
  adolescentes y 31
  con biberón 230
  con leche materna 230
  dentadura y 178
  después del parto 230
  durante la gestación 220-221
  equilibrada 30, 48, 56, 63
  fibra en la *63*
  niños y 28
  rica en fibra 220, 230
  sana 54, **62-65**
  y digestión *57*
  y preparación para gestar *214*
alimentos
  cantidad de calorías de los *68*
  chatarra 31
  densidad calórica de los 68
  grupos de **56-57**, 62
Alí, Muhammad *33*
almidón 54
alumbramiento 213, **228-229**
  mediante cesárea 229
  métodos de 228-229
  "natural" 229
  por cesárea 229
  señales de 228
  tren de vida después del 231
  uso de anestesia durante el 229
  y peso corporal 230
ambliopía 173
amenorrea 205
aminoácidos 54
amniocentesis 217, 219
Amundsen, Roald *40*
análisis
  de orina 218
  de sangre 217-218
ancianos
  actitud hacia los **238-239**
  alimentación de los 250
  ejercicios para 250, *252-253*
  enfermedades de los 248, *249*
  motivación de los *240*
  necesidad de sueño de los 48, 51
  necesidades energéticas y calóricas de los 49, 51, **68-69**
  opiniones y demandas de los 240
  peso corporal de los 74
  población de *241*
  sexualidad de los 247
  terapia cognoscitiva para 335
  termoterapia y 300
  y exámenes de la vista 49, 51
  y exámenes del oído 48, 51
  y jubilación 239, **240-247**

y medicamentos 279
y prevención de accidentes **254-255**
  Vea también envejecimiento; jubilación
andrógenos 170, 187
anencefalia 219
anestesia 229
anfetaminas 280-281
Ángeles, Victoria de los *35*
angina de pecho 96
Anitúa, Fanny *39*
anomalías
  cromosómicas 216
  genéticas 215
ansiedad, contagio de la 292
  Vea también crisis; estrés
antihistamínicos 278
antojitos *66*
aparato(s)
  de remo 122, *123*
  de resistencia variable 98, 134-135
  digestivo 56, *57*, 70
  estrés y *266*, 267, 276
  respiratorio 102
apetito
  control del 66
  supresores del 77
aptitud cardiovascular 12
Aquino, Corazón *46*
Armstrong, Neil *41*
aromoterapia **321**
arterias 96, 239, 248
  coronarias 96
  y trombosis 55
artritis 249, 276, 300, 304
Asamblea Mundial sobre Ancianidad 240
ascorbato 64
asesoría genética 215
asma 276, 300, 305
aspiraciones profesionales 34-37, 39, 43-44, 46
aspirina 280
astigmatismo 173
Asturias, Miguel Ángel *49*
asuntos financieros
  de los adolescentes 31
  de los adultos 32, 35-36, 39, 41, 45, 49
  de los niños 29
ateroma 96-97
aterosclerosis 14
audición **175-177**
  deficiencias de 176, 177
  pruebas de 176-177
  Vea también oídos
autoestima 21, 261
aversiones alimentarias 92-93
azúcar 64-65
  efecto en los dientes del 178
  reducción de la ingestión de 64
azufre 60

B

Bach, Edward 321
Bach, remedios florales de *321*
banca para abdominales 122, *123*
banda sin fin *101*, 122, *123*
baño(s)
  de cera 301
  de vapor 300
  neutro 304
  ruso *301*
  turco 301
Barnard, Christiaan *41*
barras de flexión 122
bastón trípode *255*
Beauvoir, Simone de *47*

CRÉDITOS Y RECONOCIMIENTOS

i = izquierda; *d* = derecha; *arr* = arriba; *c* = centro; *ab* = abajo

3 W. Bokelberg/The Image Bank; 10 G & J Images/The Image Bank; 26 R. Janeart/The Image Bank; 52 Syndication International; 63 Charlie Stebbings; 66 D&J Heaton/Colorific!; 74 Derek Berwin/The Image Bank; 78 Paolo Curto/The Image Bank; 79 *arr* Michael Yamashita/Colorific!; 79 *ab* Weight Watchers (UK) Ltd; 80 Charlie Stebbings; 86/87 Peter Myers; 90 David Cannon/All-Sport; 92/93 Peter Myers; 94 T. McCarthy/The Image Bank; 102 Michael Yamashita/Colorific!; 106/107 Peter Underwood; 112 R. Janeart/The Image Bank; 113 *i* Steve Dunnell/The Image Bank; 113 *i* Dave Cannon/All Sport; 126/153 Peter Underwood; 154 *arr* Peter Underwood; 154 *ab* W. Bokelberg/The Image Bank; 155 Peter Underwood; 159 Vandystad/ All-Sport; 160 Bensimon/Scoop/Transworld; 163 Marshall Editions; 164 Silverstein/Scoop/Transworld; 166 T. Frankell/ All-Sport; 169 *arr* P. Pfander/The Image Bank; 169 *c* David Vance/The Image Bank; 169 *ab* Novik/Vital No3/Transworld; 170/171 Tony Stone Assoc.; 173 Tom McCarthy/The Image Bank; 174 STC Business Systems; 180 Chris Reinhardt/ Scoop/ Transworld; 184 G & J Images/The Image Bank; 186 All-Sport; 187 The Photo Source; 188 Sally & Richard Greenhill; 189 Dave Hogan/Rex Features; 190 Zao Longfield/The Image Bank; 191 Nick Briggs; 192 Susan Griggs/Photofile; 193 Peter Correz/Tony Stone Assoc.; 194 Robert Farber/The Image Bank; 200 Robin Forbes/The Image Bank; 204 Sally & Richard Greenhill; 206 BUPA; 208 The Press Association; 211 Chris Bigg; 212 Tony Stone Assoc.; 214 Gruner & Jahr AG & Co.; 218 Val Wilmer/Format Photographers; 219 St. Bartholomew's Hospital; 220/227 Peter Underwood; 228 Anthea Sieveking/Zefa Picture Library; 229 Parents/Scoop/Transworld; 230 Sandra Lousada/Susan Griggs Agency; 232/233 Peter Underwood; 234 *arr* Peter Underwood; 234 *ab* John Garret; 235 Peter Underwood; 236 Lawrence Fried/The Image Bank; 238 Robin Forbes/The Image Bank; 240 Sally & Richard Greenhill; 243 Benn Mitchell/The Image Bank; 245 W. Maehl/Zefa Picture Library; 246 Pat la Croix/The Image Bank; 247 R. Phillips/The Image Bank; 248 Tony Stone Assoc.; 251 Western Morning News Co. Ltd; 252—253 Peter Underwood; 257 Tom McCarthy/The Image Bank; 258 Tony Stone Assoc.; 264 Barry Lewis/Network; 272 Walter Bibikow/The Image Bank; 284 The Health Education Council; 287 Cliff Feulner/The Image Bank; 298 Zao Grimberg/The Image Bank; 301 Feinblatt/Scoop/Transworld; 304—305 David Brownell/The Image Bank; 322 Tony Stone Assoc.; 325 Biofeedback Systems; 328 David Parker/Science Photo Library; 332—333 Phillip Lee.

Dibujos:
Malcolm Barter; John Davies; Karen Daws; Tony Graham; Aziz Khan; Line and Line Ltd; Jim Robbins; Francisco Salazar; Les Smith.

Retoques: Roy Flooks.

Consejero médico de la edición en inglés:
Jack D. Singer, M.D.

Asesores y colaboradores de la edición en inglés:
Carola Beresford-Cooke; Jane Cooper, C.S.W., M.Ed.; Sandra C. Durmaskin, M.A.; Johanna Dwyer, D.Sc., R.D.; Judy Garlick, B.A.; Gordon Jackson, M.B., M.R.C.P.; Marjorie Jaffe; Thomas C. Kelly, M.A.; Patricia Last, F.R.C.S., F.R.C.O.G.; Phillip Lee, M.D.; Elizabeth MacFarlane, M.B., B.S.; Tom Myers; B.R. Patterson, M.I.S.P.E.; Paulette Pratt; Carolyn Ritchie, Ph.D.; N.S. Sadick, M.D., F.A.C.P.; Arlene Sobel, M.A.; Keith Stoll, M.Sc., M. Phil., Ph.D.; Shelley Turner, B.A.; Marc E. Weksler, M.D.; Clyde Williams, B.Sc., M.Sc., Ph. D.; Peter Williams, M.A., B.M., B.Ch.; H. Beric Wright, M.B., F.R.C.S., M.F.O.M.

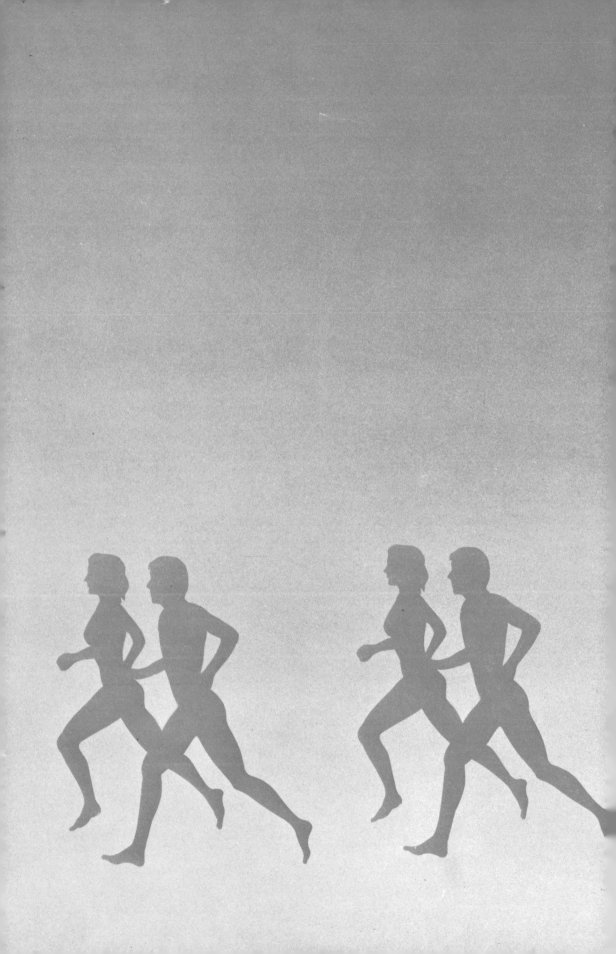